▶ 国家卫生和计划生育委员会"十二五"规划教材
▶ 全国高等医药教材建设研究会规划教材
▶ 全国高等学校医药学成人学历教育（专科）规划教材
▶ 供药学专业用

药 物 化 学

第 3 版

主　编　方　浩

副主编　甄宇红　黄　剑

编　者　（以姓氏笔画为序）

方　浩　（山东大学药学院）

杨伟丽　（哈尔滨医科大学）

陈有亮　（西安交通大学医学院）

张　辰　（浙江大学药学院）

张秋荣　（郑州大学药学院）

徐丹丹　（山西医科大学）

徐文方　（山东大学药学院）

黄　剑　（海南医学院）

甄宇红　（大连医科大学）

人民卫生出版社

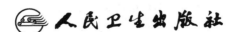

图书在版编目（CIP）数据

药物化学/方浩主编. —3 版. —北京：人民卫生出版社，
2013

ISBN 978 - 7 - 117 - 18147 - 1

Ⅰ.①药…　Ⅱ.①方…　Ⅲ.①药物化学-成人高等教育-
教材　Ⅳ.①R914

中国版本图书馆 CIP 数据核字（2013）第 242882 号

人卫社官网	www.pmph.com	出版物查询，在线购书
人卫医学网	www.ipmph.com	医学考试辅导，医学数据库服务，医学教育资源，大众健康资讯

药 物 化 学
第 3 版

主　　　编：方　浩

出版发行：人民卫生出版社（中继线 010-59780011）

地　　　址：北京市朝阳区潘家园南里 19 号

邮　　　编：100021

E - mail：pmph @ pmph.com

购书热线：010-59787592　010-59787584　010-65264830

印　　　刷：北京人卫印刷厂

经　　　销：新华书店

开　　　本：787×1092　1/16　　印张：26

字　　　数：649 千字

版　　　次：2000 年 7 月第 1 版　　2013 年 12 月第 3 版
　　　　　　2017 年 10 月第 3 版第 7 次印刷（总第 18 次印刷）

标准书号：ISBN 978-7-117-18147-1/R · 18148

定　　　价：48.00 元

打击盗版举报电话：**010-59787491　E - mail：WQ @ pmph.com**
（凡属印装质量问题请与本社市场营销中心联系退换）

全国高等学校医药学成人学历教育规划教材第三轮

修订说明

随着我国医疗卫生体制改革和医学教育改革的深入推进，我国高等学校医药学成人学历教育迎来了前所未有的发展和机遇，为了顺应新形势、应对新挑战和满足人才培养新要求，医药学成人学历教育的教学管理、教学内容、教学方法和考核方式等方面都展开了全方位的改革，形成了具有中国特色的教学模式。为了适应高等学校医药学成人学历教育的发展，推进高等学校医药学成人学历教育的专业课程体系及教材体系的改革和创新，探索医药学成人学历教育教材建设新模式，全国高等医药教材建设研究会、人民卫生出版社决定启动全国高等学校医药学成人学历教育规划教材第三轮的修订工作，在长达2年多的全国调研、全面总结前两轮教材建设的经验和不足的基础上，于2012年5月25～26日在北京召开了全国高等学校医药学成人学历教育教学研讨会暨第三届全国高等学校医药学成人学历教育规划教材评审委员会成立大会，就我国医药学成人学历教育的现状、特点、发展趋势以及教材修订的原则要求等重要问题进行了探讨并达成共识。2012年8月22～23日全国高等医药教材建设研究会在北京召开了第三轮全国高等学校医药学成人学历教育规划教材主编人会议，正式启动教材的修订工作。

本次修订和编写的特点如下：

1. 坚持国家级规划教材顶层设计、全程规划、全程质控和"三基、五性、三特点"的编写原则。

2. 教材体现了成人学历教育的专业培养目标和专业特点。坚持了医药学成人学历教育的非零起点性、学历需求性、职业需求性、模式多样性的特点，教材的编写贴近了成人学历教育的教学实际，适应了成人学历教育的社会需要，满足了成人学历教育的岗位胜任力需求，达到了教师好教、学生好学、实践好用的"三好"教材目标。

3. 本轮教材的修订从内容和形式上创新了教材的编写，加入"学习目标"、"学习小结"、"复习题"三个模块，提倡各教材根据其内容特点加入"问题与思考"、"理论与实践"、"相关链接"三类文本框，精心编排，突出基础知识、新知识、实用性知识的有效组合，加入案例突出临床技能的培养等。

本次修订医药学成人学历教育规划教材药学专业专科教材14种，将于2013年9月陆续出版。

全国高等学校医药学成人学历教育规划教材药学专业
（专科）教材目录

教材名称	主编	教材名称	主编
1. 无机化学	刘　君	8. 人体解剖生理学	李富德
2. 有机化学	李柱来	9. 微生物学与免疫学	李朝品
3. 生物化学	张景海	10. 药物分析	于治国
4. 物理化学	邵　伟	11. 药理学	乔国芬
5. 分析化学	赵怀清	12. 药剂学	曹德英
6. 药物化学	方　浩	13. 药事管理学	刘兰茹
7. 天然药物化学	宋少江	14. 药用植物学与生药学	周　晔　李玉山

第三届全国高等学校医药学成人学历教育规划教材
评审委员会名单

顾　　　　　问　何　维　陈贤义　石鹏建　金生国

主　任　委　员　唐建武　闻德亮　胡　炜

副主任委员兼秘书长　宫福清　杜　贤

副　秘　书　长　赵永昌

副　主　任　委　员（按姓氏笔画排序）
　　　　　　　　史文海　申玉杰　龙大宏　朱海兵　毕晓明　佟　赤
　　　　　　　　汪全海　黄建强

委　　　　　员（按姓氏笔画排序）
　　　　　　　　孔祥梅　尹检龙　田晓峰　刘成玉　许礼发　何　冰
　　　　　　　　张　妍　张雨生　李　宁　李　刚　李小寒　杜友爱
　　　　　　　　杨克虎　肖　荣　陈　廷　周　敏　姜小鹰　胡日进
　　　　　　　　赵才福　赵怀清　钱士匀　曹德英　矫东风　黄　艳
　　　　　　　　谢培豪　韩学田　漆洪波　管茶香

秘　　　　　书　白　桦

前　言

　　本书是供药学专业使用的"全国高等学校医药学成人学历教育（专科）规划教材"之一。药物化学研究的对象和任务是多方面的，但对成人学历教育药学专业学生学习的内容应有更强的针对性，才能在有限的学时、学制和特定的学习环境与条件下深入领会和掌握。药物化学的主要任务有三点：①为有效利用现有化学药物提供理论基础；②为生产化学药物提供科学、合理的方法和工艺；③不断探索开发新药的途径和方法。根据全国药学专业培养目标和教学要求，本书着重第一方面内容的讨论，即为有效利用现有化学药物提供理论基础。在章节安排上，全书共十九章。其中第一章为绪论，以阐述药物化学定义和发展演变为主；第二章至第十八章讲解临床常用的各大类药物，要求学生掌握临床常用药物的结构类型、化学结构、理化性质及构效关系，了解各大类药物的发展过程和最新进展及各种药物的一般药理和临床评价；第十九章简介新药设计与开发的基本内容及当前的研究策略和药物设计方法，对这部分内容不作课堂教学要求。

　　此次再版征求了大家对上一版教材的修订意见，在内容和编排方式上作了某些改动。其中对第十五章"抗肿瘤药"的编排进行了调整，增加了"基于肿瘤生物学机制的新型抗癌药物"一节内容；第十九章"新药设计与开发"新增"候选药物的研究与开发"和"计算机辅助药物设计概论"两节内容。此外，本书再版过程中对典型药物重新进行取舍，增加了一些近年来新上市的临床常用新药，摒弃了一些在临床上已被淘汰或很少应用的药物。

　　根据成人学历教育的特点，为便于自学和掌握重点，本教材在每章开头列出学习目标，最后列出了学习小结和复习题，以便加深学生对教材内容的理解。考虑到国内现行执业药师制度的实施和拓宽毕业生的就业渠道，在编写内容上尽量兼顾到执业药师考试大纲的要求。

　　全国高等学校医药学成人学历教育规划教材评审委员会评审专家对本教材编写大纲进行了审查，并提出了宝贵的修改意见，在此一并表示谢意。限于水平及时间的仓促，缺点及疏漏之处在所难免，敬请读者在使用过程中提出宝贵意见，以便进一步修订。

徐文方　方　浩

2013 年 5 月于济南

目 录

第一章 绪论 ·· 1

第一节 药物化学的基本定义、任务及与其他学科的关系 ······················ 1

一、药物化学的基本定义 ·· 1

二、药物化学的主要研究任务 ·· 2

三、药物化学与其他学科的关系 ·· 3

第二节 药物化学的历史与现状 ··· 4

一、药物化学的历史回顾 ·· 4

二、我国药物化学的发展现状 ·· 6

第三节 学习药物化学的基本要求 ·· 7

一、掌握药物制剂的化学原理 ·· 8

二、为药物分析奠定化学理论基础 ·· 8

三、熟悉药物贮存保管的化学原理 ·· 8

第二章 麻醉药 ·· 9

第一节 全身麻醉药 ·· 9

一、吸入麻醉药 ·· 9

二、静脉麻醉药 ··· 11

第二节 局部麻醉药 ··· 13

一、普鲁卡因的发现 ··· 14

二、局部麻醉药的结构类型 ·· 15

三、局部麻醉药的构效关系 ·· 17

四、典型药物 ·· 18

第三章 镇静催眠药、抗癫痫药及抗精神失常药 ······························· 23

第一节 酰脲类药物 ··· 23

一、巴比妥类 ·· 24

二、乙内酰脲类及其同型物 ·· 26

三、典型药物 ·· 27

第二节 苯并氮杂䓬类药物 ·· 28

一、苯并二氮杂䓬类 ··· 28

二、二苯并氮杂䓬类 ··· 32

三、二苯并二氮䓬类及其衍生物 ⋯⋯⋯⋯⋯⋯⋯⋯⋯⋯⋯⋯⋯⋯⋯⋯⋯⋯ 32

四、典型药物 ⋯⋯⋯⋯⋯⋯⋯⋯⋯⋯⋯⋯⋯⋯⋯⋯⋯⋯⋯⋯⋯⋯⋯⋯⋯ 33

第三节　吩噻嗪类及其类似物 ⋯⋯⋯⋯⋯⋯⋯⋯⋯⋯⋯⋯⋯⋯⋯⋯⋯⋯⋯ 36

一、吩噻嗪类药物的基本结构及结构改造 ⋯⋯⋯⋯⋯⋯⋯⋯⋯⋯⋯⋯ 36

二、构效关系 ⋯⋯⋯⋯⋯⋯⋯⋯⋯⋯⋯⋯⋯⋯⋯⋯⋯⋯⋯⋯⋯⋯⋯⋯⋯ 38

三、典型药物 ⋯⋯⋯⋯⋯⋯⋯⋯⋯⋯⋯⋯⋯⋯⋯⋯⋯⋯⋯⋯⋯⋯⋯⋯⋯ 39

第四节　丁酰苯类及其类似物 ⋯⋯⋯⋯⋯⋯⋯⋯⋯⋯⋯⋯⋯⋯⋯⋯⋯⋯⋯ 43

第五节　苯酰胺类及其衍生物 ⋯⋯⋯⋯⋯⋯⋯⋯⋯⋯⋯⋯⋯⋯⋯⋯⋯⋯⋯ 45

第六节　脂肪羧酸类及其类似物 ⋯⋯⋯⋯⋯⋯⋯⋯⋯⋯⋯⋯⋯⋯⋯⋯⋯⋯ 46

第七节　其他类 ⋯⋯⋯⋯⋯⋯⋯⋯⋯⋯⋯⋯⋯⋯⋯⋯⋯⋯⋯⋯⋯⋯⋯⋯⋯ 47

第四章　解热镇痛药及非甾体抗炎药 ⋯⋯⋯⋯⋯⋯⋯⋯⋯⋯⋯⋯⋯⋯⋯⋯ **53**

第一节　解热镇痛药 ⋯⋯⋯⋯⋯⋯⋯⋯⋯⋯⋯⋯⋯⋯⋯⋯⋯⋯⋯⋯⋯⋯⋯ 54

一、发展及分类 ⋯⋯⋯⋯⋯⋯⋯⋯⋯⋯⋯⋯⋯⋯⋯⋯⋯⋯⋯⋯⋯⋯⋯ 54

二、典型药物 ⋯⋯⋯⋯⋯⋯⋯⋯⋯⋯⋯⋯⋯⋯⋯⋯⋯⋯⋯⋯⋯⋯⋯⋯ 57

第二节　非甾体抗炎药 ⋯⋯⋯⋯⋯⋯⋯⋯⋯⋯⋯⋯⋯⋯⋯⋯⋯⋯⋯⋯⋯⋯ 59

一、发展及分类 ⋯⋯⋯⋯⋯⋯⋯⋯⋯⋯⋯⋯⋯⋯⋯⋯⋯⋯⋯⋯⋯⋯⋯ 60

二、典型药物 ⋯⋯⋯⋯⋯⋯⋯⋯⋯⋯⋯⋯⋯⋯⋯⋯⋯⋯⋯⋯⋯⋯⋯⋯ 64

第三节　抗痛风药 ⋯⋯⋯⋯⋯⋯⋯⋯⋯⋯⋯⋯⋯⋯⋯⋯⋯⋯⋯⋯⋯⋯⋯⋯ 67

第五章　镇痛药及镇咳祛痰药 ⋯⋯⋯⋯⋯⋯⋯⋯⋯⋯⋯⋯⋯⋯⋯⋯⋯⋯⋯ **69**

第一节　镇痛药 ⋯⋯⋯⋯⋯⋯⋯⋯⋯⋯⋯⋯⋯⋯⋯⋯⋯⋯⋯⋯⋯⋯⋯⋯⋯ 69

一、吗啡及其衍生物 ⋯⋯⋯⋯⋯⋯⋯⋯⋯⋯⋯⋯⋯⋯⋯⋯⋯⋯⋯⋯⋯ 69

二、合成镇痛药 ⋯⋯⋯⋯⋯⋯⋯⋯⋯⋯⋯⋯⋯⋯⋯⋯⋯⋯⋯⋯⋯⋯⋯ 71

三、典型药物 ⋯⋯⋯⋯⋯⋯⋯⋯⋯⋯⋯⋯⋯⋯⋯⋯⋯⋯⋯⋯⋯⋯⋯⋯ 75

四、吗啡类镇痛药的构效关系 ⋯⋯⋯⋯⋯⋯⋯⋯⋯⋯⋯⋯⋯⋯⋯⋯⋯ 79

第二节　镇咳祛痰药 ⋯⋯⋯⋯⋯⋯⋯⋯⋯⋯⋯⋯⋯⋯⋯⋯⋯⋯⋯⋯⋯⋯⋯ 80

一、镇咳药 ⋯⋯⋯⋯⋯⋯⋯⋯⋯⋯⋯⋯⋯⋯⋯⋯⋯⋯⋯⋯⋯⋯⋯⋯⋯ 80

二、祛痰药 ⋯⋯⋯⋯⋯⋯⋯⋯⋯⋯⋯⋯⋯⋯⋯⋯⋯⋯⋯⋯⋯⋯⋯⋯⋯ 82

第六章　中枢兴奋药及利尿药 ⋯⋯⋯⋯⋯⋯⋯⋯⋯⋯⋯⋯⋯⋯⋯⋯⋯⋯⋯ **84**

第一节　中枢兴奋药 ⋯⋯⋯⋯⋯⋯⋯⋯⋯⋯⋯⋯⋯⋯⋯⋯⋯⋯⋯⋯⋯⋯⋯ 84

一、发展及分类 ⋯⋯⋯⋯⋯⋯⋯⋯⋯⋯⋯⋯⋯⋯⋯⋯⋯⋯⋯⋯⋯⋯⋯ 84

二、典型药物 ⋯⋯⋯⋯⋯⋯⋯⋯⋯⋯⋯⋯⋯⋯⋯⋯⋯⋯⋯⋯⋯⋯⋯⋯ 91

第二节　利尿药 ⋯⋯⋯⋯⋯⋯⋯⋯⋯⋯⋯⋯⋯⋯⋯⋯⋯⋯⋯⋯⋯⋯⋯⋯⋯ 93

一、分类 ⋯⋯⋯⋯⋯⋯⋯⋯⋯⋯⋯⋯⋯⋯⋯⋯⋯⋯⋯⋯⋯⋯⋯⋯⋯⋯ 93

二、典型药物 ⋯⋯⋯⋯⋯⋯⋯⋯⋯⋯⋯⋯⋯⋯⋯⋯⋯⋯⋯⋯⋯⋯⋯⋯ 98

第七章　拟胆碱药和抗胆碱药 ⋯⋯⋯⋯⋯⋯⋯⋯⋯⋯⋯⋯⋯⋯⋯⋯⋯⋯ **100**

第一节　拟胆碱药 ⋯⋯⋯⋯⋯⋯⋯⋯⋯⋯⋯⋯⋯⋯⋯⋯⋯⋯⋯⋯⋯⋯⋯ 101

一、M 胆碱受体激动剂 ································· 101
二、乙酰胆碱酯酶抑制剂 ····························· 102
三、典型药物 ··· 103
第二节　抗胆碱药 ······································ 104
一、颠茄生物碱类 M 胆碱受体拮抗剂 ················· 104
二、合成 M 胆碱受体拮抗剂 ························· 106
三、N 胆碱受体拮抗剂——肌肉松弛药 ··············· 110

第八章　肾上腺素能药物 ······························· **117**
第一节　儿茶酚胺类的生物合成和代谢 ··················· 118
第二节　肾上腺素能激动剂 ······························ 119
一、发展概述 ··· 119
二、肾上腺素能激动剂的构效关系 ····················· 123
三、肾上腺素能激动剂的一般合成通法 ················· 125
第三节　肾上腺素能拮抗剂 ······························ 126
一、α 受体阻断剂 ···································· 126
二、α_1 受体阻断剂 ·································· 127
三、β 受体阻断剂 ···································· 128

第九章　抗过敏药及抗溃疡药 ··························· **135**
第一节　H_1 受体拮抗剂 ································· 135
一、化学结构类型 ····································· 135
二、H_1 受体拮抗剂的构效关系 ······················ 140
三、典型药物 ··· 141
第二节　抗溃疡药 ······································ 143
一、H_2 受体拮抗剂的结构类型 ······················ 143
二、质子泵抑制剂 ····································· 147

第十章　心血管系统药物 ······························· **151**
第一节　强心药 ·· 151
一、强心苷 ··· 151
二、β 受体激动剂 ···································· 154
三、磷酸二酯酶抑制剂 ································· 154
四、钙敏化药 ··· 155
第二节　抗心绞痛药 ···································· 156
一、NO 供体药物 ····································· 156
二、钙通道阻滞剂 ····································· 159
第三节　抗心律失常药 ·································· 165
一、钠通道阻滞剂 ····································· 165
二、钾通道阻滞剂 ····································· 168

第四节 抗高血压药 ·· 169
  一、作用于肾上腺素能系统的药物 ·· 169
  二、影响肾素-血管紧张素-醛固酮系统的药物 ·· 172
  三、作用于离子通道的药物 ·· 178
  四、其他药物 ·· 178
第五节 调血脂药 ·· 179
  一、他汀类 ·· 180
  二、苯氧烷酸类 ··· 181
  三、烟酸类 ·· 184
第六节 抗血栓药 ·· 185
  一、抗血小板药 ··· 185
  二、抗凝血药 ·· 187

第十一章 寄生虫病防治药 ·· 191
第一节 驱肠虫药 ·· 191
  一、结构类型 ·· 191
  二、典型药物 ·· 193
第二节 抗疟药 ·· 195
  一、结构类型 ·· 195
  二、典型药物 ·· 199
第三节 抗其他寄生虫病药物 ·· 200
  一、抗血吸虫病药 ·· 200
  二、抗丝虫病药 ··· 202
  三、抗滴虫病药 ··· 203

第十二章 合成抗菌药 ··· 205
第一节 喹诺酮类抗菌药 ·· 205
  一、发展和结构类型 ··· 205
  二、作用机制 ·· 207
  三、构效关系 ·· 208
  四、典型药物 ·· 208
第二节 磺胺类抗菌药及抗菌增效剂 ·· 210
  一、发展及结构类型 ··· 210
  二、作用机制 ·· 211
  三、构效关系 ·· 213
  四、典型药物 ·· 213
  五、抗菌增效剂 ··· 214
第三节 抗结核药 ·· 216
  一、抗生素类抗结核药 ··· 216
  二、合成抗结核药 ·· 217

　　第四节　抗真菌药 ··· 219
　　　一、抗生素类抗真菌药 ·· 219
　　　二、唑类抗真菌药 ·· 220
　　　三、其他抗真菌药物 ·· 223

第十三章　抗生素 ··· **225**
　　第一节　β-内酰胺类抗生素 ·· 226
　　　一、青霉素及半合成青霉素 ·· 227
　　　二、头孢菌素类 ·· 233
　　　三、非经典的β-内酰胺类抗生素和β-内酰胺酶抑制剂 ···················· 241
　　　四、β-内酰胺类抗生素的过敏反应 ·· 245
　　第二节　大环内酯类抗生素 ·· 245
　　　一、红霉素及其衍生物 ·· 246
　　　二、麦迪霉素类 ·· 251
　　　三、螺旋霉素类 ·· 251
　　第三节　氨基苷类抗生素 ·· 252
　　　一、链霉素 ·· 252
　　　二、卡那霉素及其衍生物 ·· 253
　　　三、庆大霉素及其类似物 ·· 254
　　第四节　氯霉素及其衍生物 ·· 255
　　第五节　四环素类抗生素 ·· 257
　　　一、半合成四环素 ·· 258
　　　二、四环素类抗生素的稳定性 ·· 259

第十四章　抗病毒药 ··· **262**
　　第一节　三环类 ·· 263
　　第二节　核苷类 ·· 263
　　第三节　非核苷类 ·· 269

第十五章　抗肿瘤药 ··· **278**
　　第一节　生物烷化剂 ·· 278
　　　一、生物烷化剂的结构类型 ·· 278
　　　二、典型药物 ·· 282
　　第二节　抗代谢药 ·· 284
　　　一、抗代谢药的结构类型 ·· 284
　　　二、典型药物 ·· 287
　　第三节　抗肿瘤天然药物 ·· 289
　　　一、抗肿瘤抗生素 ·· 289
　　　二、抗肿瘤生物碱 ·· 290
　　　三、紫杉醇类抗肿瘤药 ·· 292

　　第四节　基于肿瘤生物学机制的新型抗癌药物 ……………………………………… 293

第十六章　甾类药物 ………………………………………………………………… **295**
　第一节　甾类的化学 …………………………………………………………………… 295
　　一、甾类的结构和立体化学 ………………………………………………………… 296
　　二、结构分类和命名 ………………………………………………………………… 296
　第二节　性激素 ………………………………………………………………………… 297
　　一、雌激素 …………………………………………………………………………… 297
　　二、雄激素和蛋白同化激素 ………………………………………………………… 302
　　三、孕激素 …………………………………………………………………………… 306
　第三节　肾上腺皮质激素 ……………………………………………………………… 310
　　一、概述 ……………………………………………………………………………… 310
　　二、糖皮质激素 ……………………………………………………………………… 311
　　三、构效关系 ………………………………………………………………………… 312
　　四、肾上腺皮质激素拮抗剂 ………………………………………………………… 313
　　五、典型药物 ………………………………………………………………………… 313

第十七章　维生素 …………………………………………………………………… **317**
　第一节　脂溶性维生素 ………………………………………………………………… 317
　　一、维生素 A ………………………………………………………………………… 317
　　二、维生素 D ………………………………………………………………………… 319
　　三、维生素 E ………………………………………………………………………… 322
　　四、维生素 K ………………………………………………………………………… 323
　第二节　水溶性维生素 ………………………………………………………………… 324
　　一、B 族维生素 ……………………………………………………………………… 324
　　二、维生素 C ………………………………………………………………………… 330
　　三、维生素 U ………………………………………………………………………… 331
　　四、维生素 P ………………………………………………………………………… 332

第十八章　降糖药 …………………………………………………………………… **334**
　第一节　抗 1 型糖尿病药 ……………………………………………………………… 335
　　一、胰岛素的结构和理化性质 ……………………………………………………… 335
　　二、胰岛素的制备和临床应用 ……………………………………………………… 336
　第二节　抗 2 型糖尿病药 ……………………………………………………………… 337
　　一、磺酰脲类 ………………………………………………………………………… 338
　　二、双胍类 …………………………………………………………………………… 343
　　三、糖类似物 ………………………………………………………………………… 344
　　四、胰岛素增敏剂 …………………………………………………………………… 345
　　五、二肽基肽酶-Ⅳ抑制剂 ………………………………………………………… 347

第十九章　新药设计与开发 ·· **349**

　第一节　药物作用的分子药理学基础 ··· 349

　　一、药物作用的大分子生物靶点 ·· 349

　　二、药物作用的体内过程 ··· 351

　第二节　新药开发的基本途径与方法 ··· 360

　　一、新药先导化合物的发掘 ·· 360

　　二、先导化合物的结构优化 ·· 364

　第三节　候选药物的研究与开发 ·· 370

　　一、临床前药效学评价 ·· 370

　　二、临床前安全性评价 ·· 373

　　三、临床前药学研究 ··· 375

　　四、新药临床研究 ·· 377

　第四节　计算机辅助药物设计概论 ··· 378

　　一、计算机辅助药物设计的基本原理 ··· 379

　　二、定量构效关系 ·· 381

　　三、三维药效团研究 ··· 386

参考文献 ··· **391**

中文名词索引 ·· **393**

第 一 章

绪 论

第一节　药物化学的基本定义、任务及与其他学科的关系

一、药物化学的基本定义

（一）药物

药物及药物的使用和制造，是人类文明史上最辉煌的一页。数千年来，其中心目标之一就是改善人们的健康，延长人类的寿命。药物是指对失调的机体某种生理功能或生物化学反应过程呈现有益调节作用的化学物质，包括对疾病的预防、诊断和治疗。

药物的分类方法较多，主要有以下几种：①根据来源可分为天然药物和人工化学合成药物；②根据化学成分可分为无机化学药物和有机化学药物；③根据国家药品管理分类可分为化学药、生物药和中药；④根据药物的用途可分为预防药物、治疗药物和诊断药物等；⑤根据药物的使用对象可分为人药、兽药和农药等。

（二）药物化学

众所周知，化学是人类用以认识和改造物质世界的主要方法和手段之一，它是一门历史悠久又富有活力的科学，也是研究生命科学的基础主干学科。药物化学（medicinal chemistry）则是应用化学的知识和技能来研究化学药物的一门学科，是药学领域中由基础向专业跨越的重要桥梁。它是应用化学的手段、辩证唯物主义的观点和现代科学技术来研究化学药物的化学结构、理化性质、合成工艺、构效关系、体内代谢以及寻找新药的途径与方法的综合性应用基础学科。

药物化学的英文名称一般有 pharmaceutical chemistry 和 medicinal chemistry 两种，前者是关于已知药理作用并在临床应用药物的化学合成、提取分离、结构鉴定、质量控制以及化学结构改造的研究。它要解决的主要问题是如何得到一个安全、有效的药物，侧重于现有药物的制备，因此可理解为"制药化学"。后者则着重研究药物的化学结构和性质同机体相互作用的关系，即结构-活性关系或简称构效关系，并通过研究化合物与生物体相互作用的物理化学过程，从分子水平上解析药物作用机制和作用方式。回答的问题是怎样用好现有药物和如何发现一个临床有效的药物，侧重于药物的应用和发现，可理解为"临

1

床药物化学"。

二、药物化学的主要研究任务

(一) 为有效利用现有化学药物提供理论基础

研究药物的理化性质与化学结构的定性与定量关系以及药物稳定性方面的探讨,不仅可以确保药物的质量,还为制剂剂型的选择,分析检验和药物流通过程中药物的贮存条件奠定化学基础。研究药物的结构与生物活性之间的关系,为临床药学研究中配伍禁忌和合理用药以及新药研究和开发过程中药物的结构改造奠定化学基础。药物在机体的代谢过程及代谢产物的推测和确定以及对药物作用机制的了解,既为药物新剂型的处方设计奠定基础,也为药物的化学结构修饰提供重要依据。药物代谢动力学(以下简称"药动学")、前体药物与软药的理论研究和实践,以受体作用模式为基础的合理药物设计,促使这一任务不断深化,也为近代分子药理学的研究奠定了相应的化学基础。

(二) 为生产化学药物提供经济合理的方法和工艺

研究药物合成路线及工艺条件,提高合成设计水平,发展新原料、新工艺、新技术、新方法和新试剂是主要内容;提高产品的质量和产量,降低成本,获得最高的经济效益是中心环节。把研究成果转化为生产实践,构成生产工艺学。近二十多年的发展已将这方面单独演化出一门新的分支学科——化学制药工艺学。目前,使用有机合成反应相关数据库,在有机合成设计的基础上发展药物合成工艺设计,快速找到经济、合理的合成工艺路线已经成为现实。

(三) 不断探索开发新药的途径和方法

只有很好地完成这一任务,才有第二项任务——制造化学药物的实现,第一项任务也才能付诸实施。为此,创制新药已构成近代药物化学的首要任务。创制新药的首要步骤是先导化合物的发掘。所谓先导化合物是指最初发现的具有特定生理活性和全新结构的化合物,可作为进行结构修饰的模板,通过构效关系、定量构效关系和三维定量构效关系研究,以获得预期药理作用的理想药物。先导化合物的发掘有多种途径,随机筛选与意外发现已不再是发现先导化合物的主要途径和方法。有的放矢地对天然产物中的活性成分进行分离,仍为获得先导化合物的一种主要途径。近年来,由生命基础过程的研究、受体契合方法和对已知药物的总结性研究发掘先导化合物最为引人注目。创制新药的研究已经构成药物化学的一个重要分支学科——药物设计学。近年来,随着药品专利法的实施,我国新药研究开发战略也已经开始由仿制向创制转轨,药物设计学这一新兴学科也日益受到人们的重视。随着计算机技术与生命科学的相互渗透,开拓了新药研究开发的新领域——计算机辅助药物设计。

药物化学的任务和研讨内容有上述三方面,但针对不同专业的学生,教学内容有所偏重。药学专业的教学内容主要在第一方面,突出临床药物化学,使学生能够利用现有药物的基本理论、基本知识和基本技能,为药物检验和临床药学服务。制药工程专业的教学内容则着重于第二方面,使学生能够掌握药物合成设计和合成工艺原理,为化学制药工业服务。为了强化这方面的理论和技能,在制药工程专业的课程设置中已经单独设立了化学制药工艺学作为专业课程,因此这部分内容在本教材中将不再作重复介绍。

对于制药工程专业本科生,学习药物化学的基本要求是:①掌握各类化学药物的结构类型和构效关系,临床常用药物的化学结构、命名及理化性质;②熟悉临床常用药物的发现与发展过程、制备原理及合成路线的设计和评价;③了解新药研究与开发的一般途径和方法。研究生学习期间着重要求第三项任务,也是药物化学学科最重要的任务,即不断探索开发新药的途径和方法。

三、药物化学与其他学科的关系

药物化学作为一门应用基础科学,同化学和生物学的各个分支学科有密切的联系。近年来,计算机科学、量子化学、分子力学和数学也逐渐渗透到药物化学学科中来。药物化学相关学科分类,见表 1-1。

表 1-1 药物化学相关学科分类列表

化学类	生物类	其他
有机化学、无机化学、分析化学、物理化学、量子化学、物理有机化学、组合化学和生物化学等	生理学、病理学、药理学、毒理学、分子生物学、分子药理学、药动学、基因学和生物工程学等	X 射线结晶学、计算化学、计算机图形学、药物设计学、数学和物理学等

通过借鉴或直接应用有机化学的结构理论和反应机理,讨论药物小分子和机体内生物大分子间相互作用以及分析其构效关系,往往可以得到满意的解释。应用量子化学计算药物分子的轨道参数、能量和电荷密度,物理化学和物理有机化学涉及的能量过程和分子的结构参数,成为药物分子化学结构的重要表达方式。

药理学、毒理学和药动学为评价药物的活性、安全性和在体内的处置过程提供动物模型、试验方法和数据,得出量效关系和时效关系,可推断药物作用的化学本质和作用机制。分子药理学和分子生物学则从分子水平上研究药物的作用与过程,解析药物与受体部位的相互作用;通过药物小分子与机体内生物大分子(酶、蛋白、核酸等)的化学或物理化学反应,揭示药物产生效应(活性和毒性)的微观过程,以把握受体部位的理化环境和拓扑结构,以及与药物的相互作用本质。生理学和病理学提示机体正常组织与器官同病态的组织与器官之间结构与功能的变化和差异,这种差异为合理地设计新药,尤其是研制具有特异选择性作用的新药,提供生理学和生物化学依据。

计算机辅助药物研究(computer-aided drug research, CADR)是近期发展起来的新技术,将构效关系的研究和药物设计提高到新的水平。定量构效关系和其他多元统计方法精确地揭示药物分子影响药效学和药动学性质的结构因素和物理化学因素,并且可以预测化合物的生物活性与体内代谢。X 射线结晶学、计算化学和计算机图形学相结合,发展成为计算机辅助药物研究的新技术,可以反映药物分子与受体在三维空间中的相互位置和作用,为研究药物分子的药效构象,诱导契合和与受体作用的动态过程提供了方便而直观的手段。

人类后基因组学的研究结果将为人们提供大量药物作用的生物靶点,在构建起结构多样性化合物库的基础上,通过高通量筛选的手段,可以发现众多优良的临床治疗药物。

第二节 药物化学的历史与现状

一、药物化学的历史回顾

人类应用动物、植物、微生物和矿物等天然产品防治疾病的历史,可追溯至数千年前。但其作为一门科学却始于19世纪,当时统称为药物学,包罗了现今的药物化学、天然药物化学、药理学和药剂学等内容。随着人类社会的进步和自然科学的发展,上述内容逐渐从药物学中独立出来,药物化学成为一门独立的、有特定研究范围的应用学科。

药物化学的发展史就是药物研究和开发的历史,是一个由粗到精、由盲目到自觉、由经验性的试验到科学的合理设计的过程。大致可区分为3个阶段:发现阶段(discovery)、发展阶段(development)和设计阶段(design)。

(一)药物的发现阶段

药物的发现阶段始自19世纪末,至20世纪30年代。其特征是从动植物体中分离、纯化和测定许多天然物,如生物碱、苷类、激素和维生素类化合物等。这些天然产物具有某种生理或药理活性,直接被用作药物。与此同时,某些天然和合成的有机染料与化工中间体也用于治疗某些致病菌引起的感染,发现某些合成的化合物具有化学治疗作用,被用于临床,创立了化疗抗代谢学说。在这个阶段,只限于从现有的化学物质中寻找和发现可能的药用价值。这是一种孤立的研究方式,未能在天然或合成物质的化学结构与生物活性的关系上作深入的研究。在理论上,Crum-Brown和Fraser试图用数学表达式来反映一族化合物的结构与活性间的关系,可认为这是定量构效关系的启蒙研究。20世纪初,Ehrlich提出受体理论,认为药物起作用的过程可能和钥匙开锁的情形相类似,提出了著名的"corpora non agunt nisi fixate"(药物只有与受体结合后才可起效)的论断,被认为是现代化学治疗(chemotherapy)和分子药理学(molecular pharmacology)的始点。后来,Langmuir用电子等排体(isosterism)概念解释有机化学和药物化学中的构型和构效关系。尽管有这些先进的思想和学说,却受到当时客观条件的限制,未能充分地展开和获得有成效的应用。

19世纪初期,化学研究已有相当的基础,当时主要是利用化学方法提取天然产物中的有效成分,例如,从阿片中提取吗啡(morphine);从颠茄中提取阿托品(atropine);从金鸡纳树皮中提取奎宁(quinine);从古柯叶中提取古柯碱(cocaine);从茶叶中提取咖啡因(caffeine)等。吗啡是一种镇痛药,作用于中枢神经系统,选择性地抑制痛觉,同时不影响其感觉。1805年,德国化学家从阿片中首次提纯,但其化学结构直到1952年化学全合成成功后才最后确定。吗啡具有较强的镇痛作用,但有成瘾性、耐受性、抑制呼吸、致吐、便秘以及产生幻觉等副作用。长期以来,为寻找镇痛作用强而不具有成瘾性的吗啡代用品进行了大量的工作。由于生物化学、生理学和药理学的进展,逐渐了解到一些药物的化学结构与活性的关系,发现了某些类型药物呈现药效的基本结构,提出了早期的药效团(pharmacophore)概念。在此理论指导下,通过简化改造天然产物的化学结构,发展了作用相似、结构简单的合成药物。对古柯碱的结构改造,1890年发现苯佐卡因的局麻作用,进一步结构改造促成普鲁卡因的发现。

19 世纪中期以后,有机合成方法的进步使染料等化学工业兴起,促进了化学药物的发展。1875 年,Buss 首先发现水杨酸盐的解热与抗风湿作用。1898 年,德国 Hoffmann 从一系列衍生物中发现了乙酰水杨酸(阿司匹林),临床应用已有一百多年的历史,至今仍然是比较优良的解热镇痛及抗风湿病药物。由于其胃肠道副作用,寻找疗效高、毒副作用小的水杨酸衍生物的工作一直在进行中。1891 年,Ehrlich 用一种称为"亚甲蓝"的染料治疗疟疾,通过构效关系的研究,1926 年发现扑疟奎,1932 年发现阿的平(atebrin)等合成抗疟药。1910 年合成的肿凡纳明(又名 606)用于治疗梅毒等疾病,开创了化学治疗的新概念。Ehrlich 对药物化学进展的更大贡献是他进一步发展了 1878 年 Langley 提出的受体(receptor)概念,他认为哺乳动物细胞中存在受体,药物与其受体结合后才能发挥药效。在此之后,受体学说的发展解释了许多药物的作用机制,促进了新药的发展。这一时期在解热镇痛药、催眠药、麻醉药和消毒药等领域均有新的发现。

(二)药物的发展阶段

药物的发展阶段大致是在 20 世纪 30—60 年代。其特点是合成药物的大量涌现,内源性生物活性物质的分离、鉴定和活性筛选,酶抑制剂的临床应用等,可称为药物发展的"黄金时期"。这一期间,分子药理学的形成和酶学的发展,对阐明药物的作用原理起了重要的作用。从药物化学的角度看,这一阶段的成就同有机化学的理论和实验技术的发展有密切的关系。药物化学中的某些假说和原理,往往打上了有机化学的烙印。

1932 年,Domagk 发现含有磺酰胺基的一种偶氮染料"百浪多息"(prontosil)对链球菌及葡萄球菌有很好的抑制作用。1935 年,其将药理实验结果发表后,进一步证明了它对细菌感染性疾病的疗效,开始了现代化学治疗的纪元。为了改善百浪多息的水中溶解度,合成了许多可溶性百浪多息,这使得细菌感染性疾病的治疗前进了一步。这类偶氮染料在临床上应用后,受到多方重视,并进一步研究其治疗范围和抑菌机制。当时认为百浪多息等奏效的原因主要在于结构中偶氮苯团的染色作用。后经试验发现,百浪多息在体外试管内并无抑菌作用,只有在机体内才有活性。Trefouel 等经过系统的研究,证明百浪多息奏效的原因并非偶氮苯团所致,主要原因是其在机体内被代谢为对氨基苯磺酰胺才有抑制细菌的作用,从而确定了对氨基苯磺胺是这类药物有效的基本结构,研究工作也从偶氮染料转至对氨基苯磺酰胺及其衍生物为重心。研究过程的第一阶段,着重探讨这类药物结构的专属性,通过向分子中引入不同的基团,观察其对于抑菌作用和理化性质的影响,以便了解化学结构和抑菌作用的关系;第二阶段的研究工作不是单从药物的结构出发,而是联系到药物对病原体生理、生化的影响和干扰,着重阐述药物的抑菌机制,以指导新药的寻找。1938 年合成磺胺吡啶后,1940 年左右又先后发现了疗效更好的磺胺噻唑、磺胺嘧啶等杂环取代的磺胺类药物。为了改进磺胺类药物的溶解度、减轻对肾脏的损害和降低副作用,1951—1953 年间又找到了磺胺甲基异噁唑和磺胺嘧啶等溶解度高、毒性较低的药物。1956 年发现了第一个长效磺胺药——磺胺甲氧嗪,后来又出现了广谱增效剂甲氧苄啶(TMP)与磺胺类药物合用,可改变药物的耐受性,延缓耐药菌株的发展和提高疗效,并由此开拓了数十个临床应用的磺胺药,奠定了抗代谢理论。

在这一阶段,甾体激素类药物如肾上腺皮质激素和性激素的广泛研究和应用,对调整内分泌失调起到了重要作用。皮质激素类药物治疗银屑病,被誉为皮肤病治疗的一次革命。以青霉素(penicillin)为代表的抗生素的出现和半合成抗生素的研究、神经系统药物、心血管系统药物以及恶性肿瘤的化学治疗等方面都显示出长足的进展。

（三）药物的设计阶段

药物的设计阶段始自 20 世纪 60 年代。在这之前药物的研究与开发遇到了困难，一方面包括抗感染药在内的许多药物的发现，使得大部分疾病能够得到治愈或缓解，而那些疑难重症，如恶性肿瘤、心血管疾病和免疫性疾病等的药物治疗水平相对较低，这类药物研究难度大，按照以前的方法做，不仅花费巨大，而且成效并不令人满意；另一方面，欧洲出现的反应停，也叫沙利度胺（thalidomide）事件，造成数万名严重畸形儿的出生，震惊了全世界；20 世纪 80 年代出现硅酮事件，硅酮作为乳腺填料使用了十多年，后发现其有致癌作用。因而，世界各国卫生部门制定法规，规定新药进行致畸（teratogenic）、致突变（tetanogenic）和致癌（carcinogenic）性试验，从而增加了研制周期和经费。因此，客观上需要改进研究方法，将药物的研究和开发过程建立在科学、合理的基础上，即合理药物设计（rational drug design）。在此期间，物理化学和物理有机化学、生物化学和分子生物学的发展，精密的分析测试技术如色谱法、放射免疫测定、质谱、磁共振和 X 射线结晶学的进步以及电子计算机的广泛应用，为阐明作用机制和深入解析构效关系准备了坚实的理论基础和强有力的实验技术基础，使药物化学的理论与药物设计的方法和技巧不断地升华和完善。1964 年，Hansch 和藤田以及 Free-Wilson 同时提出了定量构效关系的研究方法，成为药物化学发展史上新的里程碑。定量构效关系研究的蓬勃开展，对于解析作用机制和药物设计起着日益重要的作用。用计算机图形学技术、结合 X 射线结晶学和定量构效关系的研究，发展起了三维定量构效关系（3D-QSAR），被认为是药物分子设计的新途径。此外，用计算机辅助研究药物在体内的过程，从整体水平为研究设计新药提供了新的方法和参数。体内微量内源性物质如花生四烯酸及其代谢产物、肽类及兴奋性氨基酸等生理作用的解析，以及受体激动剂和拮抗剂的设计与合成，离子通道激动剂和阻滞剂的发现，酶的自杀性底物（enzyme suicide substrate）的临床应用，前药（prodrug）和软药（soft-drug）原理的广泛使用等，在一定程度上把药物化学提高到了新的水平。

二、我国药物化学的发展现状

新中国成立以来，尤其是 1978 年实行改革开放以来，我国的医药工业有了长足的发展，现已成为国民经济的一个重要组成部分。目前我国具有一定规模的化学制药企业已达近 4000 家，医药工业总产值由 1978 年的 64 亿元增加到 2000 年的 2332 亿元，增长近 36 倍，年均递增 16.6%。我国现在可以生产 24 大类化学原料药近 1500 种，年产量 43 万吨，其产量仅低于美国，已成为世界第二大原料药生产国。能生产各类化学药品制剂，片剂、水针、粉针、胶囊和输液等 34 个剂型 4000 余个品种，一些重要的品种如维生素 C、青霉素在世界上有举足轻重的地位。

我国在组织发展生产的同时，十分重视新产品的研究与开发，现已初步形成新药研究开发体系。我国制药工业的发展，从无到有，从小到大，新产品的研究开发具有决定性作用。然而，我们的新药开发长期走的是一条以仿制为主的道路，已经形成了强大的仿制能力，每年可以仿制 50 多个新品种。我国 1990 年生产的 783 个品种中，97.4% 是仿制品，1985—1996 年卫生部批准的 2096 个新药中，创新药、一类药只占 3.9%，其余绝大部分是仿制药。仿制以较少的投入、较快的速度，低风险地引入大批国外新上市的优秀专利产品，对于我国制药工业的发展发挥了重要的历史作用。

新中国成立以来,我国化学药物在新产品的试制和新药寻找等方面也取得了一些可喜的成绩。例如以常见病、多发病、职业病和战备药品为研究重点,在防制血吸虫病药物中,找到疗效较好的呋喃丙胺和没食子酸锑钠等;在抗肿瘤药方面合成了大量化合物,发现了一些疗效较好的新抗肿瘤药;心血管药、止血药、局麻药和前列腺素及其合成衍生物的研究,都取得了可喜的成绩;平阳霉素和创新霉素是我国发现的新抗生素;牛胰岛素的全合成及其结构的研究,具有世界领先水平。运用科学方法,从中草药中发现了许多药用有效成分。例如樟柳碱是从唐古特山莨菪中提取得到的一种新生物碱,具有较强的中枢抗胆碱作用,对血管性头痛、视网膜血管痉挛等有良好的疗效;从仙鹤草根芽中提取得到鹤草酚,具有很好的抗绦虫效果;对五味子化学成分及其对中枢神经系统和降低血清转氨酶作用的研究,发现联苯双酯对降低血清谷丙转氨酶(SGPT)和慢性肝炎有效;从青蒿中提取得到的抗疟活性新成分青蒿素,对各类疟疾均有效,特别对抗氯喹恶性疟和脑型疟有较好的疗效,其衍生物蒿甲醚和青蒿琥酯的抗疟活性更好,青蒿素的发现为寻找抗疟药提供了新的结构信息和研究方向;棉酚是从棉花的种子、根和茎中提取得到的酚类化合物,我国首先发现其对雄性大鼠具有明显的抗生育作用,用于男性节育,引起了国际上的重视;具有良好止痒作用的国家一类新药乙氧苯柳胺是从阿司匹林的结构改造中获得的。到目前为止,我国创制的新药约250种,其中一半以上是中草药的有效成分及其衍生物。因此,继续发掘我国天然药物资源宝库,加强多学科的协作和综合研究,是发展我国创新药物研究行之有效的途径。

我国从1985年4月1日起开始实施专利法。1993年1月1日起开始授权化合物专利,对药品实施专利保护,并对1986年1月1日至1992年12月31日间在美国、欧洲、日本等40多个国家取得专利的药品有条件地实施行政保护。加入WTO后,知识产权保护则更加严格。因此,我国临床治疗需要的专利药品将主要依靠进口。目前,在新药开发中仿制国外新药受到很大限制,药品专利和行政保护的实施,使我国制药工业经受了前所未有的震撼和阵痛。我国制药工业的发展进入了一个新的历史时期,即实施非专利药的开发和自主研究开发并举,并逐步向创新过渡。

第三节 学习药物化学的基本要求

本书是为全国成人高等医学教育药学专业专科编写的药物化学教材。如前所述,药物化学的研究对象和任务是多方面的:①为有效利用现有化学药物提供理论基础;②为生产化学药物提供科学、合理的方法和工艺;③不断探索开发新药的途径和方法。根据全国药学专业培养目标和教学要求,本书着重第一方面内容的讨论。但对成人教育药学专业学生学习的内容应有更强的针对性,才能在有限的学时、学制和特定的学习环境和条件下深入领会和掌握。主要让学生掌握临床常用化学药物的结构类型、化学结构与命名、理化性质及构效关系。了解各类药物的发展过程和最新进展以及各种药物的一般药理和临床评价。应药物分析学科的要求,需让学生了解药物杂质的来源,因此对药物合成内容作适当介绍。对于新药研究与开发方面的内容,在最后一章作了介绍,使读者了解近代新药研究与开发的某些新思路和新方法,对这部分内容不作重点学习要求。本教材对成人高等医学教育药学专业的学生,提出学习药物化学的基本要求如下。

一、掌握药物制剂的化学原理

药物化学可为药物制剂过程中的处方设计、剂型选择和制备工艺等提供可靠的化学理论根据。一种药物适合于做成什么样的剂型,其处方的合理配伍和制剂加工工艺的确定,必须以药物的化学结构及其所表现出来的物理化学性质而定。比如青霉素为什么既不能做成水针亦不能做成片剂,而只能做成粉针剂? 这是由于青霉素分子结构中含有一个 β-内酰胺环,由于环的内张力很大,因此使酰胺键极易水解,尤其在胃酸的催化下水解速度更快。维生素 C 分子中含有连烯二醇结构,极易自动氧化变质,因此在注射剂的制备过程中必须采取驱氧、抗氧、掩蔽金属离子和避光等措施。由此可见,学好药物化学,将为药物制剂提供有效的理论指导。

二、为药物分析奠定化学理论基础

药品作为一种特殊商品,必须要有严格统一的质量控制标准,《中华人民共和国药典》(以下简称《中国药典》)是药品质量控制标准的依据,具有法律约束力。必须采用适宜的科学方法对药品进行鉴别、杂质检查和含量测定。例如,凡是分子中含有酚羟基的药物均可与三氯化铁有显色反应用以鉴别,凡是分子中含有芳伯氨基的药物均可通过重氮化偶合反应进行定性或定量分析。化学药物的杂质来源主要有两方面,一部分是在生产过程中引进和产生的;另一部分是在贮存过程中,在外界条件的影响下产生的。例如阿司匹林,《中国药典》规定要做游离水杨酸的限量检查,该杂质一方面是合成过程中引入的未反应原料物,另一方面是贮存过程中产生的阿司匹林水解产物。因此,只有掌握了药物化学中的药物合成反应过程,才能了解或消除药物中可能引入的主要杂质。如果杂质已经产生或引入,则应根据药物的化学结构和物理化学性质,选择适当的精制方法将杂质除去。由此可见,了解杂质来源并严防杂质引入是保证药品质量的重要环节,而这些工作都是在药物化学的直接指导下进行的。此外,掌握药物的分子结构和功能基类型,还将为药物的含量测定提供可靠的理论指导。

三、熟悉药物贮存保管的化学原理

许多药物在贮存过程中会受外界条件,诸如光、湿、热或空气等影响而发生各种变化,致使疗效降低、甚至失效或毒性增加。因此,对每一种药物都应根据其不同的结构特点来采用适宜的贮存方法,以确保药品的质量。例如,麻醉乙醚需在冷、暗处避光密封保存,以免在日光和空气中氧的作用下,会产生有毒和爆炸危险的过氧化物。再如,阿司匹林应保存在干燥处,以免在潮湿空气作用下发生水解而产生水杨酸和乙酸。由此可见,只有熟悉掌握了药物的化学结构及其所表现出来的物理化学性质,才能恰当地选择药物适宜的贮存保管方法。

(徐文方)

第二章

麻 醉 药

学习目标 ▮▮▮

掌握:麻醉药的分类及局部麻醉药的结构类型,典型药物恩氟烷、氯胺酮、依托咪酯、盐酸
普鲁卡因、利多卡因、布比卡因的化学结构、理化性质及用途。

熟悉:氟烷、异氟烷、丙泊酚、羟丁酸钠、丁卡因、罗哌卡因的化学结构、理化性质及用途。

了解:局部麻醉药的发展概况。

麻醉药(anesthetics)分为全身麻醉药(general anesthetics)和局部麻醉药(local anesthetics)两大类。全身麻醉药作用于中枢神经系统,使其受到可逆性抑制,从而使意识、感觉特别是痛觉消失和骨骼肌松弛。局部麻醉药则作用于神经末梢或神经干周围,可逆性地阻断感觉神经冲动的产生和传导,在意识清醒的条件下使局部痛觉等暂时消失,以便顺利进行外科手术。

第一节 全身麻醉药

全身麻醉药根据给药途径不同,可分为吸入麻醉药(inhalation anesthetics)和静脉麻醉药(intravenous anesthetics)。吸入麻醉药亦称挥发性麻醉药(volatile anesthetics),即经气道吸入而产生全身麻醉作用的药物;静脉麻醉药,即经静脉注射或滴注而产生全麻作用的药物。

一、吸入麻醉药

吸入麻醉药是一类化学性质不活泼的气体或易挥发的液体。其化学结构类型有脂肪烃类、卤烃类、醚类及无机化合物等。其特点是易挥发,化学性质不活泼,脂溶性较大,使用时与空气或氧混合后,随呼吸进入肺部,通过肺泡进入血液,借分子的弥散作用分布至神经组织,发挥全身麻醉作用。最早(1842年)应用于外科手术的全身麻醉药为麻醉乙醚(anesthetic ether)、氧化亚氮(nitrous oxide)和氯仿(chloroform)。麻醉乙醚具有麻醉期清楚、易于控制并具有良好的镇痛及肌肉松弛作用等特点,但是由于易燃、易爆,气味难闻,刺激呼吸道使腺体分泌增加,易发生意外事故等缺点,现已少用。氧化亚氮具有良好的镇痛作用及毒性低等优点,但是麻醉作用较弱,因此常与其他全麻药配合使用,可减少其他全麻药用量。氯仿因毒性大,已被淘汰。

$$H_3C \diagup O \diagdown CH_3$$

麻醉乙醚

$$N_2O$$

氧化亚氮

$$HCCl_3$$

氯仿

为了克服麻醉乙醚易燃烧、易爆及氯仿毒性大等缺点，开始寻找其他更好的吸入麻醉药。

在烃类及醚类分子中引入卤原子可降低易燃性，增强麻醉作用，但却使毒性增大，后来发现引入氟原子的毒性比引入其他卤原子小，从而相继发现了有应用价值的氟烷（halothane）和甲氧氟烷（methoxyflurane），恩氟烷（enflurane，安氟醚）、异氟烷（isoflurane，异氟醚）、七氟烷（sevoflurane）、地氟烷（desflurane，地氟醚）等。

$$CF_3CHBrCl$$

氟烷

$$Cl_2CHCF_2OCH_3$$

甲氧氟烷

$$F_2CHOCF_2CHFCl$$

恩氟烷

$$F_2CHOCHClCF_3$$

异氟烷

$$FCH_2OCH(CF_3)_2$$

七氟烷

$$F_2CHOCHFCF_3$$

地氟烷

氟烷的麻醉作用比麻醉乙醚强而快，吸入 1% ~3% 的氟烷蒸气，3~5 分钟即达全身麻醉，对呼吸道黏膜无刺激性，苏醒快，不燃烧爆炸，但因毒性较大，有肝损害、心肌抑制、恶性高热等副作用，临床应用受到限制。

甲氧氟烷的麻醉、镇痛及肌松作用都比氟烷强，对呼吸道黏膜无刺激性，浅麻醉时安全性较大，但诱导期较长（约 20 分钟），苏醒较慢，由于对肾的毒性大，临床应用也受到限制。

恩氟烷为新型高效的吸入麻醉药，麻醉作用强，起效快，对呼吸道黏膜无刺激性，肌肉松弛作用亦较强，使用剂量小，为临床常用的较优良的吸入麻醉药。异氟烷与的恩氟烷分子式相同，互为异构体，作用与恩氟烷相似，诱导麻醉及苏醒均较快，临床较常用。

七氟烷因诱导时间短，苏醒快，毒性小，对肝、肾无直接损害，对循环抑制轻，对心肌抑制小，不增加心肌对外源性儿茶酚胺的敏感性，尤其适用于小儿、牙科和门诊手术的麻醉。

地氟烷为 1992 年上市的一种新的吸入麻醉药，其化学性质稳定，麻醉诱导快，苏醒迅速，对循环功能影响小，对肝、肾功能无明显影响，适合门诊手术使用。

恩氟烷 enflurane

化学名为 2-氯-1,1,2-三氟乙基二氟甲醚，又名安氟醚。

本品为无色、挥发性澄明液体，bp. 57℃，不易燃、不易爆，易溶于水。

本品性质稳定，与紫外线、强碱或钠石灰作用均不分解，对铝、铜、铁无腐蚀作用，经有机破坏后可显氟离子的特殊反应。

本品大部分在肺中以气体的形式呼出，约 10% 在肝脏代谢，主要代谢产物为氟代羧酸和氟化物。

氟化物具有潜在的肾脏毒性。

本品麻醉作用较强,起效快,肌松作用良好,无黏膜刺激作用,毒副作用较小,一般用于复合全身麻醉,是目前国内应用较为广泛的一种吸入麻醉药。

二、静脉麻醉药

静脉麻醉药又称非吸入性全身麻醉药(non-inhalation anesthetics),这类麻醉药直接由静脉给药,其麻醉作用迅速,对呼吸道无刺激作用,不良反应少,使用方便,目前在临床上占有重要地位。

最早应用的静脉麻醉药为一些超短时作用的巴比妥类药物,如硫喷妥钠(thiopental sodium)为常用的静脉麻醉药,其他还有硫戊比妥钠(thiamylal sodium)、海索比妥钠(hexobarbital sodium)和美索比妥钠(methohexital sodium)等(表2-1)。硫代巴比妥类由于脂溶性较大,极易通过血脑屏障到达脑组织,很快产生麻醉作用,吸收分布迅速,故麻醉作用时间短,一般仅能维持数分钟。临床上主要用于诱导麻醉、基础麻醉及复合麻醉。

表2-1 超短时作用的巴比妥类药物

药物名称	R	R₁	R₂	X
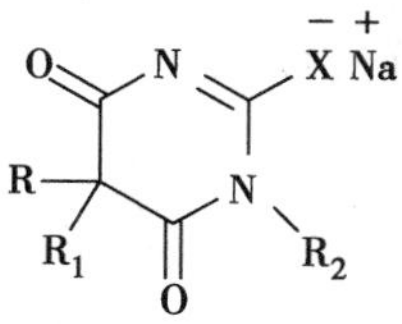 硫喷妥钠	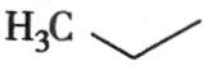 H_3C	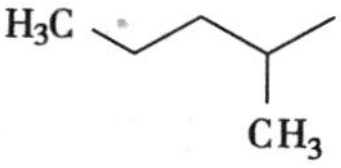 H_3C, CH_3	H	S
硫戊比妥钠	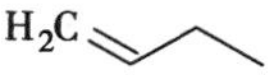 H_2C	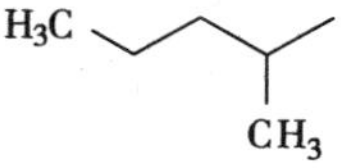 H_3C, CH_3	H	S
海索比妥钠	H_3C—	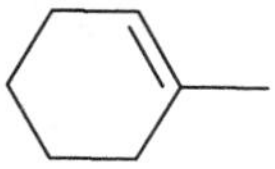	H_3C—	O
美索比妥钠	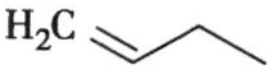 H_2C, H_3C, CH_3	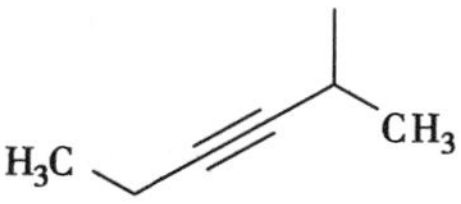	H_3C—	O

非巴比妥类静脉麻醉药主要有:羟丁酸钠(sodium hydroxybutyrate)、氯胺酮(ketamine)、丙泊酚(propofol)、依托咪酯(etomidate)、丙泮尼地(propanidid)及咪达唑仑(midazolam)等。

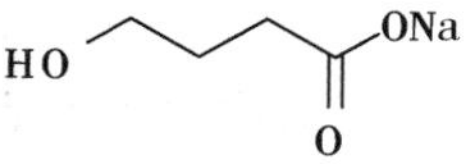

羟丁酸钠 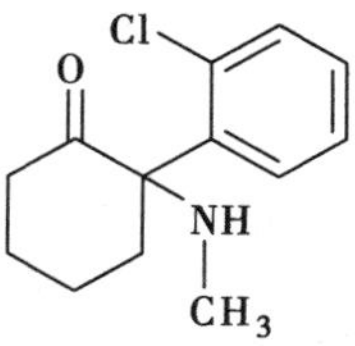   氯胺酮 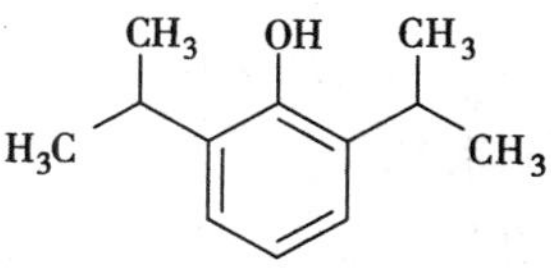   丙泊酚

依托咪酯   丙泮尼地   咪达唑仑

羟丁酸钠的麻醉作用较弱,无镇痛和肌肉松弛作用,但毒性较小,常与镇痛药、肌松药合用,用于诱导麻醉或维持麻醉。

依托咪酯为超短时作用的非巴比妥类催眠药,静脉注射后可诱导睡眠,持续时间短(注射 0.3mg/kg,可持续 5 分钟)。用于诱导麻醉时,通常与镇痛药、肌松药及吸入麻醉药合用。

丙泊酚的作用与硫喷妥钠相似,可迅速诱导麻醉,连续注射给药可以维持麻醉,常与镇痛药或吸入麻醉药合用。本品为油状物,以其 1% 乳剂注射。它具有入睡迅速、清醒快、恢复好等优点,目前已成为门诊小手术常用药物。

氯胺酮与其他全麻药不同,它可以选择性地阻断痛觉向丘脑和大脑皮质传导,麻醉时病人呈浅睡状态,痛觉完全消失,意识模糊,呈木僵状态,称为分离麻醉(dissociative anesthesia)。

丙泮尼地为超短时静脉麻醉药,作用与硫喷妥钠相似,持续时间短,适用于小手术,临床用于诱导麻醉及短、中、小手术的麻醉,但易发生过敏反应,目前已少用。

咪达唑仑为苯并二氮杂䓬类镇静催眠药。由于起效快,作用时间短,可静脉注射用于术前准备和诱导麻醉。

盐酸氯胺酮 ketamine hydrochloride

化学名为 2-(2-氯苯基)-2-甲氨基-环己酮盐酸盐,又名凯他那(ketalar)。

本品为白色结晶性粉末,无臭。易溶于水,可溶于热乙醇,不溶于乙醚和苯。mp.259~263℃(分解),10% 的水溶液 pH 约为 3.5。其水溶液加 10% 碳酸钾溶液后,可析出游离的氯胺酮,mp.92~94℃,pK_a 为 7.5。

本品含有一个手性碳原子,具旋光性(合成品为外消旋体),其右旋体的止痛和安眠作用分别为左旋体的 3 倍和 1.5 倍,出现噩梦、幻觉等副作用也比左旋体少。

本品主要在肝脏生物转化成去甲氯胺酮,再转化成羟基代谢产物,最后与葡萄糖醛酸结合后由肾脏排出。去甲氯胺酮有镇痛作用,相当于氯胺酮的 1/3。

本品能选择性地阻断痛觉,麻醉时呈浅睡状态,痛觉消失,意识模糊,但意识和感觉分离。其缺点是肌张力增加,心率加快,血压上升,并有幻觉、噩梦等副作用。由于易产生幻觉,被滥用为毒品(俗称 K 粉),故其原料药及制剂属 I 类精神药品,应按照国家规定进行管理和使用。

本品为静脉麻醉药,亦可肌内注射。用于休克病人的手术,由于麻醉作用时间短,故多用于门诊病人和儿童及烧伤病人换药。

丙泊酚 propofol

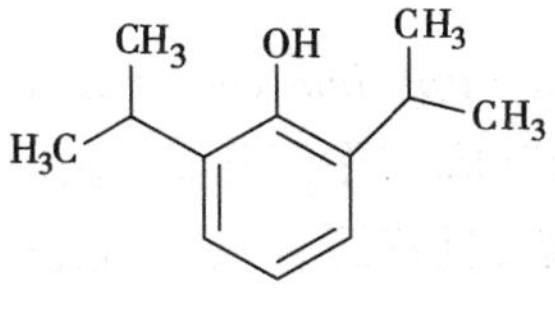

化学名为2,6-双(1-甲基乙基)苯酚[2,6-bis(1-methylethyl)phenol]。又名二异丙酚。

本品为白色乳状物,微溶于水。临床用其含有大豆油、甘油和卵磷脂的乳状液。

本品是新结构类型的静脉麻醉药,其麻醉作用可能与阻滞钠离子通道有关,与γ-氨基丁酸(GABA)受体复合物发生相互作用而产生麻醉作用。麻醉作用与硫喷妥钠类似,但麻醉强度不同。

本品主要在肝脏代谢,88%经羟化生成2,6-二异丙基-1,4-对苯二酚,与葡萄糖醛酸或硫酸结合,经肾脏排出。

本品既可作为诱导麻醉药,又可作为静脉麻醉药,还具有镇痛作用。其具有维持时间短、体内无蓄积、毒性小的特点,故目前已成为门诊小手术有价值的辅助用药,已被广泛用于各种手术。

依托咪酯 etomidate

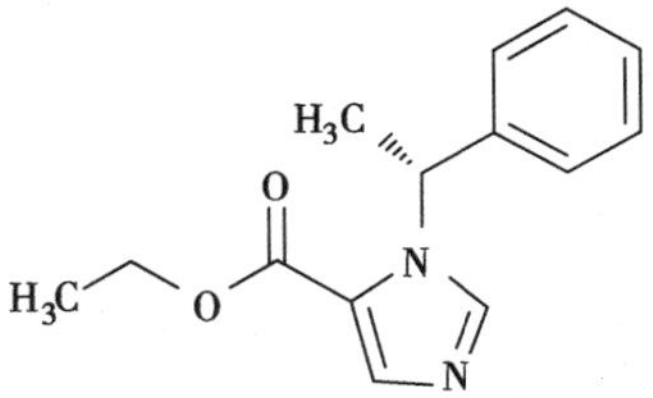

化学名为(R)-1-(1-苯基乙基)-1H-咪唑-5-甲酸乙酯。又名乙咪酯。

本品为白色结晶或结晶性粉末,在乙醇或氯仿中极易溶解,在水中不溶;在稀盐酸中易溶。mp. 66~70℃,pK_a为4.2。以其R构型的右旋体供药用。由于结构中含有酯键,其水溶液不稳定,24小时后将失效。

本品为非巴比妥类静脉麻醉药,注射后迅速分布于脑组织与代谢器官,在肝脏中酯基被水解失活,产生酸性代谢物,经尿液排出,半衰期为4小时。

本品为强效静脉麻醉药,注射20秒后即产生麻醉作用,持续时间约5分钟,在麻醉时本品会抑制肾上腺皮质激素的作用,故主要用于诱导麻醉和门诊手术麻醉。

第二节 局部麻醉药

局部麻醉药简称局麻药。临床上理想的局麻药应该具备以下特性:①麻醉作用强,吸收快,作用时间长;②无明显毒性,安全范围大,对神经组织及其他组织无刺激性和局部毒性;③能透过黏膜并在组织中扩散,穿透神经组织的能力强;④性质稳定,可制成水溶液等。

一、普鲁卡因的发现

早在 1860 年,由南美洲古柯(*Erythroxylum coca* Lam)树叶中首次提取得可卡因(cocaine,古柯碱);1884 年,Koller 发现其具局部麻醉作用并首先用于临床。但可卡因毒性较大,有成瘾性,水溶液不稳定,高压灭菌时易分解,且资源有限。因此,促使人们对可卡因的结构进行研究和改造,以寻找更好的局部麻醉药。

首先是保留可卡因的基本母核,只改变桥环上的 3 个取代基。将 C-2 上甲氧羰基改成其他烷氧羰基时作用减弱,但去除 C-2 上的甲氧羰基仍有效。如生物碱托哌可卡因(tropacocaine)的 C-2 位无甲氧羰基,仍有较强的局麻作用。去除可卡因的 N-甲基仍有效,但毒性增大,季铵化则无活性。将可卡因完全水解或部分水解,即去除苯甲酰基,则无麻醉作用。改变 C-3 位的酰基后发现,苯甲酰的作用最强,苯乙酰作用减弱,其他酰基无效。这些事实说明,苯甲酸酯是可卡因局麻作用的重要基团。从可卡因的结构分析和简化,找到了具有局麻作用的基本结构(药效团)。

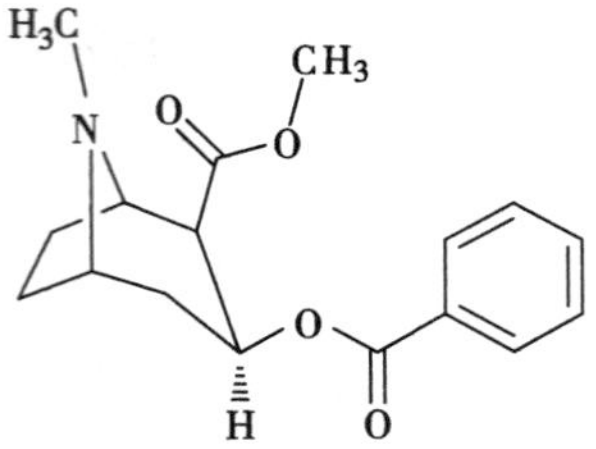

可卡因 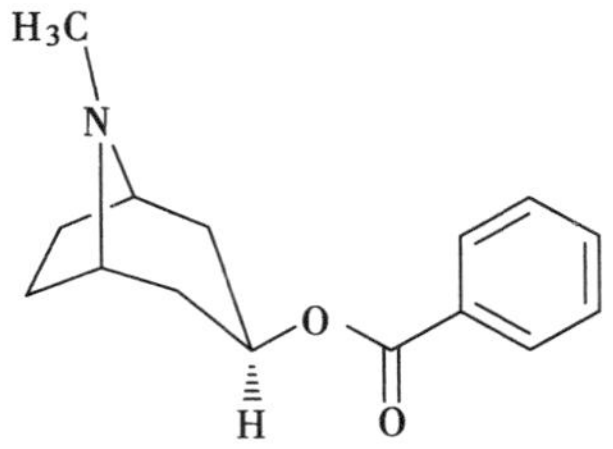 托哌卡因

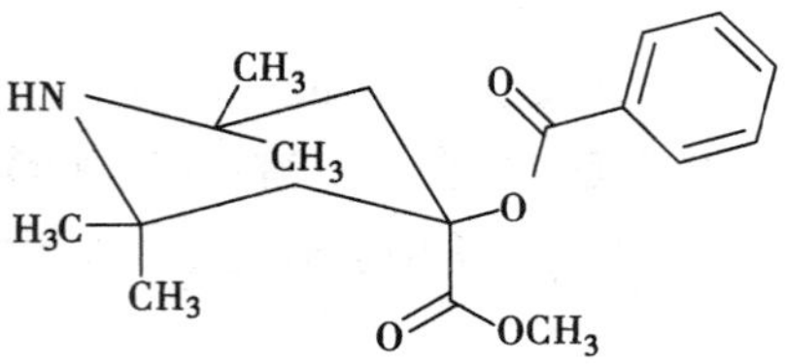

α-优卡因 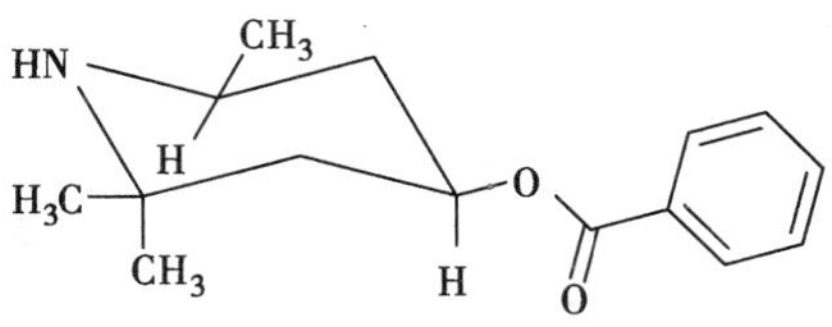 β-优卡因

其次,对可卡因母核爱康宁(ecgonine)结构进行简化,制备了哌啶醇苯甲酸酯。其中 α-优卡因(α-eucaine)和 β-优卡因(β-eucaine)均具有局麻作用。上述结果表明,可卡因结构中的甲氧羰基和 N-甲基的去除,四氢吡咯环的开裂,仍有局麻作用。进一步证明了苯甲酸酯部分的重要性。

于是,集中研究了苯甲酸酯类化合物。1890 年制得苯佐卡因(benzocaine),后来引入酯氨基,合成了一系列氨基苯甲酸酯和氨代烷基酯。终于在 1904 年合成了局麻作用优良的普鲁卡因(procaine),无可卡因的不良反应,其盐酸盐水溶性较大,可制成水针剂,是目前常用的局麻药之一。

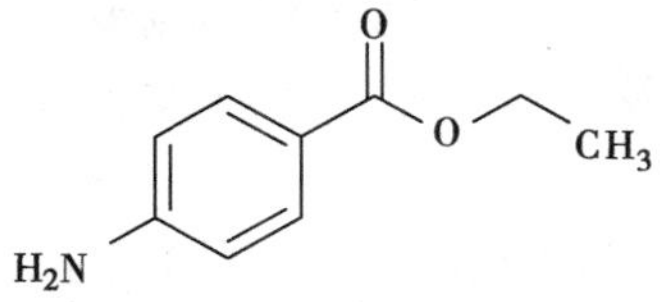

苯佐卡因

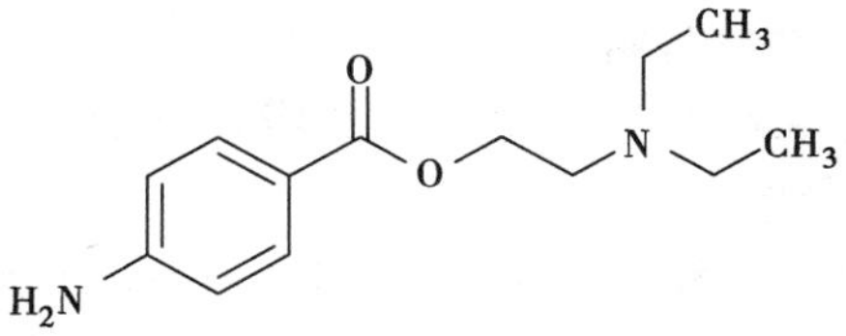

普鲁卡因

从可卡因到普鲁卡因的发展告诉人们,简化天然产物的结构是寻找新药的一条途径。

二、局部麻醉药的结构类型

(一)芳酸酯类

因为普鲁卡因存在稳定性差、易水解、局麻作用弱和作用时间短等缺点,现合成了许多普鲁卡因结构类似物。其中丁卡因(tetracaine)和氯普鲁卡因(chloroprocaine)至今仍被应用。

(1)在普鲁卡因苯环上以其他基团取代,因空间位阻作用而使酯基水解速度减慢,并可使局麻作用增强。如氯普鲁卡因、羟普鲁卡因(hydroxyprocaine)等,其麻醉作用均比普鲁卡因强,作用时间也延长,临床上主要用于浸润麻醉。

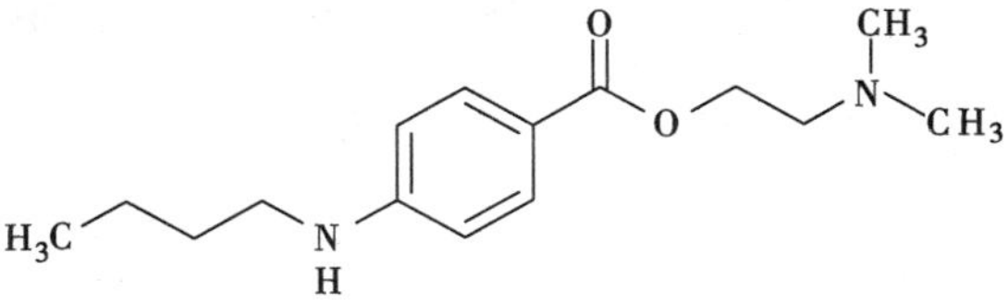

丁卡因

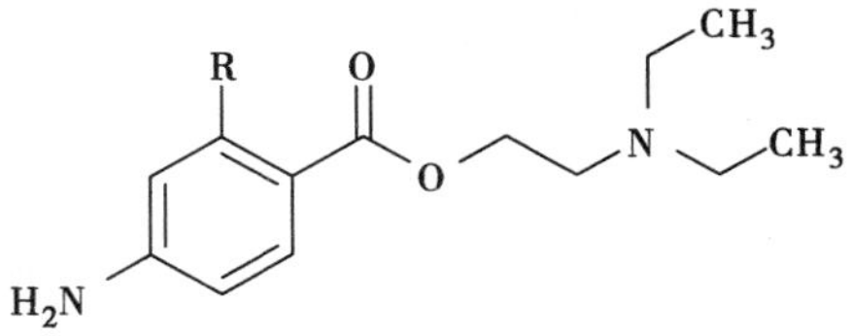

氯普鲁卡因R=Cl
羟普鲁卡因R=OH

(2)对位-NH_2 上的氢以烷基取代,局麻作用增强,但毒性也增加,如丁卡因,局麻作用比普鲁卡因强 10 倍,且穿透力较强,临床用于浸润麻醉和眼角膜的表面麻醉。

(3)侧链碳链改变,可使麻醉作用时间延长,稳定性增加,如徒托卡因(tutocaine)、二甲卡因(dimethocaine),因侧链上甲基的空间位阻作用,使酯键不易水解,局麻作用时间延长。

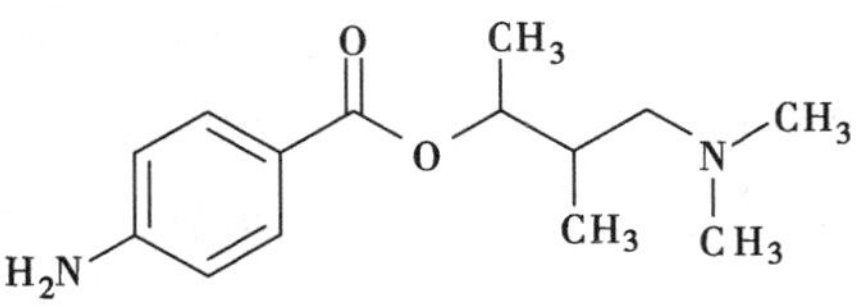

徒托卡因

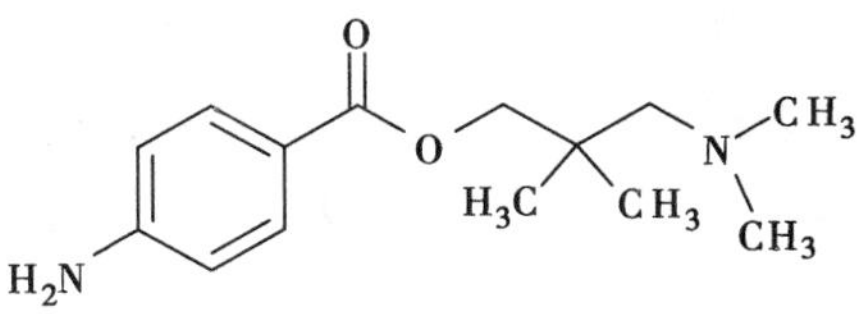

二甲卡因

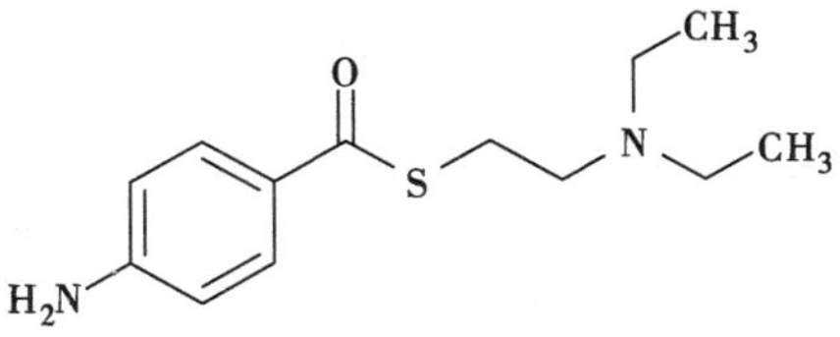

硫卡因

（4）羧酸酯中，以其电子等排体-S-代替-O-，则脂溶性增大，显效快，如硫卡因（thiocaine）的局麻作用较普鲁卡因强，毒性也增大，可用于浸润麻醉及表面麻醉，但由于毒性大，已停用。

（二）酰胺类

由于具有麻醉作用的生物碱 isogramine 的发现，导致了酰胺类局麻药利多卡因（lidocaine）的合成，利多卡因可看作为 isogramine 的开链类似物或生物电子等排类似物。利多卡因的局麻作用比普鲁卡因更强，作用时间延长 1 倍，穿透性、扩散性强，为临床常用的局麻药，主要用于阻滞麻醉及硬膜外麻醉。由于对室性心律失常疗效较好，也被用作抗心律失常药。

后来合成了三甲卡因（trimecaine）和丙胺卡因（prilocaine），其麻醉作用和时间较利多卡因长而毒性低，用于浸润麻醉、表面麻醉及硬膜外麻醉。甲哌卡因（mepivacaine）具有作用迅速而持久、穿透力强、毒副作用小、不扩张血管等特点，适用于腹部、四肢及会阴部手术。布比卡因（bupivacaine）局麻作用强于利多卡因（约 4 倍），具有强效、长效和安全的特点，是临床上最常用的局麻药之一。罗哌卡因（ropivacaine）是 1996 年上市的酰胺类局麻药，作用持续时间长，具有麻醉和止痛作用，化学结构与布比卡因类似，二者的 pK_a 相同，均为 8.1，但罗哌卡因具有较低的脂溶性（脂水分配数分别为 115 和 346），体外研究表明罗哌卡因对心脏的毒性比布比卡因小，安全性高。布比卡因以其外消旋体供药用，而罗哌卡因是第一个以纯的 S-异构体供药用的局麻药。

isogramine 利多卡因 三甲卡因

甲哌卡因 R= —CH_3
布比卡因 R= —C_4H_9
罗哌卡因 R= —C_3H_7

丙胺卡因

（三）氨基酮类

以电子等排体-CH_2-代替酯基中的-O-形成酮类化合物，如达克罗宁（dyclonine）和法立卡因（falicaine），其麻醉作用和穿透力强，作用快而持久，毒性较普鲁卡因低，但注射给药刺激性较大，故不宜做浸润麻醉，只用作表面麻醉，主要用于皮肤止痛、止痒及内镜检查前的黏膜麻醉。

达克罗宁 法立卡因

（四）氨基醚类

用醚键代替局麻药化学结构中的酯基或酰胺基，由于稳定性增加，其麻醉作用强而持久，如奎尼卡因（quinisocaine）和普莫卡因（pramocaine），用于表面麻醉。

16

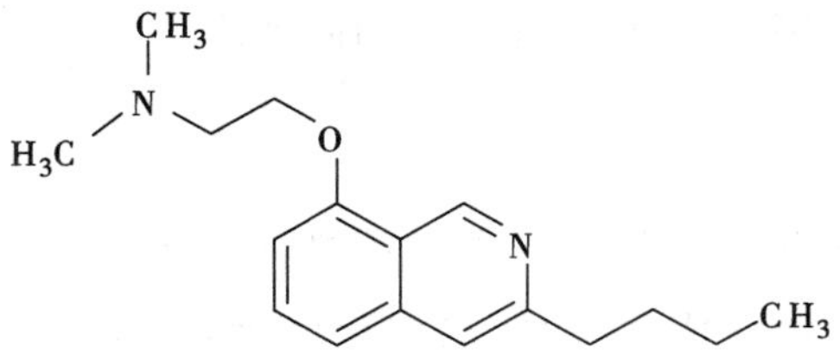

奎尼卡因 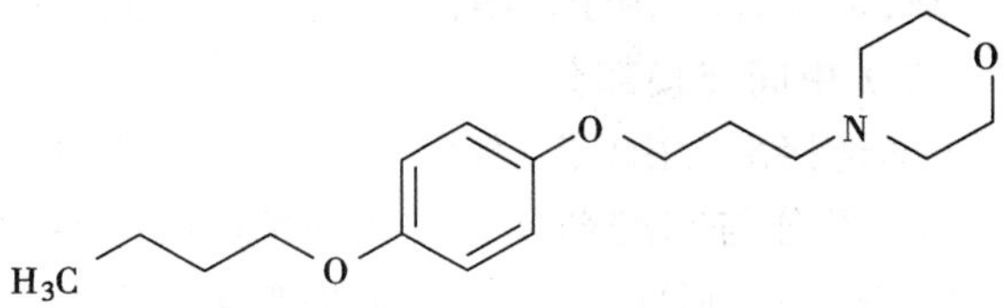　　　　　　　　　　　　普莫卡因

（五）氨基甲酸酯类和脒类

氨基甲酸酯类局麻药,如地哌冬(diperodon);脒类局麻药,如非那卡因(phenacaine)。

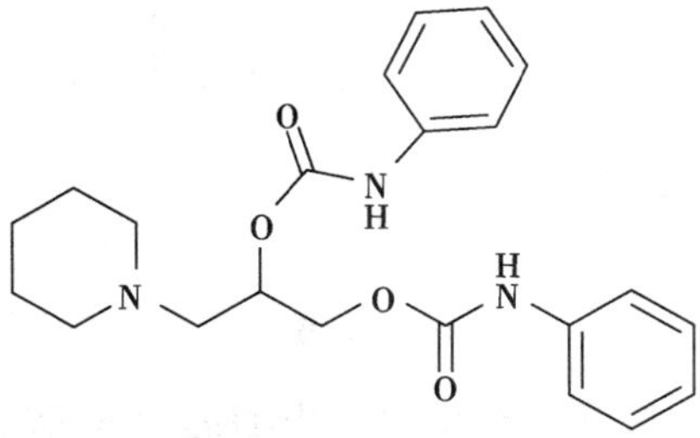

地哌冬 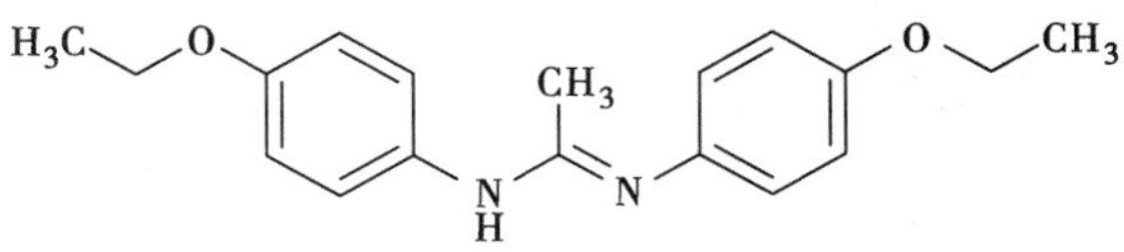　　　　　　　　　　　　　非那卡因

（六）其他类

醇类有苯甲醇(benzyl alcohol)和三氯叔丁醇(chlorobutanol)等,但已很少用于临床。

三、局部麻醉药的构效关系

局麻药的作用强弱,作用时间的长短是由局麻药的化学结构所决定的。具体而言,其活性取决于局麻药的电离度,脂水分配系数以及对受体的相互作用等。

局麻药的化学结构类型较多,有酯、酰胺、酮、醚、脒及氨基甲酸酯等类型,难以用一种通式表示其结构。其结构特异性较低,但又与全身麻醉药不同,其局部麻醉作用与化学结构之间存在一定关系。根据大部分临床应用的局部麻醉药,可以概括出基本麻醉骨架为:

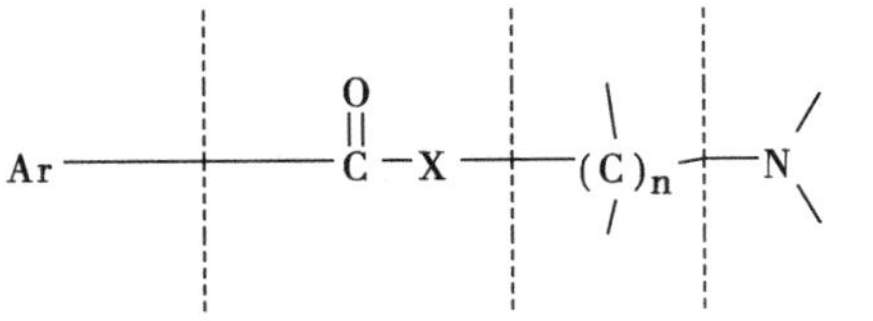

即由亲脂性部分（Ⅰ）、中间连接链（Ⅱ和Ⅲ）和亲水性部分（Ⅳ）三部分构成。

（一）亲脂性部分（Ⅰ）

亲脂性部分(Ⅰ)可以改变的范围较大,可为芳烃及芳杂环,但以苯环的作用较强。苯环上引入给电子的氨基、羟基、烷氧基时,局麻作用均较未取代的苯甲酸衍生物强,而引入吸电子取代基则作用减弱,这是由于通过氨基或烷氧基的供电性,与苯环酯羰基形成共轭体系,使羰基的极性增加,作用也增强,故以氨基处于羰基的对位最好。氨基芳酸酯类的苯环上若再有其他取代基如

17

氯、羟基、烷氧基时,由于位阻作用而延缓了酯的水解,因此,活性增强,作用时间延长。

（二）中间连接部分

中间连接部分由（Ⅱ）部分与（Ⅲ）部分共同组成。

（Ⅱ）部分与麻醉药作用持续时间及作用强度有关。当 X 以电子等排体-CH_2-、-NH-、-S-、-O-取代时,形成不同的结构类型,其作用时间为:-CH_2->-NH->-S->-O-,即随着易被酯酶水解,稳定性的降低而作用时间变短。其麻醉作用强度为:-S->-O->-CH_2->-NH-,如硫卡因的局麻作用比普鲁卡因强 2 倍,而普鲁卡因胺（procainamide）的局麻作用仅为普鲁卡因的 1/100,目前主要用于治疗心律不齐。

硫卡因　　　　　　　　　　　　　　普鲁卡因胺

（Ⅲ）部分碳原子数以 $n = 2 \sim 3$ 为好,其中,当 $n = 3$ 时,麻醉作用强。当酯键的 α-碳原子上有烷基取代,由于位阻,使酯键较难水解,局麻作用增强,但毒性也增大。

（三）亲水性部分（Ⅳ）

氨基部分可以是仲胺和叔胺,仲胺的刺激性较大,季铵由于表现为箭毒样作用而不用,多用叔胺,烷基以 3 ~ 4 个碳原子时作用最强,但 3 个碳原子以上时刺激性也增大,氨基部分也可为脂环胺,其中以哌啶的作用最强。

（四）立体化学

有些局部麻醉药含有手性中心,其对映异构体之间的麻醉活性与毒性存在差异,是否与受体结合有关,目前尚未清楚。

局部麻醉药的立体化学因素在其毒性和药动学性质上起着重要作用。例如,罗哌卡因是以 S-（－）异构体上市的,比其相近结构的布比卡因的心血管副作用低。进一步研究表明布比卡因中的 R-（＋）异构体是引起心血管毒性的主要原因,这主要是因为 R-（＋）布比卡因能选择性地阻滞心脏的钠离子通道。

四、典 型 药 物

盐酸普鲁卡因 procaine hydrochloride

化学名为 4-氨基苯甲酸-2-（二乙氨基）乙酯盐酸盐,又名奴佛卡因（novocaine）。

本品可以由多种方法合成,根据反应进行的难易程度及原料成本的高低,国内主要采用以下合成路线,以对硝基甲苯(Ⅰ)为原料,经重铬酸或空气氧化为对硝基苯甲酸(Ⅱ),再与 β-二乙氨基乙醇酯化,用二甲苯共沸脱水制得对硝基苯甲酸-2-二乙氨基乙酯(硝基卡因)(Ⅲ),以铁粉在酸性条件下还原制得普鲁卡因(Ⅳ),成盐后即得本品(Ⅴ)。

合成过程中可能有酯化不完的对硝基苯甲酸经还原产生对氨基苯甲酸,或在还原过程中被水解为对氨基苯甲酸或贮存过程中水解产生。故《中国药典》规定普鲁卡因要检验酸度及澄清度,水针剂要检查特殊杂质对氨基苯甲酸。采用 TLC 与标准品对照,对二甲氨基苯甲醛显色。

本品为白色结晶或结晶性粉末;无臭,味微苦,随后有麻痹感。mp. 154～157℃,易溶于水,略溶于乙醇,几乎不溶于乙醚。2% 水溶液的 pH 为 5～6.5,水溶液碱化得普鲁卡因,pK_a 8.8,mp. 57～59℃。

本品分子中含有酯键,易被水解。水解后生成对氨基苯甲酸和二乙氨基乙醇。其水解速度受温度和 pH 的影响较大,如表 2-2 所示。

随着 pH 的增大,水解速度加快,在 pH < 2.5 时,水解率也增大,只在 pH 3～3.5 时最稳定,在碱性、中性及强酸性条件下易水解。在 pH 相同时,温度升高,水解速度增大。因此,《中国药典》规定本品注射液的 pH 3.5～5.0,灭菌以 100℃加热 30 分钟为宜。

表 2-2 pH 和温度对盐酸普鲁卡因稳定性的影响

pH	30min 水解率(%)	
	加热温度 100℃	115℃
3.0	0	—
4.0	1.5	1.9
5.6	5.8	7.1
6.5	18.4～19	52.7

结构中芳伯氨基易被氧化变色,当 pH 增大和温度升高均可加速氧化,紫外线、氧、重金属离子可加速氧化变色。故制备注射剂时,要控制最稳定的 pH 和温度,通入惰性气体,加入抗氧剂、稳定剂及金属离子掩蔽剂(或去除金属离子)。

本品含有芳伯氨基,可发生重氮化-偶合反应。本品在酸性下可与对二甲氨基苯甲醛缩合形成黄色 Schiff 碱。

本品具有叔胺结构,具有生物碱样性质,其水溶液遇碘试液、碘化汞钾试液或苦味酸试液可产生沉淀。

本品的体内代谢主要是被酯酶水解,生成对氨基苯甲酸和二乙氨基乙醇而失活。前者约80%随尿排出,或与葡萄糖醛酸等结合后排泄。后者约30%随尿排出,余下部分又可发生脱氨、脱羟和脱烃基氧化等反应后排出。其中,对氨基苯甲酸是产生过敏的主要原因。

本品为局部麻醉药,作用较强,毒性较小,时效较短。临床主要用于浸润麻醉、传导麻醉及封闭疗法等。因其穿透力较差,一般不用于表面麻醉。

盐酸利多卡因 lidocaine hydrochloride

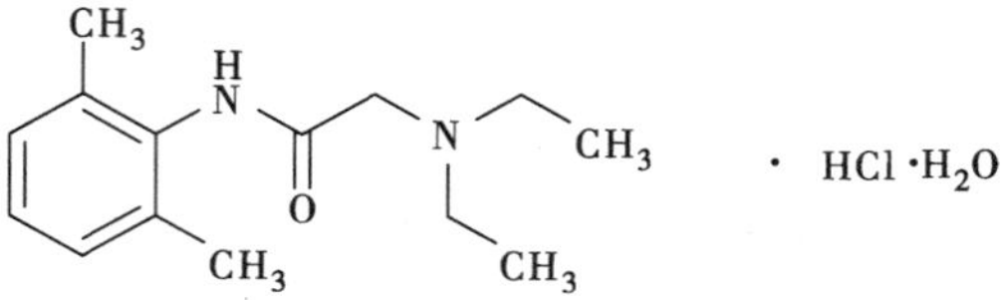

化学名为2-(二乙氨基)-N-(2,6-二甲基苯基)乙酰胺盐酸盐一水合物。

本品为白色结晶性粉末;无臭,微苦并继有麻木感。mp. 76 ~ 79℃,无水物 mp. 127 ~ 129℃,pK_a为 7.8。本品易溶于水或乙醇,不溶于乙醚。

本品虽含有酰胺结构,但对酸、碱均较稳定,不易发生水解,这是由于酰胺基邻位有两个甲基的空间位阻作用而较难水解。其注射液于115℃加热灭菌3小时或室温放置1年半以上,水解率均在0.1%以下;利多卡因游离碱在50%硫酸溶液或20%氢氧化钾乙醇溶液中分别加热5小时,其水解率分别为3%或0.5%。

本品的游离碱可与一些金属离子生成有色络盐,如与二氯化钴生成蓝绿色沉淀;与硫酸铜试液形成蓝紫色,加氯仿振摇后放置,氯仿层显黄色。

本品含碱性叔胺结构,可与三硝基苯酚试液生成沉淀。

本品大部分在肝脏代谢,主要(约90%)为N-脱乙基化反应,生成单乙基甘氨酰二甲苯,进一步去乙基化为甘氨酰二甲苯胺,或酰胺水解为2,6-二甲苯胺。其代谢产物是产生毒性的主要原因,单乙基甘氨酰二甲苯胺可以引起中枢神经系统副作用。未代谢的原药约5%由尿排出。其代谢过程见图2-1。

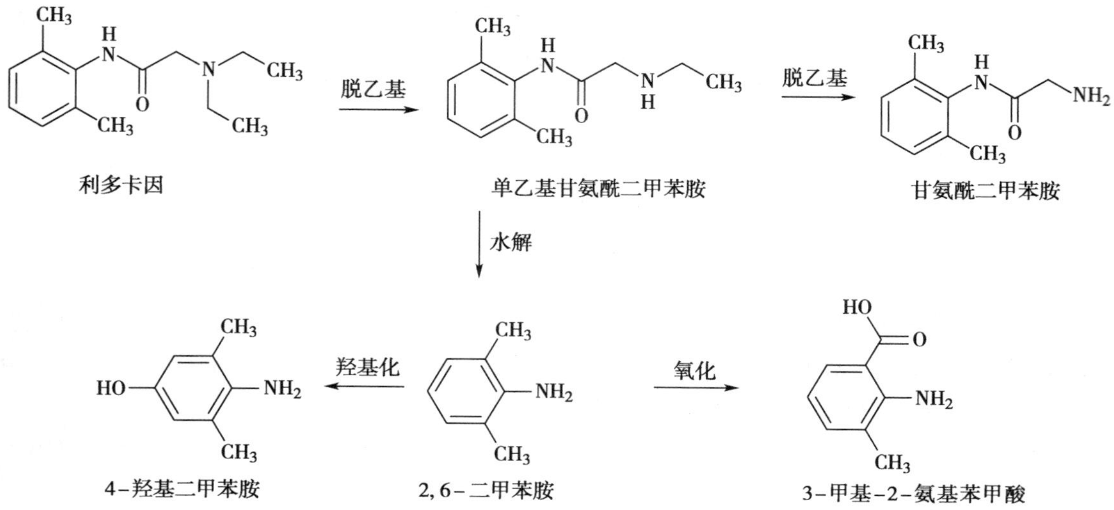

图2-1 利多卡因的体内代谢过程

本品麻醉作用较强,为普鲁卡因的 2 倍,穿透力强,起效快,被认为是较理想的局麻药,用于各种麻醉,还用于治疗室性心律失常(参见心血管药物)。

盐酸布比卡因 bupivacaine hydrochloride

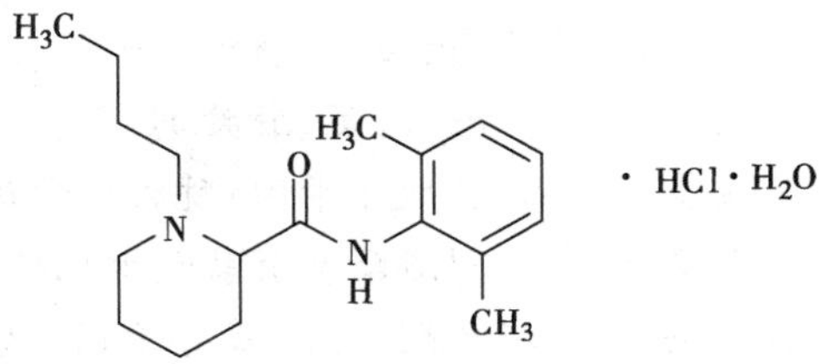

化学名为 1- 丁基-N-(2,6- 二甲苯基)-2-哌啶甲酰胺盐酸盐一水合物。

本品为白色结晶性粉末;无臭,味苦。mp. 255~256℃,其游离碱 mp. 107~108℃。可溶于水,易溶于乙醇。

本品因苯环上酰胺邻位存在两个甲基,产生空间位阻效应,反而对酸、碱均较稳定,不易水解。

本品结构中含有一个手性碳原子,具有一对光学异构体,其麻醉作用无明显差异,目前国内用其外消旋体。近年来,本品的 S- 型异构体盐酸左布比卡因(levobupivacaine hydrochloride)在一些国家已上市,其中枢神经系统和心脏毒性较外消旋体低。

本品为长效局部麻醉药。作用持续时间长达 5 小时,安全范围较大,毒性较小,临床用于各种麻醉及手术后镇痛。

盐酸达可罗宁 dyclonine hydrochloride

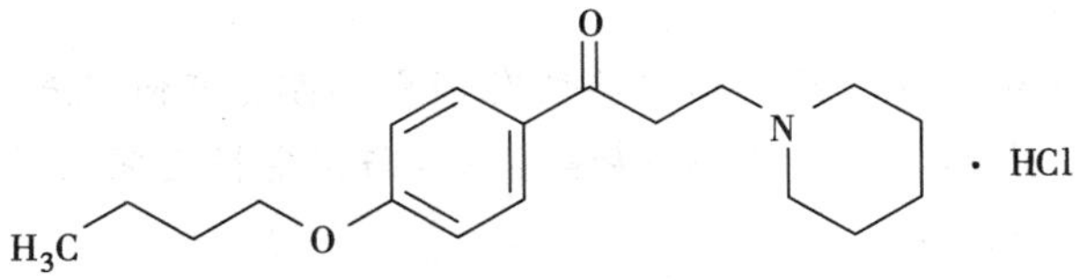

化学名为 1-(4- 丁氧基苯基)-3-(1-哌啶基)-1-丙酮盐酸盐。

本品为白色结晶或结晶性粉末;味微苦,随后有麻痹感。mp. 175~176℃,易溶于氯仿,溶于乙醇,微溶于水,几乎不溶于乙醚。

本品为氨基酮类局麻药,其性质稳定,难以水解,因此麻醉作用持久,对黏膜穿透力强,作用迅速,可作表面麻醉。其毒性比普鲁卡因低,因皮下注射有局部刺激性,故不宜做浸润麻醉。本品对皮肤具有止痛、止痒及杀菌作用,临床主要用于皮肤烧伤、擦伤、虫咬伤等镇痛止痒及内镜检查前的黏膜麻醉。

学习小结

麻醉药根据其作用特点和用途不同,分为全身麻醉药和局部麻醉药两大类。

全身麻醉药根据给药途径分为吸入麻醉药和静脉麻醉药。吸入麻醉药是一类化学性质不活泼的气体或易挥发的液体,其化学结构类型有脂肪烃类、卤烃类、醚类及无机化合物等,其特点是易挥发,化学性质不活泼,脂溶性较大,麻醉作用与分配系数有关。该类药物主要有:氧化亚氮、氟烷、恩氟烷、七氟烷、地氟烷等。静脉麻醉药又称非吸入性全身麻醉药,由静脉给药,其麻醉作用迅速,对呼吸道无刺激作用,不良反应少,使用方便。该类药物主要有:盐酸氯胺酮、羟丁酸钠、依托咪酯、丙泊酚、硫喷妥钠等。

　　局部麻醉药根据化学结构不同分为芳酸酯类、酰胺类、氨基醚类、氨基甲酸酯类和其他类。芳酸酯类常用药物有盐酸普鲁卡因、盐酸丁卡因;酰胺类常用药物有利多卡因、布比卡因、罗哌卡因;氨基酮类有达克罗宁;氨基甲酸酯类有盐酸卡比佐卡因等。

　　典型药物:恩氟烷、盐酸氯胺酮、依托咪酯、盐酸普鲁卡因、盐酸利多卡因、盐酸布比卡因的化学结构、理化性质及用途。

　　局麻药的构效关系:根据绝大多数局麻药的结构,概括出局麻药的基本结构由亲脂性部分、中间连接和亲水性部分三部分构成。其中亲脂性部分以苯环作用较强,其次为芳杂环,苯环上引入给电子基(如-NH_2、-OH、-OR)活性增强,而引入吸电子基则活性下降。中间连接部分与麻醉作用持续时间及作用强度有关,当 X 以电子等排体取代时,其作用时间为-CH_2- > -NH- > -S- > -O-(酯类易被酯酶水解,稳定性低),麻醉作用强度次序为-S- > -O- > -CH_2- > -NH-。碳原子数以 2~3 时为好,当 $n=3$ 时,麻醉作用最强。亲水性部分一般为仲胺、叔胺、吡咯烷、哌啶、吗啉等,以叔胺最常见,氮上烷基以 3~4 个碳原子时为好。

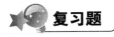 复习题

1. 麻醉药的分类及局部麻醉药的结构类型有哪些? 各类有何代表药?
2. 写出盐酸普鲁卡因的合成路线,并解释其结构与稳定性之间的关系。
3. 简述局麻药的构效关系。
4. 试比较普鲁卡因、丁卡因、利多卡因在结构及理化性质上的差异。
5. 为什么利多卡因的化学性质比普鲁卡因稳定?

（陈有亮）

第 三 章

镇静催眠药、抗癫痫药及抗精神失常药

学习目标

掌握:镇静催眠药、抗癫痫药及抗精神失常药的结构类型;巴比妥类药物、苯二氮䓬类药物的构效关系;苯巴比妥、苯妥英钠、奥沙西泮、卡马西平、盐酸氯丙嗪、奋乃静、氟哌啶醇、盐酸氟西汀的化学结构、理化性质、代谢过程及作用用途。

熟悉:异戊巴比妥、地西泮、艾司唑仑、氯氮平、盐酸阿米替林、舒必利、丙戊酸钠、酒石酸唑吡坦的化学结构、主要性质及用途;苯巴比妥、盐酸氯丙嗪的合成路线;新型镇静催眠药、抗癫痫药及抗精神失常药。

了解:镇静催眠药、抗癫痫药及抗精神失常药的发展概况。

镇静催眠药(sedative-hypnotics)、抗癫痫药(antiepileptics)及抗精神失常药(antipsychotic drugs)均属于中枢神经抑制药,它们之间没有明显界限。一般来说,镇静药可以缓解病人的紧张、烦躁等精神过度兴奋时的症状,使之变为平静、安宁。催眠药可以使失眠患者进入睡眠状态,抗癫痫药可以抑制惊厥,用于治疗癫痫发作。抗精神失常药是在不影响人的意识的条件下,缓解(或抑制)精神患者的紧张、躁动、焦虑、忧郁和消除幻觉等症状,发挥其安定作用,故将抗精神失常药又称为安定药。此类药物的作用大多与剂量有关,在小剂量时,对中枢的抑制较轻,表现出镇静作用;增大剂量时对中枢的抑制逐渐增强,表现出催眠、抗惊厥和安定作用;超大剂量时,则出现中枢抑制,甚至死亡。因此,镇静催眠药、抗癫痫药及抗精神失常药之间既有区别又有内在联系。故本章不按药理作用分类,而按化学结构类型分为:酰脲类、苯并氮杂䓬类、吩噻嗪类、丁酰苯类、苯酰胺类、脂肪羧酸类和其他类等七节加以叙述。

第一节 酰脲类药物

酰脲类药物包括巴比妥类、乙内酰脲类及其同型物。

一、巴比妥类

(一)巴比妥类药物的基本结构及其构效关系

1. **基本结构**　巴比妥类药物是巴比妥酸的衍生物,它由丙二酸酯与脲缩合而成,故称丙二酰脲类。本类药物的基本结构如下:

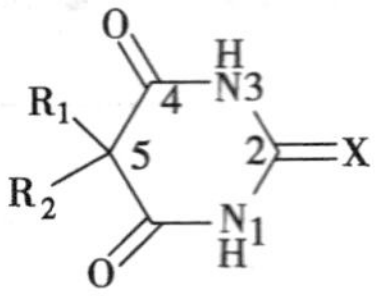

　　5 位无取代的巴比妥酸无镇静催眠作用,必须将 5 位碳上的两个氢均被取代后才具有活性。常用的巴比妥类药物有十余种。根据 5 位取代基 R 的不同,其作用有快、慢和长、短之别,一般可将它们分为长时(4~12 小时),中时(2~8 小时),短时(1~4 小时)和超短时(1 小时左右)4 种类型,见表 3-1。

表 3-1　常用的巴比妥类药物

名称	R_1	R_2	X	pK_a	作用时间	作用
苯巴比妥 phenobarbital	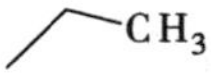 —CH₃(乙基)	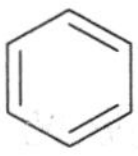 苯基	O	7.4	长	镇静 催眠 抗癫痫
异戊巴比妥 amobarbital	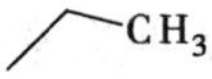 —CH₃(乙基)	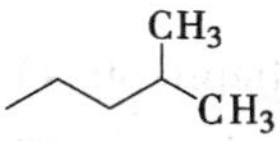 异戊基	O	7.9	中	镇静催眠
司可巴比妥 secobarbital	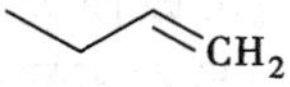 —CH₂(烯丙基)	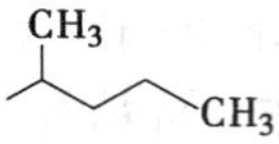 甲基戊烯基	O	7.9	短	催眠、麻醉前给药
戊巴比妥 pentobarbital	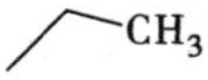 —CH₃(乙基)	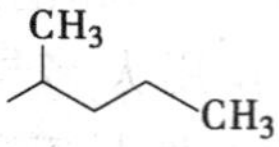 甲基丁基	O	8.0	短	催眠、麻醉前给药
硫喷妥 thiopental	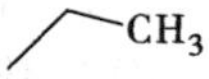 —CH₃(乙基)	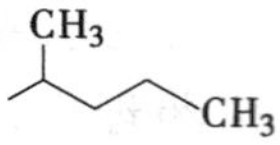 甲基丁基	S	7.6	超短	催眠、静脉麻醉

　　2. **构效关系**　巴比妥类药物属于结构非特异性药物,其作用的强弱和快慢主要取决于药物的理化性质,与药物的酸性解离常数 pK_a 和脂溶性有关。作用时间长短与 5,5-双取代基 R_1 和 R_2 在体内的代谢稳定性有关。

　　(1)药物一般以分子形式透膜,以离子形式发挥药理作用,因而要求有一定的解离度。由表 3-2 可知,巴比妥酸和 5 位单取代衍生物在生理 pH(7.4)条件下,几乎全部解离,不能透过血脑屏障,故而无效。而 5,5-双取代的衍生物如苯巴比妥,酸性明显降低,未解离分子约 50%(表 3-2),故镇静催眠作用较强。

表 3-2 巴比妥在生理 pH(7.4)条件时的解离状况

名称	pK_a	分子态药物(%)	离子态药物(%)
巴比妥酸	4.12	0.05	99.95
5-苯基巴比妥酸	3.75	0.02	99.98
苯巴比妥	7.4	50	50
海索比妥	8.4	90.91	9.09

(2)5 位上的两个取代基可以是烷基、烯基、炔基及卤烃等,或者两者之一,可为环烯基或芳基,但两个取代基的碳原子总数须为 4~8 才有催眠作用,超过 8 时,可导致化合物有惊厥作用或无效。C_5 上有芳基取代(如苯巴比妥)则又有抗癫痫作用。

(3)取代基如为烯烃、环烯烃时,在体内易被氧化代谢,其作用时间短;如为较难氧化的直链烷烃基或芳基时,维持作用时间长。

(4)在酰亚胺氮上引入甲基,可降低酸性,增强脂溶性,构成起效快、作用时间短的镇静催眠药,如海索比妥,临床上作为超短时催眠药和静脉麻醉药。

(5)2 位以硫原子代替氧原子,则脂溶性增加,进入中枢神经系统的速度较快,所以起效快、作用时间短,如硫喷妥钠,临床上用于静脉麻醉。

(二)巴比妥类药物的一般合成通法

巴比妥类药物的合成一般都采用在丙二酸二乙酯的 2 位引入相应的取代基后再与脲缩合成环,而不采用先环合,再在 5 位引入取代基的方法。

合成时,通常以丙二酸二乙酯为原料,在乙醇钠作用下与相应的卤代烃经两步烃化反应生成双取代的丙二酸二乙酯,再与脲或硫脲缩合成环,即得各种巴比妥类药物。

(三)巴比妥类药物的理化通性

1. 巴比妥类药物一般为白色结晶或结晶性粉末,在空气中较为稳定,遇酸、氧化剂或还原剂时,其环通常不会破裂。加热多能升华,不溶于水,易溶于乙醇及有机溶剂,含硫巴比妥有不适臭味。

2. 本类药物可互变异构成烯醇型(或二酰亚胺结构),显弱酸性,可与碱金属形成可溶性盐类,如钠盐可供配制注射剂用;也可利用此性质进行中和滴定测定其含量。由于本类药物的酸性比碳酸弱,其钠盐水溶液不稳定,易与空气中的 CO_2 析出药物沉淀。故本类药物钠盐水溶液勿与酸性药物配伍使用或暴露在空气中。

3. 酰脲结构具水解性,水解后生成无效物质。其水解程度与水解产物随条件不同而异。其钠盐水溶液在室温下水解生成酰脲类化合物,若受热则会进一步水解,脱羧形成双取代乙酸钠和氨。

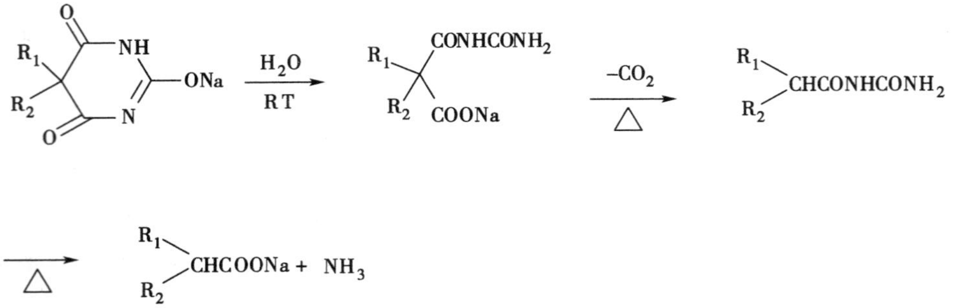

故本品药物的钠盐一般制成粉针剂,临用前配制成溶液。

4. 具—CONHCONHCO—结构,能与重金属形成有色配合物或难溶性的盐,可供鉴别。

(1) 与硝酸银作用,在碳酸钠溶液中生成可溶性的一银盐,当硝酸银试剂微过量时可生成不溶性的二银盐(可用于测含量)。

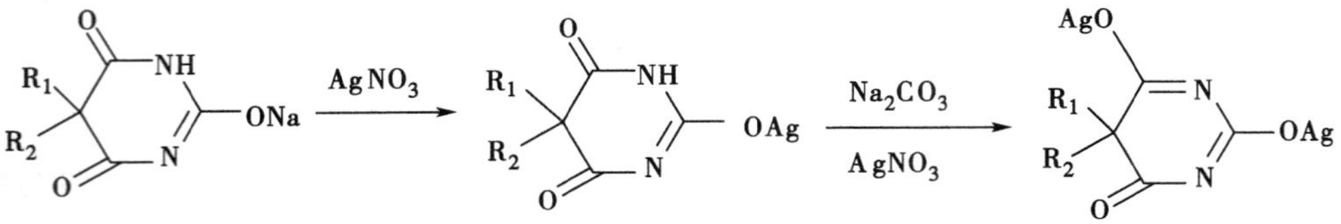

(2) 与吡啶和硫酸铜作用,生成紫色配合物,含硫巴比妥为绿色,可用于区别。

(3) 与硝酸汞试液作用亦有白色沉淀生成,可溶于过量试剂和氨试液中。

二、乙内酰脲类及其同型物

苯巴比妥抗惊厥作用的发现,导致对有关化合物的研究,结果发现了苯巴比妥类的类似物 5-乙基-5-苯基乙内酰脲也有抗惊厥作用,但因其毒性较大,临床上已经很少使用。在此基础上,于 1938 年将其分子中 5 位上的乙基改为苯基,制得的 5,5-二苯基乙内酰脲具有很好的抗惊厥作用,临床使用证明它是最有效的抗惊厥药物之一,从而进一步推动了抗惊厥药物的研究。发现分子中具有下述结构通式的化合物,一般都具有抗惊厥作用(表 3-3)。

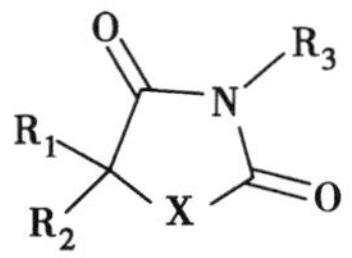

表 3-3 具有酰脲结构的抗惊厥药物的结构类型

药物类型	X	代表药物	取代基
巴比妥类	— COHN —	苯巴比妥	$R_1 = C_2H_5$
			$R_2 = C_6H_5$
			$R_3 = H$

药物类型	X	代表药物	取代基
乙内酰脲类	— NH —	苯妥英	$R_1 = R_2 = C_6H_5$
			$R_3 = H$
噁唑烷酮类	— O —	三甲双酮	$R_1 = R_2 = R_3 = CH_3$
丁二酰亚胺类	— CH$_2$ —	乙琥胺	$R_1 = CH_3$
			$R_2 = C_2H_5$
			$R_3 = H$

　　苯妥英钠为苯巴比妥分子中减少 1 个羰基,对癫痫大发作疗效较好,催眠作用微弱,又有抗外周神经痛及抗心律失常作用。将乙内酰脲中的— NH —以电子等排体— O —或— CH$_2$ —置换,则分别得到了噁唑烷酮类和丁二酰亚胺类。噁唑烷酮类的三甲双酮曾广泛地用于失神性小发作,对大发作无效,对造血系统毒性较大,现已少用。丁二酰亚胺衍生物乙琥胺治疗癫痫小发作效果最好,毒性小。

三、典型药物

苯巴比妥 phenobarbital

　　化学名为 5- 乙基-5- 苯基-2,4,6-(1H,3H,5H)嘧啶三酮,又名鲁米那(luminal)。

　　本品为白色有光泽的结晶性粉末,无臭,味微苦,mp. 174.5 ~ 178℃,难溶于水,能溶于乙醇、乙醚及氯仿。

　　本品具有弱酸性,可溶于氢氧化钠或碳酸钠溶液中。苯巴比妥钠水溶液显碱性,与酸性药物接触或吸收空气中的 CO_2,可析出苯巴比妥沉淀。

　　本品钠盐水溶液具有水解性,其水解速度与温度有关,温度升高则分解速度加快,故将本品钠盐制成粉针剂供药用。

　　本品与吡啶和硫酸铜溶液作用生成紫红色,本品钠盐水溶液与硝酸银或硝酸汞试液作用生成白色沉淀,可溶于过量氨试液中(与苯妥英钠相区别)。

　　本品含有苯环,经硝酸钾和浓硫酸处理,生成黄色的二硝基衍生物,溶于氢氧化铵溶液中,加热分解为二硝基苯基乙基乙酰脲,再经硫化铵处理而显红棕色(不含苯基的巴比妥类药物无此反应,故可供区别)。

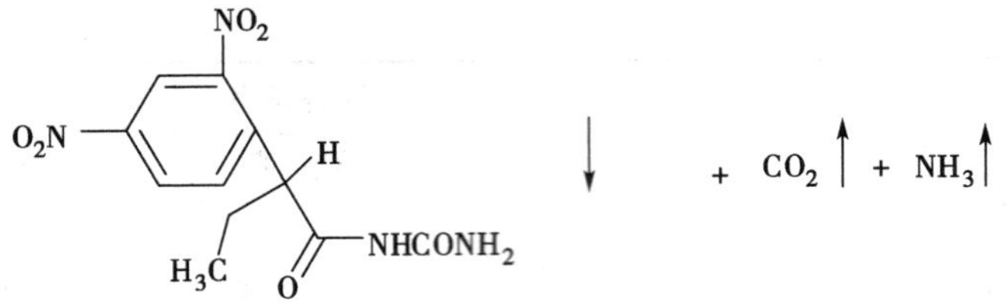

本品应检查酸度,主要控制无效的苯巴比妥酸的限量。还应检查中性、碱性物质,这些杂质主要是副产物及分解产物 2-苯基丁酰胺、2-苯基丁酰脲。利用其不溶于 NaOH 溶液而溶于乙醚的性质,经提取分离并测定其限量。

本品有镇静催眠和抗惊厥作用,临床上用于治疗失眠、惊厥和癫痫大发作。

苯妥英钠 phenytoin sodium

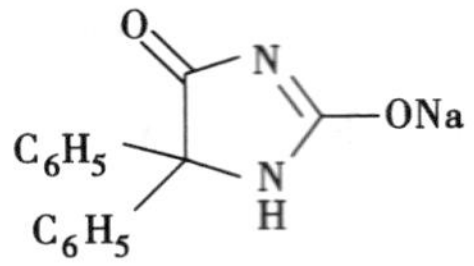

化学名为 5,5-二苯基乙内酰脲钠,又名大伦丁钠(dilantin sodium)。

本品为白色结晶性粉末,无臭,味苦,微有吸湿性,溶于水和乙醇,mp. 292~299℃。几乎不溶于乙醚和氯仿。

本品水溶液呈碱性,露置空气中吸收 CO_2 而析出游离的苯妥英,呈现浑浊。故应密闭保存或新鲜配制。

本品水溶液与硝酸银或氯化汞试液反应,均生成白色沉淀,但不溶于氨试液中(以此可与苯巴比妥相区别)。与吡啶硫酸铜试液显蓝色。

本品的代谢具有"饱和代谢动力学"特点。如果用量过大或短期内反复使用,可使代谢酶饱和,代谢减慢而产生毒性。

本品为抗癫痫药,临床上主要用于治疗癫痫大发作,可用于控制癫痫的持续状态,亦可用于治疗三叉神经痛和洋地黄引起的心律不齐。

第二节 苯并氮杂䓬类药物

苯并氮杂䓬类药物根据其结构组成不同,可分为:苯并二氮杂䓬类、二苯并氮杂䓬类、二苯并二氮杂䓬类及其衍生物等。

一、苯并二氮杂䓬类

苯并二氮杂䓬类(benzodiazepine)为 20 世纪 50 年代后期发展起来的一类镇静、催眠和抗焦虑药,同时还具有中枢性肌肉松弛、抗惊厥等作用。由于毒副作用较小,目前已取代其他药物,成为镇静、催眠和抗焦虑的首选药物。其中氯氮䓬(chlordiazepoxide,利眠宁)于 1960 年首先用于临床。多年来,对苯并二氮杂䓬环进行了一系列改造,发现了一系列三唑药物,具有代谢稳定性好、作用强、用药剂量小的特点。

（一）苯并二氮䓬类药物的结构与命名

本类药物均为 1,4-苯并二氮䓬的衍生物，其结构通式如下：

为了说明苯并二氮䓬类药物的命名方法，对照 IUPAC 命名法的有关标氢通则分述如下。

1. 在一个环系中最大限度地导入双键后仍有"额外"的氢，并且出现的位置不在一处，就要用标氢的方式指明氢的所在位置。此种氢又称为标示氢。例如 1,4-苯并二氮䓬由于标氢的位置不同，可有 5 种异构体（表示方法可由定位号加上斜体大写字母 H）。

$1H$	$2H$	$3H$	$4H$	$5H$

2. 在具有"额外"氢的环系中导入羰基，并在羰基的形式上取代了标氢的 CH_2（位置），则标氢的方式照旧，仅在名称结尾加一"酮"字。例如，在结构（Ⅰ）的 2 位导入羰基，命名为 $2H$-1,4-苯并二氮䓬-2-酮。

3. 如果在有"额外"氢的环系中导入的羰基不是取代标氢的 CH_2，则因导入羰基而产生的"额外"氢须用圆括号括起来的标氢表示。此种氢又称添加氢。例如，$3H$-1,4-苯并二氮䓬（Ⅱ）的 2 位引入羰基后，便产生了 1 位"额外"氢（Ⅲ），须用圆括号标氢方式指明此氢的位置，即（Ⅲ）化学名为 $3H$-1,4-苯并二氮䓬-2(2H)-酮。

（Ⅰ）	（Ⅱ）	（Ⅲ）

4. 凡因导入作为名称结尾的主要官能团产生的"额外"氢，用上述标氢方式表示，因导入不能作为名称结尾的取代基产生的"额外"氢则按添加氢处理。

例如：

可命名为：1,3-二氢-1-甲基-2H-1,4-苯并二氮杂䓬-2-酮。

苯并二氮草药物是按上述规则命名的,根据上述规则可将地西泮(diazepam,命名为:7-氯-1,3-二氢-1-甲基-5-苯基-2*H*-1,4-苯并二氮草-2-酮。

地西泮

(二)苯并二氮草类药物的构效关系及结构改造

构效关系研究表明:①该类镇静催眠药一般结构中含有5-苯基-1,4-苯并二氮草母核,A为苯环,于7位引入吸电子基,其活性明显增强,其次序为 $NO_2 > CF_3 > Br > Cl$,当苯环被其他芳杂环如噻吩、吡啶等代替,仍有较好的活性。②七元亚胺内酰胺(B)是产生药理作用的基本结构,1位引入给电子基如甲基可使活性增强。3位引入羟基,活性稍下降,但毒性较小(如奥沙西泮)。5位苯环的2′引入吸电子基团(Cl、Br、NO_2、CF_3)及1,2位并入杂环(三唑)或4,5位并入杂环可增强活性。结构改造主要包括:

1. 取代基的改变 主要是 R_1、R_2、R_3 和 R_4 的不同,合成了一系列同型物和类似物,其活性强弱也不同。临床上常用的有地西泮(diazepam,安定)、硝西泮(nitrazepam,硝基安定)、氯硝西泮(clonazepam,氯硝安定)、氟西泮(flurazepam)及由地西泮的代谢产物所发现的奥沙西泮(oxazepam,去甲羟安定)和劳拉西泮(lorazepam,去甲氯羟安定)等,见表3-4。

表3-4 临床常用的苯并二氮草类药物

药物名称	R_1	R_2	R_3	R_4
地西泮	CH_3	H	H	Cl
硝西泮	H	H	H	NO_2
氯硝西泮	H	H	Cl	NO_2
氟西泮	$(CH_2)_2N(C_2H_5)_2$	H	F	Cl
奥沙西泮	H	OH	H	Cl
劳拉西泮	H	OH	Cl	Cl

2. 杂环化　在苯并二氮䓬环 1,2 位上骈合三唑环,增加了这类药物代谢的稳定性,并可提高其与受体的亲和力,生理活性显著增加,且用药剂量小。如艾司唑仑(estazolam,舒乐安定)、阿普唑仑(alprazolam,甲基三唑安定)、三唑仑(triazolam)等均已成为临床上广泛使用的镇静、催眠和抗焦虑药。

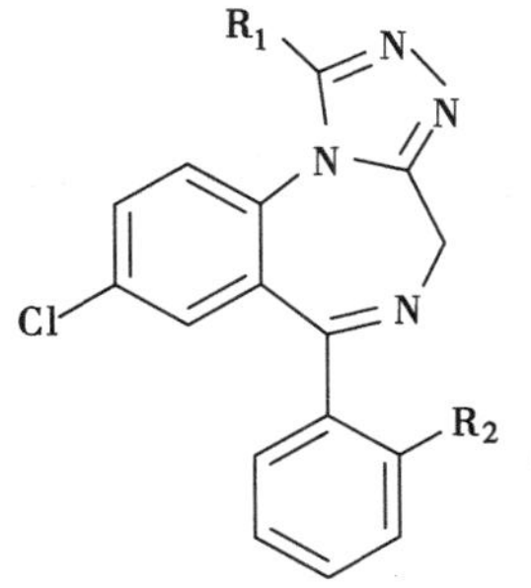

	R_1	R_2
艾司唑仑	H	H
阿普唑仑	CH_3	H
三唑仑	CH_3	Cl

构效关系研究还发现,4,5 位是重要的药效团,双键饱和时活性降低。为了减少 4,5 位的开环代谢,可在 4,5 位并入四氢噁唑环,如奥沙唑仑(oxazolam)、卤沙唑仑(haloxazolam)和美沙唑仑(mexazolam)等,它们在体外无效,在体内噁唑环可在代谢过程中开环,重新形成 4,5 位双键而产生药效,故它们属于前体药物。

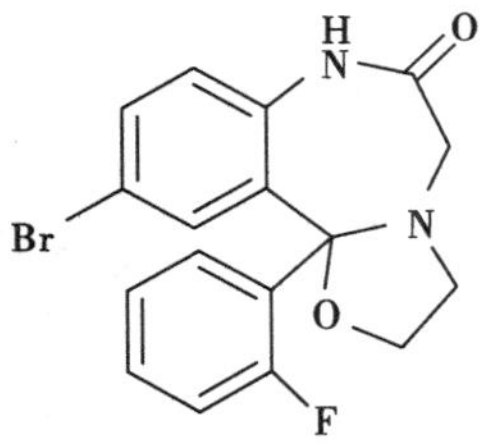

卤沙唑仑 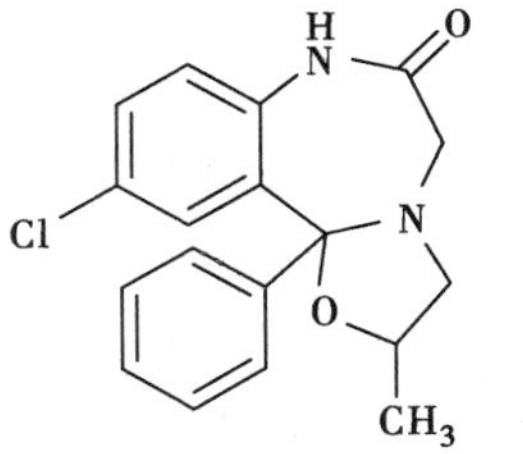　　　　　奥沙唑仑 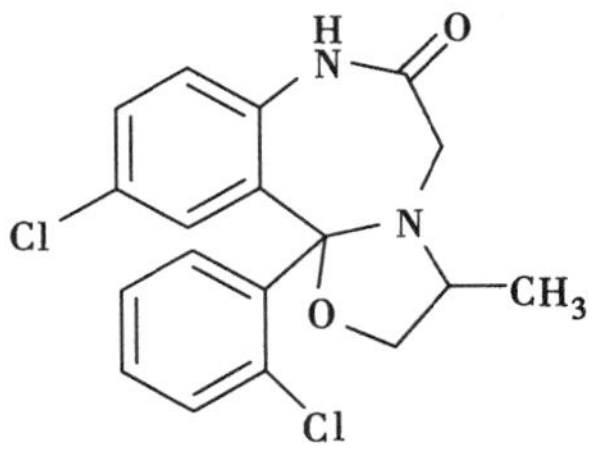　　　　　美沙唑仑

3. 增加水溶性　此类药物用于抗惊厥药和术前给药,常须静注或肌注,因此需要寻找一种适于注射的水溶性化合物。①在苯并二氮䓬的 1,2 位引入咪唑环,如咪达唑仑(midazolam),由于其碱性较强,其盐可形成稳定的水溶液,制成注射剂,因起效快,作用时间短,临床用于抗惊厥、诱导麻醉和麻醉前给药。②苯二氮䓬的开链形式邻甘氨酰胺基二苯甲酮在生理条件下可以环合,利用这一性质制备水溶性前体药物。如 R_o-7355,可视为地西泮的前体药物。

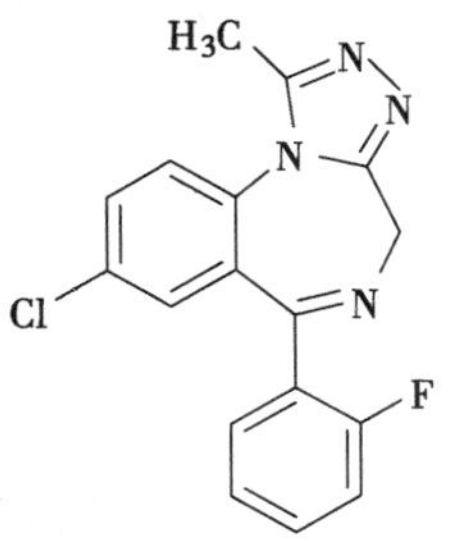

咪达唑仑 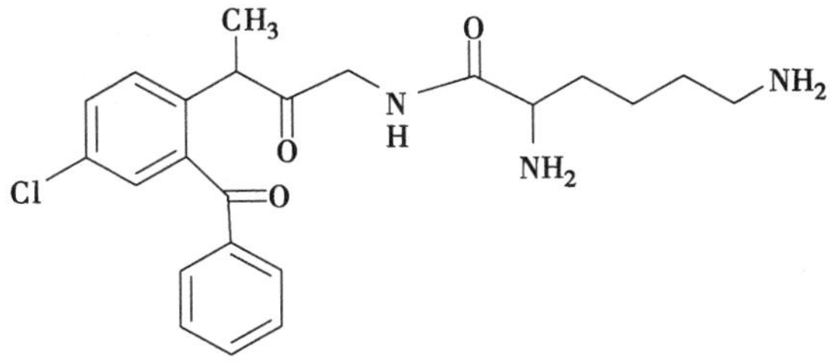　　　　　　　　　R_o-7355

31

二、二苯并氮䓬类

二苯并氮䓬类(dibenzazepines)又称亚芪胺类(iminostibenes),第一个用于临床的药物是卡马西平(carbamazepine)。其最初用于治疗三叉神经痛,后来发现具有很强的抗癫痫作用,主要用于苯妥英钠等药物难以控制的成年人癫痫大发作、复杂的部分性发作或其他全身性发作。卡马西平的10-酮基衍生物奥卡西平(oxcarbazepine)是一前体药物,药理作用和临床疗效与卡马西平相同,具很强的抗癫痫活性,且耐受性较好。

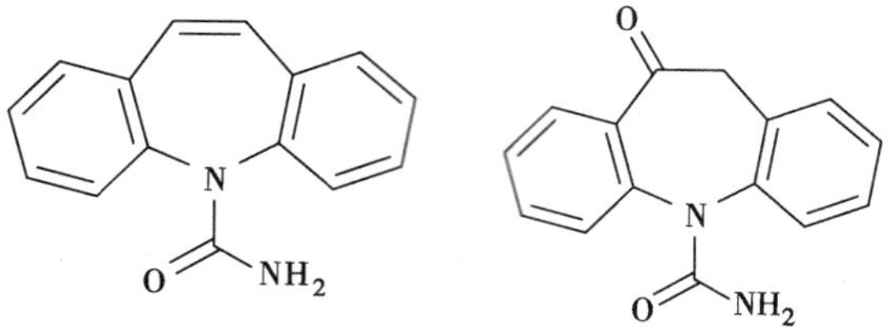

卡马西平　　　　　　　　奥卡西平

二苯并氮䓬类药物还包括抗抑郁药丙米嗪。

三、二苯并二氮䓬类及其衍生物

二苯并二氮䓬类及其衍生物(dibenzodiazepines and their derivatives)是对吩噻嗪类的噻嗪环进行结构改造,将六元环扩为二氮䓬环得到氯氮平(clozapine)。氯氮平为选择性多巴胺神经抑制剂,是一种非典型的广谱抗精神病药物,它特异性地作用于中脑皮质的多巴胺神经元,对治疗精神病有效,而较少产生锥体外系副作用,基本不发生迟发性运动障碍。

经对氯氮平的构效关系研究发现,5位的N以电子等排体O或S取代时,仍具有抗精神病作用,当替换为S原子时,形成二苯并硫氮䓬类,如氯噻平(clotiapine),具有很好的抗幻觉、抗妄想作用,可用于精神分裂症。当替换为O原子时,形成二苯并氧氮䓬类,其代表药物有洛沙平(loxapine)和洛沙平的代谢物阿莫沙平(amoxapine)。洛沙平具有与氯氮平相似的化学结构,而药理机制、临床疗效和不良反应均与传统抗精神病药氯丙嗪相近。阿莫沙平是洛沙平的脱甲基代谢物,通过抑制脑内突触前膜对去甲肾上腺素的重摄取而产生较强的抗抑郁作用,临床上用作抗抑郁药。其代谢产物7-羟基阿莫沙平和8-羟基阿莫沙平均有抗抑郁活性。

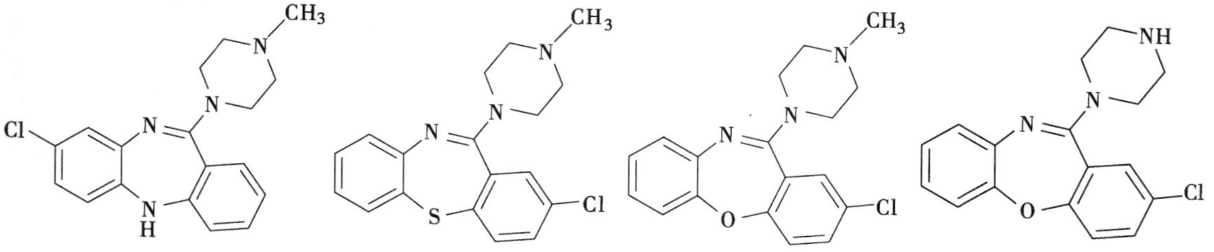

氯氮平　　　　　　氯噻平　　　　　　洛沙平　　　　　　阿莫沙平

四、典型药物

奥沙西泮 oxazepam

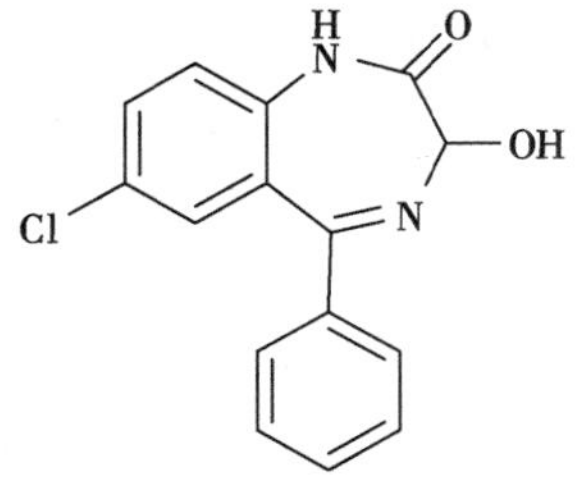

化学名为 7-氯-1,3-二氢-3-羟基-5-苯基-2H-1,4-苯并二氮草-2-酮,又名去甲羟安定,舒宁。

本品为白色或类白色结晶性粉末,无臭。mp.205～206℃。溶于乙醇、氯仿,几乎不溶于水。

本品在酸性或碱性中加热水解,生成 2-苯甲酰基-4-氯苯胺(Ⅰ)、乙醛酸(Ⅱ)和氨(Ⅲ),前者由于含游离的芳伯氨基,经重氮化后与β-萘酚偶合生成橙色的偶氮化合物(Ⅳ),可供鉴别。

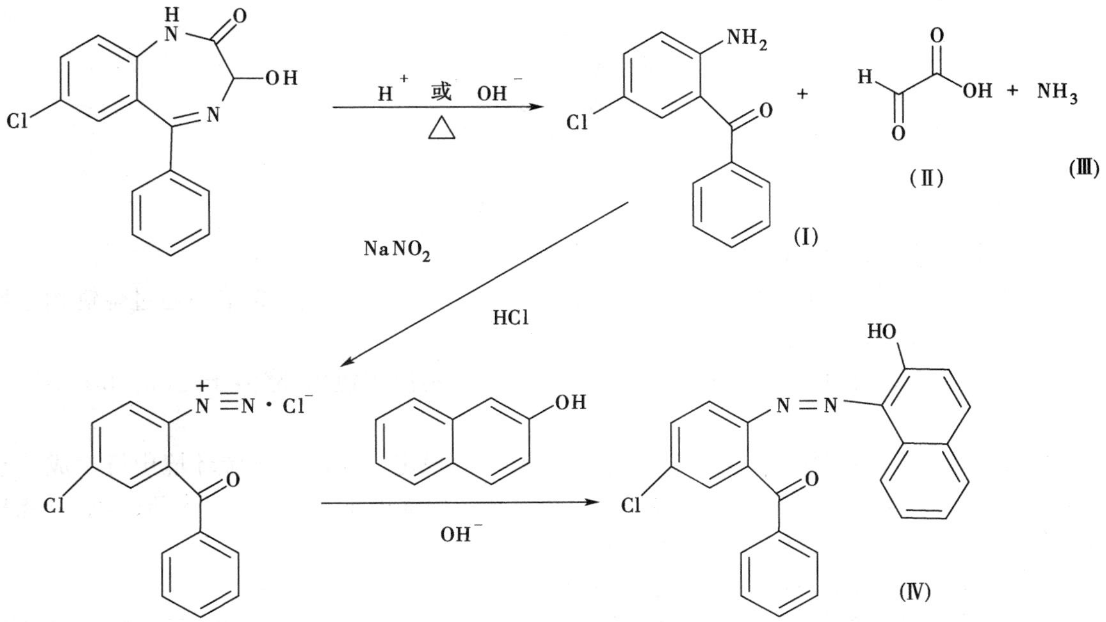

本品是地西泮的代谢产物,具有毒性低、嗜睡、共济失调等副作用小的特点。用于治疗焦虑、紧张、失眠、头晕及神经官能症。

艾司唑仑 estazolam

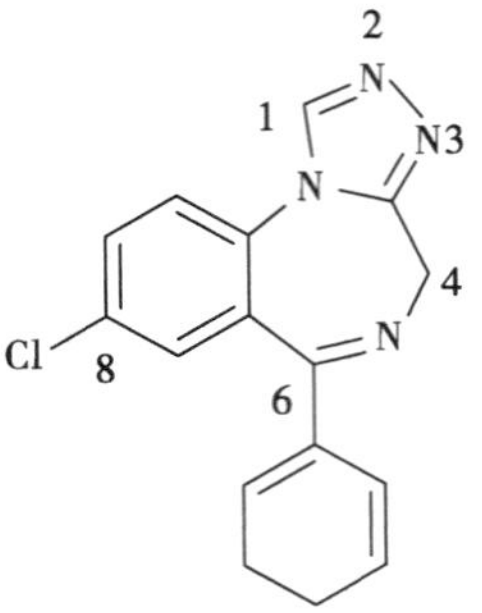

化学名为 8- 氯-6- 苯基-4*H*[1,2,4]- 三氮唑[4,3-a]1,4-苯并二氮䓬,又名舒乐安定。

本品为白色或类白色结晶性粉末,无臭,味微苦,mp. 229~232℃,易溶于氯仿或醋酐,溶于甲醇,几乎不溶于水。

本品为苯二氮䓬环的 1,2 位并入了三氮唑环,不仅增强了代谢的稳定性,使其 1,2 位不易水解开环,而且增加了药物与受体的亲和力,因此增强了药物的生理活性和作用时间。

本品在稀盐酸中煮沸后,溶液呈芳香第一胺类鉴别反应,如重氮化、偶合反应等。

本品为新型高效的镇静催眠及抗焦虑药,亦可用于癫痫。镇静催眠作用强于硝西泮(2~4倍),毒副作用较小,治疗安全范围大。

卡马西平 carbamazepine

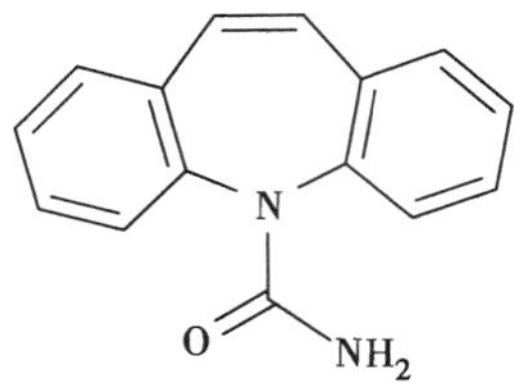

化学名为5*H*-二苯并[b,f]氮杂䓬-5-酰胺,又名酰胺咪嗪,简称 CBZ。

本品是由两个苯环与氮杂䓬环骈合而成的二苯并氮䓬类化合物。3 个环通过烯键相连形成大共轭体系,在 285nm 波长处有最大吸收。

本品为白色或类白色结晶性粉末,mp. 190~192℃,易溶于氯仿,略溶于乙醇,几乎不溶于水和乙醚。

本品具多晶型,有引湿性。在干燥状态及室温下较稳定。片剂在潮湿环境中可生成二水合物,使药片表面硬化,导致溶解和吸收差,使药效降至原来的1/3。长时间光照变色,可能是因为形成二聚体和10-11 环氧化物所致,故需避光保存。

本品用硝酸处理,加热可变为橙色,可用于鉴别。

卡马西平的代谢产物很多,最主要的活性产物是 10,11-环氧卡马西平(具活性),经转化为无活性的反式 10,11-二羟基代谢物,经肾和胆汁排泄(图3-1)。

卡马西平的作用机制是激活外周苯二氮䓬受体,阻滞钠通道而产生抗癫痫作用。

本品为广谱抗癫痫药,具有抗癫痫,抗躁狂作用。主要用于苯妥英等其他药物难以控制的大发作、复杂部分性发作,对失神发作无效。还可用于缓解某些神经痛,如三叉神经痛、舌咽神经痛等和抗心律失常。

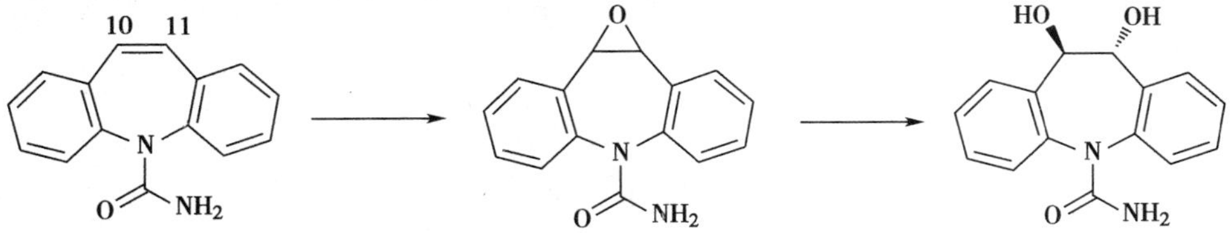

图 3-1 卡马西平的代谢过程

氯氮平 clozapine

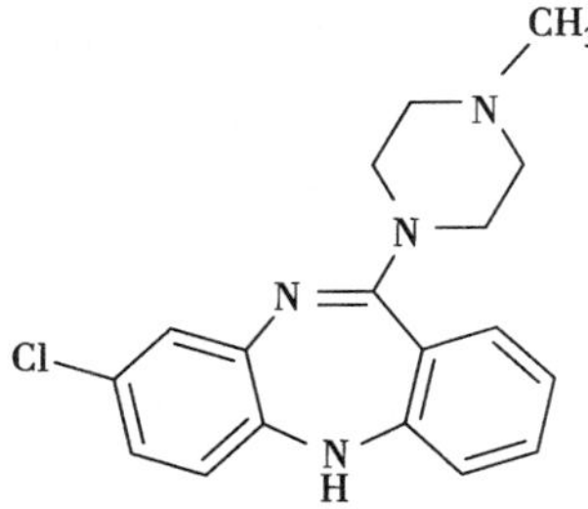

化学名为 8-氯-11-(4-甲基-1-哌嗪基)-5H-二苯并[b,e][1,4]二氮䓬,又名氯扎平。

本品为淡黄色结晶性粉末,无臭、无味。mp. 181~185℃,在氯仿中易溶,在乙醇中溶解,水中几乎不溶。

本品口服吸收较好,具中等程度的首关效应,生物利用度约为 50%。氯氮平在体内代谢广泛,主要代谢产物为去甲基氯氮平、氯氮平-N-氧化物和甲硫醚代谢物,见图 3-2。

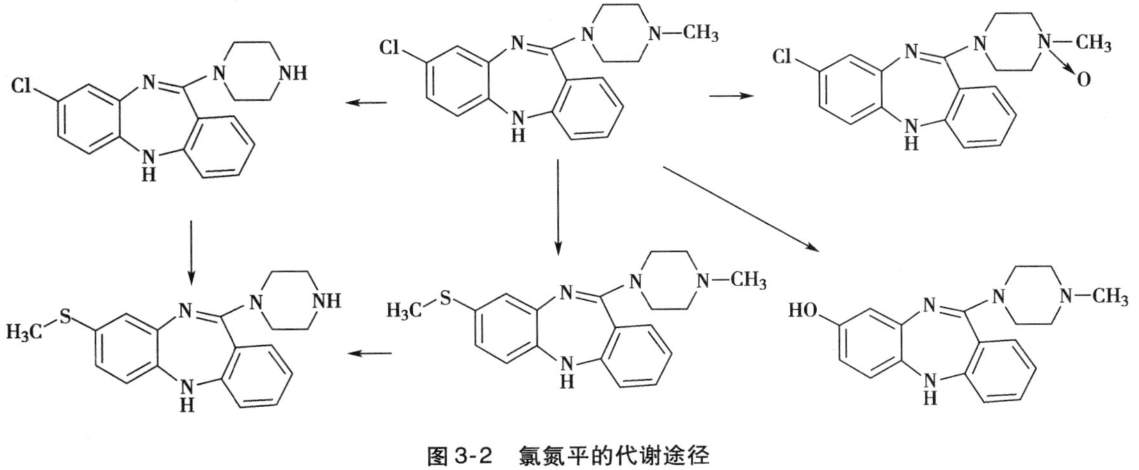

图 3-2 氯氮平的代谢途径

本品的治疗毒性主要由代谢物引起。在人的肝微粒体、中性粒细胞或骨髓细胞中产生硫醚代谢物,导致毒性。故本品使用过程中要监测白细胞的数量。

本品作用于多巴胺受体,抑制多巴胺 D_1、D_2、D_3 和 D_4 受体,并对 D_4 受体具有高亲和力,但它既不诱发僵住症(catalepsy),也不抑制阿扑吗啡诱导的刻板症(stereotypy),EPS 不良反应轻微。这是由于氯氮平选择性地作用于边缘区域的多巴胺受体。氯氮平对肾上腺素能、胆碱能、组胺能和 5-羟色胺能受体也有拮抗作用。

本品对精神分裂症的各种症状都有较好的疗效,是广谱的抗精神病药物,尤其适用于难治的精神分裂症。但却有严重的副作用,主要是粒细胞减少症,但锥体外系副作用低。长期用药会有成瘾性。

第三节　吩噻嗪类及其类似物

吩噻嗪类(phenothiazines)药物是一类重要的抗精神病药,最早用于临床的吩噻嗪类药物是异丙嗪(promethazine),用于抗过敏和镇静。在研究异丙嗪的构效关系时,发现了氯丙嗪(chlorpromazine),由于结构中引入氯原子,可能增加了脂溶性,更易于透过血脑屏障,具有很强的安定作用,为精神病的化学治疗开辟了新的领域。虽然氯丙嗪安定作用较强,但毒性和副作用也较大,为了寻找更好的药物,进行了一系列的结构改造。

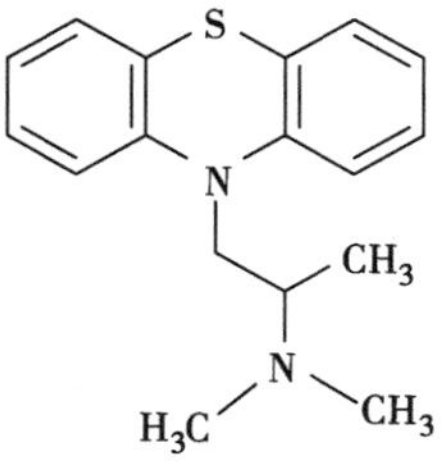

异丙嗪 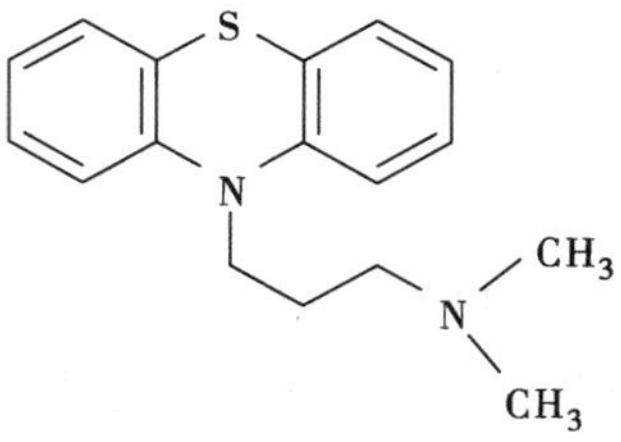　　　　　　　　　氯丙嗪

一、吩噻嗪类药物的基本结构及结构改造

此类药物的基本结构为吩噻嗪母核,亦可看作是二苯并噻嗪或 2,10 位取代的硫氮杂蒽。

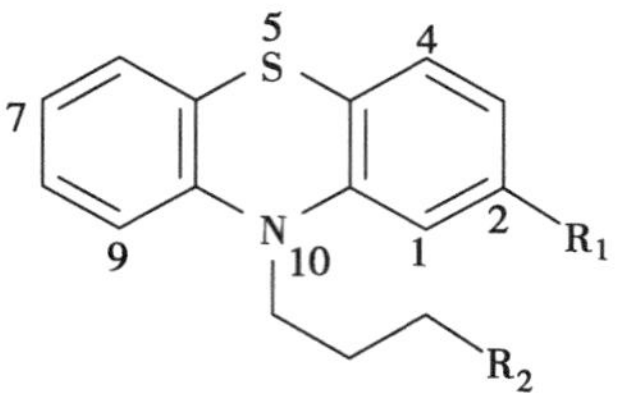

(一)取代基的改变

吩噻嗪 2 位用乙酰基或三氟甲基取代氯,得乙酰丙嗪(aceprmazine)或三氟丙嗪(triflu-promazine)。将 10 位侧链上的二甲胺基以哌嗪衍生物取代,得到抗精神失常作用更强的药物,如奋乃静(perphenazine)、氟奋乃静(fluphenazine)和三氟拉嗪(trifluoperazine)。其中三氟拉嗪对精神分裂症紧张型和妄想型的疗效较好。若以哌啶衍生物取代,也得到疗效较好的药物,如哌泊噻嗪(pipotiazine)。若将侧链有羟乙基哌嗪的药物与长链脂肪酸成酯,则成为长效药物。如氟奋乃静的庚酸酯(fluphenazine enanthate)和癸酸酯(fluphenazine decanoate),可每隔 2～3 周注射一次,而哌泊噻嗪棕榈酸酯(pipothiazine palmitate)则可长达 1 个月注射一次。

表 3-5　取代基改变的常用药物及活性

药名	R₁	R₂	镇静作用
乙酰丙嗪	—COCH₃	—N(CH₃)₂	+ +
三氟丙嗪	—CF₃	—N(CH₃)₂	+ +
奋乃静	—Cl	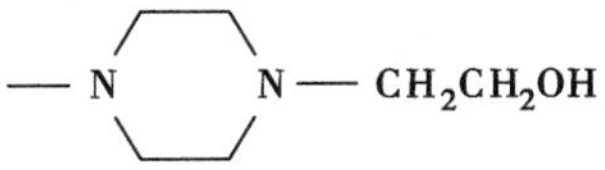 —N◯N—CH₂CH₂OH	+ +
氟奋乃静	—CF₃	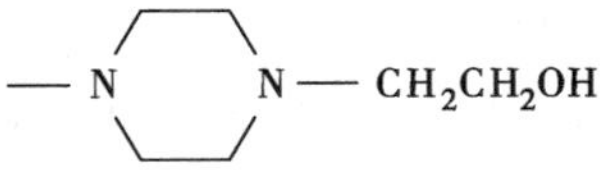 —N◯N—CH₂CH₂OH	+
氟奋乃静庚酸酯	—CF₃	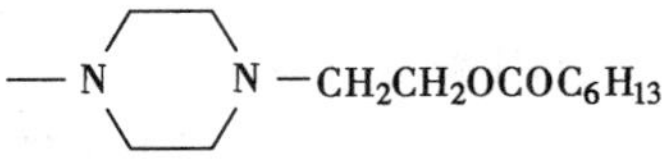 —N◯N—CH₂CH₂OCOC₆H₁₃	+
氟奋乃静癸酸酯	—CF₃	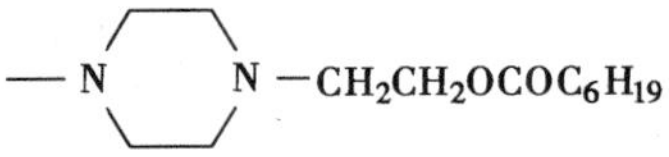 —N◯N—CH₂CH₂OCOC₆H₁₉	+
三氟拉嗪	—CF₃	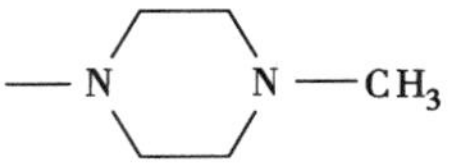 —N◯N—CH₃	+
哌泊噻嗪	—SO₂N(CH₃)₂	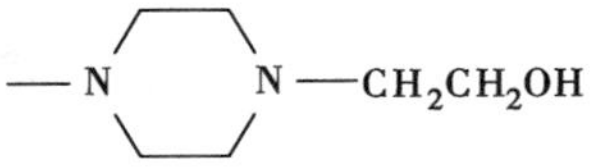 —N◯N—CH₂CH₂OH	+
哌泊噻嗪棕榈酸酯	—SO₂N(CH₃)₂	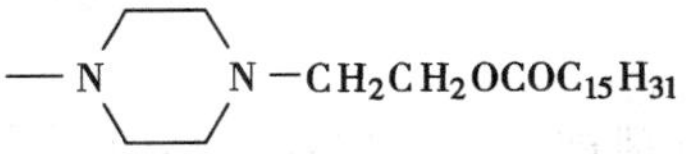 —N◯N—CH₂CH₂OCOC₁₅H₃₁	+

（二）母核的改变

1. 噻吨类（硫杂蒽类）　是吩噻嗪母核中的氮原子换成碳原子,并通过双键与侧链相连的一类衍生物,其中氯普噻吨(chlorprothixene,泰尔登)对抑郁症疗效较好,且毒性较小,广泛用于临床。珠氯噻醇(zuclopenthixol)其顺式异构体的活性比氯丙嗪强 10 倍,适用于阿尔茨海默病所致的不安和精神错乱,急慢性精神分裂症等。

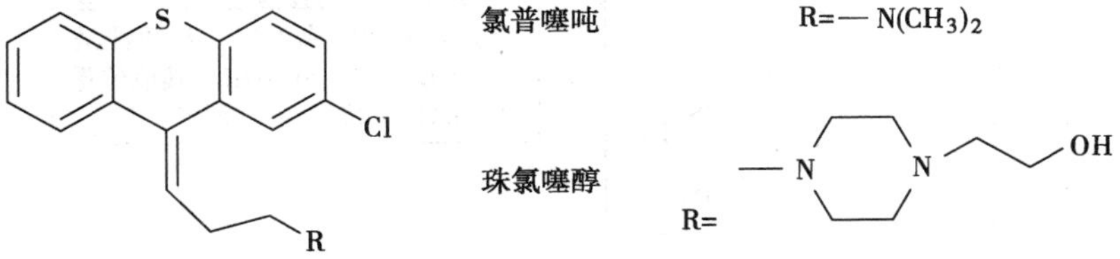

氯普噻吨　　R=—N(CH₃)₂

珠氯噻醇　　R=

2. 二苯并氮杂䓬类　是以电子等排体-CH₂-CH₂-置换吩噻嗪母核中的硫原子构成的一系列衍生物。其中丙米嗪(imipramine)抗抑郁作用较好,但显效慢,副作用多。在其 3 位引入氯原子,得氯米帕明(chlomipramine),用于抗抑郁症,显效快,副作用小。它们在体内的脱甲基产物地昔帕明(desipramine,去甲米嗪)和去甲氯米帕明亦有明显的抗抑郁作用。

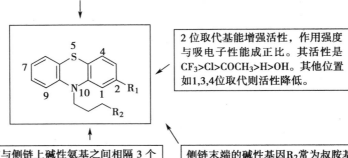

丙米嗪　　　　　　　　　　氯米帕明　　　　　　　　　　地昔帕明

3. 二苯并环庚二烯类　以碳原子代替二苯并氮杂䓬母核中的氮原子,并通过双键与侧链相接而形成本类抗抑郁药,其中阿米替林(amitriptyline)适用于各种类型的抑郁症,疗效优于丙米嗪。

4. 其他类　分别用氧原子或氮原子代替乙撑基中的次甲基(碳原子)得到多塞平(doxepin,)及氯氮平(clozapine)。适用于各种类型的抑郁症,也用于抗焦虑症。

阿米替林　　　　　　　　　　多塞平　　　　　　　　　　氯氮平

二、构 效 关 系

对吩噻嗪类抗精神病药的构效关系研究表明,吩噻嗪环上取代基的位置和种类与它们的抗精神病活性及强度有密切关系,如图 3-3 所示。

> 吩噻嗪母核中的氮原子和硫原子可用其电子等排体取代,均具抗精神病作用,其抗抑郁作用明显增强,大多成为优良的抗抑郁药物,如阿米替林。

> 2 位取代基能增强活性,作用强度与吸电子性能成正比。其活性是 $CF_3 > Cl > COCH_3 > H > OH$。其他位置如1,3,4位取代则活性降低。

> 吩噻嗪母核与侧链上碱性氨基之间相隔 3 个碳原子是本类药物的基本结构特征。碳链延长或缩短则活性减弱或消失。相隔 2 个碳原子,则抗精神病活性减弱而抗组胺作用增强。

> 侧链末端的碱性基因 R_2 常为叔胺基团,可为二甲胺基,也可为哌嗪或哌啶基,其中以哌嗪基的作用最强。

图 3-3　吩噻嗪类抗精神病药的构效关系

（1）2 位取代基能增强活性，作用强度与吸电子性能成正比。其活性是 $CF_3 > Cl > COCH_3 > H > OH$，如三氟丙嗪抗精神病的活性是氯丙嗪的 4 倍。其他位置如 1，3，4 位取代则活性降低。

（2）吩噻嗪母核与侧链上碱性氨基之间相隔 3 个碳原子是本类药物的基本结构特征。碳链延长或缩短则活性减弱或消失。若相隔 2 个碳原子，则抗精神病活性减弱而抗组胺作用增强。

（3）侧链末端的碱性基团常为叔胺基团，可为开链的二甲胺基，也可为环状的哌嗪或哌啶基，其中以哌嗪基的作用最强。

（4）吩噻嗪母核中的氮原子和硫原子可用其电子等排体取代，均具抗精神病作用，其抗抑郁作用明显增强，大多成为优良的抗抑郁药物，如阿米替林。

三、典 型 药 物

盐酸氯丙嗪 chlorpromazine hydrochloride

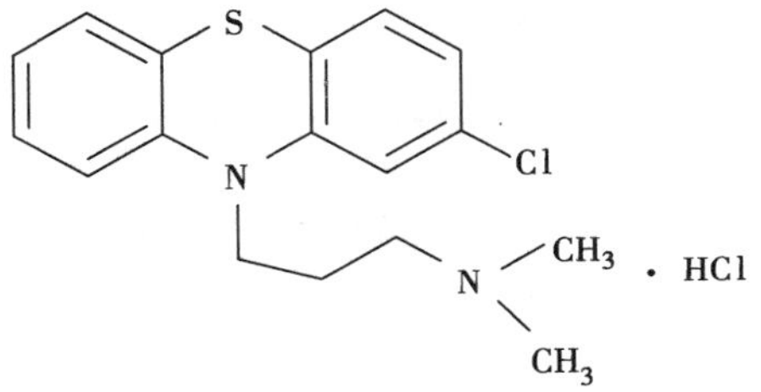

化学名为 2-氯-10-（3-二甲胺基丙基）-吩噻嗪盐酸盐，又名冬眠灵。

本品为白色或乳白色结晶性粉末，具微臭，味极苦，mp. 194～198℃，具吸湿性，极易溶于水，易溶于乙醇和氯仿，不溶于乙醚及苯。5% 水溶液的 pH 为 4～5。

本品含吩噻嗪环，稳定性差，易被氧化变色，在空气或日光下放置渐变为红棕色。为了防止其变色，在溶液中加入氢醌、连二亚硫酸钠、亚硫酸氢钠或维生素 C 等。本品遇氧化剂时氧化变色，如与 HNO_3 显红色，与三氯化铁试剂作用，显稳定的红色。本品苦味酸盐结晶 mp. 175℃。

使用吩噻嗪类药物后，有一些病人在日光照射下会发生严重的光毒性反应，是由于分解产生自由基，并进一步发生各种氧化反应，自由基与体内一些蛋白质作用，发生过敏反应（也称光毒化过敏反应）。故服用本品后，应尽量减少户外活动，避免日光照射。

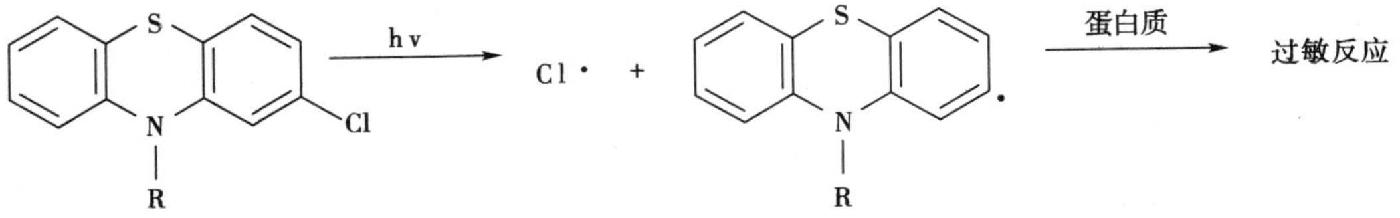

氯丙嗪的代谢产物极为复杂，代谢过程主要有硫原子氧化为亚砜、苯环上羟基化、侧链 N-脱甲基和侧链的氧化等。其中 7-羟氯丙嗪、去甲基氯丙嗪和二去甲基氯丙嗪为活性代谢物，见图 3-4。

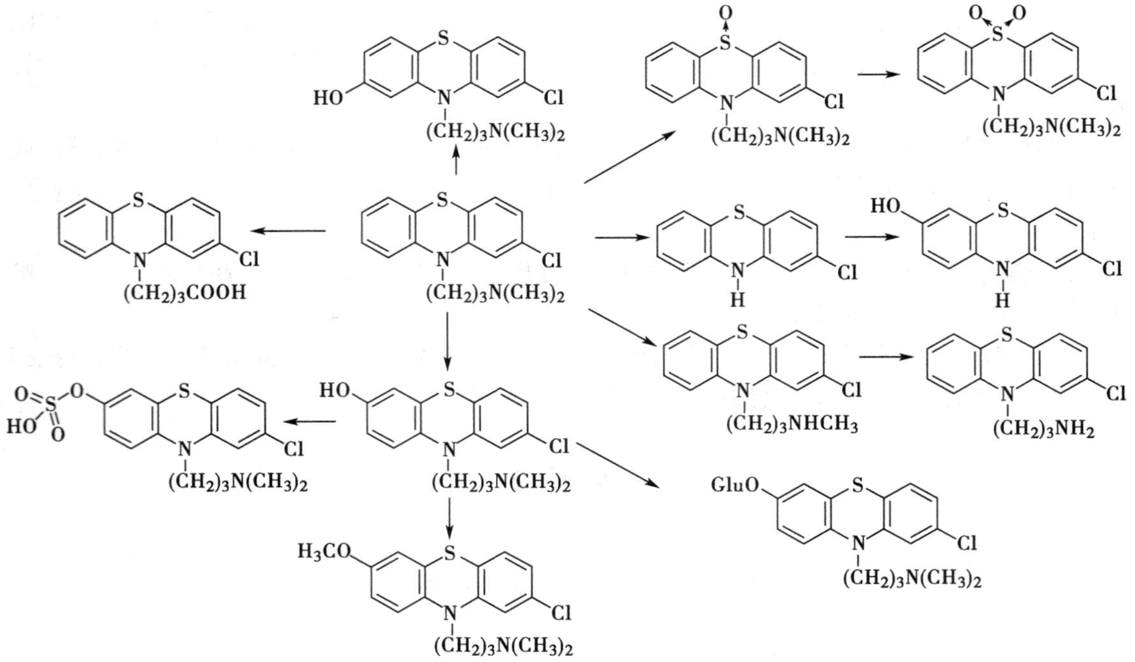

图 3-4　氯丙嗪的代谢过程

本品的合成以邻氯苯甲酸和间氯苯胺为原料,进行乌尔曼(Ullmann)反应,加热回流缩合,得到 2-羧酸-3′-氯二苯胺(Ⅰ);于高温脱羧后,与硫熔融,环合成 2-氯吩噻嗪(Ⅱ),在氢氧化钠存在下,再与二甲氨基氯丙烷缩合,生成氯丙嗪(Ⅲ),再通入氯化氢气体成盐即得本品(Ⅳ)。

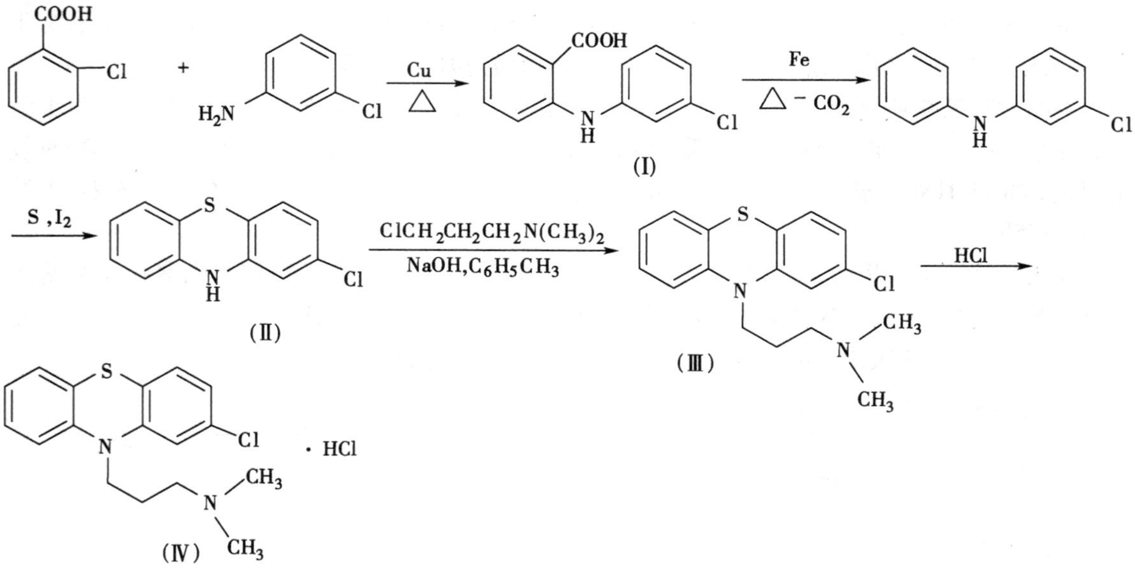

本品主要用于治疗精神分裂症和躁狂症,亦可治疗精神官能症的焦虑,紧张状态,还可用于镇吐、低温麻醉及人工冬眠等。

奋乃静 perphenazine

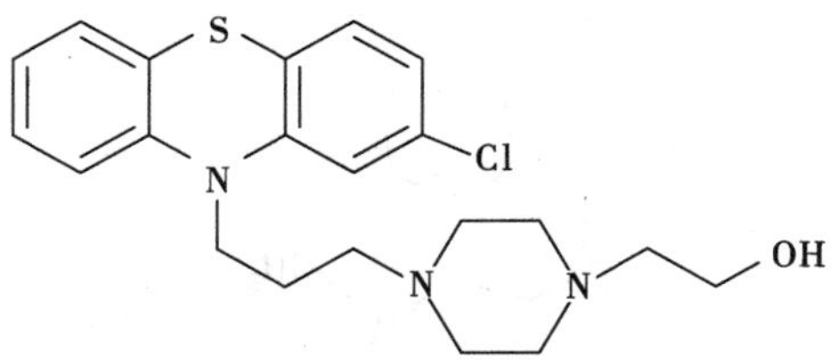

化学名为 4-[3-(2-氯-10*H*-10-吩噻嗪基)丙基]-1-哌嗪乙醇。

本品为白色或微黄色粉末,几乎无臭,mp. 94～100℃,几乎不溶于水,能溶于乙醇和甲苯,易溶于氯仿和稀酸。

本品的吩噻嗪环易被氧化,对光敏感。本品在盐酸酸性条件下加热至80℃,加入过氧化氢数滴,即显深红色,放置后红色渐退去;加入浓硫酸后呈品红色,加热红色变深。

本品的甲醇溶液与苦味酸的甲醇溶液作用,生成苦味酸盐,mp. 246℃。

本品为中枢抑制药,其安定作用较氯丙嗪强 5～10 倍,毒性仅为氯丙嗪的 1/3。临床上主要用于急慢性精神分裂症、躁狂症、焦虑症和精神失常等。亦具有镇吐作用。

氯普噻吨 chlorprothixene

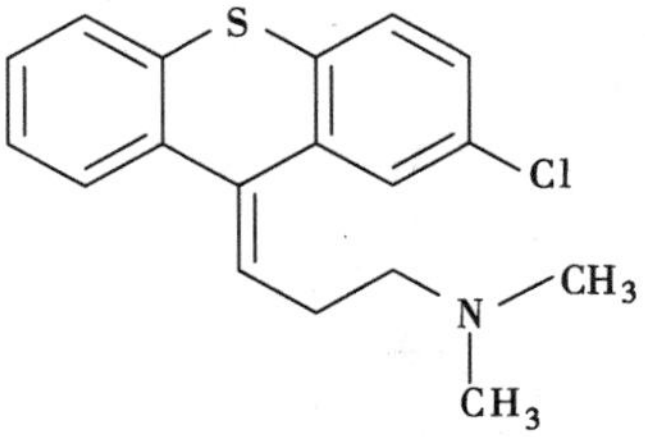

化学名为(*Z*)-*N*,*N*-二甲基-3(2-氯-9-亚噻吨基)-1-丙胺,又名泰尔登。

本品是淡黄色结晶性粉末,具氨臭,易溶于氨水或乙醚,溶于乙醇,不溶于水,mp. 97～98℃,具碱性,侧链的二甲胺基能与盐酸成盐。

本品加硝酸后显亮红色,在紫外线灯下其溶液显绿色。

本品在室温条件下比较稳定,在光照和碱性条件下可发生双键的分解,生成 2-氯噻吨（Ⅰ）和 2-氯噻吨酮（Ⅱ）。

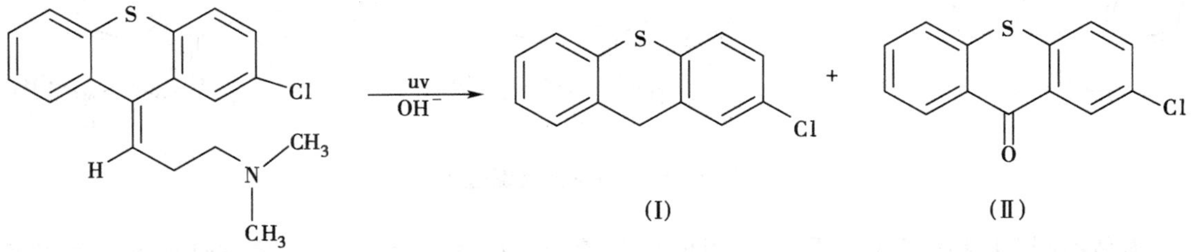

本品通过阻断脑内神经突触后多巴胺受体而产生较强的镇静作用,还可以用于躁狂症治疗。本品也可抑制延髓化学感受区而具止吐作用。

盐酸阿米替林 amitriptyline hydrochloride

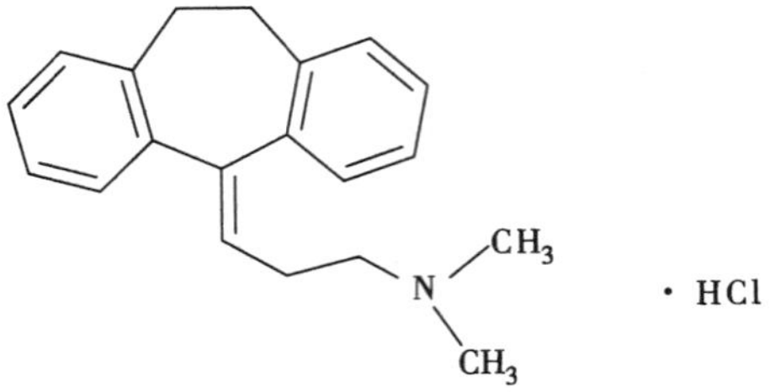

化学名为 N,N-二甲基-3-(10,11-二氢-5H-二苯并[a,d]环庚烯-5-亚基)-1-丙胺盐酸盐。

本品为白色或类白色粉末,无臭,味苦,有烧灼感,随后有麻木感,mp. 195～199℃,溶于水、乙醇,不溶于乙醚。

本品具双苯并稠环共轭体系。对光较敏感,易被氧化,故需避光保存。

本品在体内吸收迅速,并分布全身,主要在肝中代谢,由肾排出,约1/3经肠道排出。在体内的代谢反应主要是肝中的去 N-甲基、氮氧化和羟基化,其中的去甲基代谢产物去甲替林,其活性与阿米替林相同,毒性却低于阿米替林。代谢过程如图3-5所示。

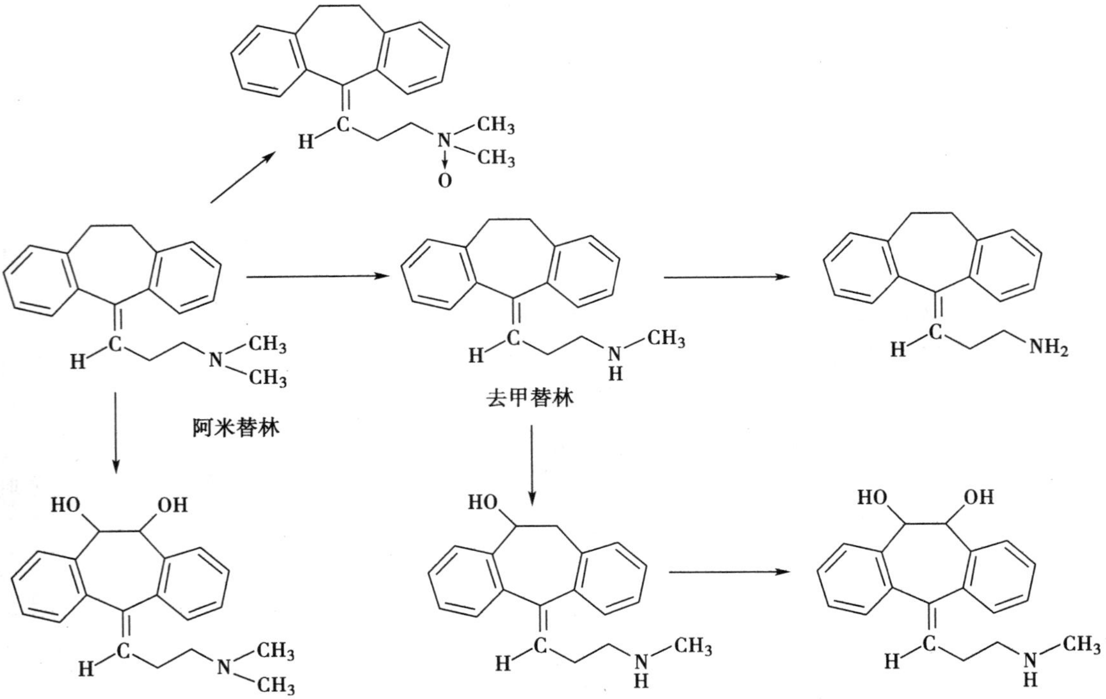

图3-5　阿米替林的代谢过程

本品抑制 NE 和 5-HT 的重摄取,可明显改善抑郁症状,适用于治疗焦虑性或激动性抑郁症,尤其对内因性精神抑郁症的疗效好,疗效优于丙米嗪。具有较强的镇静作用和抗胆碱作用为其主要缺点。

第四节　丁酰苯类及其类似物

在研究镇痛药哌替啶衍生物的过程中,发现了哌替啶 N 上-CH$_3$ 为 p-FC$_6$H$_4$CO(CH$_2$)$_3$-取代时,镇痛作用减弱,抗精神失常作用明显增强,还具有抗焦虑作用。最早用于临床的药物为氟哌啶醇(haloperidol),现已广泛用于治疗急、慢性精神分裂症和躁狂症。以后又合成了作用更强的三氟哌多(trifluperidol)及螺哌隆(spiperone)。

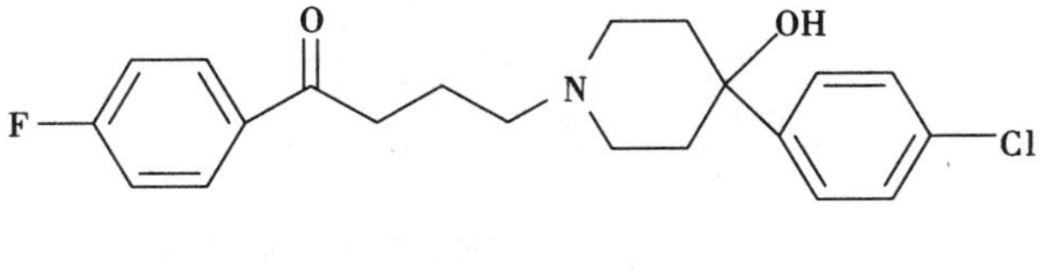

氟哌啶醇

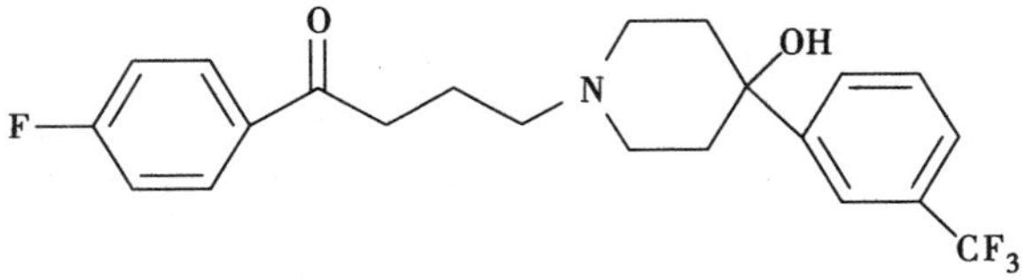

三氟哌多

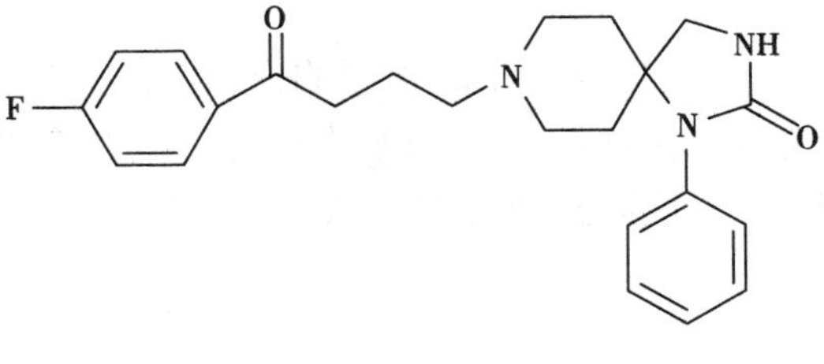

螺哌隆

在改造丁酰苯结构的过程中,发现了具有长效的二苯丁基哌啶衍生物,如匹莫齐特(pimozide),氟司必林(fluspirilene)和五氟利多(penfluridol),其中五氟利多口服一次可维持两周。

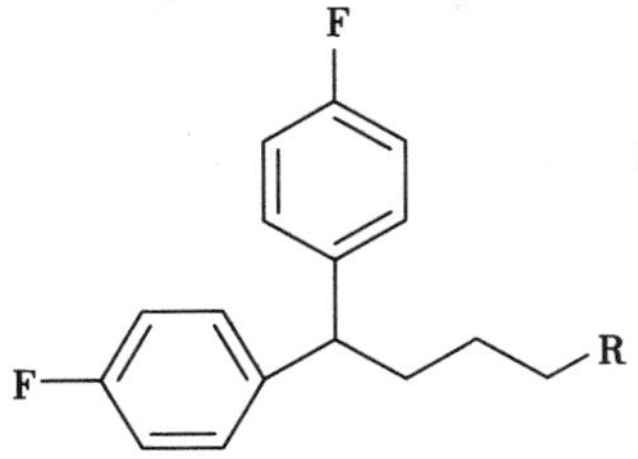

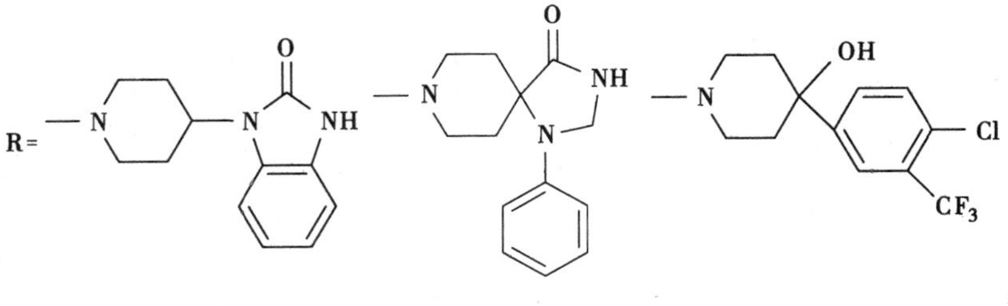

匹莫齐特　　　　氟司必林　　　　五氟利多

构效关系研究发现,丁酰苯类分子在与羰基相连的 3 个碳原子末端再连一个叔胺,这是具有抗精神病作用的基本结构,如图 3-6 所示。

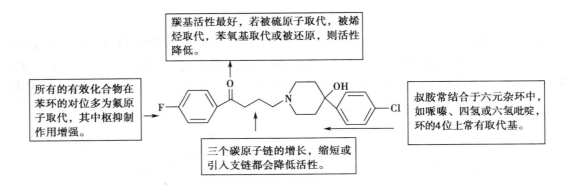

图 3-6　丁酰苯类抗精神病药的构效关系

氟哌啶醇 haloperidol

化学名为 1-(4-氟苯基)-4-[4-(4-氯苯基)-4-羟基-1-哌啶基]-1-丁酮。

本品为白色或类白色结晶性粉末,无臭无味。mp. 149～153℃,pK_a 8.3,几乎不溶于水,溶于氯仿,微溶于乙醚。

本品在室温避光条件下稳定,可贮存 5 年。但受自然光照射,颜色变深。在 105℃干燥时,发生部分降解,降解产物可能是哌啶环上的脱水产物。其片剂的稳定性与处分组成有关,如处分中有乳糖,氟哌啶醇可与乳糖中的杂质 5-羟甲基-2-糠醛加成,生成加成产物。

氟哌啶醇脱水物

氟哌啶醇与5-羟甲基-2-糠醛的加成产物

本品含氟有机化合物,遇强氧化剂如三氧化铬的饱和硫酸溶液,微热,即产生氟化氢,能腐蚀玻璃表面,形成类似油垢,不能再均匀涂于管壁。

本品经有机破坏,具氟和氯离子的鉴别反应。

氟哌啶醇的半衰期是 21 小时。本品在体内代谢的主要产物是酮的还原,以及哌啶脱烷基继而进行 ω- 氧化生成的对氟苯丁酮酸,见图 3-7。

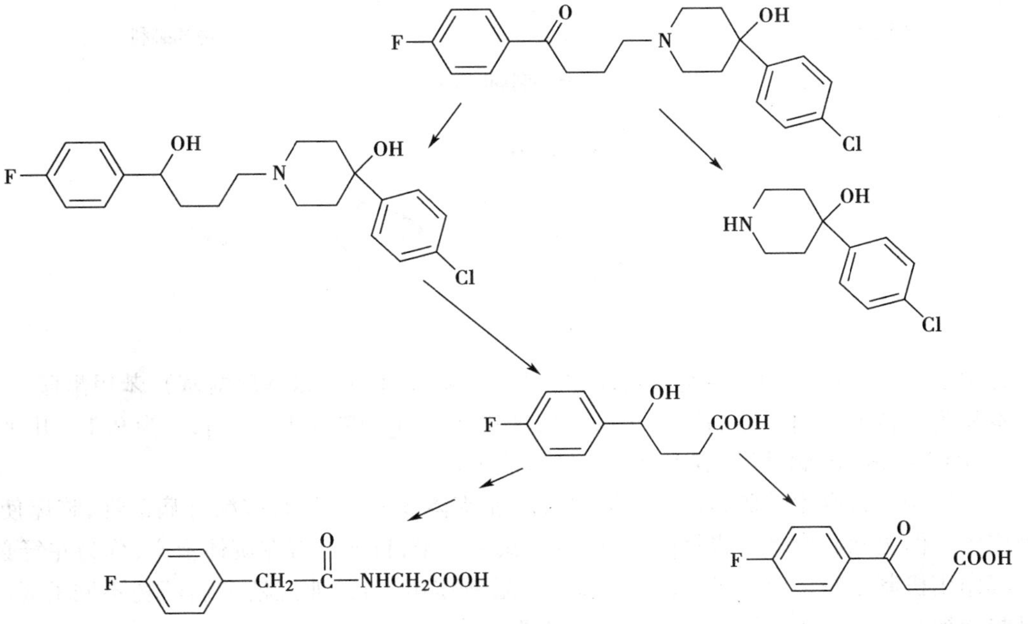

图 3-7　氟哌啶醇的代谢过程

本品临床上用于治疗各种急、慢性精神分裂症及焦虑性神经官能症,亦可用于镇吐。

第五节　苯酰胺类及其衍生物

苯酰胺类(benzamides)药物是 20 世纪 70 年代后发展起来的一类作用强而副作用相对低的抗精神病药物。在对局麻药普鲁卡因的结构改造中,发现甲氧氯普胺有很强的止吐作用,并有轻微的镇静作用。在研究其作用机制时,发现与拮抗多巴胺受体有关,因此进一步对苯甲酰胺类结构进行研究,发现了舒必利(sulpiride)苯酰胺类的抗精神病药物。舒必利不仅能抗精神病和抗抑郁,同时还有止吐及抑制胃液分泌作用。后来又发现了瑞莫必利(remoxipride)和舒托必利(sultopride),瑞莫必利具有抗精神病、抗抑郁和镇吐作用。瑞莫必利作用强于舒必利。舒托必利为舒必利分子中的磺酰胺被砜替代的衍生物,作用于多巴胺 D_2 受体,为多巴胺受体阻断剂。其镇静作用较舒必利强,对躁狂、幻觉、妄想及精神运动性兴奋有抑制作用。舒托必利与氯丙嗪、氟哌啶醇及锂相比,作用速度快、强和毒副作用小,故在控制急性精神兴奋状态方面有特点。

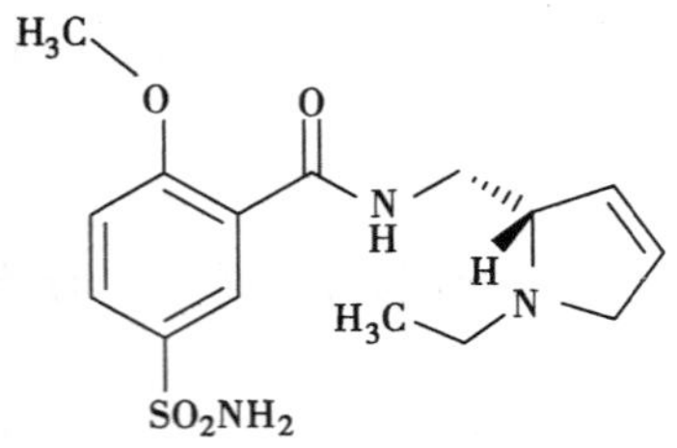

舒必利 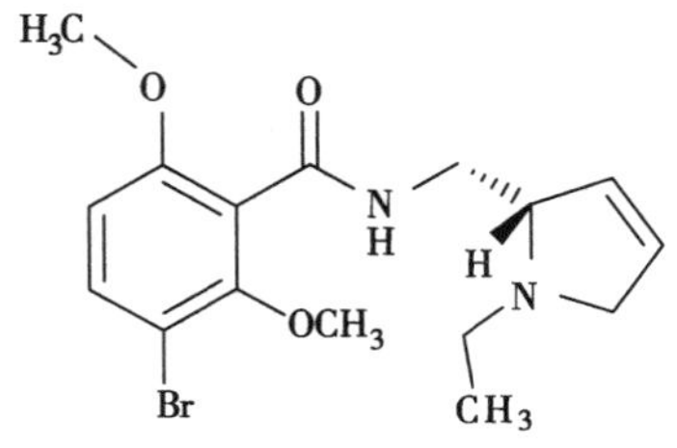　　　　　　　瑞莫必利 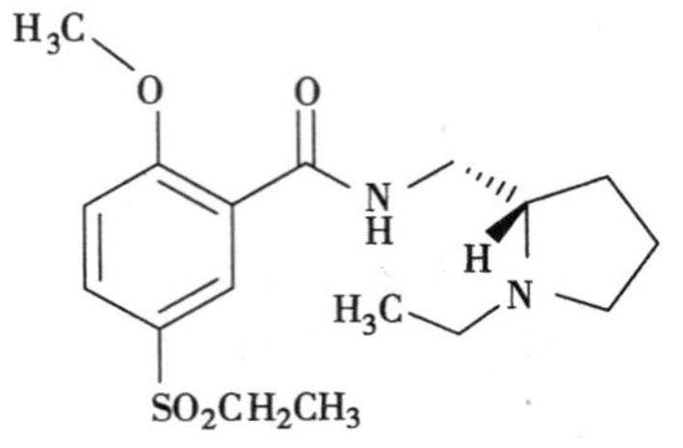　　　　　　舒托必利

舒必利sulpiride

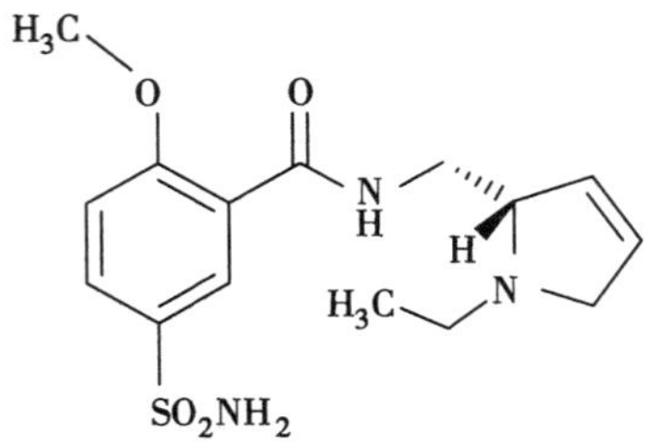

化学名为 N-[(1-乙基-2-吡咯烷基)甲基]-2-甲氧基-5-(氨基磺酰基)-苯甲酰胺。

本品为白色或类白色结晶性粉末，无臭，味微苦。mp. 177～180℃，pK_a 为 9.1。几乎不溶于水，微溶于乙醇、丙酮，极易溶于氢氧化钠溶液中。

本品结构中含有手性碳，具有光学异构体，左旋体 S-(−) 具有抗精神病活性，临床使用其外消旋体。但去除右旋体后毒性降低，剂量可减少一半，目前已有左旋体上市，称为左舒必利。

其作用机制是对多巴胺 D_2 受体有选择性阻断作用，与其他抗精神病药物不同的是，它对多巴胺能神经元的作用与腺苷酸环化酶的功能无关。

本品临床上用于治疗精神分裂症及焦虑性神经官能症，也有用于止吐。止吐作用是氯丙嗪的 166 倍，并有抗抑郁作用。它的优点是很少有锥体外系副作用。

第六节　脂肪羧酸类及其类似物

丙戊酸(valproic acid)、丙戊酸钠(sodium valproate)和丙戊酰胺(valpromide)是一类新型的不含氮的广谱抗癫痫药。起效快，毒性低，对各型癫痫均有效，尤其对顽固性大、小发作效果更好。

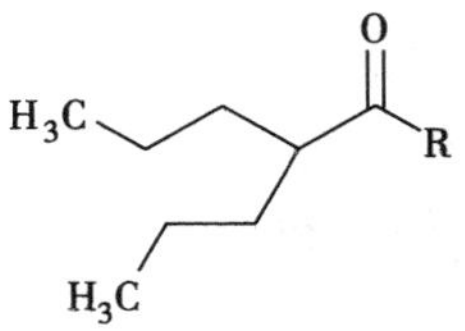

R=OH　　丙戊酸

R=ONa　丙戊酸钠

R=NH₂　丙戊酰胺

γ-氨基丁酸(GABA)衍生物普洛加胺(progabide，卤加比)、氨己烯酸(vigabatrin)和加巴喷丁(gabapentin)均为新的抗癫痫药。普洛加胺为拟 γ-氨基丁酸药，为 GABA 受体激动剂。氨己烯酸为酶抑制剂，通过不可逆地抑制 GABA 氨基转移酶，提高脑内 GABA 浓度而发挥作用。加

巴喷丁为 1-(甲氨基)环己烷乙酸,是 GABA 的环状衍生物,具有较高的脂溶性,能透过血脑屏障。加巴喷丁用于全身强直阵发性癫痫及癫痫小发作。另外,小剂量时有镇静作用,还对疼痛有效,特别是对神经性疼痛很有效,是神经性疼痛的一线治疗药。

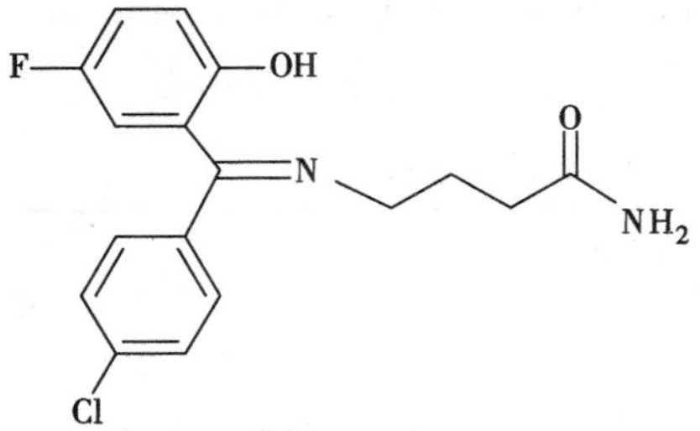

| 普洛加胺 | 氨己烯酸 | 加巴喷丁 |

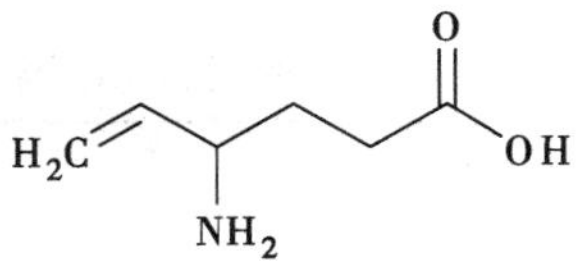

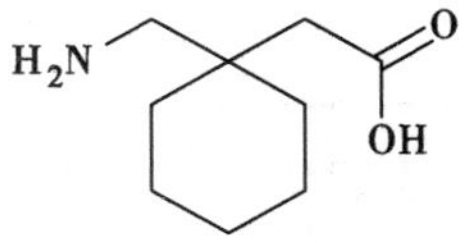

在研究甘油醚类肌松药时发现了甲丙氨酯(meprobamate),临床上主要用于治疗神经官能症的焦虑、紧张和失眠。

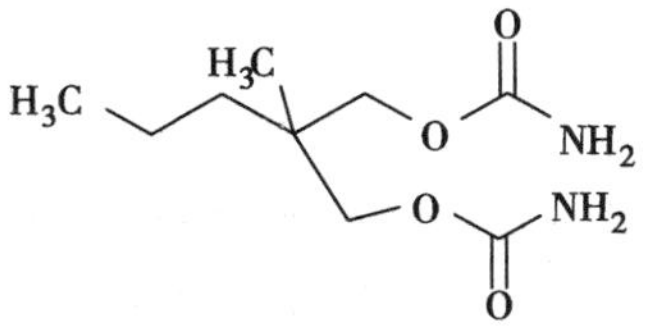

甲丙氨酯

丙戊酸钠 sodium valproate

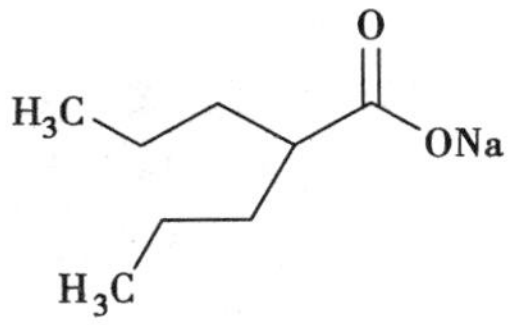

化学名为 2-丙基戊酸钠,又名地巴京(depakene)。

本品为白色结晶性粉末,略有丙戊酸臭,具引湿性,易溶于水、甲醇,几乎不溶于乙醚、苯和氯仿。丙戊酸的 pK_a 为 4.6,5% 水溶液的 pH 为 7.5~9.0。

丙戊酸钠在肝内代谢生成 β- 和 ω- 氧化反应产物,这些代谢产物均能明显提高发作阈值,但抗癫痫作用均低于其母体,主要代谢产物是 2- 烯丙戊酸,其作用是母体的 1.3 倍。另一个代谢产物是4- 烯丙戊酸,被认为是产生肝毒性的物质。其他代谢产物有 3- 氧代丙戊酸和 4- 羟基丙戊酸。

本品为广谱抗癫痫药。主要用于治疗儿童的失神性发作和大发作,对各型小发作效果更好。

第七节　其　他　类

其他类有新一代的咪唑并吡啶类镇静催眠药唑吡坦(zolpidem),可选择性地与苯二氮䓬 ω_1 受体亚型结合,具有较强的镇静催眠作用,而极少产生耐受性和身体依赖。其已成为欧美国家使用的主要镇静催眠药。还有属于环吡咯酮类的佐匹克隆(zopiclone)、扎来普隆(zaleplon)。

　　5-HT 重摄取抑制剂包括氟西汀（fluoxetine）、舍曲林（sertraline）、文拉法辛（venlafaxine）、盐酸帕罗西汀（paroxetine hydrochloride）、西酞普兰（citalopram）和单胺氧化酶 A（MAO-A）的可逆性抑制剂吗氯贝胺（moclobemide）等抗抑郁药。还有新型抗癫痫药托吡酯（topiramate）和拉莫三嗪（lamotrigine）等。新型抗精神病药还有喹硫平（quetiapine）、利培酮（risperidone）、盐酸硫利达嗪（thioridazine hydrochloride）等。其化学结构、作用特点和用途见表 3-6。

表 3-6　其他类型的镇静催眠药、抗癫痫药和抗精神病药

药物名称与化学结构	作用特点和用途
佐匹克隆	本品为 GABA$_A$ 苯二氮草受体复合物的激动剂。结构中含有 1 个手性中心，具有旋光性，佐匹克隆为消旋异构体，其 5-S-（+）异构体为艾司佐匹克隆（S-zopiclone）。临床用于各种原因引起的失眠，几乎无耐药性
扎来普隆	本品属于吡唑并嘧啶类的新型镇静催眠药。本品口服吸收迅速，代谢快，代谢为 5 氧代-扎来普隆和 N-去乙基扎来普隆。临床用于入睡困难的失眠症的短期治疗
舍曲林	本品为选择性 5-羟色胺重摄取抑制剂。舍曲林包括两个手性中心，市售 S,S-（+）-非对映体上市。舍曲林在肠和肝中被代谢为 N-去甲基化，代谢物活性小于舍曲林。临床用于治疗抑郁症、强迫症、性欲倒错等。预防抑郁症复发
文拉法辛	本品为 5-羟色胺去甲肾上腺素重摄取抑制剂，代谢物 O-去甲文拉法辛具有相同活性。临床用于治疗各种类型的抑郁症，包括伴有焦虑的抑郁症
盐酸帕罗西汀	本品为强效、高选择性的 5-羟色胺重摄取抑制剂。有 2 个手性中心，市售帕罗西汀的构型是（3S,4R）-（-）-异构体。临床用于治疗各种类型的抑郁症、强迫性神经症及社交焦虑症

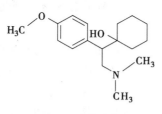

续表

药物名称与化学结构	作用特点和用途

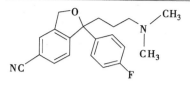

西酞普兰

本品为 5-HT 重摄取抑制剂。具一个手性中心,S-对映体艾司西酞普兰(escitalopram)具有较高的亲和力和选择性。主要代谢产物为 N-去甲基西酞普兰,作用约为西酞普兰的 50%。本品对具有严重的抑郁性障碍,一般性焦虑症,急性焦虑症,社交性焦虑障碍的病人具有较好疗效

吗氯贝胺

本品属于苯甲酰胺衍生物,为特异性单胺氧化酶 A(MAO-A) 的可逆性抑制剂。临床用于治疗各种类型的抑郁症。对睡眠障碍也有效

托吡酯

本品属于吡喃果糖衍生物,为 GABA 再摄取抑制剂。本品吸收迅速,其生物利用度 80%~95%。对抗癫痫药物难以控制的经常发作的部分癫痫特别有效

拉莫三嗪

本品属于苯基三嗪类,是一种新型抗癫痫药。其作用机制可能是阻滞钠通道,稳定细胞膜,通过抑制脑内兴奋性介质特别是谷氨酸和天冬氨酸的过量释放,产生抗癫痫作用。临床用于复杂部分性发作,全身强直阵挛性癫痫发作的辅助治疗

喹硫平

本品为二苯并硫氮杂䓬类抗精神病药。通过拮抗多巴胺 D_2 受体和 5-HT_2 受体而治疗精神分裂症。临床用于各型精神分裂症

利培酮

本品是运用拼合原理设计的非经典抗精神病药物。利培酮口服吸收完全,在肝脏受 CYP2D6 酶催化,生成帕利哌酮和 N-去烃基衍生物,均具有抗精神病活性。临床用于各种精神分裂症,对焦虑和抑郁症都有效

硫利达嗪

本品通过抑制精神运动功能有效降低患者的兴奋、多动、始动性异常,情绪紧张及激越等症状。主要的代谢产物为美索达嗪,另一代谢产物甲磺达嗪也具生物活性。临床上主要用于治疗精神躯体障碍所致焦虑和紧张状态,儿童行为问题

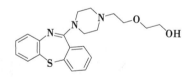
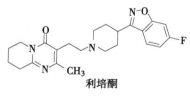

酒石酸唑吡坦 zolpidem tartrate

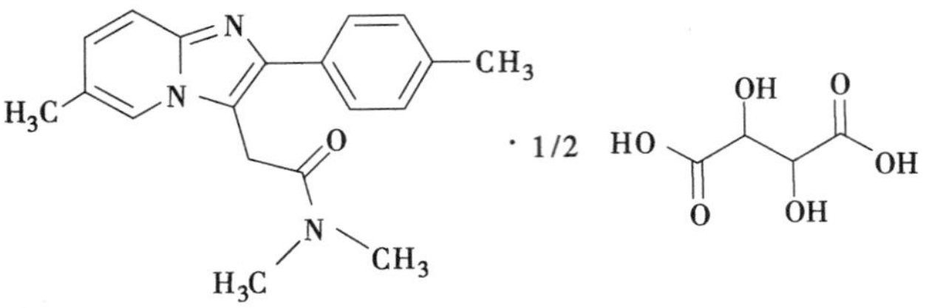

化学名为 N,N,6-三甲基2-(4-甲基苯基)咪唑[1,2-a]并吡啶-3-乙酰胺半酒石酸盐。

本品为白色结晶性,溶于水,mp. 193~197℃。饱和水溶液的 pH 为 4.2,游离唑吡坦的 pK_a 为 6.2。

本品的固体对光和热均稳定,水溶液在 pH 1.5~7.2 稳定。

本品口服吸收快,在肝脏进行首关代谢,生物利用度约70%,半衰期2.5 小时,主要为氧化代谢,代谢途径如图 3-8 所示。

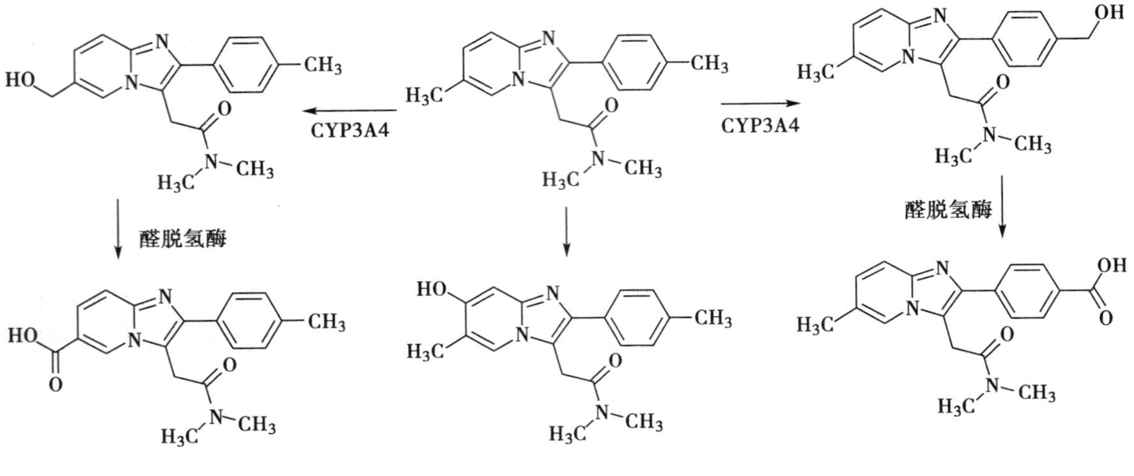

图 3-8　唑吡坦的代谢过程

本品为第一个用于临床的咪唑并吡啶类镇静催眠药,它可选择性地与苯二氮䓬 ω_1 受体亚型结合,与 ω_2、ω_3 受体亚型的亲和力很差;具有较强的镇静、催眠作用,对呼吸系统无抑制作用。现已成为主要的镇静催眠药。

盐酸氟西汀 fluoxetine hydrochloride

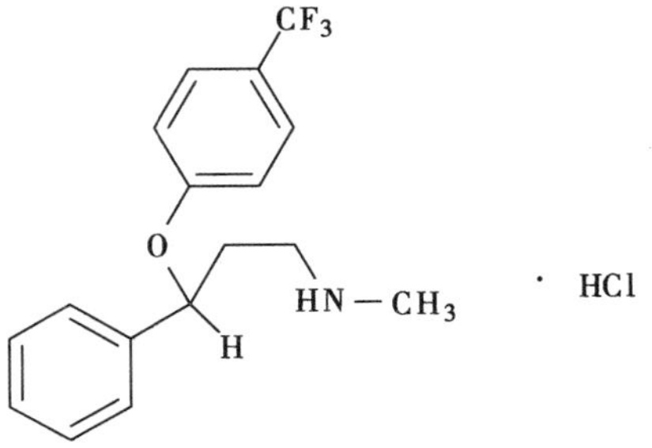

化学名为 N-甲基-3 苯基-3-(4-三氟甲基苯氧基)丙胺盐酸盐,又名百忧解。

本品为白色或类白色结晶性粉末,易溶于甲醇,微溶于水。mp. 193~197℃。饱和水溶液的 pH 为 4.2,游离唑吡坦的 pK_a 为 6.2。

本品含有 1 个手性中心,S-对映体活性强,但临床药用其外消旋体。

本品通过 CYP2D6 酶主要代谢为 N-去甲基氟西汀,一小部分的 O-脱烷基,得到无活性代谢产物对-三氟甲酚。

氟西汀为选择性的 5-HT 重摄取抑制剂,为较强的抗抑郁药。口服吸收良好,生物利用度为 100%,$t_{1/2}$ 为 70 小时,代谢产物去甲氟西汀的 $t_{1/2}$ 为 330 小时,每日用药一次即可。

本品适用于各型抑郁症,尤宜用于老年抑郁症。还可用于强迫症、恐怖症、神经性贪食症。

学习小结

镇静催眠药、抗癫痫药及抗精神失常药均为中枢神经系统抑制剂,其主要化学结构类型包括酰脲类、苯并氮䓬类、吩噻嗪类、丁酰苯类、苯酰胺类、脂肪酸类和其他类。

本章讨论了巴比妥类药物的结构通式、构效关系、一般合成方法及典型药物苯巴比妥、苯妥英钠的化学结构和理化性质,它们之间既有共性也有区别。

苯二氮䓬类药物的结构与命名及构效关系,苯并氮䓬类典型药物奥沙西泮,艾司唑仑、卡马西平和氯氮平的化学结构、理化性质和作用用途。

吩噻嗪类药物的基本结构及分类、构效关系,典型药物盐酸氯丙嗪、奋乃静、盐酸阿米替林的化学结构、理化性质和作用用途。

还介绍了氟哌啶醇、舒必利、丙戊酸钠的化学结构、理化性质和作用用途。

酰脲类包括巴比妥类和乙内酰脲类。具有丙二酰脲结构的巴比妥类具有镇静催眠和抗癫痫作用。其作用强弱、快慢、作用时间长短主要取决于药物的理化性质,与药物的酸性解离常数、脂水分布系数和代谢失活过程有关。临床常用的巴比妥类药物有:苯巴比妥、异戊巴比妥、环己巴比妥等。乙内酰脲类主要用于抗癫痫,临床常用的药物有苯妥英钠。

苯二氮䓬类药物有镇静、催眠、抗焦虑和抗癫痫作用,此类药物多数具有 5-苯基-1,4-苯并二氮䓬-2-酮的基本结构,7 位引入吸电子基后活性显著增强,1,2 位的酰胺键和 4,5 位的亚胺键,在酸性条件下开环是该类药物不稳定和作用时间短的原因,在 1,2 位上骈合三唑环、4,5 位骈入噁唑环均可增加此类药物对代谢的稳定性,并可提高其与受体的亲和力,活性增强。临床常用的药物有:地西泮、奥沙西泮、硝西泮、艾司唑仑、阿普唑仑等。

抗精神失常药主要有吩噻嗪类及其类似物(噻吨类和二苯并二氮䓬类)、丁酰苯类等。吩噻嗪类由吩噻嗪母核和碱性侧链组成,吩噻嗪母核 2 位引入吸电子取代基活性增强;10 位氮原子与侧链碱性氨基之间相隔 3 个直链碳原子是吩噻嗪类抗精神病药的基本结构特征,侧链末端上的碱性基团为哌啶基或哌嗪基等叔胺,以哌嗪取代的侧链作用最强。常用的药物有:氯丙嗪、奋乃静、三氟丙嗪等。噻吨是将吩噻嗪环上的氮原子换成碳原子,并通过双键与侧链相连。其抗精神病作用一般是顺式大于反式异构体。常用的药物有氯普噻吨、氯哌噻吨、氟哌噻吨等。二苯并二氮䓬类是将吩噻嗪类的六元噻嗪环扩为二氮䓬环,得到氯氮平,将氯氮平 5 位的-NH-替换为 S 时,形成二苯并硫氮䓬类,如氯噻平等。丁酰苯类抗精神病药物主要有氟哌啶醇、三氟哌多、螺哌隆、氟哌利多等。脂肪羧酸及其衍生物类主要有癫痫药丙戊酸、丙戊酸钠、丙戊酰胺、普洛加胺、氨己烯酸等。

其他类药物有新型镇静催眠药酒石酸唑吡坦、佐匹克隆、扎来普隆,抗抑郁药盐酸氟西汀、舍曲林、文拉法辛、盐酸帕罗西汀、吗氯贝胺和新型抗癫痫药托吡酯、拉莫三嗪。

复习题

1. 写出巴比妥类药物的结构通式,并简述其构效关系。
2. 试简述巴比妥类药物的一般合成方法和主要化学性质。
3. 苯巴比妥与苯妥英钠的结构和性质有何异同?怎样鉴别?
4. 奥沙西泮与艾司唑仑在结构和性质上有何差异?
5. 试简述苯并二氮䓬类的构效关系及理化性质。
6. 简述吩噻嗪类药物的结构改造及构效关系。
7. 简述氯丙嗪的结构与稳定性及毒性的关系。
8. 写出氟哌啶醇、卡马西平和阿米替林的化学结构及主要用途。
9. 吩噻嗪的类似物有哪些结构类型及代表药物?
10. 分别写出新型镇静催眠药、抗癫痫药和抗精神病药的药物各2种。

(陈有亮)

第四章

解热镇痛药及非甾体抗炎药

学习目标 ▮▮▮

掌握:解热镇痛药及非甾体抗炎药的结构类型;通过影响前列腺素合成而发挥药效的机制;阿司匹林,对乙酰氨基酚,布洛芬等的化学结构、理化性质及药理作用,对乙酰氨基酚的体内代谢。

熟悉:阿司匹林赖氨酸盐、二氟尼柳、安乃近、羟布宗、吲哚美辛、舒林酸、萘普生、双氯芬酸钠、吡罗昔康和塞来昔布等的化学结构及用途。

了解:解热镇痛药及非甾体抗炎药的发展概况。

解热镇痛药(antipyretic analgetics)是一类具有解热和镇痛作用的药物,其解热作用表现在使发热的体温降至正常,镇痛作用表现在对慢性钝痛有良好的缓解作用。这类药物除临床正在使用的对乙酰氨基酚外,均具有抗炎和抗风湿作用。鉴于其抗炎作用机制与糖皮质激素有所不同,又被定义为非甾体抗炎药(nonsteroidal anti-inflammatory drugs,NSAIDs)。非甾体抗炎药也兼有退热、止痛作用,但在临床应用上有所侧重,主要用于抗炎、抗风湿,有的还兼有排尿酸、抗痛风的作用。

前列腺素与发热、疼痛、炎症有着密切的关系,已被公认为是产生炎症的介质,PGE_2有很强的微血管扩张作用和致痛增敏作用,使炎症局部出现红、肿、痛、热等一系列反应。非甾体抗炎药通过抑制前列腺素的生物合成起到抗炎作用,对外源性前列腺素引起的炎症和疼痛无作用。前列腺素的生物合成与抗炎药阻断环节见图4-1。

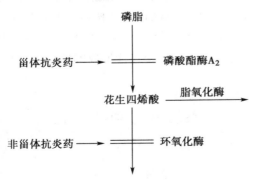

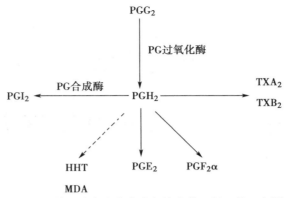

图4-1 前列腺素生物合成与抗炎药阻断环节示意图

解热镇痛药及非甾体抗炎药所针对的疾病均属常见病、多发病,因此世界上对此类药的需求量很大,其中一些药物的新用途如阿司匹林的抗血栓形成作用更是拓宽了用药领域。

第一节 解热镇痛药

前列腺素(prostaglandin,PG)是一种导致发热的物质,广泛存在于人体的各种重要组织和体液中,参与人体的发热、疼痛、炎症、血栓、速发型过敏等多种生理、病理过程。

解热镇痛药的可能作用是抑制前列腺素在下丘脑的生物合成,可直接兴奋人体下丘脑前区的体温散热中枢,促进人体散热,使发热的体温降至正常,而对于正常的体温没有作用。

解热镇痛药可稳定溶酶体膜,阻止各种导致炎症物质的释放。对头痛、牙痛、神经痛、关节痛、肌肉痛、月经痛等中等程度的钝痛疗效较好,对外伤性和内脏平滑肌绞痛无效。

本类药物基本无成瘾性。

一、发展及分类

(一)水杨酸类

1830年从水杨树皮中分离得到水杨苷,后经水解氧化得水杨酸。1875年,巴斯(Buss)首先发现了水杨酸钠(sodium salicylate)的解热抗风湿作用,但它有严重的胃肠道副作用。1898年,德国化学家霍夫曼(Hoffmann)对水杨酸进行结构修饰并合成了阿司匹林(aspirin),又名乙酰水杨酸(acetylsalicylic acid),1899年应用于临床。100多年的历史事实证明阿司匹林是一个优良的解热镇痛药,并具有抗炎抗风湿、防止血栓形成的作用,又对胆道蛔虫有一定疗效。

水杨酸钠　　　　　　　阿司匹林　　　　　　　二氟尼柳

阿司匹林含游离羧基(pK_a 3.5),可与赖氨酸成盐形成阿司匹林赖氨酸盐(aspirin-DL-ly-sine),水溶性增大,可供注射用。本品还可与氢氧化铝形成阿司匹林铝,供制成肠溶片,副作用减小。

阿司匹林赖氨酸盐   阿司匹林铝

阿司匹林为环氧化酶不可逆性抑制剂,使花生四烯酸的代谢转向脂氧化酶途径,导致过敏反应类的物质增多,诱发哮喘。另外可使胃肠黏膜产生 PGI_2 减少,PGI_2 具有抗胃酸分泌、保护胃黏膜和防止溃疡形成的作用,因此服用阿司匹林可能造成胃溃疡以致胃出血。近年来,陆续报道了一些水杨酸类衍生物如二氟尼柳(diflunisal,二氟苯水杨酸),它抑制环氧化酶,因不含有乙酰基,为可逆性抑制,因而对血小板功能影响较小。镇痛作用可长达 8～12 小时,兼有排尿酸作用,对治疗背、肩、膝、颈部劳损或扭伤及骨性关节炎,术后和肿瘤引起的疼痛有较好疗效,已正式收载于英、美药典。

(二)酰化苯胺类

19 世纪末发现苯胺有解热镇痛作用,但毒性大,破坏血红素,因此不能作药用。将氨基乙酰化得乙酰苯胺(acetanilide),俗称"退热冰",毒性下降,曾用于临床,但在体内能水解成苯胺,仍不安全,现已淘汰。

1887 年发现乙酰苯胺从尿中排出的代谢物对氨基酚毒性较小,但仍不能药用。对对氨基酚进行结构修饰,羟基醚化,氨基酰化,得到了非那西丁(phenacetin),性质稳定,作用良好,曾在临床应用较久。后因发现它对肾及膀胱有致癌作用,对血红蛋白和视网膜有毒。英、美药典和《中国药典》已删除此药,许多国家禁用。单方虽然淘汰了,而复方制剂仍在使用,如止痛片(APC),索密痛片(PPCP),国外也在使用,如:APC + 可待因,APC + 哌替啶,APC + 喷他佐辛等,属控制药物。

乙酰苯胺   非那西丁   对乙酰氨基酚

1893 年,对乙酰氨基酚(paracetamol,扑热息痛)上市。许多年后,非那西丁的体内代谢研究表明:代谢物对氨基苯乙醚(Ⅰ)为引起毒副作用的毒性物质,而代谢物对乙酰氨基酚则是一个优良的解热镇痛药,在体内可直接与活性硫酸基或葡糖醛酸结合(Ⅱ)排泄,治疗剂量下毒性小,适用于对阿司匹林不适宜的病人,尤其是儿童,可避免诱发哮喘和 Reye 综合征,但须注意超剂量服用时则可引起重型肝炎。这是因为在体内,少量的羟化代谢产物(Ⅲ)在正常情况下可与肝内谷胱甘肽结合而解毒,而超剂量时因谷胱甘肽贮存被消耗,此代谢物即与肝细胞大分子结合,从而引起重型肝炎。

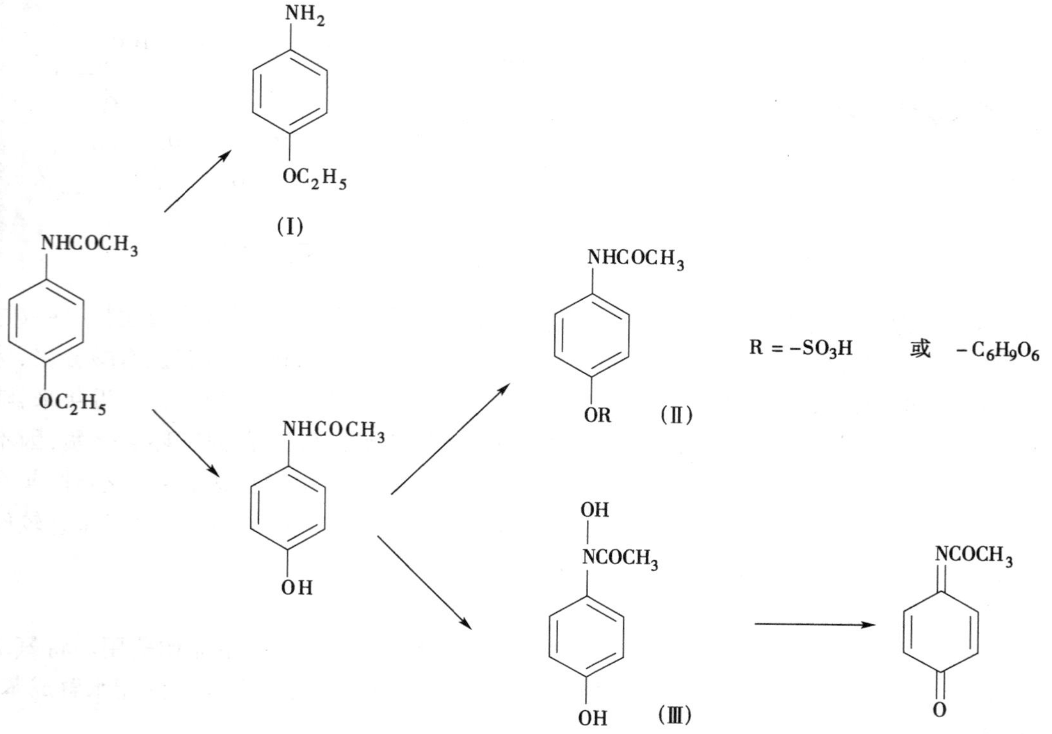

酰化苯胺类药物无抗炎作用,可能是因为此类药物只能抑制中枢神经系统的前列腺素合成,而不影响外周系统的前列腺素合成所致。

贝诺酯(benorilate,扑炎痛)于1965年合成,是一个前体药物,在体内分解成阿司匹林与对乙酰氨基酚。解热镇痛作用增强,又具抗炎作用,对胃刺激性下降。

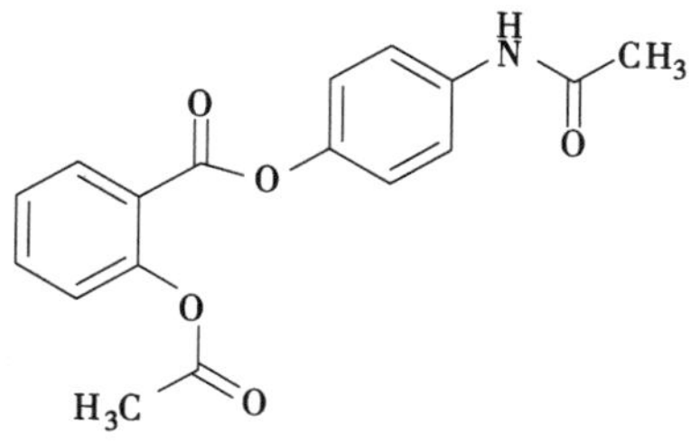

贝诺酯

(三)吡唑酮类

奎宁有解热作用,在阐明其结构前只了解它的分解产物中有喹啉,于是从喹啉衍生物中寻找解热药。Knorr用苯肼与乙酰乙酸乙酯作用,希望得到四氢喹啉(Ⅰ),却意外地得到了吡唑酮衍生物(Ⅱ),经甲基化后得到安替匹林(antipyrine),1884年应用于临床,具有很强的解热镇痛作用,但毒性很大,已不作药用。

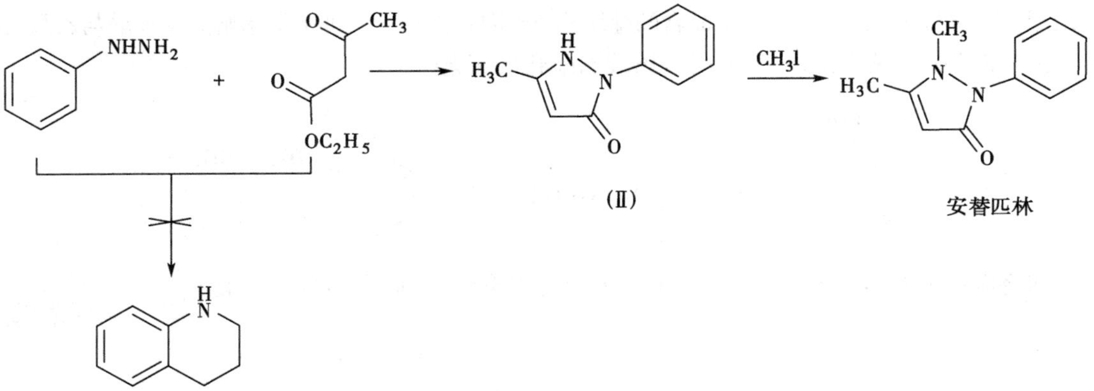

(II)

安替匹林

(I)

受镇痛药吗啡结构中有甲氨基的启示,在氨替比林结构中引入了二甲氨基,合成了氨基比林(aminopyrine),有较好的解热镇痛作用,且作用持久,对胃没有刺激作用,曾广泛应用于临床,因能引起白细胞减少及粒细胞缺乏症,我国已于1982年淘汰,现复方仍在使用(如复方氨基比林注射液,安痛定注射液),有待于调整。国外以毒性较低的异丙基安替比林(isopropylantipyrine)替代。

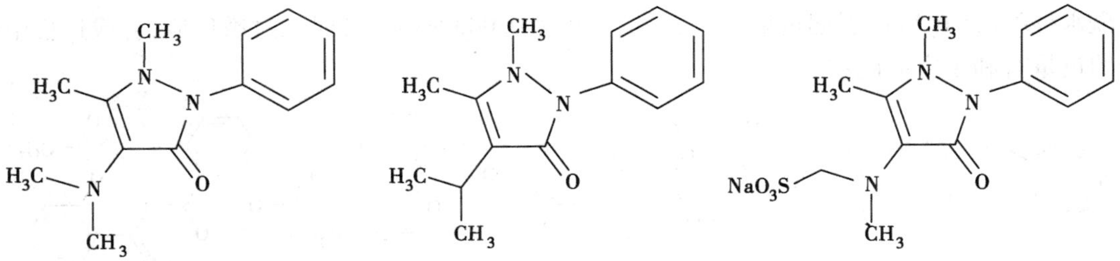

氨基比林　　　　　　异丙基安替比林　　　　　　安乃近

在氨基比林分子中引入水溶性基团次甲磺酸钠基,得到安乃近(analgin),水溶性增大,解热作用显著,毒性下降,可供注射用。自20世纪50年代起就报道它可使粒细胞计数下降,20余个国家和地区(美国、加拿大等)停止用此药,安乃近的发明国原联邦德国于1986年将其由原来的非处方药限制为处方药。安乃近对高热病人仍属需要,但需慎用。

二、典 型 药 物

阿司匹林 aspirin

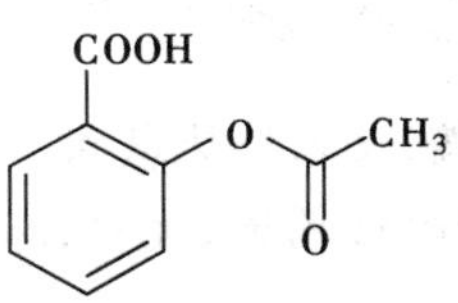

化学名为2-(乙酰氧基)-苯甲酸。

本品为白色结晶或结晶性粉末。纯品无臭或微带醋酸味,味微酸。mp. 135～140℃。易溶于乙醇,溶于氯仿和乙醚,微溶于水。本品含酚酯结构,稳定性差,遇湿气即缓缓水解为水杨酸与乙酸。

阿司匹林的制备国内外均采用水杨酸乙酰化的工艺。

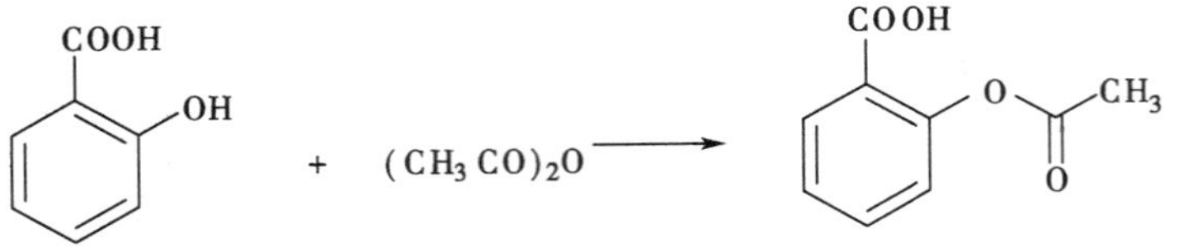

如将温度升高,原料水杨酸会发生分子间脱水聚合,生成水杨酰水杨酸。

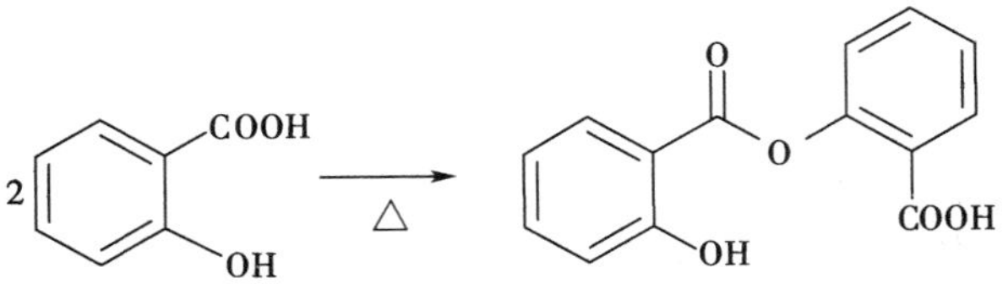

阿司匹林成品中由于原料残存和保管不当,可能存在两大类杂质。《中国药典》规定以 Fe[$NH_4Fe(SO_4)_2$]检测含酚羟基化合物,如苯酚、水杨酸,不得超过 0.025%。并作碳酸钠液中澄明度检查以检测在碳酸钠液中不溶解的酯类杂质,如醋酸苯酯(Ⅰ)、水杨酸苯酯(Ⅱ)、乙酰水杨酸苯酯(Ⅲ)等。近年来借助薄层色谱、气相色谱等分析方法,发现阿司匹林成品中含有杂质乙酰水杨酸酐(Ⅳ),可引起过敏反应,含量不超过 0.003%(w/w)时无过敏反应,合成过程中醋酐的过量有利于生成此物。

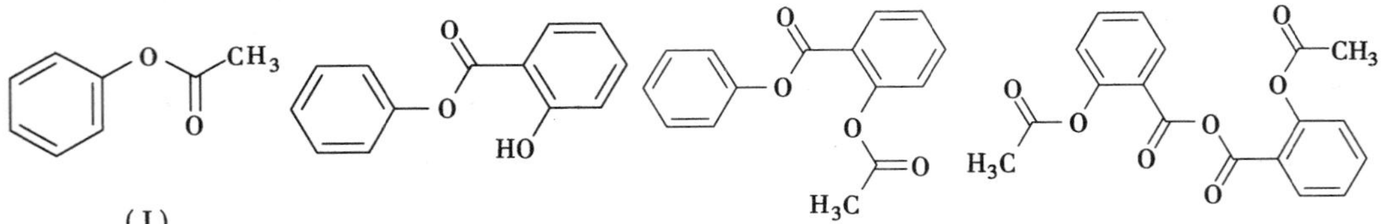

（Ⅰ）　　　　　（Ⅱ）　　　　　（Ⅲ）　　　　　（Ⅳ）

本品口服后迅速吸收,约 2 小时后血药浓度达峰值。吸收后迅速水解成水杨酸,血浆 $t_{1/2}$ 为 14～20 分钟。水解生成物水杨酸是主要活性成分,能迅速分布到全身组织。水杨酸经肝脏代谢为各种非活性成分后,由尿中排出。

本品对缓解轻度或中度疼痛效果较好,是风湿热、类风湿关节炎的首选药物,也可预防血栓形成。

对乙酰氨基酚 paracetamol

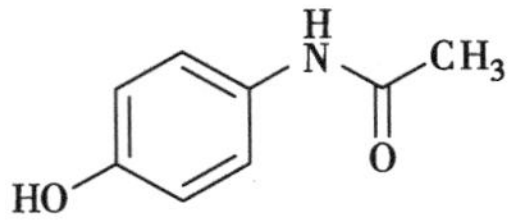

化学名为 N-(4-羟基苯基)乙酰胺,又名扑热息痛。

本品为白色或类白色的结晶或结晶性粉末;无臭,味微苦。mp.168～171℃。易溶于沸水及乙醇,微溶于冷水,不溶于乙醚。

本品 pK_a 为 9.51,饱和水溶液 pH 为 6。性质稳定,pH 6 时 $t_{1/2}$ 为 21.8 年,但在酸性或碱性条件下会加速水解。本品与阿司匹林共存时,可逐渐生成双乙酰氨基酚和水杨酸,因阿司匹林是一个强乙酰化剂,硬脂酸镁促进此反应。

本品用于治疗感冒发热、关节痛、神经痛、头痛、偏头痛等,尤其适用于儿童。

安乃近 metamizole sodium

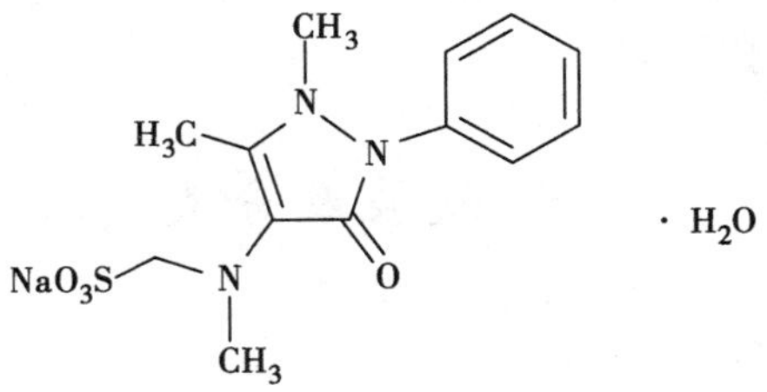

化学名为[(2,3-二氢-1,5-二甲基-3-氧代-2-苯基-1H-吡唑-4-基)甲氨基]甲烷磺酸钠盐单水合物,又名诺瓦经(Novalgin)。

本品为白色或黄白色结晶性粉末。无臭,味苦。mp. 172℃。易溶于水,略溶于乙醇,几乎不溶于乙醚、丙酮、苯和氯仿。

本品的水溶液存在着下列平衡,4-甲氨基安替比林(Ⅰ)的含量允许在 1.5%～2%。久置后由于氧化反应,平衡右移,4-甲氨基安替比林含量增高,被进一步氧化成黄色物质,溶液渐变黄色。温度、pH、日光、空气中的氧和微量金属离子等均可促进氧化分解反应。可添加适当抗氧剂,并通入惰性气体。

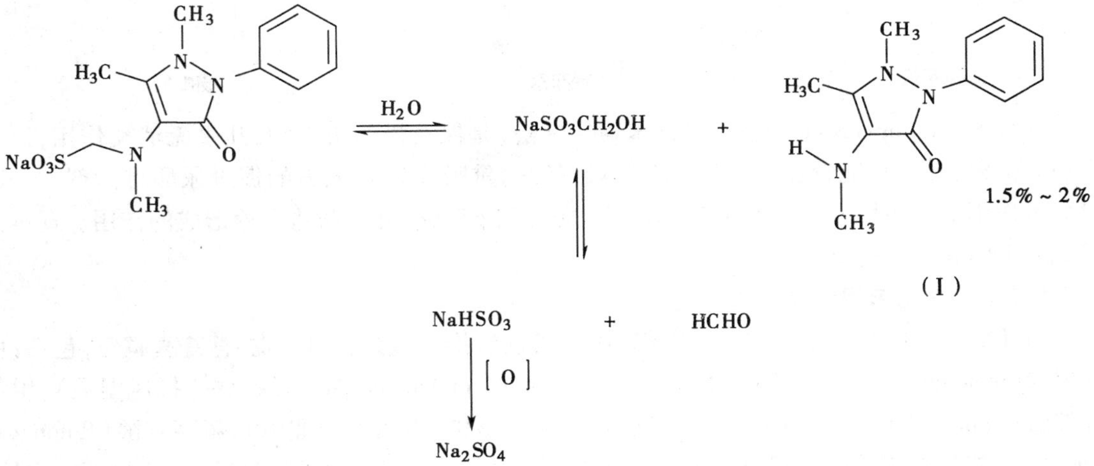

本品主要用于高热症状,亦用于头痛、牙痛、关节痛、偏头痛和经痛。

第二节 非甾体抗炎药

炎症是机体对抗感染或外源性代谢物为致敏原的一种免疫反应,起到扩张血管,增加血管通透性,增强炎症介质环氧化酶(COX-2)的作用。花生四烯酸是前列腺素的前体,而构成细胞膜的磷脂又是花生四烯酸的前体,催化花生四烯酸向前列腺素转化的是环氧化酶。目前认为人体内的环氧酶共有两大类,环氧酶-1 和环氧酶-2,环氧酶-1 主要存在于正常的细胞中,而环氧酶-2 则主要存在于炎症环境中。

非甾体抗炎药可以抑制环氧化酶-2 的活动性,减少前列腺素的合成,减轻炎症反应;此外,非甾体抗炎药还可以抑制磷酸二酯酶的活性,通过抑制磷酸二酯酶可以提高细胞内 cAMP 的浓度,稳定溶酶体膜,减少溶酶体的释放,从而抑制炎症反应。这种作用机制与具有甾体结构的抗炎药物糖皮质激素有着根本区别。

一、发展及分类

(一)3,5-吡唑烷二酮类

1946 年发现吡唑烷二酮类药物保泰松(phenylbutazone)有很好的消炎镇痛作用,用于治疗风湿性和类风湿关节炎,但对肝、造血系统有毒害,应用日益减少。但由于它具有较好的排尿酸作用,可治疗急性痛风性关节炎(有效率 90%)。1961 年发现了保泰松的体内代谢物羟布宗(oxyphenbutazone),也具有抗炎、抗风湿作用,且毒性较小。

保泰松　　　　　　羟布宗　　　　　　磺吡酮

磺吡酮(sulfinpyrazone,硫氧唑酮,苯磺保泰松)是保泰松的衍生物,几乎无消炎作用,但有很强的排尿酸作用(能较强地抑制肾小管对尿酸的重吸收),为强力的促进尿酸排泄剂。一次口服可作用 10 小时,一天口服 0.5g,血清尿酸值下降 51%,并有防止血栓形成的作用。现本品已载入美国和英国药典。

(二)邻氨基苯甲酸类(灭酸类)

为邻氨基苯甲酸衍生物,是 20 世纪 60 年代发展推广起来的非甾体消炎镇痛药,包括:甲芬那酸(mefenamic acid,甲灭酸,扑湿痛),氯芬那酸(clofenamic acid,氯灭酸,抗风湿灵),甲氯芬那酸钠(meclofenamate sodium,抗炎酸钠,甲氯灭酸钠,甲氯胺苯酸钠),氟芬那酸(flufenamic acid,氟灭酸),尼氟灭酸(niflumic acid,氮氟灭酸)。由于引起贫血等不良反应,此类药已少用。格拉非宁(glafenine,苯胺喹啉,甘氨苯喹)在国外应用较多,但在胆结石中已检出其代谢物。

甲芬那酸　　　氯芬那酸　　　甲氯芬那酸钠　　　氟芬那酸

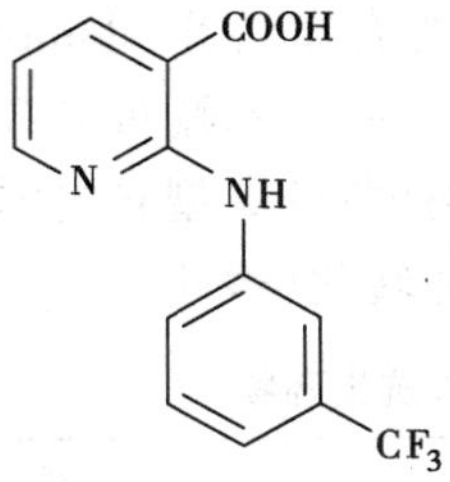

尼氟灭酸 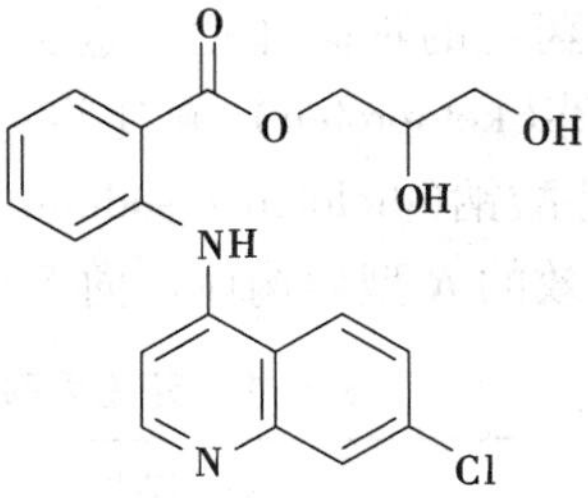　　　　　　　　　　格拉非宁

（三）吲哚乙酸类

5-羟色胺（serotonin）可能是炎症的化学致痛物质。1961年，从350个吲哚类衍生物中发现了吲哚美辛（indomethacin，消炎痛），为一个强效的镇痛药，但它不良反应多（很严重）。吲哚美辛的剂型研究较多，如搽剂、霜剂等，其作用机制经研究并不是对抗5-羟色胺，而仍然是抑制前列腺素的生物合成。

将吲哚美辛母体（吲哚环中）的N以电子等排体-CH=代换，1975年上市的舒林酸（sulindac，硫茚酸）为一前药，其本身不具有消炎镇痛活性，而在口服吸收后代谢为甲巯基化合物，此代谢物在体内的$t_{1/2}$为16.4小时，通过抑制环氧化酶而起抗炎活性。舒林酸为日服2次的长效药物，1978年9月被美国FDA批准上市，现已正式载入美国和英国药典。已广泛用于类风湿关节炎、臀部和膝关节炎，强直性脊椎炎，腱鞘炎，滑囊炎以及急性痛风。

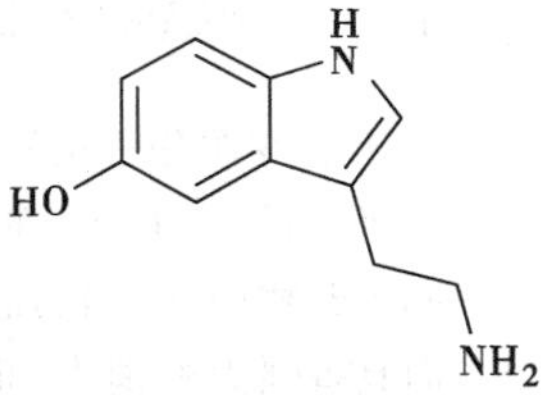

5-羟色胺 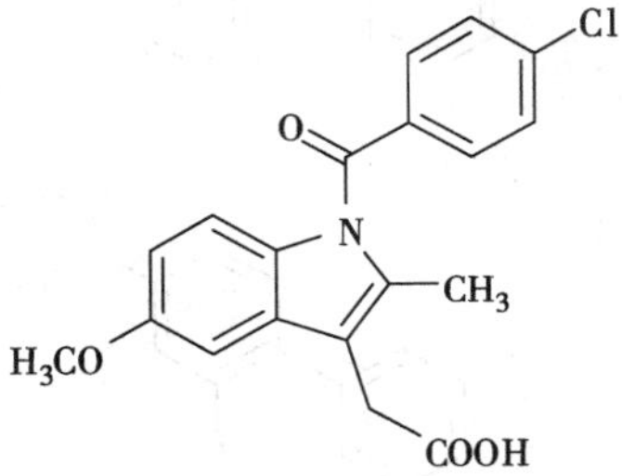　　　　　　　　　　吲哚美辛

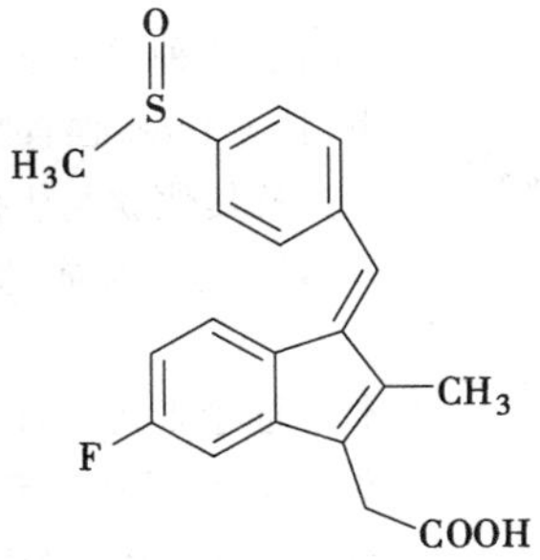

舒林酸 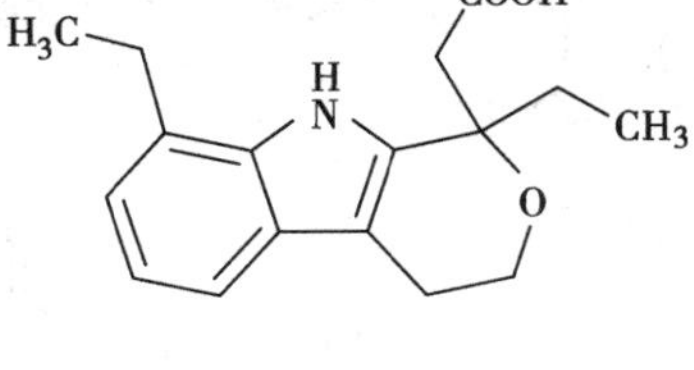　　　　　　　　　　依托度酸

1985年在英国首次上市了依托度酸（etodolac），对环氧化酶具有抑制作用，口服1小时可达血浆最高浓度，$t_{1/2}$为7小时，对类风湿关节炎的治疗效果比阿司匹林（3~4g/d），舒林酸（400mg/d）更有效，且对胃肠道刺激较其他非甾体抗炎药轻且短暂，有较强的镇痛作用。除用于风湿性、类风湿和骨性关节炎外，还可用于术后止痛。

（四）芳基丙酸类

在芳基乙酸的α碳原子上引入甲基，称为芳基丙酸类，甲基的引入可增强药物的镇痛和消炎作用,同时又可减少药物的毒副作用。这类药物主要有布洛芬(ibuprofen,异丁苯丙酸)、萘普生(naproxen)、酮洛芬(ketoprofen)、氟比洛芬(flurbiprofen,苯氟布洛芬)、非诺洛芬钙(feno-profen calcium)、双氯芬酸钠(diclofenac sodium)。这类药物的 S 型异构体的活性高于 R 型异构体的活性,且在体内无效的 R 型异构体可向 S 型异构体转化(表4-1)。

表4-1 芳基丙酸类非甾体抗炎药物

药物名称	化学结构	主要药理用途及特点
布洛芬 (ibuprofen)		第一个用于临床的芳基丙酸类非甾体抗炎药,主要用于治疗类风湿关节炎、强直性脊柱炎、骨关节炎等关节和肌肉病变
萘普生 (naproxen)		本品对于类风湿关节炎、骨关节炎、强直性脊椎炎、痛风、运动系统(如关节、肌肉及腱)的慢性变性疾病及轻、中度疼痛如痛经等均有肯定疗效。临床上使用其右旋体
酮洛芬 (ketoprofen)		本品消炎作用较布洛芬强,不良反应小,毒性低。口服易自胃肠道吸收。用于类风湿关节炎、风湿性关节炎、骨关节炎、关节强硬性脊椎炎及痛风等
氟比洛芬 (flurbiprofen)		氟比洛芬在分子结构中引进了 1 个氟原子,由氟原子引起的独特性能使其在同类药物中作用较强,治疗剂量小,从而具备强力的消炎、止痛和退热功能,而将副作用减至最低
非诺洛芬钙 (fenoprofen calcium)		适用于各种关节炎,包括类风湿关节炎、骨关节炎、强直性脊柱炎,痛风性关节炎及其他软组织疼痛。亦用于其他疼痛如痛经、牙痛、损伤及创伤性痛等
双氯芬酸钠 (diclofenac sodium)		本品通过抑制环氧合酶而减少前列腺素的合成,以及一定程度上抑制脂氧酶而减少白三烯、缓激肽等产物的生成,从而发挥解热镇痛及抗炎作用

(五)昔康类

1,2-苯并噻嗪类(昔康类)吡罗昔康(piroxicam,炎痛喜康)为新型(非酸类)消炎镇痛药,作用持久,耐受性好,副作用小,适用于类风湿关节炎,风湿性关节炎,骨关节炎,痛风等。同类药物还有舒多昔康(sudoxicam),伊索昔康(isoxicam),替诺昔康(tenoxicam)等。

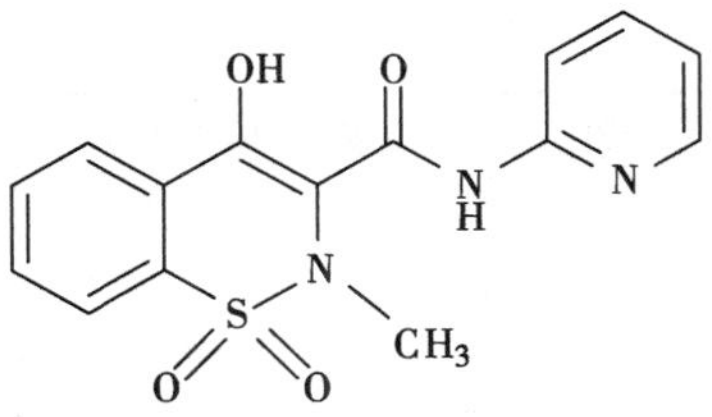

吡罗昔康

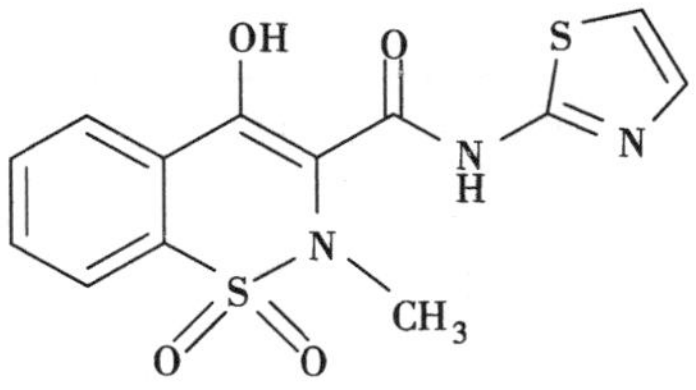

舒多昔康

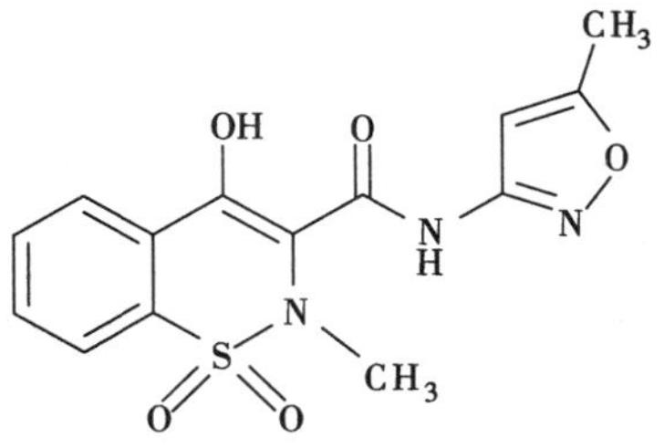

伊索昔康

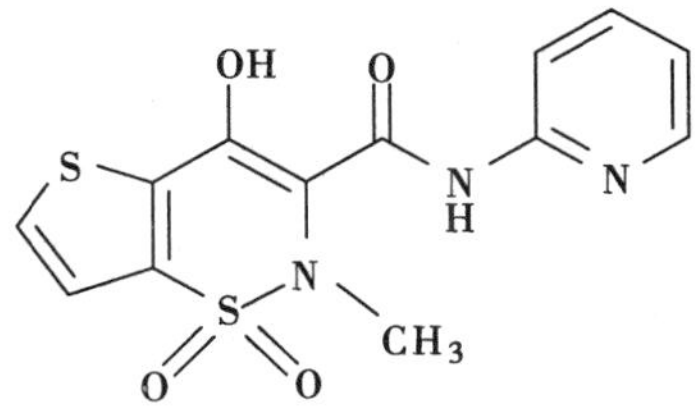

替诺昔康

（六）昔布类（选择性环氧化酶-2 抑制剂）

1991 年后发现环氧化酶分 1 和 2 两种。由环氧化酶-2 产生的前列腺素是在炎症部位引起疼痛和发炎的主要因素,据此研发出了针对环氧化酶-2 的抑制剂。塞来昔布（celecoxib）,罗非昔布（rofecoxib）为第一代选择性环氧化酶-2 抑制剂（COX-2 抑制剂）,1999 年经 FDA 批准上市,主要用于治疗关节炎,骨关节炎。伐地昔布（valdecoxib）为第二代 COX-2 抑制剂,2001 年经 FDA 批准上市。2006 年 4 月 7 日,FDA 发布了包括 21 种非甾体抗炎药合理应用的警示声明暨附加管理条例,并发现长期用塞来昔布和罗非昔布可能会增加心、脑血管的不良事件,因而这两种药物已被撤出市场。表 4-2 所列为昔布类非甾体抗炎药物。

表 4-2　昔布类（选择性环氧合酶 2 抑制剂）非甾体抗炎药物

药物名称	化学结构	主要药理用途及特点
塞来昔布 （celecoxib）	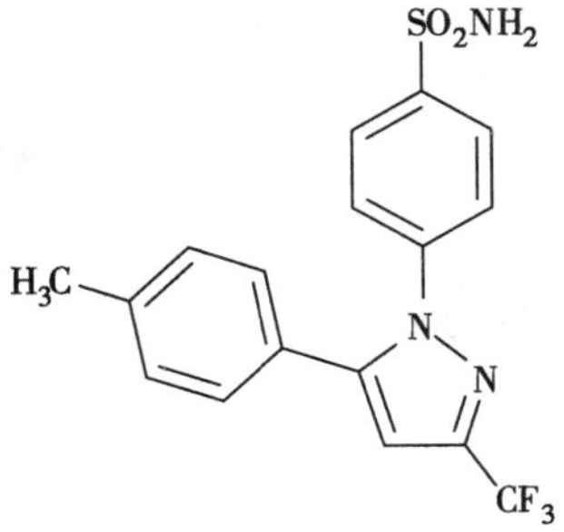	本品中特性基团能够进入 COX-2 缬氨酸旁的侧袋内,在此间共价结合,对 COX-2 产生抑制作用,且这种作用是不可逆的。用于缓解骨关节炎症状和体征,缓解成人类风湿关节炎的症状和体征
罗非昔布 （rofecoxib）	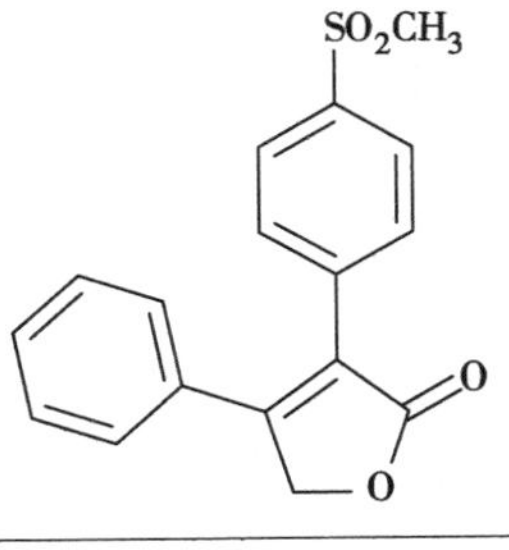	可用于增生性骨关节病和类风湿关节炎治疗。还用于缓解疼痛和治疗原发性痛经。包括牙科和整形手术后各种手术后的疼痛

药物名称	化学结构	主要药理用途及特点
伐地昔布 （valdecoxib）	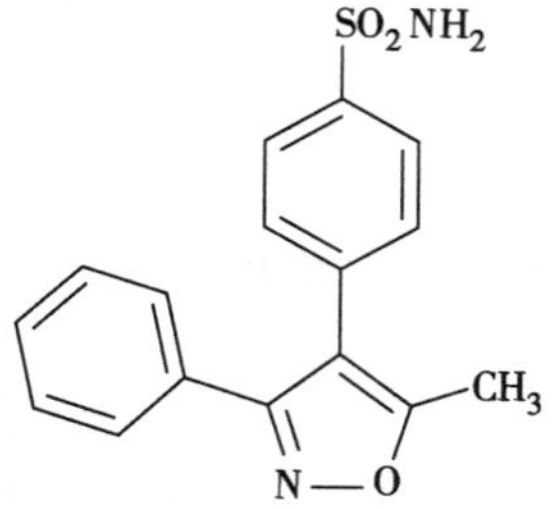	本品适应证为类风湿关节炎及骨关节炎，缓解其疼痛。其严重的皮肤不良反应包括多形性红斑，斯-约（Stevens-Johnson）综合征及中毒性表皮坏死松解症

其他还有，萘丁美酮（nabumetone）为前体药物，1985 年上市。口服后在十二指肠被吸收，经肝脏转化为主要活性代谢物 6- 甲氧基-2- 萘乙酸，对花生四烯酸代谢途径中的环氧化酶和脂氧化酶有双重抑制作用。

苄达明（benzydamine，炎痛静）为吲哒唑类化合物，具有消炎、镇痛、解热作用，对炎症性疼痛有效，抗炎作用与保泰松相似或稍强。此外，本品尚有镇咳和罂粟碱样解痉作用。

来氟米特（leflunomide）为一个具有抗增殖活性的异噁唑类免疫抑制剂，其作用机制主要是抑制二氢乳酸脱氢酶的活性，从而影响活化淋巴细胞的嘧啶合成，是第一个用于延缓类风湿关节炎病人关节结构损坏的药物。它通过活性代谢产物起作用，对本品及其代谢产物过敏者和严重肝损害患者禁用。

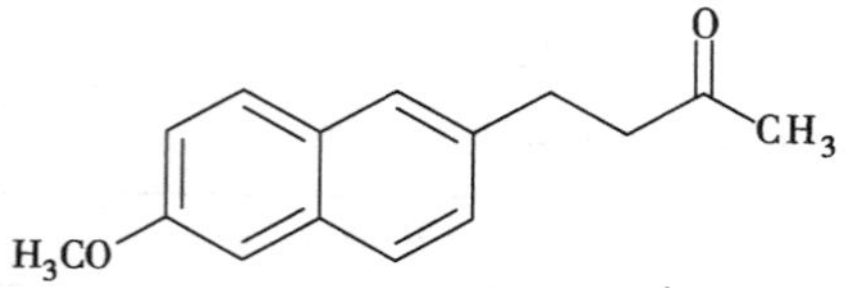

萘丁美酮 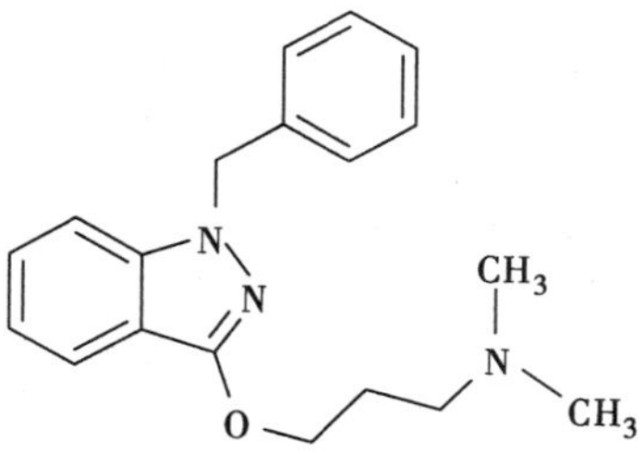　　　　　　　苄达明 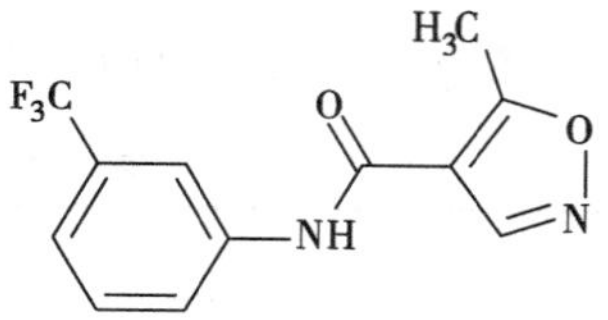　　　　　　　来氟米特

二、典型药物

吲哚美辛 indomethacin

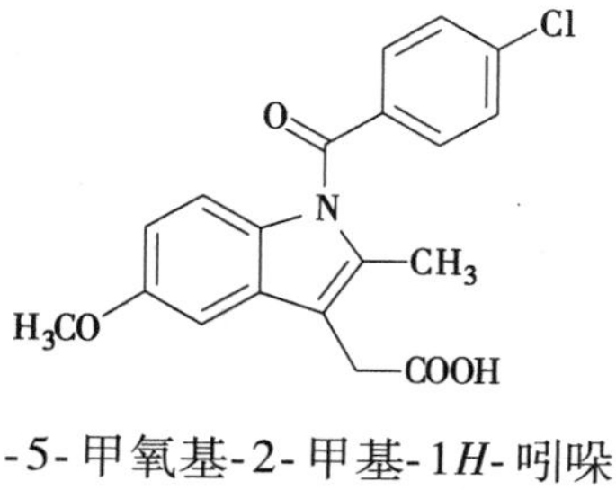

化学名为 1-（4- 氯苯甲酰基）-5- 甲氧基-2- 甲基-1*H*- 吲哚-3- 乙酸，又名消炎痛。

本品为类白色或微黄色结晶性粉末。几乎无臭、无味。mp. 158 ~ 162℃。可溶于丙酮,略溶于甲醇、乙醇、氯仿及乙醚,微溶于苯,几乎不溶于水。

本品为弱酸性药物,pK_a 4.5,可溶于氢氧化碱溶液。在室温下空气中稳定,但对光敏感。其水溶液在 pH 2 ~ 8 时较稳定。在强酸强碱中水解,生成对氯苯甲酸和 5-甲氧基-2-甲基-1H-吲哚-3-乙酸(Ⅰ),Ⅰ脱羧生成 5-甲氧基-2,3-二甲基-1H-吲哚(Ⅱ),Ⅰ和Ⅱ均可进一步被氧化形成有色物质。

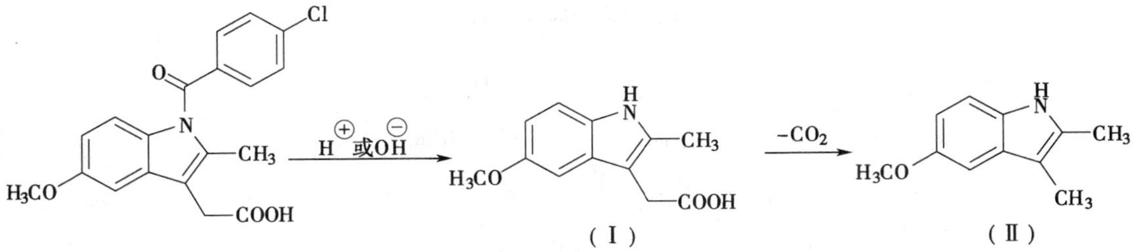

本品在胃肠道吸收迅速而完全,口服 1 ~ 4 小时后血药浓度达峰值,在肝和肾代谢,形成去甲基化物和去酰基化物,主要以葡萄糖醛酸结合物的形式从尿中排泄。

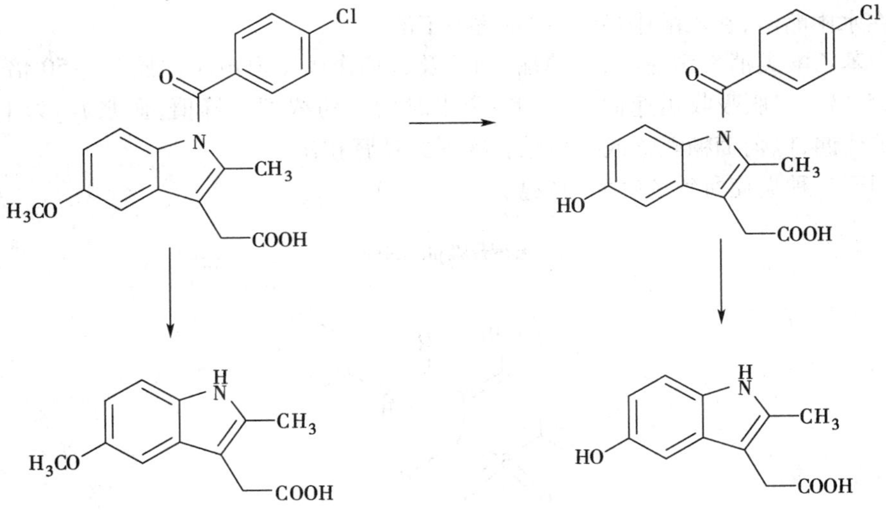

本品主要用于治疗类风湿关节炎、强直性脊椎炎、骨关节炎。

布洛芬 ibuprofen

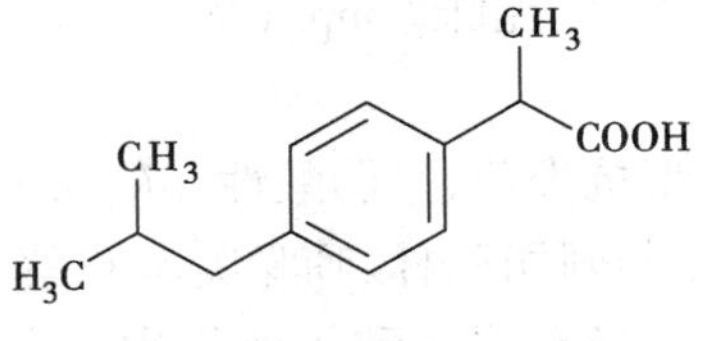

化学名为 α-甲基-4-(2-甲基丙基)苯乙酸,又名异丁苯丙酸。

本品为无色结晶性粉末。有异臭,无味。mp. 75 ~ 77℃。易溶于乙醇、氯仿、乙醚、丙酮,几乎不溶于水。

本品呈弱酸性,可溶于氢氧化钠或碳酸钠溶液中,可与赖氨酸成盐。本品性质稳定,有一对对映异构体,$S(+)$-异构体活性为 $R(-)$-异构体的 28 倍,但在体内 $R(-)$-异构体可转化为 $S(+)$-异构体,生物活性等价,因此临床用其消旋体。

本品口服后迅速吸收,1~2 小时后血药浓度达峰值。血浆 $t_{1/2}$ 为 2 小时。排泄迅速,吸收量的 90% 以上主要以羟基化合物和羧基化合物形式从尿中排泄。

本品适用于治疗风湿性关节炎、类风湿关节炎、骨关节炎、强直性脊椎炎,对急性痛风有一定的疗效。还可用于缓解术后轻至中度疼痛、软组织损伤、腰背痛、痛经等。

双氯芬酸钠 diclofenac sodium

化学名为 2-[(2,6-二氯苯基)氨基]苯乙酸钠,又名双氯灭痛。

本品为白色或类白色结晶性粉末;有刺鼻感与引湿性。mp. 283~285℃(游离酸 mp. 156~158℃)。在水中略溶,在乙醇中易溶,在氯仿中不溶。

本品为苯乙酸类消炎镇痛药,其镇痛、消炎及解热作用比阿司匹林强 26~50 倍,比吲哚美辛强 2~2.5 倍。口服吸收迅速而完全,1~2 小时后血药浓度达峰值,血浆 $t_{1/2}$ 为 1~2 小时。主要在肝脏代谢,以葡萄糖醛酸或硫酸结合物形式从肾排出。

本品用于各种炎症所致的疼痛与发热。

吡罗昔康 piroxicam

化学名为 2-甲基-4-羟基-N-2′-吡啶基-2H-1,2-苯骈噻嗪-3-甲酰胺-1,1,-二氧化物,又名炎痛喜康。

本品为微黄色结晶性粉末。无臭、无味。mp. 198~200℃。易溶于氯仿、乙醚、丙酮,微溶于乙醇,几乎不溶于水。

本品为结构中不含羧基的新型抗炎药,呈弱酸性,pK_a 6.3,易溶于碱、吡啶。

本品的镇痛、消炎和解热作用与阿司匹林、吲哚美辛和萘普生相似,口服吸收迅速而完全,优点为半衰期长,为 35~45 小时。尚有促尿酸排泄作用。主要经肝脏代谢,代谢产物为吡啶环上的羟基化合物,无抗炎活性,以葡萄糖醛酸结合物形式自尿排泄。

本品用于类风湿和风湿性关节炎、骨关节炎、强直性脊椎炎、腰肌劳损、肩周炎、术后及创伤后疼痛,也可用于急性痛风的治疗。

塞来昔布 celecoxib

化学名为4-[5-(4-甲基苯基)-3-三氟甲基]-1H-吡唑-1-基苯磺酰胺。

本品为黄色结晶性粉末,熔点157～158℃,不溶于水。本品属于磺酰胺类化合物,是一个典型的COX-2抑制剂,是根据COX酶的特征,运用现代药物设计方法设计的新药。

本品临床上用于缓解骨关节炎症状和体征,缓解成人类风湿关节炎的症状和体征。作为常规疗法(如内镜监测、手术)的一项辅助治疗,可减少家族性腺瘤息肉(FAP)患者的腺瘤性结直肠息肉的数目。

最近的研究发现,COX-2也存在于人体脑部和肾中,具有影响电解质代谢和血压的生理作用,而COX-1抑制剂具有心血管保护作用,COX-2抑制剂在阻断前列环素(PGI_2)产生的同时,并不能抑制血栓素(TXA_2)的生成,可能会打破体内促凝血和抗凝血的平衡,从而在理论上增加心血管事件的发生率。

第三节　抗痛风药

痛风是体内嘌呤代谢紊乱所引起的一种疾病,表现为高尿酸血症,尿酸盐在关节、肾及结缔组织中析出结晶。急性发作时,尿酸盐微结晶沉积于关节而引起局部粒细胞浸润及炎症反应。

治疗痛风的药物有别嘌醇(allopurinol)、丙磺舒(probenecid)、苯溴马隆(benzbromarone)、秋水仙碱(colchicine)等(表4-3)。

表4-3　抗痛风药物

药物名称	化学结构	主要药理用途及特点
别嘌醇 (allopurinol)		别嘌醇及其代谢产物别黄嘌呤均能抑制黄嘌呤氧化酶,阻止次黄嘌呤和黄嘌呤代谢为尿酸,从而减少了尿酸的生成。主要用于治疗原发性和继发性高尿酸血症
丙磺舒 (probenecid)		主要在痛风发作间期和慢性期使用以控制高尿酸血症,适用于血尿酸增高、肾功能尚好、每天尿酸排出不多的病人,也用于噻嗪类利尿药所致或有发生痛风危险的高尿酸血症的治疗,一般不作为癌症治疗所致高尿酸血症的辅助治疗

续表

药物名称	化学结构	主要药理用途及特点
苯溴马隆 （benzbromarone）		用于治疗原发性高尿酸血症,痛风性关节炎间歇期及痛风结节肿等。本品属苯骈呋喃衍生物,为促尿酸排泄药,作用机制主要是通过抑制肾小管对尿酸的重吸收,从而降低血中尿酸浓度
秋水仙碱 （colchicine）		本品可能是通过减低白细胞活动和吞噬作用及减少乳酸形成,从而减少尿酸结晶的沉积,减轻炎症反应,而起止痛作用。主要用于急性痛风,对一般疼痛、炎症和慢性痛风无效

学习小结

本章介绍的解热镇痛药及非甾体抗炎药是一类临床常见病、多发病的治疗药物,具有退热、止痛、抗炎(酰化苯胺类除外)、抗风湿作用,有的还兼有排尿酸及抗痛风的作用。

按化学结构分类,解热镇痛药主要有水杨酸类、酰化苯胺类和吡唑酮类;非甾体抗炎药主要有 3,5-吡唑烷二酮类、邻氨基苯甲酸类、吲哚乙酸类、芳基烷酸类、昔康类、选择性环氧化酶-2 抑制剂(昔布类)等。

此类药物与中枢性镇痛药不同,是通过抑制前列腺素合成酶,使前列腺素的合成和释放减少,从而发挥药理作用(来氟米特除外),没有成瘾性,但可使胃肠黏膜产生 PGI_2 减少,而 PGI_2 对胃黏膜有保护作用,所以服用此类药物可造成胃溃疡以致胃出血。

复习题

1. 阿司匹林的质量检验中,为什么《中国药典》规定要检查碳酸钠溶液中的不溶物?

2. 对乙酰氨基酚可能由制备而残存一些特殊的杂质。可能的杂质是什么? 要用什么方法检查?

3. 吲哚美辛和舒林酸互为生物电子等排体,说明其在结构上的相同和不同之处。

4. 临床使用的萘普生为(S)构型右旋体,而布洛芬是消旋体,是否需要对布洛芬进行拆分,获得(S)-(+)-布洛芬应用于临床?

5. COX-2 抑制剂,是根据 COX 酶的特征,运用现代药物设计方法设计的新药,说明其设计原理和这类药物产生心血管事件风险的原因。

6. 苯溴马隆是促尿酸排泄药,说明其作用机制与别嘌醇的不同之处。

（黄　剑）

第 五 章

镇痛药及镇咳祛痰药

学习目标 ▐▐▶

掌握:吗啡、哌替啶、美沙酮、可待因的化学结构、理化性质和药理作用。

熟悉:阿扑吗啡、烯丙吗啡、纳洛酮、丁丙诺啡、埃托啡、二氢埃托啡、安那度尔、芬他尼、舒芬他尼、布托啡诺、喷他佐辛、曲马多、奈福泮、布桂嗪、右美沙芬、溴己新,氨溴索、羧甲司坦的化学结构和用途;吗啡类镇痛药物的构效关系。

了解:镇痛药的分类和研究进展。

第一节 镇 痛 药

疼痛是许多疾病的主要临床症状,当机体受到损害时,疼痛是一种信号,是一种保护性警觉功能,除反映在人们意识上的痛苦外,疼痛本身还经常导致生理功能的紊乱,严重时可引起血压降低,呼吸衰竭,甚至导致休克而危及生命。

镇痛药(analgesics)是一类在治疗剂量下选择性地抑制痛觉中枢,改变患者对痛的感受,使疼痛减轻或消除的药物。它不影响痛觉以外的感觉(如触觉、听觉、视觉等),并能使患者保持意识清醒。

本章所述的镇痛药是作用在中枢神经系统的阿片受体上(第三脑室及导水管周围的灰质),作用强,对锐痛、钝痛均有效,由于有麻醉副作用,称麻醉性镇痛药(narcotic analgesics)。有别于上一章所述的通过影响前列腺素的生物合成而起镇痛作用的解热性镇痛药(antipyretic analgesics)。

一、吗啡及其衍生物

(一)吗啡类生物碱

镇痛药按结构和来源,可分为吗啡生物碱、半合成和全合成类,由于它们具有可导致呼吸抑制,成瘾性和易被滥用,其应用受到限制。我国对镇痛药进行了严格的监管。

镇痛药的作用机制是活化位于痛觉传递通路上突触前及突触后的 7-跨膜 G 蛋白偶联受

体(阿片受体)高密度的阿片受体,即 μ、κ、δ 和 σ 受体,存在于脊索背角及中枢神经系统更高级的支配中心,镇痛药的细胞作用涉及神经元 K^+ 外流增加(使神经元超极化,对应激反应下降),以及抑制 Ca^{2+} 内流(减少痛觉传递通路上释放神经递质)。

吗啡(morphine)是镇痛药具有代表性的药物之一,其结构式如下。

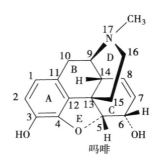

吗啡为一含有部分氢化菲核的五环刚性分子。其中 C_5、C_6、C_9、C_{13}、C_{14} 为手性碳原子,理论上应有 $32(2^5)$ 个光学异构体,而实际上只有 16 个光学异构体,因 C_9 和 C_{13} 由乙胺链所连接而使异构体减少。天然存在的吗啡为左旋体,C_5、C_6、C_{14} 上的氢均与乙胺链呈顺式排列。吗啡的镇痛作用与分子的构型有密切关系,当构型改变时将会导致镇痛作用的降低或消失。

(二)吗啡半合成衍生物

自阐明吗啡结构后,从 1929 年以来进行了系统的研究,首先做了一些结构修饰(structural modification)工作,通过对功能团的改变以发现作用好、副作用小的半合成衍生物。

1. 吗啡 3 位酚羟基被醚化、酰化,则镇痛活性下降,成瘾性亦下降。如可待因(codeine)是吗啡的 3 位羟基甲基化形成甲基醚,镇咳作用为吗啡的 1/4;镇痛作用为吗啡的 1/7;成瘾性下降,临床以镇咳为主。

2. 吗啡 6 位醇羟基被酰化,其镇痛活性不降低,甚至更高,但成瘾性亦增加,如 6-乙酰吗啡。这是因为这些衍生物与吗啡相比,分子极性降低,脂溶性增加,更易透过血脑屏障进入中枢神经系统发挥作用。当 3,6 位 2 个羟基均被乙酰化即得海洛因(heroin)。6-乙酰吗啡和海洛因虽然镇痛活性很高,但毒性、成瘾性亦更大,早已被列入临床禁用的毒品范围。

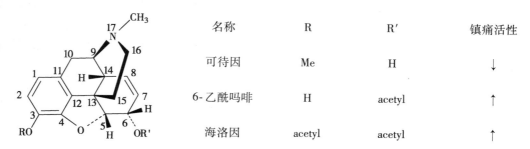

名称	R	R′	镇痛活性
可待因	Me	H	↓
6-乙酰吗啡	H	acetyl	↑
海洛因	acetyl	acetyl	↑

3. 吗啡 17 位氮上去甲基,镇痛活性及成瘾性均降低,这是由于分子极性增加,不易透过血脑屏障所致。氮上甲基若变为乙基、烯丙基或环丙基后,皆为拮抗性占优势的药物。尤其是氮上甲基改换为烯丙基,即为烯丙吗啡(nalorphine,那洛啡),镇痛作用较弱,但具有较强的拮抗

吗啡的中枢抑制作用,几无成瘾性。由于有严重的眩晕、幻觉、焦虑等副作用,临床只作为吗啡中毒解救剂,不作镇痛药使用。虽然不是一个理想的镇痛药,但烯丙吗啡的发现意义重大,它是第一个成瘾性与镇痛作用分离的药物,给人们一个在吗啡受体混合型激动拮抗剂中寻找不成瘾镇痛药的新启示和新思维。

4. 吗啡 6 位醇羟基改换为羰基,14 位加上羟基,7,8 位双键饱和,17 位氮上甲基改换为烯丙基,即为纳洛酮(naloxone),为吗啡受体专一性拮抗剂(specific antagonist),也称完全拮抗剂,几乎拮抗了吗啡所有的生理作用(除镇咳外),拮抗作用为烯丙吗啡的 10~20 倍;是研究阿片受体功能的重要工具药物,也是吗啡中毒解救剂。

烯丙吗啡   纳洛酮

5. 近年来,发现了许多高效的镇痛药物,均以阿片中天然存在的生物碱蒂巴因(thebaine)为原料,经半合成而来,其中埃托啡(etorphine)最为突出。埃托啡为更具刚性结构的六环化合物,在动物实验中,镇痛效力为吗啡的 1000~10 000 倍;在人体试验中为吗啡的 200倍。埃托啡对阿片受体具有高度亲和力,因而是研究吗啡受体功能的重要工具药物。将埃托啡的桥乙烯基还原得二氢埃托啡(dihydroetophine),其镇痛作用比埃托啡更强,但仍具有成瘾性。将二氢埃托啡结构中氮上甲基以烯丙基或环丙基取代时,可得到强效、成瘾性下降的镇痛药物。丁丙诺啡(buprenorphine,叔丁啡)是长效拮抗性镇痛药,在人体试验中效力为吗啡的 30 倍,作用时间为吗啡的 2 倍,成瘾性等副作用不明显,用于缓解晚期癌症痛或术后疼痛。

名称	R	R′	X
埃托啡	—CH₃	—C₃H₇	···· CH = CH ····
二氢埃托啡	—CH₃	—C₃H₇	···· CH₂···· CH₂ ····
丁丙诺啡	—CH₂—◁	—C(CH₃)₃	···· CH₂···· CH₂ ····

二、合成镇痛药

吗啡半合成衍生物保留了吗啡的基本母环,结构复杂,全合成困难,天然原料的来源受限制,同时普遍没有解决吗啡毒性大、易成瘾等问题。故着手简化吗啡结构,寻找结构简单、不成瘾的全合成代用品,发现了几大类合成镇痛药。

(一)哌啶类
1939 年,在寻找类似阿托品(atropine)解痉药的过程中,发现了哌替啶(pethidine),其不仅有解痉作用,而且有镇痛作用,结构也较吗啡简单,这一发现对吗啡合成代用品的研究起到很大的促进作用。哌替啶的镇痛作用是吗啡的 1/5,有成瘾性,可维持 2~4 小时,多用于内脏剧烈绞痛,创口痛及麻醉辅助给药。将其与吗啡结构比较,发现它们结构之间有相近之处。

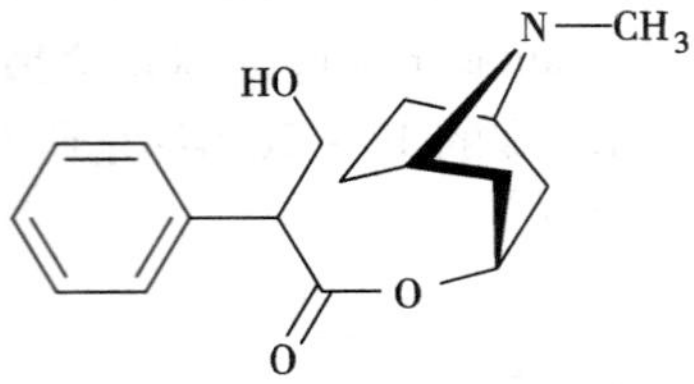

阿托品 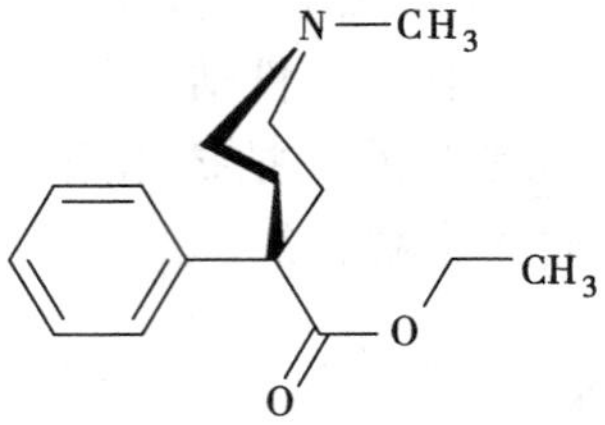　　　　　　　哌替啶 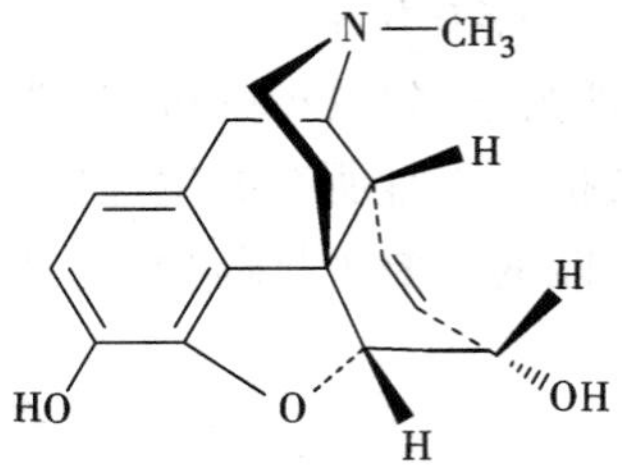　　　　　　　吗啡

　1947 年以非经典的生物电子等排体-OCO-代替哌替啶结构中的-COO-,再在哌啶环的 3-位引入甲基,得到了安那度尔(aprodine)。α-安那度尔的作用 2 倍于吗啡,β-安那度尔的作用 12 倍于吗啡。

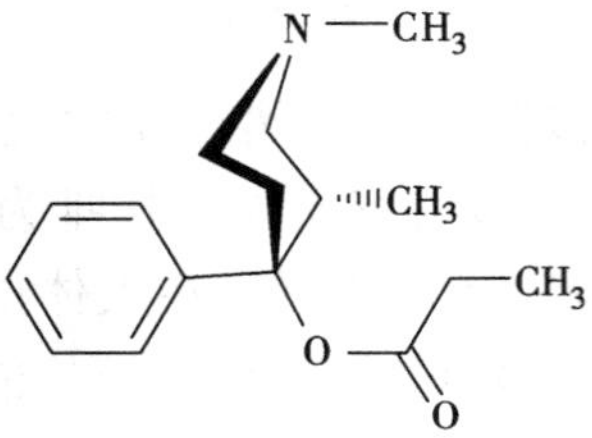

α-安那度尔 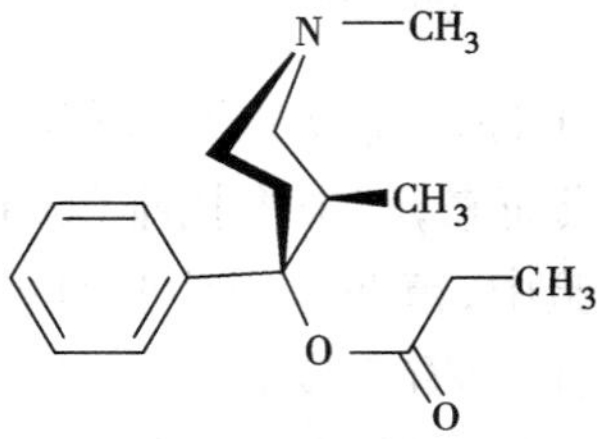　　　　　　　　β-安那度尔

　1960 年合成了芬太尼(fentanyl),为临床应用的强效镇痛药,效力 150 倍于吗啡,亦有成瘾性,作用强而快,但持续时间短,常与强效安定剂氟哌利多(droperidol)合用,作为"安定镇痛麻醉剂",用于外科手术,国内外已广泛应用。1974 年合成了舒芬他尼(sufentanil),镇痛作用 800 倍于吗啡,对心血管系统的影响轻微,全麻效果较芬太尼更好。

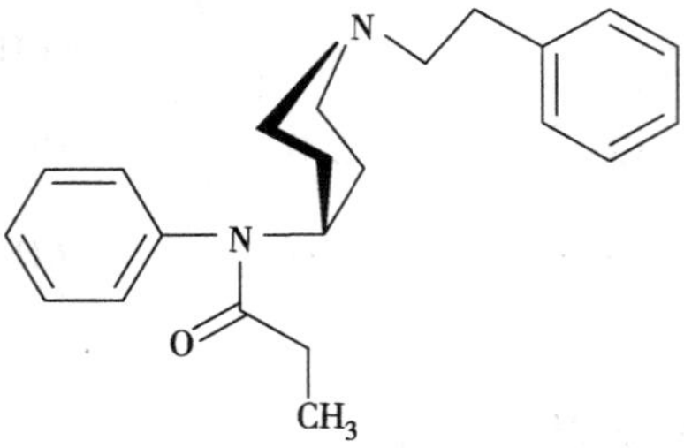

芬太尼 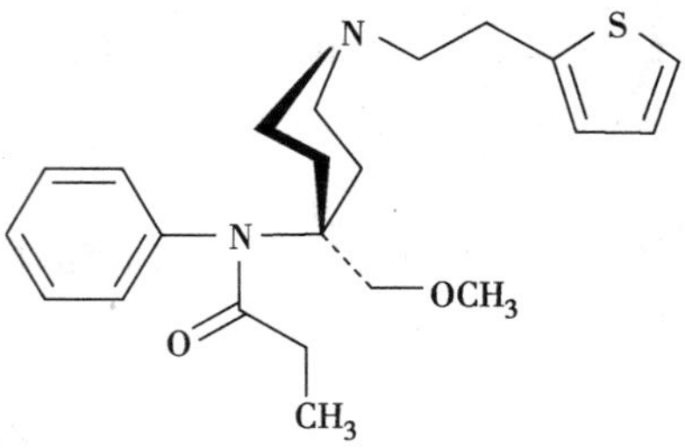　　　　　　　　　　舒芬他尼

(二)氨基酮类

　只保留吗啡结构中的苯环与碱性氮原子,将其余的四环均断开,形成一类具有镇痛活性的开链化合物。如:美沙酮(methadone)镇痛作用为吗啡的 2~3 倍、哌替啶的 5~10 倍,可以口服,作用时间长,但有成瘾性。美沙酮虽为开链化合物,但其结构可形成环状,仍与吗啡

结构之间有相近之处。达尔丰(darvon)是其类似物,副作用与成瘾性较小,临床用其右旋体。消旋吗酰胺(racemoramide)及其右旋体有强镇痛作用,右旋吗酰胺镇痛作用 10～40 倍于吗啡,4～14 倍于美沙酮,20～200 倍于哌替啶,成瘾性和副作用均较小,口服与注射几乎有相同效用。

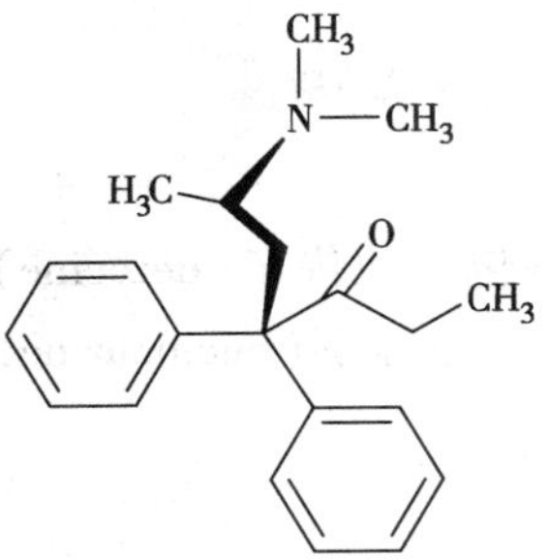

| 美沙酮 | 达尔丰 | 消旋吗酰胺 |

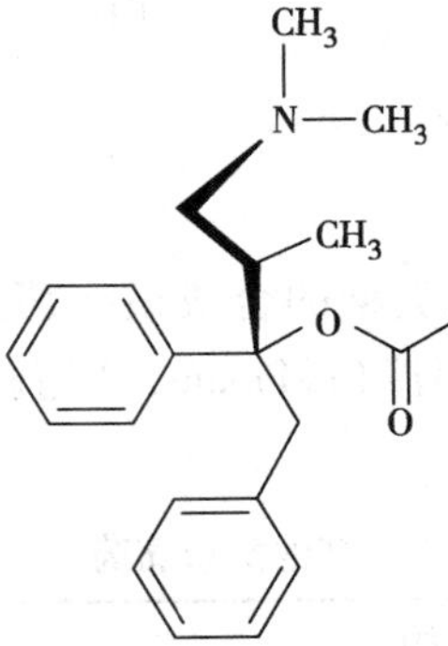

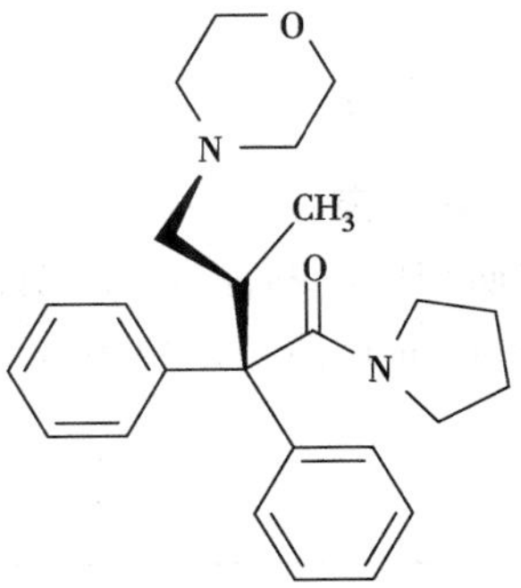

(三)吗啡烃类

吗啡分子的呋喃环去除即为吗啡烃(morphinane)母核,此类药物中左啡诺(levorphanol,左吗喃,那洛啡尔)已用于临床,镇痛作用约 4 倍于吗啡,副作用也增加。与吗啡相比,具有可以口服及作用时间长的优点,已用于临床。

近年来在此类中发现的布托啡诺(butorphanol,环丁羟吗喃)是很有希望的不成瘾性镇痛药,镇痛作用 10 倍于吗啡,对吗啡的拮抗作用与喷他佐辛相似。本品对减轻中至重度疼痛作用安全而有效,依赖性和滥用倾向较低,为第二代混合型激动拮抗剂。

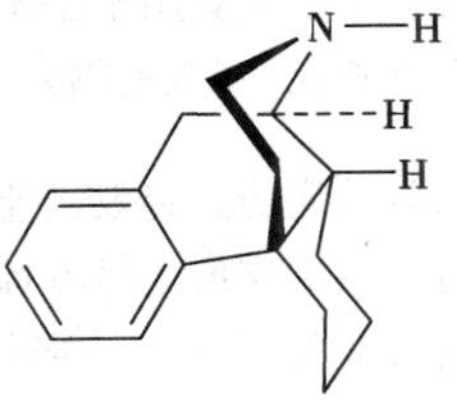

| 吗啡烃 | 左啡诺 | 布托啡诺 |

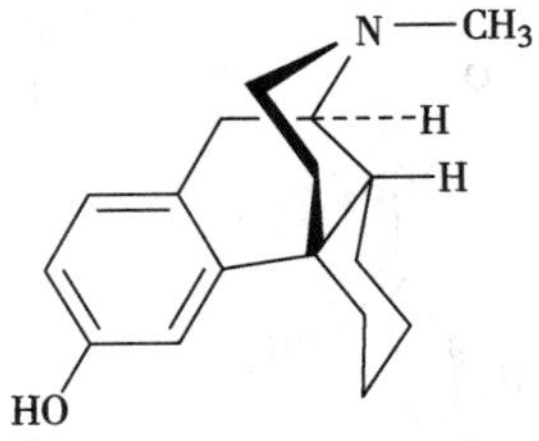

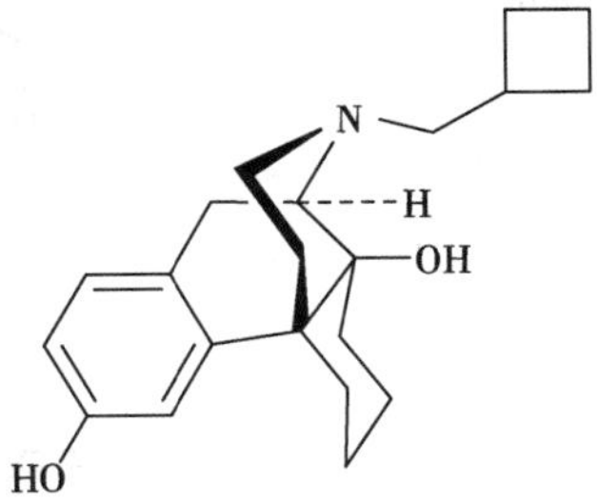

(四)苯吗喃类

烯丙吗啡是第一个发现的具有镇痛性而没有成瘾性的药物,可以拮抗吗啡的几乎所有的生理作用,但保留有较弱的镇痛作用。从这一发现受到启示,在具有拮抗吗啡作用的镇痛药中可能找到镇痛与成瘾分离的药物,1955 年以后合成了一系列苯吗喃(benzomorphan)类衍生物。其中喷他佐辛(pentazocine,镇痛新)几乎无成瘾性,成为第一个非麻醉性吗啡类镇痛药。它是 κ 受体激动剂、μ 受体弱拮抗剂,镇痛作用弱于吗啡(1/6)。若氮上取代基团改换为对氟苯丁酮基即为赛克洛新(cyclocine),为近年来报道的非麻醉性镇痛药,镇痛作用为喷他佐辛的数倍,几无成瘾性,并有安定、肌松作用。

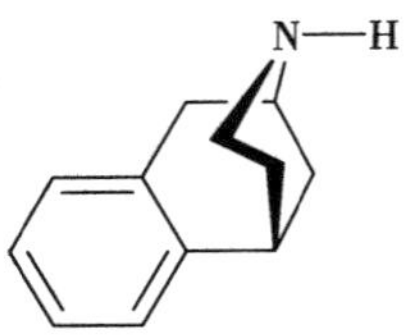

| 苯吗喃 | 喷他佐辛 | 赛克洛新 |

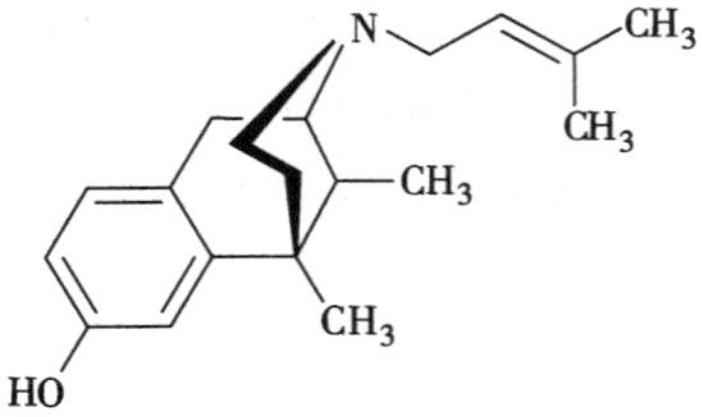

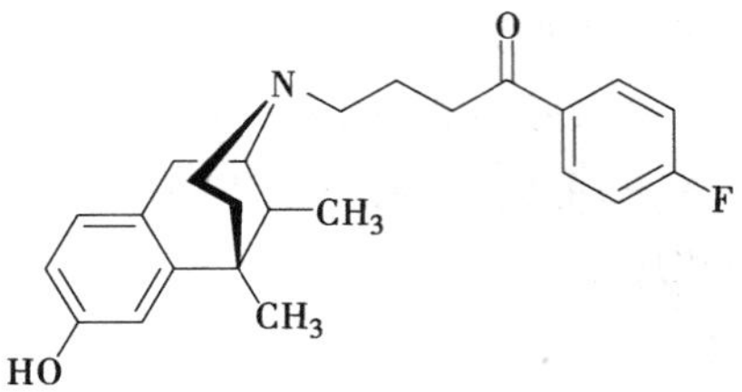

（五）其他类

随着研究的不断深入,发现许多不同类型的合成镇痛药。包括地佐辛（dezocine）、多匹可明（doxpicomine）、曲马多（tramadol）、奈福泮（nefopam,平痛新）、布桂嗪（bucinnazine,强痛定）等（表5-1）。

表5-1 其他类镇痛药

药物名称	化学结构	主要药理用途及特点
地佐辛 （dezocine）	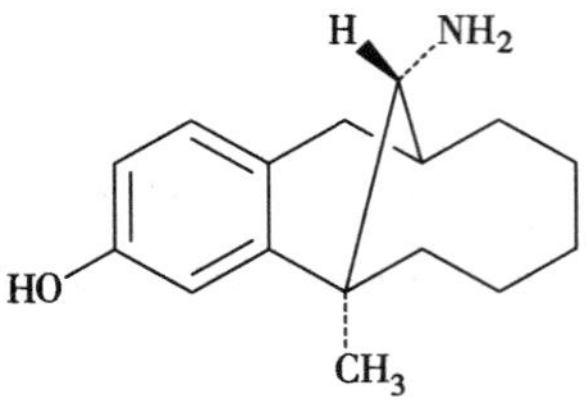	新的阿片受体部分激动剂,可能部分激动 μ、δ 受体。与其他阿片镇痛药结构不同。其结构中的碱性中心为伯胺基团,而非叔胺基团。作用强度与吗啡相似,用于中度及重度疼痛的镇痛
多匹可明 （doxpicomine）	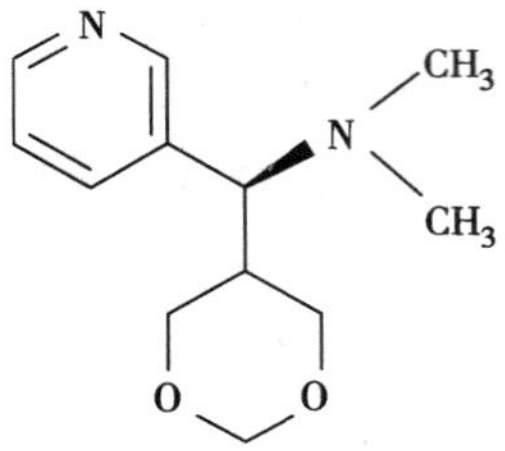	新的部分激动镇痛药,作用相当于哌替啶,其全部作用均可为纳洛酮完全拮抗。在人体肌注给药,半衰期为 1.5h 左右,55% 以葡糖苷酸的形式从尿中排出体外。本品主要用于手术后的镇痛,与哌替啶相比,安全范围大,副作用小
曲马多 （tramadol）	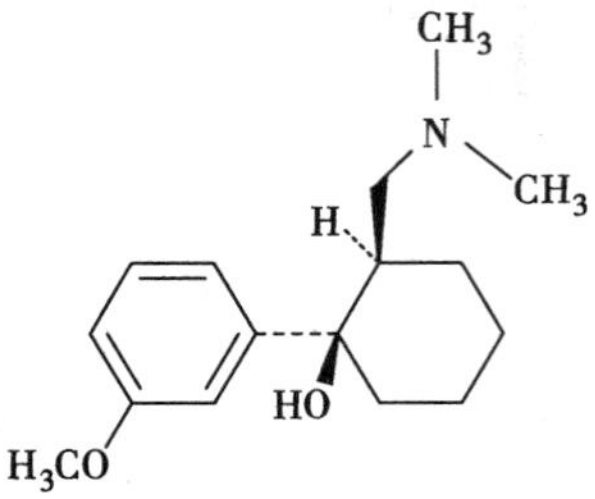	另一强效镇痛药。起效迅速,作用持续数小时。在治疗剂量时不抑制呼吸,也不影响心血管系统。镇痛作用起因于药物与特异性受体的反应。长期应用时可产生依赖性,因此疗程和用量不应超过治疗所需
奈福泮 （nefopam）	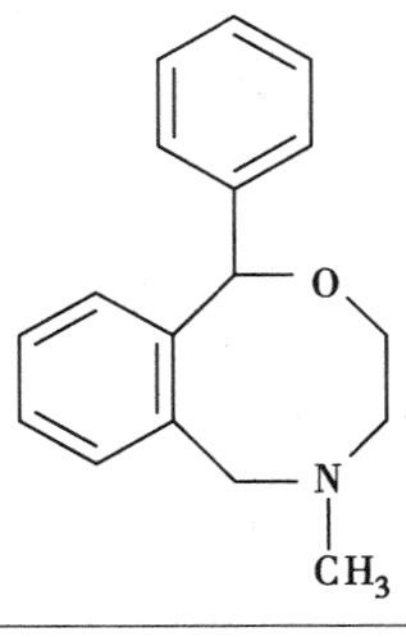	是非成瘾性镇痛药,明显不同于麻醉性镇痛药,不被阿片受体拮抗剂纳洛酮拮抗,与吗啡之间不产生交叉耐受性,不拮抗吗啡的镇痛作用,未见抑制呼吸和循环系统作用。适用于各种手术后疼痛、牙痛、癌症疼痛及烧伤等,亦用于急性胃炎等内脏平滑肌绞痛。也可用于局部麻醉、针麻及神经阻滞椎管内麻醉等

续表

药物名称	化学结构	主要药理用途及特点
布桂嗪 （bucinnazine）	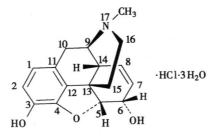	镇痛效力为吗啡的1/3。口服后10~30min或皮下注射后10min起效，持续3~6h。适用于中度创伤、癌性疼痛和神经性疼痛，如偏头痛、三叉神经痛以及关节痛、痛经等的止痛。有成瘾性，曾发生过相当严重的区域性药物滥用，故应严格管理使用

三、典型药物

盐酸吗啡 morphine hydrochloride

化学名为17-甲基-3-羟基-4,5α-环氧-7,8-二脱氢吗啡喃-6α-醇盐酸盐三水合物。

本品为无色细针状结晶，见光色变深，130℃失去结晶水，mp.254~256℃（分解）。难溶于水，较难溶于苯、醚、氯仿等有机溶剂，较易溶于沸乙醇、热戊醇、氯仿-乙醇的混合溶剂中。

本品为两性物质，17位叔氮原子呈碱性，$K_b = 7.5 \times 10^{-7}$，能与酸生成稳定的盐，如盐酸盐、硫酸盐、氢溴酸盐等，临床上常用其盐酸盐。盐酸吗啡为白色针状结晶或结晶性粉末，无臭，味苦，能溶于水（1:17.5），极易溶于沸水（1:0.5），略溶于乙醇（1:52），不溶于氯仿或乙醚。吗啡的3位酚羟基显弱酸性，$K_a = 1.4 \times 10^{-10}$，可与氢氧化钠及氢氧化钙溶液成盐溶解，但不与氢氧化铵成盐溶解。

由于吗啡及其盐类的结构中存在酚羟基，易被氧化。吗啡盐类水溶液放置后，可被氧化变色，生成毒性较大的双吗啡或称伪吗啡、N-氧化吗啡和微量甲胺等。该反应为自动氧化反应，通过游离基进行，可被空气中的氧、日光和紫外线照射或铁离子所促进。溶液的pH将影响它的稳定性，pH=4时最稳定；在中性或碱性条件下氧化速度加快。因此配制吗啡注射液时，用酸调pH 3~5，使用中性玻璃并充氮气，常加入焦亚硫酸钠，亚硫酸氢钠和EDTA-2Na等作稳定剂。

双吗啡　　　　　　　　　　　　　　　　N-氧化吗啡

吗啡与盐酸或磷酸加热反应,经脱水及分子重排,生成阿扑吗啡(apomorphine),阿扑吗啡对呕吐中枢有显著兴奋作用,临床上用作催吐剂。阿扑吗啡可被稀硝酸氧化为邻醌而呈红色,也可被碘溶液氧化。在水及醚存在时,水层为棕色,醚层为红色。利用这一反应可检查吗啡中有无阿扑吗啡的存在。

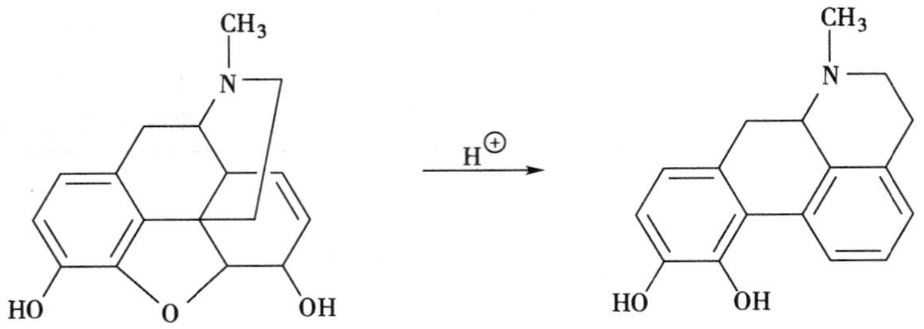

吗啡　　　　　　　　　　　　　阿扑吗啡

吗啡与亚硝酸反应,可能生成喹尼特洛(quinitrol)和2-硝基吗啡的混合物,加氨水显黄棕色。本反应可检查出可待因中混入的微量吗啡。

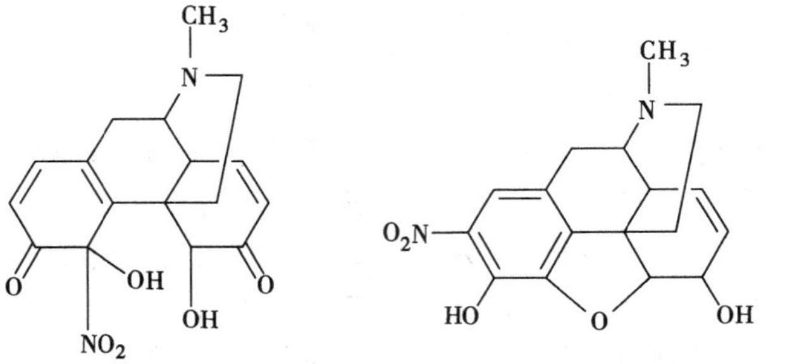

喹尼特洛　　　　　　　　2-硝基吗啡

吗啡作用于阿片受体,具有优良的镇痛、镇咳、催眠等功效,临床上主要用于抑制剧烈疼痛,亦用于麻醉前给药。口服不易为胃肠道吸收,皮下和肌内注射时吸收迅速。60%～70%的吗啡在肝内与葡萄糖醛酸结合,1%脱甲基变为去甲基吗啡,去甲基吗啡活性低、毒性大,20%为游离型,主要经肾脏排出。

盐酸哌替啶 pethidine hydrochloride

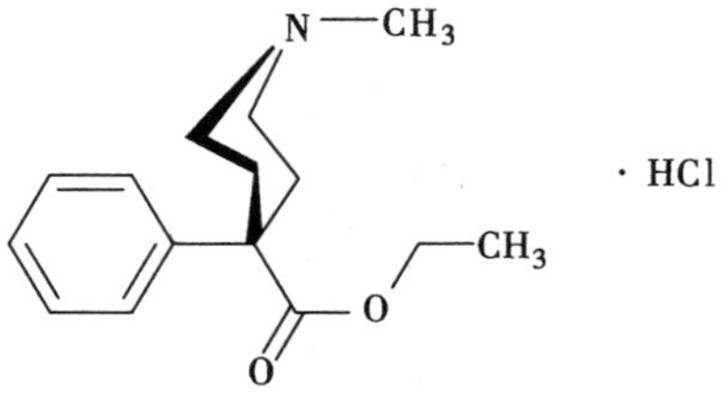

化学名为1-甲基-4-苯基-4-哌啶甲酸乙酯盐酸盐,又名度冷丁(dolantin)。

本品为白色细小的结晶性粉末,无臭,mp. 186～189℃。常温下在空气中稳定,但容易吸潮。极易溶于水,溶于乙醇、丙酮及乙酸乙酯等,略溶于氯仿,几乎不溶于乙醚。水溶液对石蕊试纸呈酸性反应。水溶液的 pH 为 4~5。在 pH=4 时最稳定,短时间煮沸,不致破坏。

环氧乙烷与甲胺进行加成,得双(β-羟乙基)甲胺(Ⅰ);经氯化亚砜氯化,生成双(β-氯乙基)甲胺盐酸盐(Ⅱ);再与苄氰缩合,制成 1-甲基-4-苯基-4-氰基-哌啶(Ⅲ);经硫酸水解,制得 1-甲基-4-苯基-4-哌啶甲酸(Ⅳ);与乙醇酯化后,生成哌替啶(Ⅴ);再与盐酸成盐,即得本品。

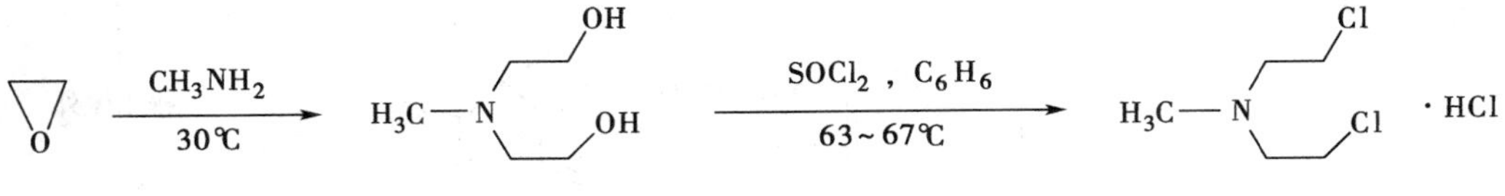

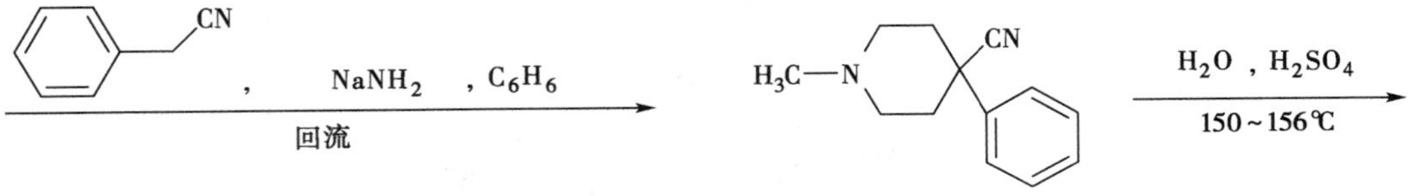

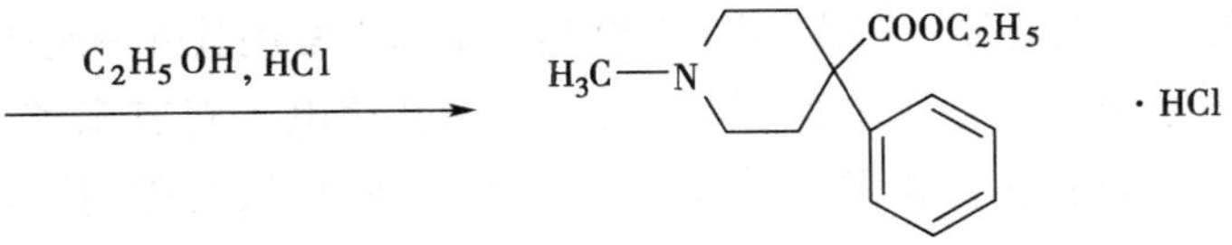

反应中间体哌替啶酸(Ⅳ)是盐酸哌替啶产品中的主要有关物质,由于其分子极性与盐酸哌替啶相近,所以会影响盐酸哌替啶含量的测定。《中国药典》2010 年版中采用 HPLC 法进行测定,解决了《中国药典》2005 年版中采用非水滴定法进行含量测定使含量偏高的不足。

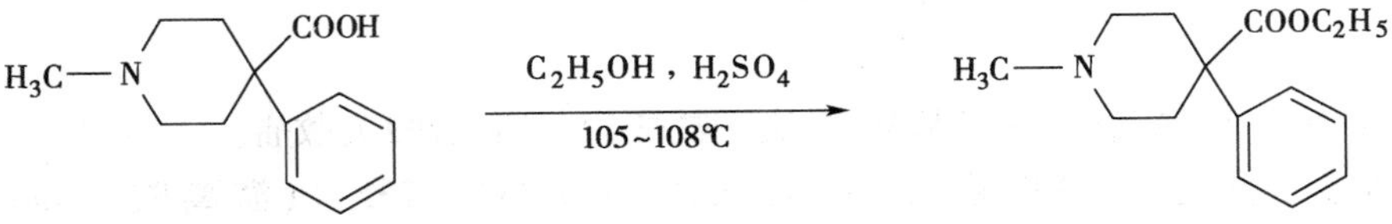

本品口服由于首关效应,生物利用度约 50%,因此常以注射给药,经肝代谢,主要代谢为哌替啶酸,去甲哌替啶和去甲哌替啶酸,并与葡萄糖醛酸结合,经肾排泄,其中去甲哌替啶的镇痛活性仅为哌替啶的一半,而惊厥作用则增大 2 倍,这是中毒可能出现的原因。

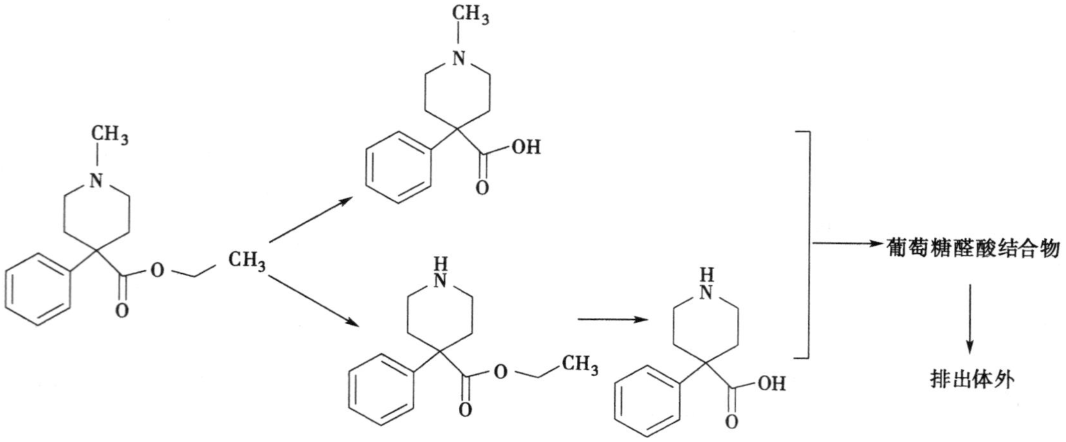

本品作为镇痛药,用于各种剧烈疼痛。

盐酸美沙酮 methadone hydrochloride

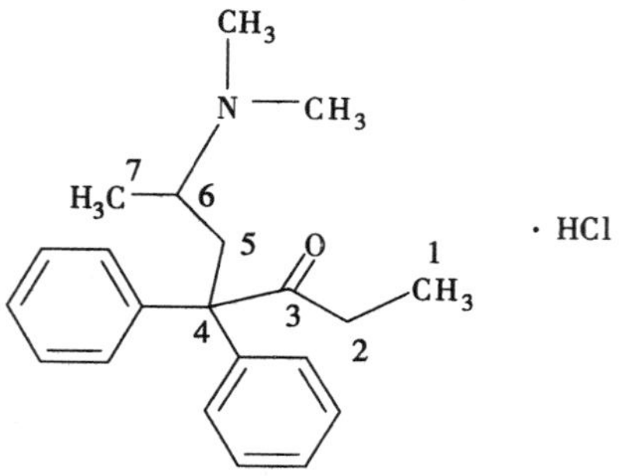

化学名为(±)-6-二甲氨基-4,4-二苯基-3-庚酮盐酸盐,又名盐酸美散痛。

本品为无色结晶或白色结晶性粉末;无臭,味苦。mp.232~235℃(游离碱的 mp. 为76℃)。极易溶解于水,易溶于醇和氯仿,不溶于醚和甘油。本品水溶液在 20℃ 时 pK_a 为 8.25。1% 水溶液的 pH 为 4.5~6.5。

本品水溶液经光照射,部分分解,溶液变成棕色,pH 发生改变,旋光率降低。该药结构中含有一个手性碳原子,具有旋光性,左旋体比右旋体的镇痛作用强 20 倍。临床上常用其外消旋体。

美沙酮是开链化合物,但羰基碳原子带部分正电荷,与氮原子上未共用电子对有亲和力,因而形成类似环状结构,与吗啡的哌啶环有相似构象。镇痛作用较吗啡强,口服有效,持续时间长,但有成瘾性,有效剂量与中毒剂量相近,安全性小。

本品适用于各种剧烈疼痛,并有显著镇咳作用,临床上还用于海洛因成瘾的戒除治疗(脱瘾疗法)。

喷他佐辛 pentazocine

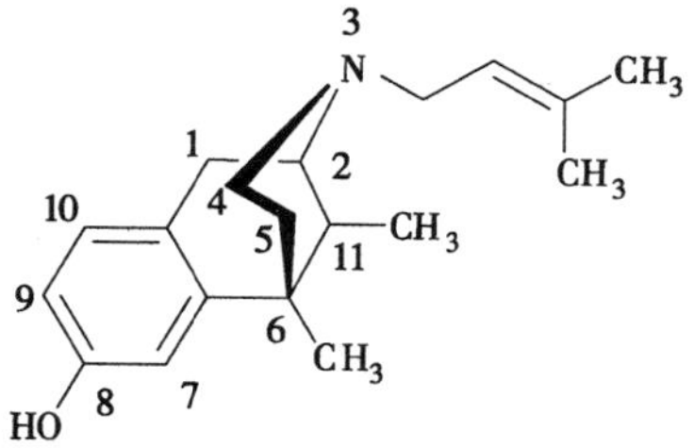

化学名为(±)-1,2,3,4,5,6-六氢-6,11-二甲基-3-(3-甲基-2-丁烯基)-2,6-甲撑-3-苯并吖辛因-8-醇,又名镇痛新。

本品为白色或微褐色粉末;无臭,味微苦。不溶于水,可溶于乙醇,易溶于氯仿,略溶于乙醚,微溶于苯和乙酸乙酯。mp. 150～155℃。结构中有 3 个手性碳,具有旋光性,临床上用其消旋体。环上 6,11 位甲基呈顺式构型,相当于吗啡 C 环的残基。

由于结构中存在酚羟基,其稀硫酸溶液遇三氯化铁呈黄色。其盐酸溶液(1mol/L)与高锰酸钾溶液反应,紫色立即褪去。

本品的镇痛效力为吗啡的 1/3,为哌替啶的 3 倍。优点是副作用小,成瘾性小。本品口服后自胃肠道吸收,由于肝首关代谢,口服生物利用度低。经肝代谢失活,代谢产物经肾排出。

四、吗啡类镇痛药的构效关系

(一)共同的结构特点

吗啡、吗啡半合成衍生物和全合成代用品均为结构特异性药物,具有以下共同的结构特点。

1. 一个平坦的芳香环,以范德华力与受体中的平坦部位相结合。

2. 一个碱性中心,并能在生理 pH 条件下大部分电离为阳离子,与受体表面的阴离子以静电引力相结合。

3. 苯环以直立键与哌啶环相连,使得碱性中心与平坦的结构处在同一平面上,而乙胺链部分在立体构型中突出于平面之前方,以便与受体中疏水腔以疏水作用镶嵌结合。如图 5-1 所示。

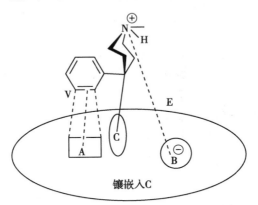

图 5-1　吗啡与受体三点结合示意图

吗啡异构体的苯环不是直立于哌啶环上,与受体结合不好,镇痛作用远不如吗啡。

吗啡的受体学说在早期提出的即为上述的三点论,这一学说成功地应用若干年后,发现不能解释很多事实,如埃托啡与吗啡结构形象相似,但埃托啡的镇痛活性却比吗啡高至数百倍,于是又提出了四点论、五点论,认为埃托啡与吗啡受体呈多于三点结合;在用锁钥学说解释刚性分子的作用之后,又用拉链学说解释柔性分子的作用,无论是哪种学说仍解释不了激动和拮抗的现象,于是又提出了受体的两种构象,即:激动构象和拮抗构象,而药物的药效构象不一定是药物的优势构象,又提出了受体对药物有种诱导变构的作用。

（二）内源性镇痛物质（endogenonsopioids）

随着分子药理学的发展,镇痛药的受体学说也找到了物质基础。1973 年,瑞典和美国都宣布在动物脑内找到了吗啡受体。1975 年从哺乳动物脑内找到了两种内源性镇痛物质,称为脑啡肽（enkephalin）。亮氨酸脑啡肽的结构为:酪氨酸-甘氨酸-甘氨酸-苯丙氨酸-亮氨酸,甲硫氨酸脑啡肽的结构为:酪氨酸-甘氨酸-甘氨酸-苯丙氨酸-甲硫氨酸。后者作用强度 5 倍于吗啡。脑啡肽被认为是与针刺麻醉有关的镇痛物质,易水解失效,外源性脑啡肽不能透过血脑屏障,尚无临床实用价值。脑啡肽与吗啡结构相似处如下:

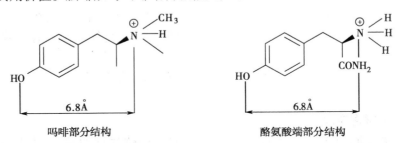

吗啡部分结构　　　　　　　　　　　　酪氨酸端部分结构

后发现多种内源性肽类镇痛物质,统称内啡肽（endorphine）,α-内啡肽为 16 肽,β-内啡肽为 31 肽,γ-内啡肽为 17 肽。脑啡肽和内啡肽的发现对了解脑的功能和镇痛神经系统有重大意义,而且为寻找既有吗啡样镇痛作用又无成瘾性的新型镇痛药提供了新的方向,即从脑啡肽和内啡肽的代谢酶上着手。

第二节　镇咳祛痰药

咳嗽、咳痰和气喘为呼吸系统疾病最常见的三大症状,若长期不愈,将进一步发展成为肺气肿、肺源性心脏病等,严重危害患者的健康。对此,临床上在针对病因积极进行治疗的同时,还须及时应用镇咳药、祛痰药或平喘药。

可待因是强效中枢性镇咳药,镇咳作用起效快,直接抑制延髓的咳嗽中枢而产生较强的镇咳作用,抑制支气管腺体分泌,可使痰液黏稠,难以咳出,故不宜用于多痰的患者,多用于无痰干咳及剧烈、频繁的咳嗽;有少量痰液的患者,宜与祛痰药合用。镇咳剂量时,对呼吸中枢抑制轻微,且无明显便秘、尿潴留及直立性低血压等副作用,耐受性及成瘾性等作用均较吗啡弱。

可待因为弱效阿片类药物,能与脑中的阿片受体结合,模拟内阿片肽,并产生激动作用。激活脑内抗痛系统,阻断痛觉传导,产生中枢镇痛作用。多用于中度疼痛的治疗,与解热镇痛药并用有协同作用。其镇痛效果部分源于代谢产物吗啡,与吗啡有交叉耐受性。

一、镇　咳　药

咳嗽是呼吸道受到刺激后引起的一种保护性反射活动,有助于清除积痰或异物,以保持呼吸道的清洁和通畅。但是剧烈的咳嗽,除影响患者的睡眠、增加患者的痛苦以外,还能引起肺气肿及其他并发症。

镇咳药（antitussives）能抑制咳嗽的反射活动,其作用部位主要在延髓咳嗽中枢,也有少数在感觉神经末梢(如局麻作用),故可分为中枢性镇咳药和末梢性镇咳药两种,有些药物兼有中枢性和末梢性两种作用。

中枢性镇咳药多为吗啡类生物碱或通过结构修饰而得的衍生物,如可待因(codeine)、右美沙芬(dextromethorphan,右甲吗喃),二甲啡烷(dimemorfan,二甲吗喃)等。末梢性镇咳药对呼吸道黏膜有局部麻醉作用,从而抑制咳嗽反射。如苯佐那酯(benzonatate,退嗽)是局麻药丁卡因的衍生物。

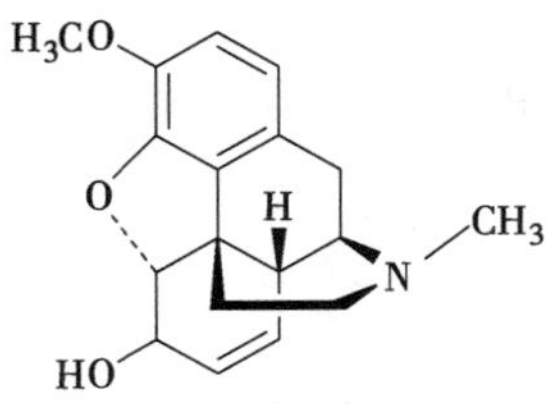

可待因 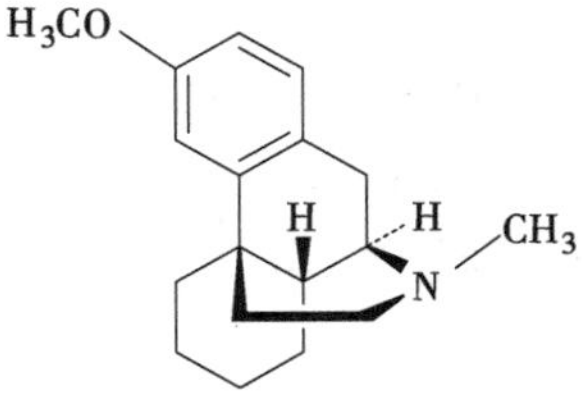　　　　　右美沙芬 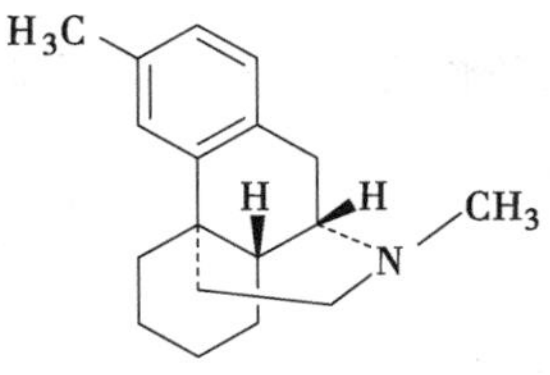　　　　　二甲啡烷 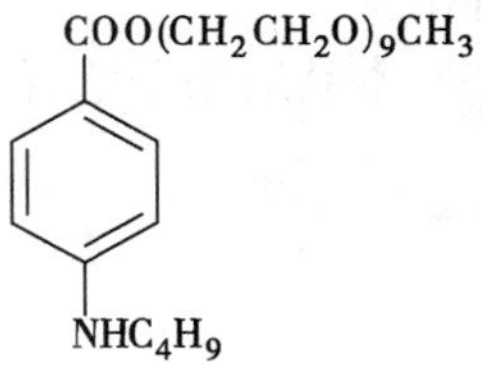　　　　　苯佐那酯

磷酸可待因 codeine phosphate

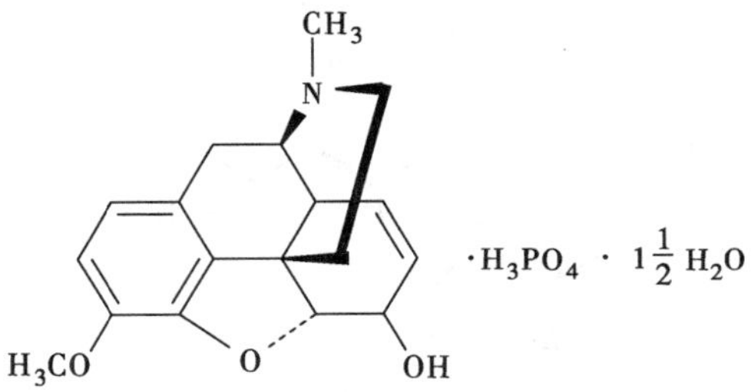

$\cdot H_3PO_4 \cdot 1\frac{1}{2} H_2O$

化学名 17-甲基-3-甲氧基-4,5α-环氧-7,8-二去氢吗啡喃-6α-醇磷酸盐倍半水合物。

本品为白色细微结晶,无臭,味苦,露置空气中易风化,mp. 235℃(分解)。易溶于水(1:2.3),微溶于乙醇,难溶于乙醚、氯仿。2%水溶液的 pH 为4.6。

比较可待因与吗啡的结构,区别仅在于可待因3位为甲氧基而非酚羟基,故无明显还原性,在空气中较吗啡稳定,但仍需避光保存。可待因与吗啡有一些相似的呈色反应,如与甲醛硫酸试液作用,呈红紫色(Marquis 反应)。也有一些与吗啡不同的反应,可用于与吗啡相区别,如与三氯化铁试液不呈色;在酸性溶液中不与亚硝酸钠作用,可用于检查可待因中微量的吗啡杂质。

可待因作为中枢麻醉性镇咳药,是临床上最有效的镇咳药之一,有轻度成瘾性。口服或肌内注射均吸收良好,主要在肝代谢,代谢物主要以葡萄糖醛酸结合物形式经肾排出,少部分以原形排出。

氢溴酸右美沙芬 dextromethorphan hydrobromide

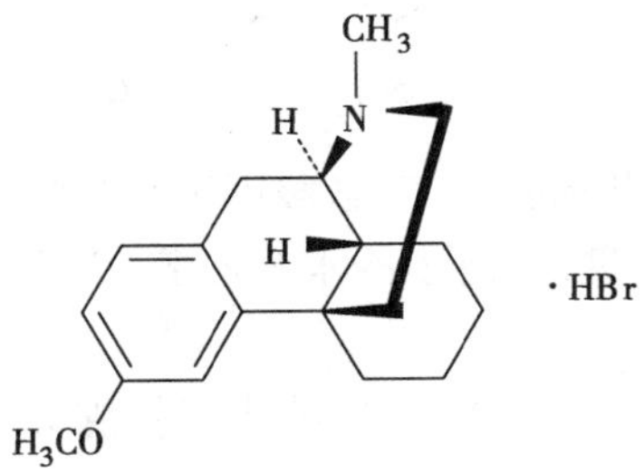

·HBr

化学名为(+)-3- 甲氧基-17- 甲基吗啡烷氢溴酸盐,又名氢溴酸右甲吗喃。

本品为白色结晶性粉末,无臭或微臭,味苦。mp. 124 ~ 126℃。略溶于水;易溶于乙醇。其 1% 水溶液的 pH 为5.2 ~ 6.5。

作为合成镇痛药,本品与可待因相似或稍强的镇咳作用,无明显的镇痛及镇静作用。长期服用未发现耐受性及成瘾性。

本品口服后15 ~ 30 分钟起效,作用持续3 ~ 6 小时。主要在肝内代谢,代谢产物从肾排出。

本品适用于感冒、急慢性支气管炎等上呼吸道感染引起的少痰咳嗽。

二、祛 痰 药

祛痰药又称黏液促动药(mucokinetic drugs),是指能使痰液变稀、黏稠度降低,并能加速呼吸道黏膜纤毛运动,使痰液转运功能改善的药物。祛痰药有:恶心性祛痰药,如桉叶油、愈创木酚等;黏痰溶解药,如溴己新、氨溴索、羧甲司坦等。

盐酸氨溴索 ambroxol hydrochloride

化学名为反式 4- [(2- 氨基-3,5- 二溴苄基)氨基]环己醇盐酸盐,又名沐舒坦。

本品为白色粉末状晶体,是盐酸溴己新在人体内的代谢产物,为黏液溶解剂,作用比溴己新强,并有一定的止咳作用,镇咳作用相当于可待因的1/2。本品临床疗效明确,具有良好的耐受性。

本品具有黏液排除促进作用及溶解分泌物的特性,可促进呼吸道内部黏稠分泌物的排除及减少黏液的滞留,因而显著促进排痰,改善呼吸状况。应用本品治疗时,病人黏液的分泌可恢复至正常状况。咳嗽及痰量通常显著减少,呼吸道黏膜上的表面活性物质因而能发挥其正常的保护功能。

本品适用于伴有咳痰和过多黏液分泌物的各种急、慢性呼吸道疾病的治疗。

羧甲司坦 carbocisteine

化学名为 S- (羧甲基)-L- 半胱氨酸,又名羧甲半胱氨酸。

本品为白色结晶性粉末,无臭,不溶于冷水及乙醇、丙酮,易溶于酸性和碱性水溶液。呈酸性。宜置阴凉干燥处密闭保存。

本品为半胱氨酸的巯基取代衍生物,能影响支气管腺体的分泌,裂解痰液中主要成分黏蛋白的二硫键,使痰液黏稠度下降而易于咳出。

临床用于慢性支气管炎、支气管哮喘等疾病引起的痰液黏稠、咳痰困难和痰阻塞气管等；亦可用于防治手术后咳痰困难和肺炎合并症。用于小儿非化脓性中耳炎，有预防耳聋的效果。本品起效较快，口服 4 小时后可见明显疗效，并且有促进受损支气管黏膜修复的作用。

乙酰半胱氨酸 acetylcysteine

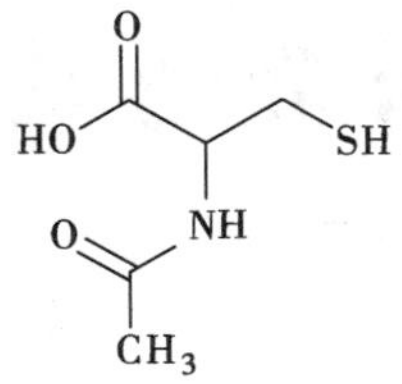

化学名为 N-乙酰基-L-半胱氨酸。

本品为白色结晶性粉末，有大蒜味，味酸，有引湿性。在水或乙醇中易溶。

本品为黏液溶解剂，其分子式中含有巯基(-SH)，可使多肽链中的双硫键(-S-S-)断裂，降低痰的黏度，痰易排出，不仅能溶解白痰也能溶解脓性痰，适用于大量黏痰引起的呼吸困难及咳痰困难的疾患。用于术后咳痰困难，急、慢性支气管炎，支气管扩张，肺炎，肺结核，肺气肿等引起痰液黏稠和咳痰困难者。现也多用于特发性间质性肺炎的治疗。静注此药治疗对乙酰氨基酚严重中毒。

学习小结

本章所述的镇痛药又称麻醉性镇痛药，作用于中枢神经系统的阿片受体，作用强，有麻醉副作用，与解热性镇痛药在作用机制上有差别。按来源分吗啡生物碱、半合成衍生物和全合成镇痛药。

中枢性镇咳药多为吗啡类生物碱或通过结构修饰而得的衍生物，如可待因、右美沙芬。祛痰药又称黏液促动药，包括：恶心性祛痰药，如桉叶油、愈创木酚等；黏痰溶解药，如溴己新，氨溴索、羧甲司坦等。

复习题

1. 说明吗啡的结构特征，从这一结构出发所产生的吗啡的部分激动和部分拮抗药物，吗啡的完全拮抗剂，吗啡的完全激动剂，各举一例，并给予结构变化的说明。

2. 试述吗啡、半合成镇痛药和合成镇痛药化学结构的共有特点，并各举一例说明。

3. 用化学结构式表示美沙酮体内代谢的主要代谢途径，并注明可能作用的代谢酶。

4. 比较右美沙芬与吗啡在结构上的不同之处，说明其没有镇痛作用和成瘾性的原因。

5. 氨溴索是溴己新的体内代谢物，请写出盐酸溴己新的化学结构式和化学名称。

（黄　剑）

第六章

中枢兴奋药及利尿药

学习目标 ▮▮▮

掌握:中枢兴奋药和利尿药的结构类型;咖啡因、氢氯噻嗪的化学结构、理化性质及药理作用。

熟悉:尼可刹米、吡拉西坦、贝美格、吲达帕胺、呋塞米、氨苯蝶啶、阿米洛利、依他尼酸、螺内酯的化学结构及用途;洛贝林的作用机制和用途。

了解:中枢兴奋药和利尿药的发展概况。

第一节 中枢兴奋药

中枢兴奋药(central nervous system stimulants)是指能提高中枢神经系统活动功能的药物。其通过选择性地兴奋延髓的呼吸中枢和血管运动中枢,使呼吸加快,血管收缩,血压升高,主要用于伤、病严重和药物中毒(如巴比妥类药物中毒)时出现的呼吸、循环衰竭的急救,又称苏醒药(analeptic)。用量过大可使中枢神经系统广泛强烈地兴奋,引起惊厥,由于能量衰竭,转入抑制,这种抑制称超限抑制,不能再被中枢兴奋药所消除,可因衰竭而危及生命。所以须控制用量并慎用,用药后要注意病人的反应。

一、发展及分类

中枢兴奋药按照化学结构分类,可分为黄嘌呤类生物碱、酰胺类和其他类。

(一)黄嘌呤类生物碱

黄嘌呤类生物碱天然存在于多种饮料植物,如茶树、咖啡树和柯柯树,如咖啡因(caffeine)、可可碱(theobromine)和茶碱(theophylline),均为黄嘌呤(xanthine)的甲基取代物,只是在取代位置和取代甲基的数目上稍有不同。

咖啡因　　　　　　可可碱　　　　　　茶碱　　　　　　黄嘌呤

茶叶中含有 1% ~5% 的咖啡因和少量茶碱及可可碱;咖啡豆中含有咖啡因;可可豆中含有较多的可可碱及少量的茶碱,均可人工合成生产。

茶碱分子中 7-位氮原子上的氢与 2,6 位上的羰基氧易通过氢键形成分子间缔合,整个分子又存在极性,因此茶碱为混合型晶体,熔点较高。这显示了茶碱分子间的凝聚力和格子力都较高。当与水接触时,溶质与溶剂间的缔合力没有达到或超过茶碱分子间的引力,因而水中溶解度较小。咖啡因分子间缔合力消失,仅靠极性使其结合,故熔点较茶碱低,水与之接触时,溶质与溶剂间的缔合力大于咖啡因分子间的引力,因此溶解度增大。若将 N_7 甲基换成丙基,为 7-丙基茶碱。$C_6=O$ 被丙基掩蔽,使分子间结合力更为下降,熔点下降。当与水接触时,水中溶解度上升。见表 6-1。

表 6-1　熔点和溶解度比较

名称	mp(℃)	水中溶解度(mol/L)
茶碱	270 ~274	4.5
咖啡因	238	13.3
7-丙基茶碱	98 ~100	104.0

咖啡因是近中性药物,不能通过成盐的方法来解决其水中溶解度小的问题。可通过嘌呤环上 1,3,7 位的缺 π 性质,与富 π 的有机酸或其碱金属盐如苯甲酸钠、水杨酸钠、枸橼酸钠或桂皮酸钠等形成电子迁移复合物而增加其在水中的溶解度。如苯甲酸钠咖啡因为咖啡因与苯甲酸钠(安息香酸钠)形成的电子迁移复合物,又称安钠咖(含无水咖啡因 47% ~50%,苯甲酸钠 50% ~53%,二者总量应为 98% ~102%)。水中溶解度增大为 1:1.2,常制成注射剂。见表 6-2。

表 6-2　酸碱性比较

名称	K_a	K_b	pK_a
咖啡因	1×10^{-14}(25℃)	0.7×10^{-14}(19℃)	14
可可碱	0.9×10^{-10}(18℃)	1.3×10^{-14}(18℃)	10
茶碱	1.69×10^{-14}(25℃)	1.9×10^{-14}(25℃)	8.8

咖啡因、茶碱和可可碱具有相似的药理作用,其中枢兴奋作用:咖啡因 > 茶碱 > 可可碱;兴奋心脏、松弛平滑肌及利尿作用:茶碱 > 咖啡因 > 可可碱。临床上咖啡因主要作为中枢兴奋药,提高大脑皮质的神经活动,用于严重的传染病和中枢抑制剂中毒的昏迷及中枢性呼吸衰竭,循环衰竭和神经抑制;茶碱主要作为平滑肌松弛药、利尿及强心药,由于高效利尿药的出

现,现已少用为利尿药,而作为平喘药仍用于临床;可可碱现已不作药用。

黄嘌呤类生物碱口服吸收效果好,吸收后可分布于全身,其分布与组织中的水含量有关,含水量多的组织分布得较多。咖啡因、可可碱和茶碱与核酸的组成成分及代谢产物如黄嘌呤、次黄嘌呤、尿酸的结构相似,因此毒副作用较低,其中可可碱的毒性最低。咖啡因的致死量,对人体约为10g。咖啡因为一类精神类药物,其制备、流通和使用均须严格遵守国家相关法规。

对黄嘌呤类生物碱进行结构修饰,获得了许多新的药物,如:二羟丙茶碱(diprophylline)的作用与氨茶碱相似,毒性小,副作用低,主要用于支气管哮喘,又称喘定(dyphylline),能作成稳定的中性注射液。咖麻黄碱(cafedrine),茶碱的7-位与麻黄碱相接,具有中枢兴奋作用和血管收缩作用,且副作用小。巴米茶碱(bamifylline)具有中枢兴奋及舒张支气管的作用。己酮可可碱(pentoxifylline)可改善微循环,软化红细胞,抑制磷酸二酯酶,抗血小板凝集,激活脑代谢。临床用于治疗血管性痴呆,抗血栓,降低血黏度。丙戊茶碱(propentofylline)对周围血管有扩张作用,可促进葡萄糖的利用,增加脑内氧分压,赋活神经,改善记忆,用于治疗痴呆。登布茶碱(denbufylline)可扩张周围血管,增加脑内氧分压,用于治疗脑梗死后遗症。

表6-3　黄嘌呤类中枢神经兴奋药

药物名称	化学结构	主要药理用途及特点
二羟丙茶碱 (diprophylline)		本品平喘作用与茶碱相似。心脏兴奋作用仅为氨茶碱的1/20～1/10,对心脏和神经系统的影响较少,尤适用于伴心动过速的哮喘患者。适用于支气管哮喘、喘息性支气管炎、阻塞性肺气肿等以缓解喘息症状。也用于心源性肺水肿引起的哮喘
咖麻黄碱 (cafedrine)		本品与麻黄碱的药理作用相似,既可直接激动肾上腺素受体,也可间接通过释放去甲肾上腺素起作用。与麻黄碱不同之处是其血管收缩作用略强,而中枢兴奋作用和支气管舒张作用较弱。本品临床用于鼻黏膜充血,尿失禁,食欲减退和昏迷等
巴米茶碱 (bamifylline)		本品为茶碱的衍生物,作用与氨茶碱相似,强度高于茶碱,对胃黏膜刺激小,口服易吸收。临床适用于支气管哮喘,慢性喘息性支气管炎,心源性哮喘等

续表

药物名称	化学结构	主要药理用途及特点
己酮可可碱 （pentoxifylline）		本品为非竞争性磷酸二酯酶抑制剂，增加胞内 cAMP 的浓度，活化蛋白激酶 A，抑制肿瘤坏死因子和白三烯的合成。临床用于治疗血管性痴呆，抗血栓，降低血黏度
丙戊茶碱 （propentofylline）		本品为黄嘌呤诱导的神经胶质细胞调节剂，是磷酸二酯酶抑制剂和胸腺嘧啶核苷再摄取抑制剂，临床用于脑梗死、中至重度阿尔茨海默病和血管性痴呆
登布茶碱 （denbufylline）		本品可扩张脑血管，增加脑内的氧分压，用于治疗脑梗死后遗症

与茶碱的酸碱性及成盐性的比较：黄嘌呤类生物碱的碱性极弱，9 位咪唑氮的 pK_b 均在 14 左右，因此与强酸如盐酸、氢溴酸也不能形成稳定的盐，形成的盐在水中立即水解。黄嘌呤的 1,3,7 位氮上的氢因受 2,6-二羰基的影响，均能解离呈现酸性。甲基取代的位置不同，数目不同，呈现的酸性也不同。咖啡因为三甲基取代，pK_a 为 14，是近中性药物；可可碱与茶碱为二甲基取代，可可碱的 3 位氮上氢可解离，呈现弱酸性；茶碱是一个弱酸性药物，茶碱 7 位氮上的氢可解离，由于受 2,6-二羰基的影响，7 位氮上缺 π 电子最严重，因此呈现的酸性比可可碱强。

（二）酰胺类

可分为芳酰胺类及脂酰胺类。尼可刹米（nikethamide），又名可拉明（coramine），为烟酸的结构类似物，是最早发现的芳酰胺类中枢兴奋药。

贝美格（bemegride，美解眠）于 1901 年合成，而至 1954 年发现其具有抗巴比妥类的作用，4-位取代基的变化可对中枢兴奋作用有较大的影响。与巴比妥类相似，增大取代基的碳原子数目可使药理作用向相反的方向变化。

尼可刹米　　　　　　　　　贝美格

多沙普仑(doxapram)为贝美格的缩环衍生物,是一种新型的中枢兴奋剂。其对呼吸中枢有特异性的兴奋作用,而对中枢神经系统的兴奋作用较小,故安全范围比一般中枢兴奋药大,惊厥剂量为中枢兴奋剂量的70倍,国外已取代尼可刹米和印防己毒素。能对抗地西泮引起的严重镇静作用,体内代谢迅速。美国药典已收载。

多沙普仑

吡拉西坦(piracetam,吡乙酰胺,脑复康)为吡咯烷酮的 N-乙酰胺衍生物,是一类新型的促思维记忆药,可用于治疗脑外伤、一氧化碳及中枢抑制药中毒,阿尔茨海默病,儿童智能低下等。在对本类药物广泛的研究过程中,通过改变2-吡咯烷酮的1,4,5位取代基团发现了一些能改善脑功能的药物,并用于临床或进行临床研究。1987 年,奥拉西坦(oxiracetam,脑复智)在意大利上市,可促进磷酰胆碱和磷酰乙醇胺的合成,促进脑代谢,对记忆尤其是思维的集中比吡拉西坦更好,毒性小。同类药还有茴拉西坦(aniracetam),普拉西坦(pramixacetam),乙拉西坦(etiracetam),罗拉西坦(rolziracetam)等。

表6-4　酰胺类中枢神经兴奋药

药物名称	化学结构	主要药理用途及特点
吡拉西坦 (piracetam)		本品为脑代谢改善药,属于 γ-氨基丁酸的环形衍生物。有抗物理因素、化学因素所致脑功能损伤的作用。能促进脑内 ATP,可促进乙酰胆碱合成并能增强神经兴奋的传导,具有促进脑内代谢作用。适用于急慢性脑血管病、脑外伤、各种中毒性脑病等多种原因所致的记忆力减退及轻、中度脑功能障碍。也可用于儿童智能发育迟缓
奥拉西坦 (oxiracetam)		本品为吡拉西坦的类似物,可改善阿尔茨海默病和记忆障碍症患者的记忆和学习功能。本品可促进磷酰胆碱和磷酰乙醇胺合成,提高大脑中 ATP/ADP 的比值,使大脑中蛋白质和核酸的合成增加
茴拉西坦 (aniracetam)		本品具有一定的脂溶性,临床用于益智药和抗焦虑药物,如阿尔茨海默综合征(早老性痴呆症)和暂时性脑损伤的治疗

药物名称	化学结构	主要药理用途及特点
普拉西坦（pramiracetam）		本品为吡拉西坦的类似物,新的吡咯烷酮类脑功能改善剂,适用于记忆及识别功能减退、语言障碍及阿尔茨海默综合征
乙拉西坦（etiracetam）		临床用其左旋体,称为左乙拉西坦(levetiracetam, LEV),为吡拉西坦的类似物,是一种具有全新抗癫痫作用机制的新型抗癫痫药物
罗拉西坦（rolziracetam）		其临床作用与吡拉西坦类似,用于改善认知能力

（三）其他类

其他类中枢兴奋性药物包括阿米三嗪甲烷磺酸盐（almilrine bismesylate）、甲氯芬酯（meclofenoxate,氯酯醒,遗尿丁）、盐酸吡硫醇（pyritinol hydrochloride,脑复新）、乙胺硫脲（antiradon,克脑迷,抗利痛）、胞磷胆碱（cytidine diphosphate choline）、艾地苯醌（idebenone）、盐酸二苯美仑（bifemelane hydrochloride）、盐酸茚氯秦（indeloxazine hydrochloride）、富马酸尼唑苯酮（nizofenone fumarate）、依昔苯酮（exifone,脑复清）、盐酸洛贝林（lobeline hydrochloride,盐酸半边莲碱)和盐酸哌甲酯（methylphenidate hydrochloride,利他林）。

列表表示如表6-5所示:

表6-5　其他类中枢神经兴奋药

药物名称	化学结构	主要药理用途及特点
阿米三嗪甲烷磺酸盐（almilrine bismesylate）		1978 年在法国首次上市,为一新型呼吸兴奋药,可刺激外周化学感受器颈动脉窦,而不是直接作用于呼吸中枢。作用机制与洛贝林相同。适用于慢性呼吸衰竭,慢性阻塞性肺病,肺气肿及低氧血症
甲氯芬酯（meclofenoxate）		本品为中枢神经兴奋药,能促进细胞氧化还原过程,增加其对碳水化合物的利用,调节神经细胞代谢,对于抑制状态的中枢有兴奋作用。适用于治疗意识障碍,外伤性昏迷,新生儿缺氧,某些中枢和周围神经症状,儿童遗尿症等

药物名称	化学结构	主要药理用途及特点
盐酸吡硫醇 (pyritinol hydrochloride)	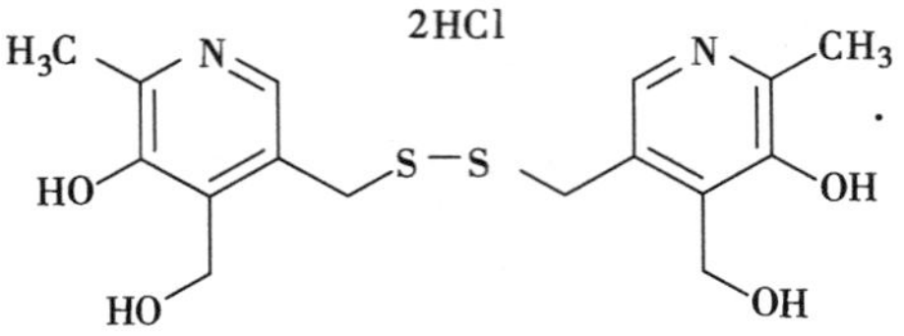	本品能促进脑内葡萄糖及氨基酸的代谢,增加颈动脉血流量,调整脑血流量。临床用于脑震荡综合征,脑外伤后遗症,记忆力减退等
乙胺硫脲 (antiradon)	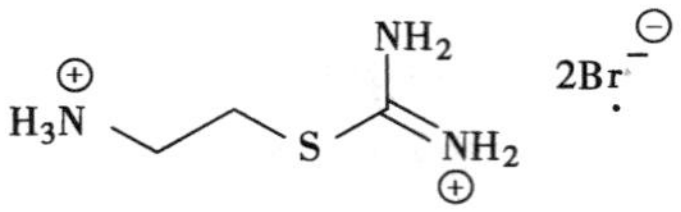	本品在体内转化为β-巯乙基胍而促进脑细胞的代谢,使外伤性病人迅速恢复脑功能,并有对抗中枢抑制药物的作用
胞磷胆碱 (cytidine diphosphate choline)	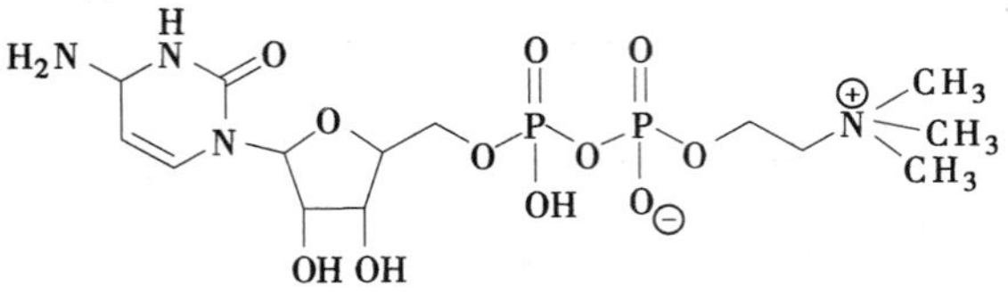	本品对改善脑组织代谢、促进大脑功能恢复和促进苏醒有一定作用。主要用于急性脑外伤和脑手术所引起的意识障碍
艾地苯醌 (idebenone)	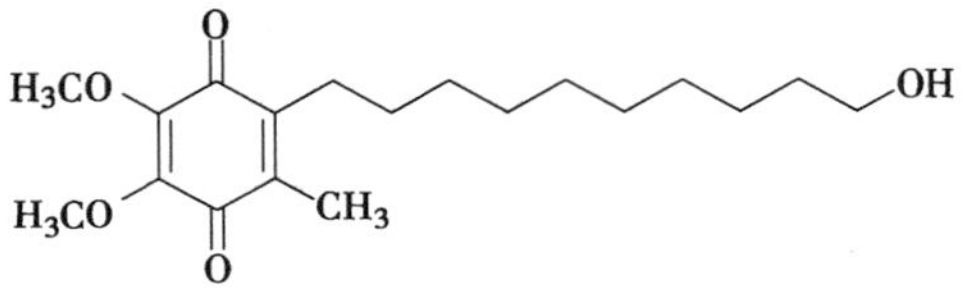	本品1986年在日本上市,能激活线粒体并使神经功能恢复,保护缺氧的大脑,改善由脑缺血引起的代谢异常。临床用于脑中风后遗症及脑动脉硬化症等
盐酸二苯美仑 (bifemelane hydrochloride)	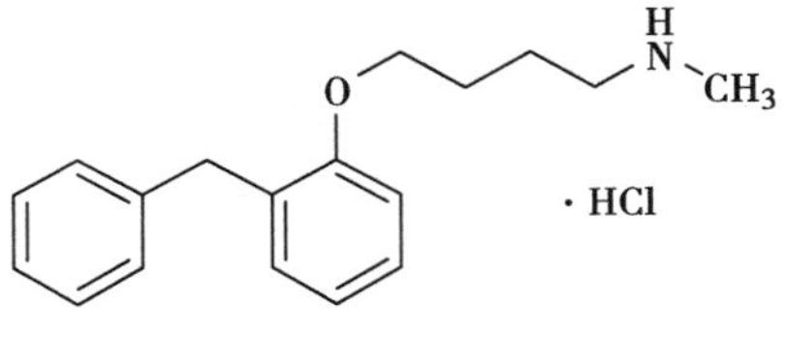	本品1987年在日本上市,对动物脑缺血和供氧障碍的模型可改善脑功能,起到延长生命的作用。其作用为激活脑能量代谢,扩张脑血管,改善脑神经传导等。临床用于改善脑梗死,脑出血后遗症
盐酸茚氯秦 (indeloxazine hydrochloride)	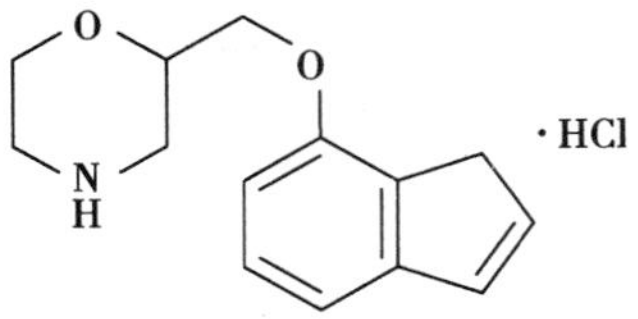	本品1988年在日本上市,可以改善脑功能,应用于脑动脉硬化、脑梗死或出血后遗症所致的情绪紊乱
富马酸尼唑苯酮 (nizofenone fumarate)	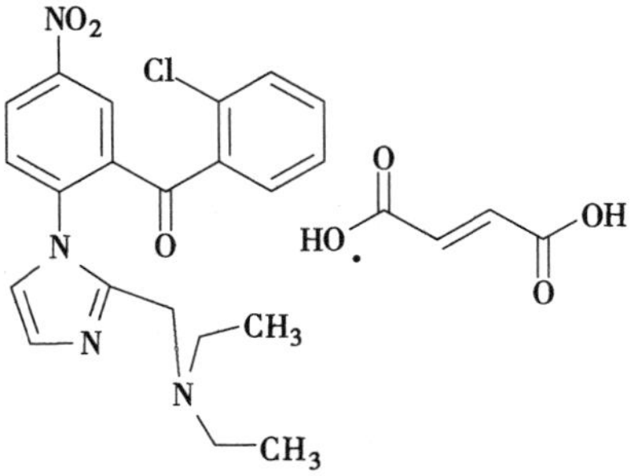	本品1988年在日本上市,用于蛛网膜下腔出血(轻度及中度)急性期缺血所引起的脑障碍

药物名称	化学结构	主要药理用途及特点
依昔苯酮 （exifone）	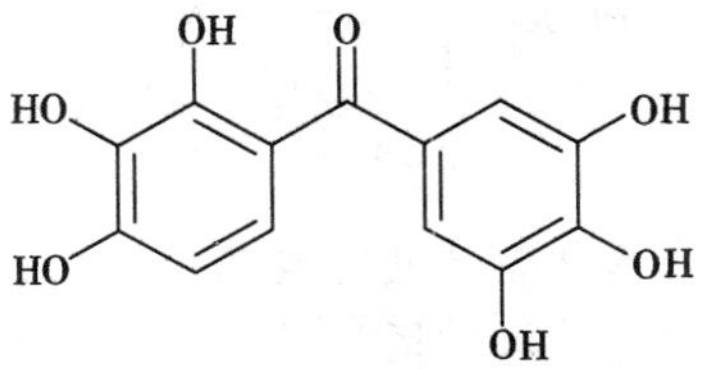	本品 1988 年在法国上市，可激活脑内氧和葡萄糖代谢，对 5- 羟色胺和多巴胺有作用，临床上可改善记忆，治疗痴呆并可与吡拉西坦配伍，对脑功能失调、认识障碍有效
盐酸洛贝林 （lobeline hydrochloride）	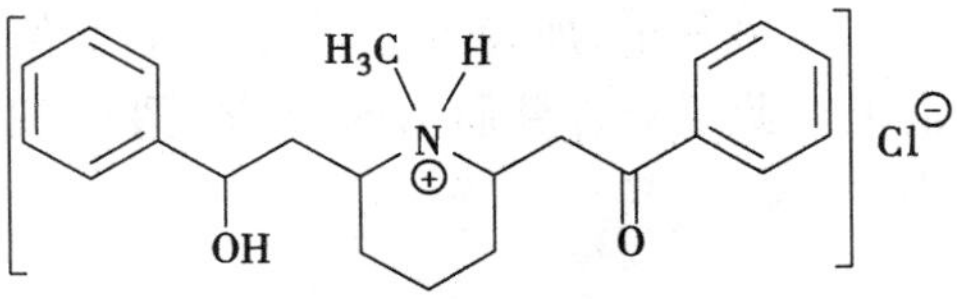	本品存在于山梗菜（*Lobelia sessilifolia* Lamb）及半边莲（*Lobelia chinensis* Lour）中，属哌啶类生物碱。与黄嘌呤类生物碱的作用机制不同，通过选择性地刺激颈动脉体化学感受器，反射地兴奋呼吸中枢，用于新生儿窒息，一氧化碳及吗啡中毒的解救
盐酸哌甲酯 （methylphenidate hydrochloride）	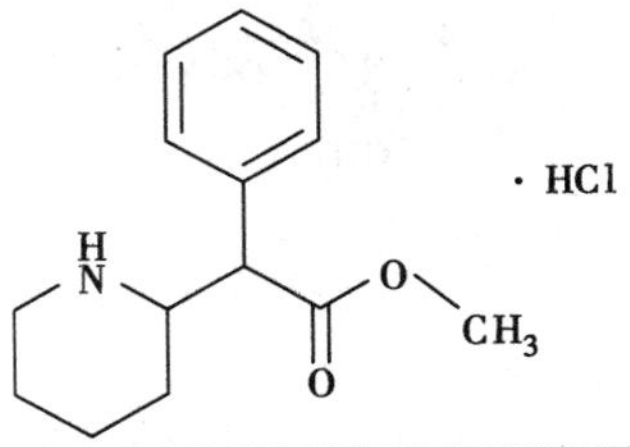	本品由碱性哌啶环 2 位与苯乙酸甲酯的 α 位碳相连而成。哌啶 2 位碳及苯乙酸酯的 α 位碳均为手性碳原子，具旋光性，临床上用其消旋体

二、典 型 药 物

咖啡因 caffeine

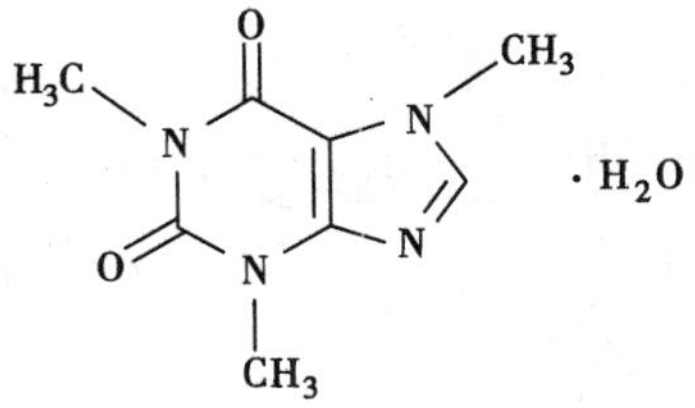

化学名为 1,3,7- 三甲基-3,7- 二氢-1*H*- 嘌呤-2,6- 二酮一水合物。

本品熔点为 237℃，在水中微溶，易溶于乙酸乙酯、氯仿、嘧啶、吡咯、四氢呋喃中，可溶于乙醇和丙酮中。

咖啡因具酰脲结构，对碱不稳定。与碱共热水解，开环生成咖啡亭（caffeidine），但石灰水对咖啡因无影响。

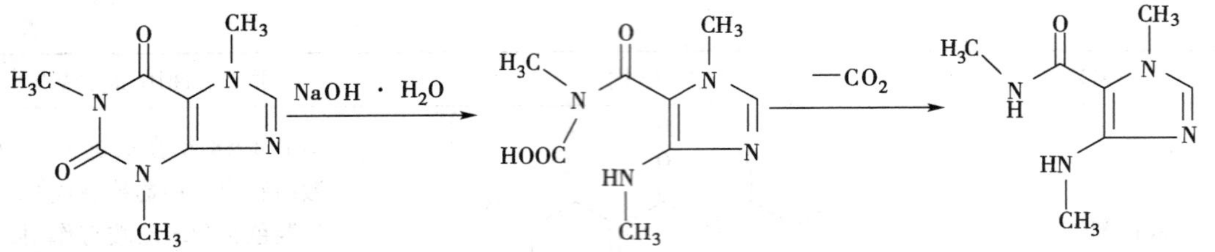

咖啡因具有生物碱样反应,水溶液遇鞣酸试液生成白色沉淀,此沉淀可溶于过量的鞣酸试液中。其饱和水溶液遇碘试液不发生沉淀,再加稀盐酸时即发生红棕色沉淀,加入过量的氢氧化钠试液时,沉淀又复溶解。

$$C_8H_{10}N_4O_2 + 2I_2 + KI + HCl \longrightarrow [C_8H_{10}N_4O_2] \cdot HI \cdot 2I_2 \downarrow + KCl$$
$$[C_8H_{10}N_4O_2] \cdot HI \cdot 2I_2 + NaOH \longrightarrow C_8H_{10}N_4O_2 + NaI + 2I_2 + H_2O$$

咖啡因与盐酸、氯酸钾在水浴上加热蒸干,所得残渣遇氨即呈紫色四甲基紫脲酸铵(Ⅰ),再加氢氧化钠试液数滴,则紫色消失。此反应称紫脲酸铵反应(图6-1),为黄嘌呤类生物碱所共有的反应。

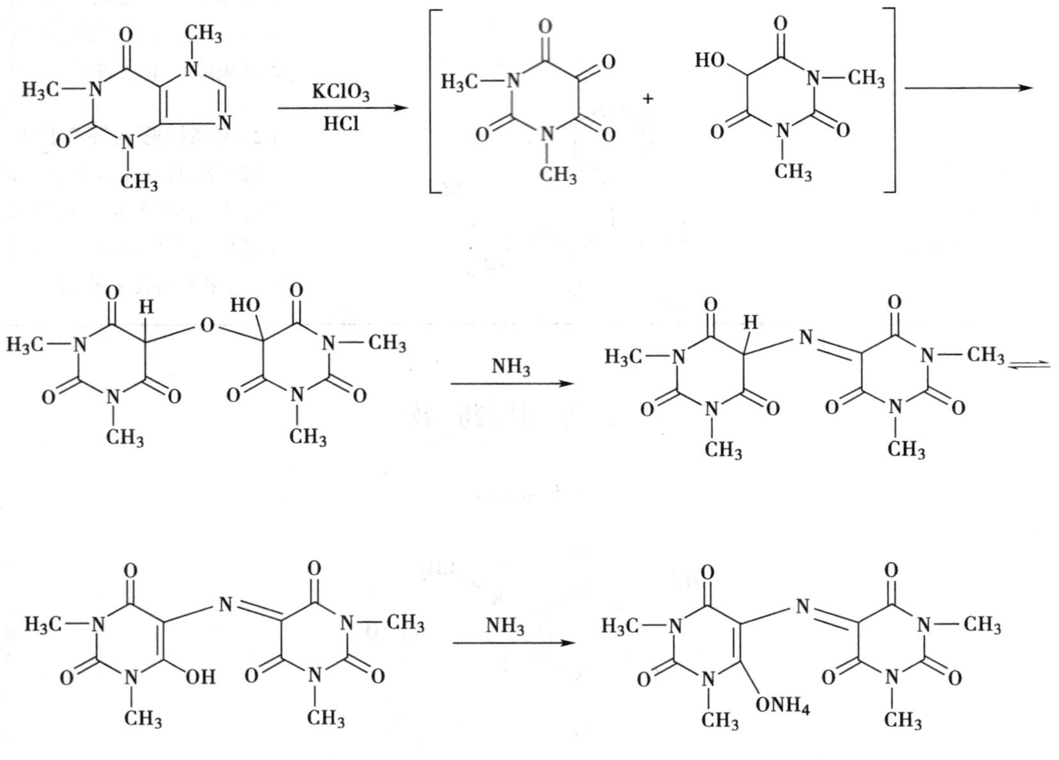

(Ⅰ)

图6-1 咖啡因的紫脲酸铵反应

咖啡因开始能使中枢神经系统兴奋,因此能够增加警觉度,使人警醒,有快速而清晰的思维,增加注意力和保持较好的身体状态。最后进入脊髓并保持一个较高的剂量。

第二节　利　尿　药

利尿药(diruetics)一般是指能加强肾的排尿功能,通过抑制肾小管对钠离子和水的重吸收而增加尿量的药物,用于消除或减轻水肿。有许多疾病如心力衰竭、休克、肝硬化、肾功能紊乱、妊娠中毒等都可引起体液过多存积,而出现水肿。利尿药在临床上既作为水肿治疗药应用,又可以作为降血压药应用,如:复方降压片中的氢氯噻嗪,通过利尿作用,使血容量下降,血压随之下降。利尿药在心血管药物市场中占有重要地位,但随着钙通道阻滞剂和血管紧张素转化酶抑制剂的兴起,利尿药用于治疗高血压和心力衰竭的地位呈逐年下降的趋势,但这类药物在众多有效的复方药物中及摄盐较高的地区仍具有相当重要的地位。

一、分　　类

(一)多元醇类

多元醇类利尿药又称渗透性利尿药或脱水剂。口服不吸收,体内不易代谢,是通过静脉注射较大量后(20%高渗液)使血管内、肾小管内液体的渗透压上升,妨碍水和电解质的重吸收,带走大量水分而起利尿作用。这类利尿药有甘露醇(mannitol)、山梨醇(sorbitol)、葡萄糖(glucose)等,为多羟基化合物。其中甘露醇应用较多,常用于治疗颅内水肿、烧伤或烫伤的水肿。

甘露醇　　　　　　　　　山梨醇　　　　　　　　　葡萄糖

(二)碳酐酶抑制剂

1937 年在磺胺作为抗菌药用于临床后不久,就发现在治疗过程中可以造成病人排碱性尿引起代谢性酸中毒(体内血液 pH 小于 7.30)的情况。进一步发现这是由于磺胺抑制了肾脏的碳酸酐酶(carbonic anhydrase),减少了肾小管上皮细胞向管腔泌氢,氢-钠交换减少,钠离子的重吸收减少,引起血液碱储备不够,二氧化碳结合力下降,血液对酸性物质的缓冲能力下降。

$$CO_2 + H_2O \xrightleftharpoons{碳酸酐酶} H_2CO_3 \rightleftharpoons HCO_3^- + H^+$$

磺胺虽能通过抑制肾脏的碳酸酐酶,减少钠离子的重吸收而产生利尿作用,但不能作利尿药使用,因其作用弱,剂量较大,副作用严重。于是对磺胺类碳酸酐酶抑制剂进行研究,寻找利尿药以代替毒性较大的有机汞类利尿药。

1953 年发现了口服有效的乙酰唑胺(acetazolamide,醋唑磺胺),为第一个非汞利尿药用于临床。乙酰唑胺为弱效利尿药,但由于抑制了碳酸酐酶,易产生碱性尿(pH = 8.2),可引起代谢性酸中毒,故仅用于通过抑制眼内的碳酸酐酶治疗青光眼,通过抑制中枢神经系统的碳酸酐酶治疗癫痫小发作。

乙酰唑胺

(三)苯骈噻二嗪类

进一步通过研究,合成了苯骈噻二嗪类利尿药。口服效果较好,通过抑制氯离子的主动重吸收而抑制了对钠离子的被动重吸收,为中效利尿药。氢氯噻嗪(hydrochlorothiazide)的发现为 20 世纪 50 年代利尿药和降压药的重大突破。许多苯骈噻二嗪类利尿药相继被合成,其中有些利尿药作用强于氢氯噻嗪,如苄氟噻嗪(bendroflumethiazide);环戊噻嗪(cyclopenthiazide,环戊甲噻嗪);环噻嗪(cyclothiazide);泊利噻嗪(polythiazide);甲氯噻嗪(methyclothiazide);三氯噻嗪(trichlormethiazide)。

此类药物对碳酸酐酶抑制作用较弱,不会明显影响水盐代谢,但仍可使尿液 pH 为 7.4,长期使用也可使钾离子流失,引起低钾血症。

表 6-6　苯骈噻二嗪类利尿药

药物名称	化学结构	主要药理用途及特点
氢氯噻嗪 (hydrochlorothiazide)		主要抑制远端小管前段和近端小管(作用较轻)对氯化钠的重吸收,从而增加远端小管和集合管的 Na^+-K^+ 交换,K^+ 分泌增多。临床用于水肿性疾病、高血压、中枢性或肾性尿崩症、肾石症等
苄氟噻嗪 (bendroflumethiazide)		本品可使尿钠、钾、氯、磷和镁等离子排泄增加,而对尿钙排泄减少。临床主要应用于治疗高血压
环戊噻嗪 (cyclopenthiazide)		本品可抑制肾小管髓袢升支皮质部和远曲小管对 Na^+ 和 Cl^- 的重吸收,从而发挥利尿作用。其降压作用是使小动脉壁细胞低钠,通过 Na^+-Ca^{2+} 交换机制使细胞内 Ca^{2+} 量减少,血管对缩血管物质的反应性降低,而致血管舒张,血压下降

续表

药物名称	化学结构	主要药理用途及特点
环噻嗪 （cyclothiazide）		本品用于心源性、肝源性、肾源性水肿，与其他降压药物配合用于治疗不同类型的高血压
泊利噻嗪 （polythiazide）		本品临床上用于治疗各种水肿（以对心源性水肿疗效较好）、各期高血压及尿崩症。治疗高血压一般与降压药合用
甲氯噻嗪 （methyclothiazide）		本品抑制肾小管对于电解质的再吸收作用，而具有利尿作用，在增加 Na^+ 和 Cl^- 排放的同时，也增加 K^+ 的排放，其每毫克的排钠离子作用是氢氯噻嗪的 100 倍。本品同样具有治疗高血压的作用
三氯噻嗪 （trichlormethiazide）		本品的利尿作用是在髓袢升支增加 Na^+、Cl^- 和水的排放。其治疗高血压的作用与激活血管平滑肌中钙离子和钾离子通道，使血管舒张的作用有关，同时也与对血管中碳酸酐酶的活性抑制有关

构效关系研究表明：

1. 磺酰胺基为起利尿作用的必需基团，且在 7 位疗效最好。若磺酰胺基上氢原子被取代，则疗效降低。

2. 6 位 R_1 对利尿作用至关重要。若为 -Cl、-CF_3 等基团时，可增强疗效；若为 -CH_3、-Br、-NO_2 时，则活性下降；若为 -OCH_3、-NH_2 时，则活性丧失。R_1 为 -CF_3 取代时，由于脂溶性升高，可在远曲小管被动重吸收，排泄缓慢，作用时间延长。如苄氟噻嗪，作用时间为24 ～ 26 小时。

3. 3,4 位呈饱和状态，疗效增强，如氢氯噻嗪较氯噻嗪作用强 10 倍。

4. 3 位以烷基或硫酰取代，作用增强；若为芳基取代，则活性降低；若为苄基取代，作用显著增强。

（四）盐皮质激素受体拮抗剂

醛固酮（aldosterone）为肾上腺皮质所分泌的一种激素，具有储钠、排钾、增加氢离子的排泄，增加尿液酸性的作用，是人体内调节血容量的激素，通过调节肾对钠的重吸收，维持水平衡。

醛固酮是调节细胞外液容量和电解质的激素,醛固酮的分泌是通过肾素-血管紧张素系统实现的。当细胞外液容量下降时,刺激肾小球旁细胞分泌肾素,激活肾素-血管紧张素-醛固酮系统、醛固酮分泌增加,使肾重吸收钠离子增加,进而引起水重吸收增加,细胞外液容量增多;相反,细胞外液容量增多时,通过上述相反的机制,使醛固酮分泌减少,肾重吸收钠水减少,细胞外液容量下降。血钠降低,血钾升高同样刺激肾上腺皮质,使醛固酮分泌增加。

螺内酯(spironolactone,安体舒通)的化学结构与醛固酮类似,能在肾小管竞争性地对抗醛固酮的作用,阻碍醛固酮与受体结合,抑制钾-钠交换,增加钠离子和氯离子的排泄,为储钾利尿药。利尿作用缓慢、温和而持久。因作用弱而且价格昂贵,一般不单用,常与氢氯噻嗪、呋塞米或依他尼酸合用以加强利尿效果,并克服后者失钾的副作用。

醛固酮　　　　　　　螺内酯

利尿药的科研目标是高选择性,减少体液和钠潴留而不排钾,以及不影响人体正常代谢。

其他类:包括氯噻酮(chlorthalidone,海因通)、吲达帕胺(indapamide)、呋塞米(furosemide,呋喃苯胺酸,速尿)、阿佐塞米(azosemide)、吡咯他尼(piretanide)、氨苯蝶啶(triamterene)、阿米洛利(amiloride)、依他尼酸等,见表6-7。

表6-7　其他类利尿药

药物名称	化学结构	主要药理用途及特点
氯噻酮 (chlorthalidone)		本品可增加钠、氯和水在肾腔的排放,在髓袢升支抑制了钠转运到肾小管上皮细胞。由于其在远曲小管增加了钠排放,并通过钠、钾交换机制增加了钾离子的排放,而达到利尿作用
吲达帕胺 (indapamide)		本品主要用于治疗原发性高血压,主要是通过调节钙离子的跨膜转运而削弱血管平滑肌的收缩作用,同时刺激血管扩张因子 PGE$_2$ 和抗血小板因子 PGI$_2$ 的合成

药物名称	化学结构	主要药理用途及特点
呋塞米 （furosemide）		本品对碳酸酐酶无抑制作用,抑制了髓袢升支粗段髓质对 Cl^- 的主动重吸收,影响尿的浓缩过程,作用快而强,尿量最高可达原尿的 30%～40%。长期服用可引起低钾血症、低氯血症
阿佐塞米 （azosemide）		本品于 1985 年上市,为呋塞米的衍生物,呋塞米分子中呋喃环被噻吩环取代,羧基被四唑基取代。静注利尿作用比呋塞米强 5 倍,且长效,还具有排尿酸作用
吡咯他尼 （piretanide）		本品为作用于髓袢的高效利尿药,其强度介于呋塞米和布美他尼之间。对钾的排出较少。其降压作用与氢氯噻嗪相当。另外,本品尚有松弛血管平滑肌、溶解纤维蛋白及抗血小板作用
氨苯蝶啶 （triamterene）		本品主要作用于集合管,直接抑制钠离子的重吸收,为排钠保钾利尿药,作用较弱。一般均与苯骈噻二嗪类排钾利尿药合用,可以协同加强利尿作用,减少低钾血症的副作用
阿米洛利 （amiloride）		本品利尿作用虽弱,但没有螺内酯使男子乳房女性化的副作用,保钾作用比氨苯蝶啶强 5 倍,能加强其他利尿药的作用,防止肾脏失钾,故常与其他利尿药组成复方
依他尼酸 （etacrynic acid）		本品利尿作用及机制、电解质丢失情况、作用特点等均与呋塞米类似。临床用于充血性心力衰竭、急性肺水肿、肾性水肿、肝硬化腹水、肝癌腹水、血吸虫病腹水、脑水肿及其他水肿

二、典 型 药 物

氢氯噻嗪 hydrochlorothiazide

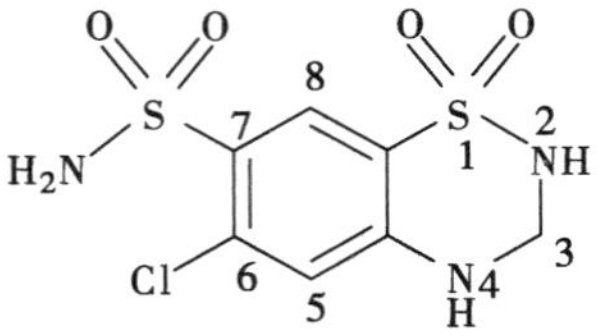

化学名为 6-氯-3,4-二氢-2H-1,2,4-苯骈噻二嗪-7-磺酰胺-1,1-二氧化物,又名为双氢克尿塞。

白色结晶性粉末,无臭,味微苦。mp. 273～275℃。几乎不溶于水、氯仿、乙醚,微溶于乙醇;易溶于二甲基甲酰胺及碱溶液中。

本品 2,7 位上 2 个酸性基团,pK_a 分别为 7.9 和 9.2,可溶于碱液中并缓缓分解。碱水解反应如下:

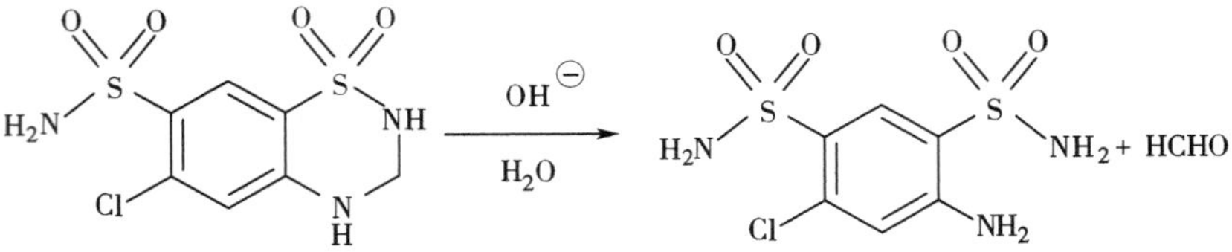

本品 95% 以上以原形从尿中排出,$t_{1/2}$ 可达 12 小时,为中等程度水肿的首选药物。可用于各种类型的水肿,对心源性水肿如充血性心力衰竭引起的水肿很有效。大剂量或长期服用时,应与氯化钾同服。

螺内酯 spironolactone

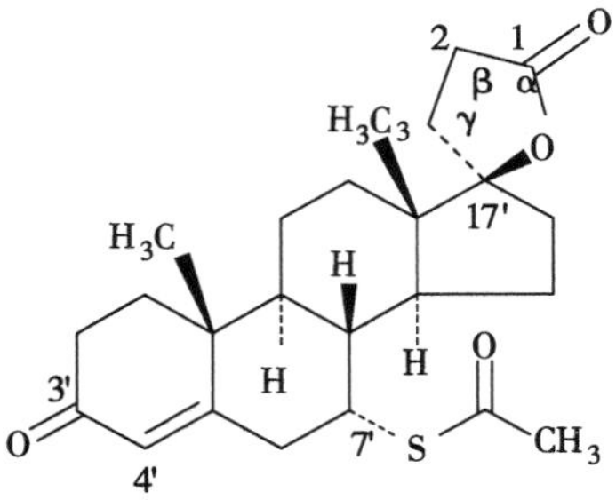

化学名为 3-(3-氧-7α-乙酰硫-17β-羟基-4-雄甾烯-17α-基)丙酸-γ-内酯,又名为安体舒通。

本品为白色或淡棕色粉末,味微苦,无臭或微有硫代醋酸臭。mp. 134～135℃。难溶于水(1:400);易溶于氯仿(1:3),略溶于乙醇(1:80)或乙醚(1:100)。在空气中稳定,但需避光保存。

主要用于肝硬化腹水、顽固心源性和肾源性水肿等醛固酮增多的顽固性水肿。

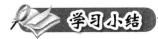 学习小结

　　中枢兴奋药按照化学结构分类可分为黄嘌呤类生物碱、酰胺类和其他类。

　　利尿药按化学结构可分为多元醇类、磺酰胺类和其他类;按利尿作用可分为强效、中效和弱效利尿药。

复习题

　　1. 咖啡因、可可碱和茶碱的 pK_a 分别为 14、10 和 8.8,酸性有差别,怎样从结构上加以解释?

　　2. 咖麻黄碱是一个拼合药物,说明这一药物的设计原理。

　　3. 酰胺类中枢神经兴奋药可用于治疗阿尔茨海默综合征(早老性痴呆症),请比较其作用机制与多奈哌齐的不同之处。

　　4. 试述利尿药的主要结构类型及发现噻嗪类新型利尿药的主要思路。

　　5. 分别举一例强效、中效和弱效利尿药,写出其化学结构式和化学名称,说明其作用机制的不同之处。

　　6. 螺内酯是一个保钾利尿药,说明其结构上的活性基团是哪一部分。

(黄　剑)

第 七 章

拟胆碱药和抗胆碱药

学习目标 ▮▮

掌握:代表药物氯贝胆碱、溴新斯的明、溴丙胺太林、硫酸阿托品的结构、化学名、理化性质、作用特点及用途。

熟悉:硝酸毛果芸香碱、盐酸苯海索、异丙托溴铵、噻托溴铵、右旋筒箭毒碱、苯磺酸阿曲库铵、罗库溴铵、米库溴铵、泮库溴铵等的化学结构及作用特点;盐酸苯海索、溴丙胺太林的化学合成方法;M胆碱受体拮抗剂的构效关系。

了解:拟胆碱药物和抗胆碱药物的概念、分类。

人体神经系统按神经生理学分类可分为传入、中枢和传出神经系统,其中传出神经系统又包括自主神经系统和运动神经系统。交感神经系统和副交感神经系统组成了自主神经系统。乙酰胆碱(acetylcholine,ACh)作为主要的神经递质,在神经末梢内完成其生物合成过程,并储存于突触囊泡中。这些以乙酰胆碱为主要递质的神经也被称为胆碱能神经。当胆碱能神经兴奋时,乙酰胆碱作为神经递质从囊泡中释放出来,作用于突触前膜和后膜上的胆碱受体产生相应的生理效应。乙酰胆碱很快就会被乙酰胆碱酯酶催化水解为胆碱和乙酸而失活。

$$H_3C-\overset{\displaystyle H_3C}{\underset{\displaystyle H_3C}{N^+}}-CH_2-CH_2-OCOCH_3 \quad X^-$$

乙酰胆碱

乙酰胆碱是一类内源性生物活性物质,具有重要而广泛的生理作用。作为神经递质,其在体内的受体主要有 M 型和 N 型。M 受体主要分布于心脏、平滑肌及腺体等外周组织和脑内,具有多样性,不同亚型具有不同的分布和功能。乙酰胆碱与 M 受体结合时产生包括心收缩力减弱、心率减慢、气管或胃肠道及其他脏器平滑肌收缩、动脉血管平滑肌松弛、血管舒张、腺体分泌增强等多种生理效应。N 受体主要分布在自主神经节、肾上腺髓质、骨骼肌的神经肌肉接头处和脑内,根据其分布和作用不同可分为神经节阻断剂(N_1 受体拮抗剂)、神经肌肉阻断剂(N_2 受体拮抗剂)。神经节阻断剂主要呈现降低血压作用,临床用于治疗重症高血压;而神经肌肉阻断剂则可导致肌肉松弛,临床用于麻醉辅助药。

能产生乙酰胆碱样药理作用的药物通称为拟胆碱药（cholinergic drugs）；而具有对抗乙酰胆碱生物作用的药物则被称为抗胆碱药（anticholinergic drugs）。

第一节　拟 胆 碱 药

拟胆碱药物具有与乙酰胆碱相类似的结构：都含有季铵基、乙基桥和乙酰氧基。M 受体激动剂和 N 受体激动剂属于直接作用于胆碱受体的拟胆碱药；而间接作用的拟胆碱药物主要包括通过抑制乙酰胆碱酯酶来减少乙酰胆碱酯酶降解的抗胆碱酯酶药物和促进神经末梢释放乙酰胆碱的药物。在临床上拟胆碱药物主要用于治疗青光眼，缓解肌无力；治疗老年痴呆症；大部分拟胆碱药物具有吗啡样镇痛作用。

一、M 胆碱受体激动剂

乙酰胆碱化学稳定性较差，在水溶液、胃肠道和血液中均被代谢而失去活性，故其本身不能用作药物。通过对其季铵基、乙基桥和乙酰氧基等部位进行修饰，获得如氯贝胆碱等一系列稳定性较好的拟胆碱药物（表 7-1）。

表 7-1　乙酰胆碱的稳定性

名称	结构	水解难易程度
氯化乙酰胆碱 （acetylcholine chloride）	H_3C—N^+—CH_2—CH_2—$OCOCH_3$　Cl^-（H_3C、H_3C）	易
氯醋甲胆碱 （methacholine chloride）	H_3C—N^+—CH_2—CH—$OCOCH_3$　Cl^-（CH_3）	
氯化氨甲酰胆碱 （carbamylcholine chloride）	H_3C—N^+—CH_2—CH_2—$OCONH_2$　Cl^-	
氯贝胆碱 （bethanechol chloride）	H_3C—N^+—CH_2—CH—$OCONH_2$　Cl^-（CH_3）	难

氯贝胆碱 bethanechol chloride

化学名为氯化-N,N,N-三甲基-2-氨基甲酰氧基-1-丙铵。

本品为无色或白色结晶性粉末,易溶于水和乙醇,几乎不溶于氯仿和乙醚。该结构存在氨基甲酸酯,与乙酰胆碱酯基相比,结构稳定性大幅提高。同时存在甲基抑制了体内水解酶对本品的降解,也进一步提高其稳定性。故本品在水溶液煮沸数小时也不分解。在体内可被乙酰胆碱酯酶水解,血中稳定,毒性低,副作用少。作用时间较长(约5小时)。口服有效,但在胃肠道吸收较慢,一般皮下注射给药。其 S 型异构体的活性大大高于其 R 型异构体。

氯贝胆碱属于选择性 M 胆碱受体激动剂,对胃肠道和膀胱平滑肌具有较专一的选择性,在临床上用于急性术后和产后非阻塞性(功能性)尿潴留及神经性膀胱张力弛缓所引起的尿潴留的治疗。

二、乙酰胆碱酯酶抑制剂

乙酰胆碱酯酶抑制剂(AChEI)能够抑制乙酰胆碱酯酶对乙酰胆碱的水解作用,进而使乙酰胆碱在突触的浓度升高,增强并延长乙酰胆碱的作用。这类药物也被称为抗胆碱酯酶药,是一类间接的拟胆碱药。临床上主要用于治疗重症肌无力和青光眼、阿尔茨海默病等。

根据 AChEI 对靶酶的抑制程度,可将该类药物分为可逆性 AChEI 和不可逆性 AChEI。其中可逆性 AChEI 与酶结合后可缓慢水解,代表药物有毒扁豆碱(physostigmine)、溴新斯的明(neostigmine bromide);不可逆性 AChEI 将导致靶酶彻底失活,使体内 AChI 浓度异常升高,引起支气管收缩,严重者将导致死亡,代表性药物是磷酸酯类有机磷农药。

磷酸酯类不可逆 AChEI 中毒后,临床可应用碘解磷定(pralidoxime iodide,2-PAM)和氯解磷定(pralidoxime chloride,2-PAM chloride)解毒。其作用机制如图7-1所示。

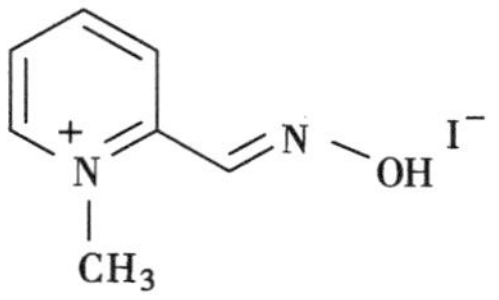

碘解磷定 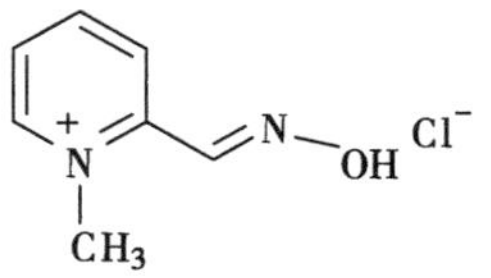　　　　　　　　氯解磷定

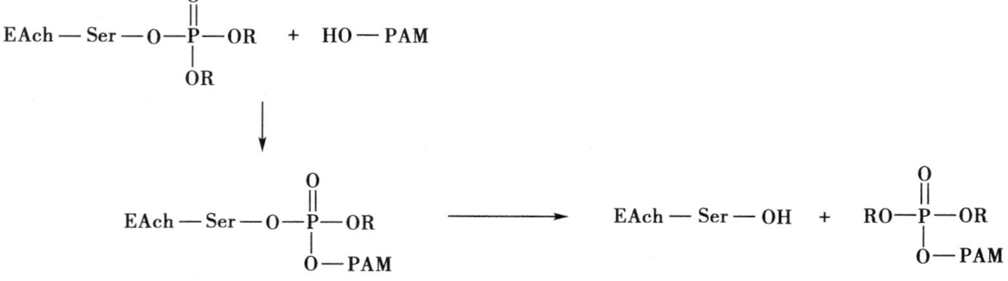

图7-1　解毒剂作用机制

三、典型药物

毒扁豆碱physostigmine

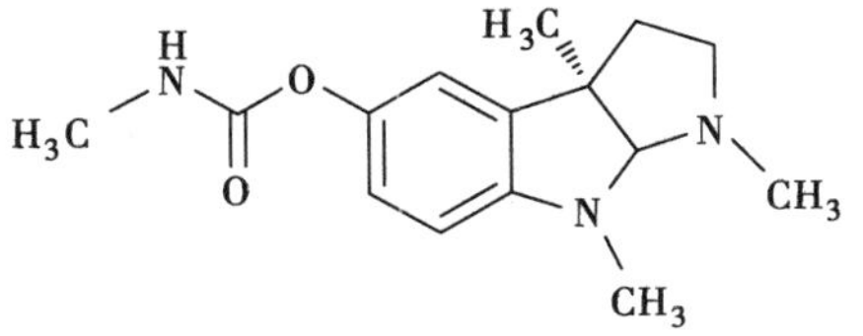

化学名为$(3\alpha, S\text{-}cis)\text{-}1,2,3,3\alpha,8,8\alpha$-六氢-$1,3\alpha,8$-三甲基吡咯并$[2,3\text{-}b]$吲哚-5-醇甲基氨基甲酸酯,别名依色林(eserine)。

本品为斜方棱形晶体,或呈小叶片状簇晶,易溶于乙醇、苯和氯仿,微溶于水。其水杨酸盐(physostigmine salicylate)为针状结晶,可溶于水、乙醇、氯仿和乙醚。

毒扁豆碱系由产自西非的豆科植物毒扁豆(Physostigma venenosum)种子中提取的一种性质不稳定的生物碱,其结晶或水溶液露置于空气中或遇光、热,即变为淡红色或红色,概因其水解生成毒扁豆酚碱(I)后又被氧化成红色的依色林红(II)。毒扁豆酚碱及其进一步氧化物均无抑酶活性。

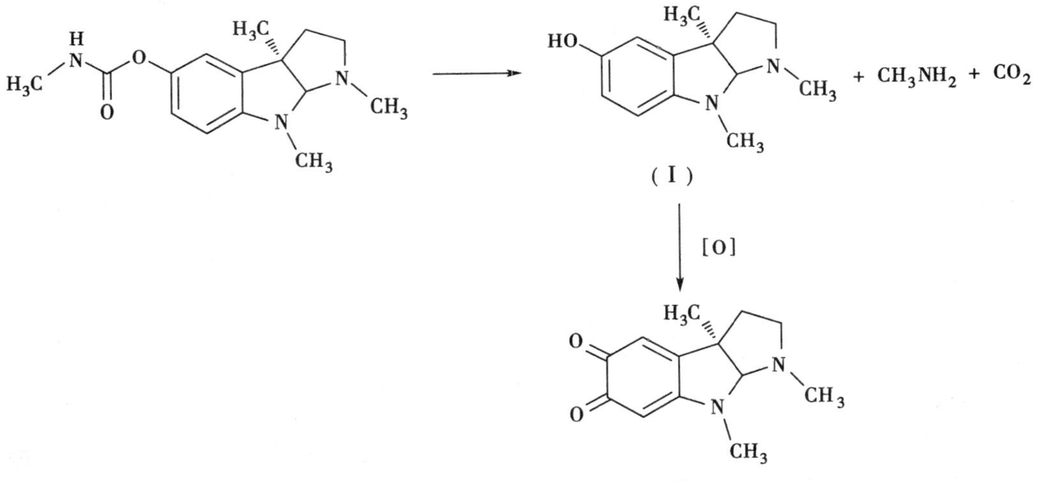

（I）

[O]

（II）

毒扁豆碱水杨酸盐是临床上首个抗胆碱酯酶药,属于氨基甲酸芳酯类。其结构中的氨基甲酸酯基团是抑酶活性所必需的,酯键水解后即丧失活性。该药因其作用选择性低,毒性猛烈,现临床已少用。该药物的结构中不含其他抗胆碱酯酶药中常见的季铵离子团,因此脂溶性较大,易透过血脑屏障而发挥中枢拟胆碱作用,故近来急诊时用其作为中枢抗胆碱药(如阿托品、三环类抗抑郁药等)中毒的解毒剂。其对阿尔茨海默病的疗效正在观察中。

溴新斯的明neostigmine bromide

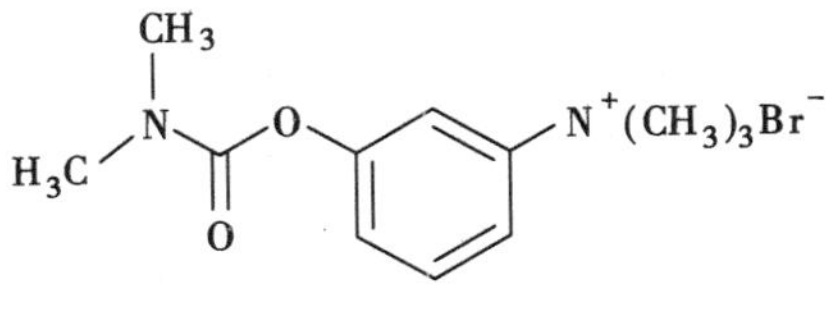

其化学名为溴化 3-[[(二甲氨基)甲酰]氧基]-N,N,N-三甲基苯铵。

本品为白色结晶性粉末;无臭,味苦。极易溶于水(1:1),水溶液呈中性;易溶于乙醇和氯仿(1:10);几乎不溶于乙醚。

本品的化学结构由季铵阳离子、芳香环和氨基甲酸酯三部分组成,其阴离子部分可以是 Br^- 或 $CH_3SO_4^-$。本品结构中的季铵离子一方面可增强与胆碱酯酶的结合,另一方面降低中枢作用,属于 AChE 的可逆性抑制剂。临床上常用溴新斯的明供口服,甲硫酸新斯的明(neostigmine methylsulfate)供注射用,主要用于重症肌无力,术后腹气胀及尿潴留。大剂量时可引起恶心、呕吐、腹泻、流泪和流涎等症状,可用阿托品对抗。

第二节　抗 胆 碱 药

抗胆碱药物包括 M 胆碱受体拮抗剂(M- cholinoceptor antagonists)和 N 受体拮抗剂(N- cholinoceptor antagonists)。M 胆碱受体拮抗剂选择性地阻断乙酰胆碱与 M 胆碱受体的结合,但无内在活性,呈现抑制腺体(唾液腺、汗腺、胃液)分泌、散瞳、心率加速、松弛支气管和胃肠道平滑肌等作用。临床上用于治疗平滑肌痉挛所致的内脏绞痛、消化性溃疡、散瞳等。主要分为颠茄生物碱类和合成 M 胆碱受体拮抗剂两大类。

一、颠茄生物碱类 M 胆碱受体拮抗剂

颠茄生物碱是由茄科植物颠茄、曼陀罗、莨菪、东莨菪及唐古特莨菪等植物中分离得到的生物碱。其临床应用的代表药物为阿托品(atropine)、山莨菪碱(anisodamine)、东莨菪碱(scopolamine)和樟柳碱(anisodine)等。它们的化学结构均为二环氨基醇(亦称莨菪醇)与有机酸类组成的酯,其中东莨菪碱和樟柳碱的 6,7 位有一个 β 取向的环氧基团;山莨菪碱含 6β- 羟基。阿托品、山莨菪碱、东莨菪碱结构中的有机酸部分是 α- 羟基苯乙酸(莨菪酸),樟柳碱中的则是 α- 羟基 α- 羟甲基苯乙酸(樟柳酸)。经药理研究表明,分子结构中的 β 环氧基和羟基的存在对构效关系有重要影响,环氧基的存在可增强分子的亲脂性,使中枢作用增强,而羟基的存在使中枢作用减弱。因此,东莨菪碱中枢作用最强;樟柳碱具有环氧基和羟基,中枢作用较东莨菪碱和阿托品为弱;山莨菪碱中枢作用最弱。

阿托品　　　　东莨菪碱　　　　山莨菪碱　　　　樟柳碱

硫酸阿托品 atropine sulphate

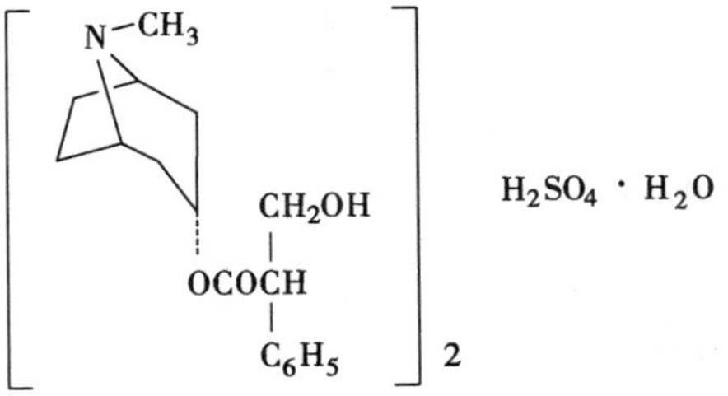

$$H_2SO_4 \cdot H_2O$$

化学名为(±)-2-(羟甲基)-苯乙酸-8-甲基-8-氮杂[3,2,1]-3-辛醇酯硫酸盐一水合物。

本品为无色结晶或白色结晶性粉末,含一分子结晶水,mp. 190~194℃。在空气中有风化性,遇光易变化。极易溶于水,易溶于乙醇,难溶于氯仿、丙酮和乙醚。

阿托品分子中的叔胺氮原子呈较强的碱性,pK_b 4.35,可与硫酸形成稳定的中性盐,其水溶液呈中性。

本品分子中的酯键在弱酸性、近中性水溶液中稳定,在碱性溶液中易被水解成莨菪醇(Ⅰ)和消旋莨菪酸(Ⅱ)。因此,制备阿托品注射液时要调整溶液的 pH,并加入适量的氯化钠作稳定剂,采用中性硬质安瓿,注意灭菌温度,并避光保存。

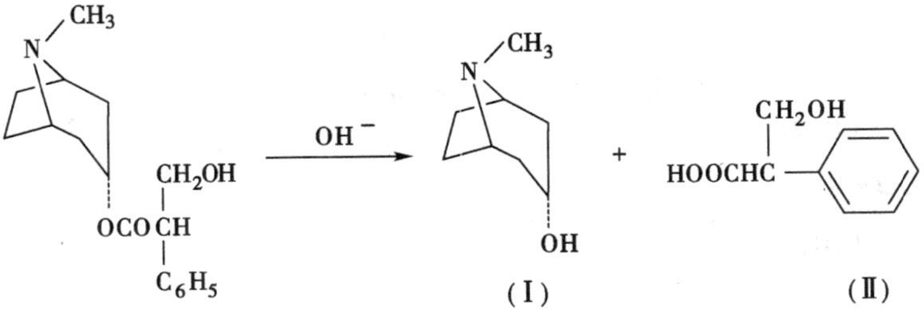

本品水溶液尚可发生部分水解,生成脱水阿托品(Ⅰ),并进一步水解成脱水莨菪酸(Ⅱ)。

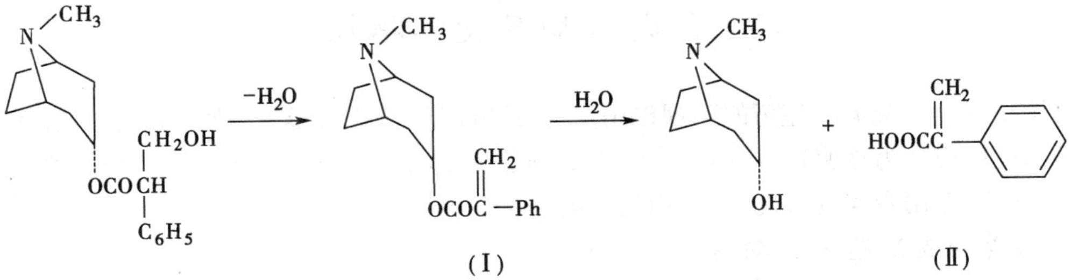

阿托品经与发烟硝酸热处理后,水解产生的莨菪酸(Ⅰ)可转变为紫堇色醌型化合物(Ⅱ),此反应称 Vitali 反应,为莨菪酸的专属反应。东莨菪碱、山莨菪碱等颠茄生物碱由于结构中均含有莨菪酸,故也可发生上述反应。

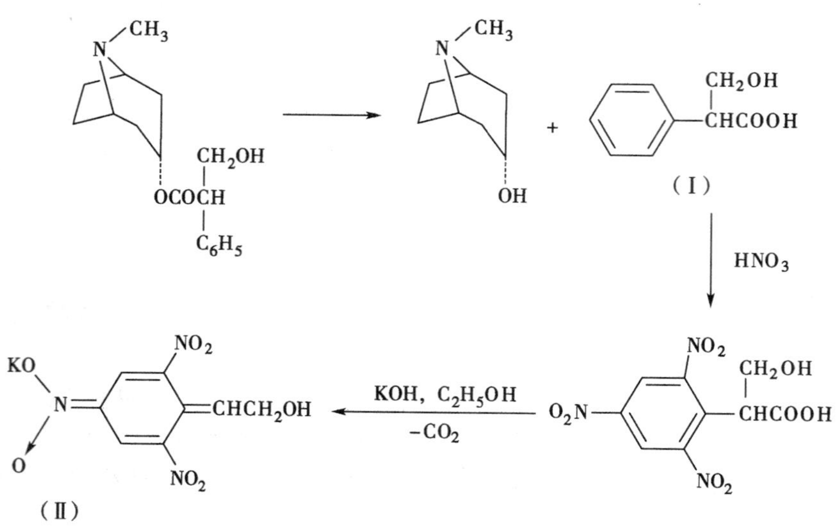

阿托品具强碱性,与氯化汞作用可产生黄色氧化汞沉淀,加热后转变为红色。阿托品亦能与多数生物碱显色剂及沉淀剂反应。

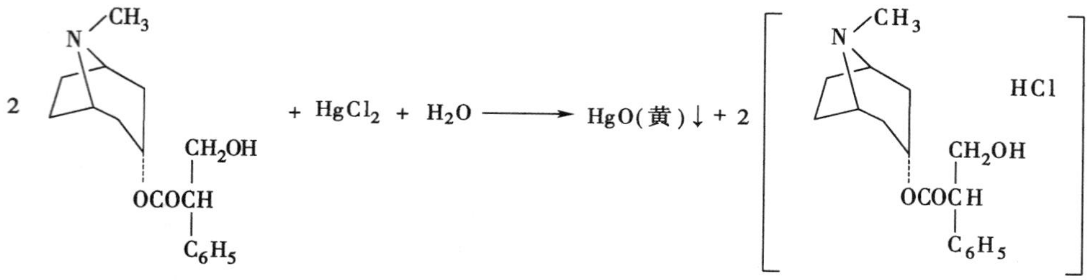

阿托品具有外周及中枢 M 胆碱受体拮抗作用,临床用于治疗各种心绞痛、麻醉前给药、盗汗、胃酸过多及多种感染中毒性休克,亦可用于眼科治疗睫状肌炎症和散瞳,还用于有机磷农药中毒的解救。

二、合成 M 胆碱受体拮抗剂

阿托品等生物碱类解痉药的药理作用广泛,能同时影响许多器官,常引起口干、视力模糊、心悸等不良反应。为克服这些缺点,多年来对颠茄类生物碱进行了一系列结构修饰和改造,获得了一些药理作用专属性较高,副作用较少的药物。

(一)半合成 M 胆碱受体拮抗剂

将阿托品、东莨菪碱等天然生物碱等进行季铵化,制得半合成的溴甲阿托品(atropine methobromide)、溴甲东莨菪碱(scopolamine methobromide)、溴丁东莨菪碱(scopolamine butylbromide)、氢溴酸东莨菪碱,中枢副作用降低,胃肠道平滑肌作用增强。

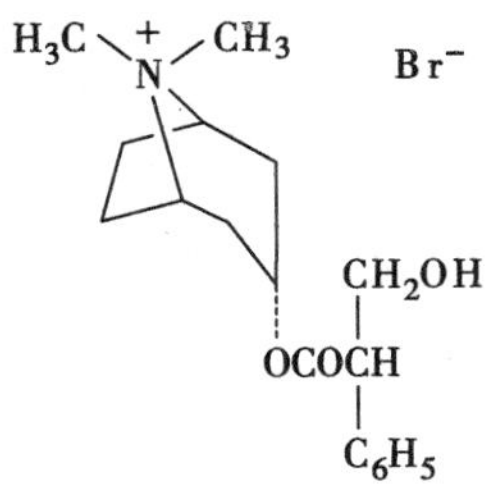

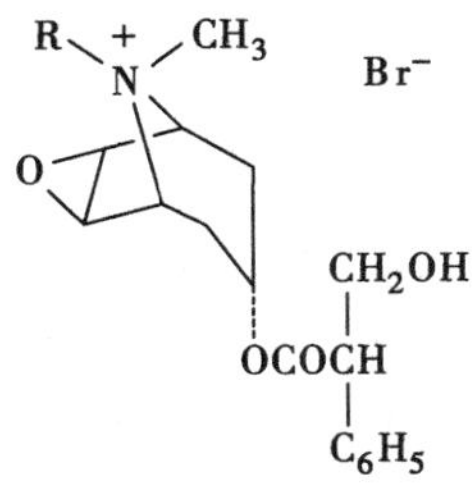

溴甲阿托品

R = CH₃　溴甲东莨菪碱

R = C₄H₉　溴丁东莨菪碱

R = H　氢溴酸东莨菪碱

（二）全合成 M 胆碱受体拮抗剂

抗胆碱药阿托品具有与乙酰胆碱相类似的化学结构,均为氨基醇酯类化合物。二者在结构上的主要不同在于阿托品分子中酰基部分带有大的取代基——苯基。酰基的取代基大小是影响抗胆碱作用的主要因素。据此设计合成了叔胺类解痉药贝那替嗪(benactyzine),苯海索(benzhexol),阿地芬宁(adiphenine),辛戊胺(octamylamine)等,它们的解痉作用明显,抑制胃酸作用次之。

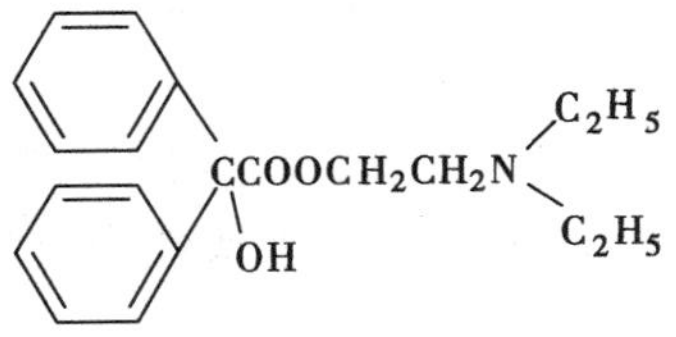

贝那替嗪

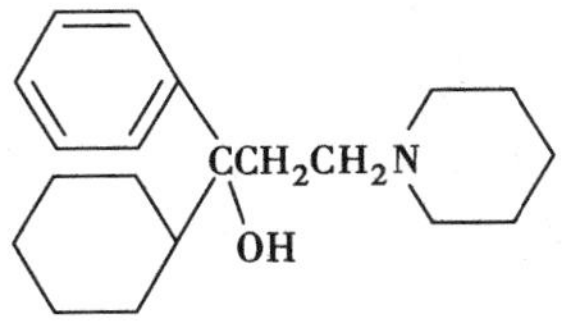

苯海索

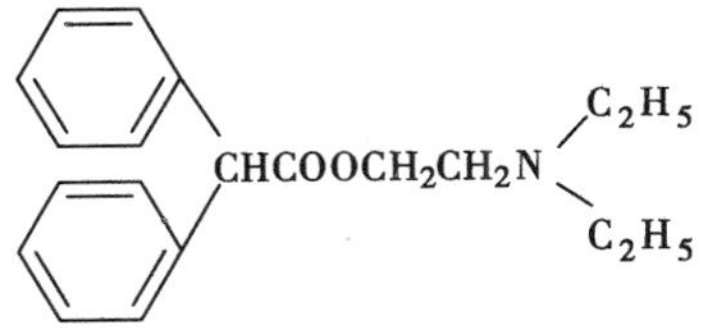

阿地芬宁

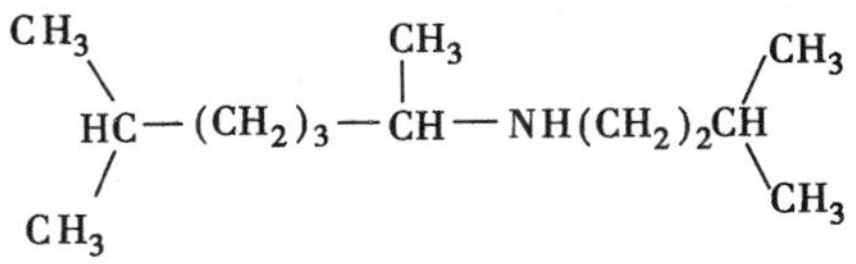

辛戊胺

进一步研究发现,叔胺类药物季铵化后其解痉作用增强,对中枢的副作用减少。如溴甲贝那替嗪(benactyzine methobromide),格隆溴铵(glycopyrronium bromide),奥普溴铵(oryphenonium bromide),异丙托溴铵,噻托溴铵,溴丙胺太林(propantheline bromide)等。

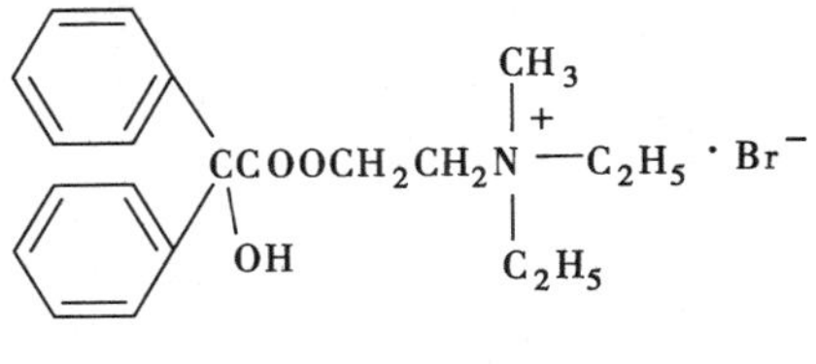

溴甲贝那替嗪

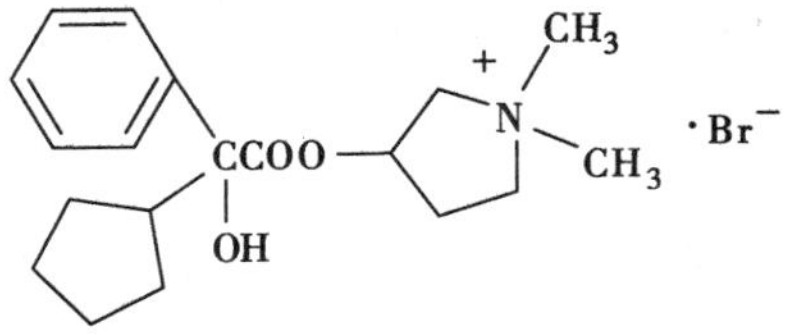

格隆溴铵

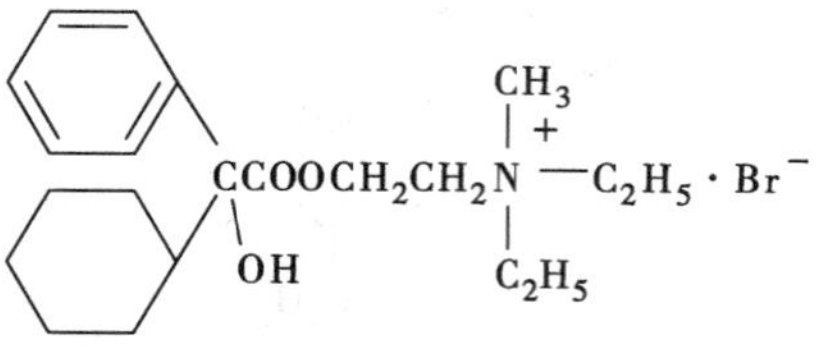

奥普溴铵

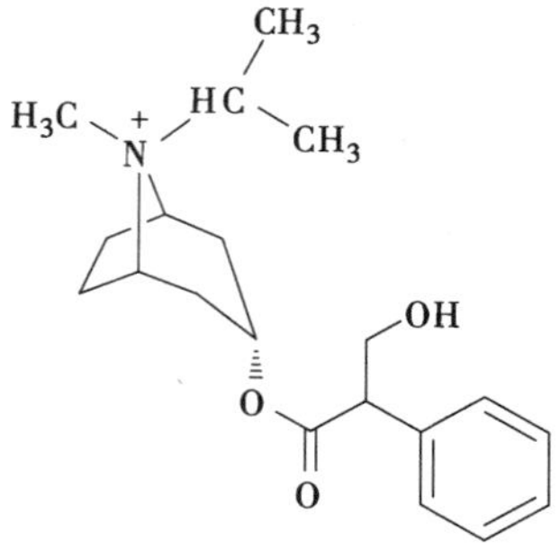

异丙托溴铵

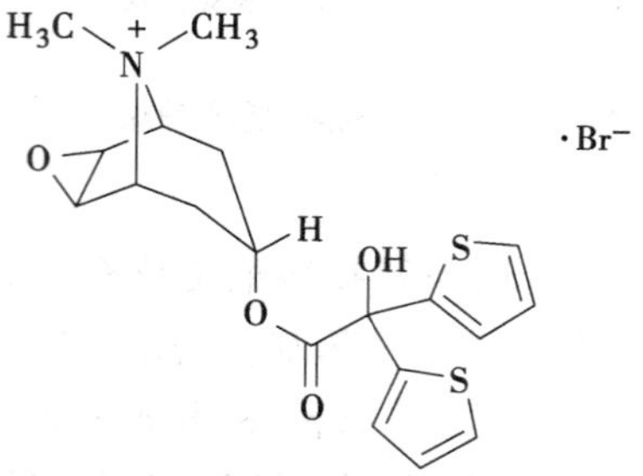

噻托溴铵

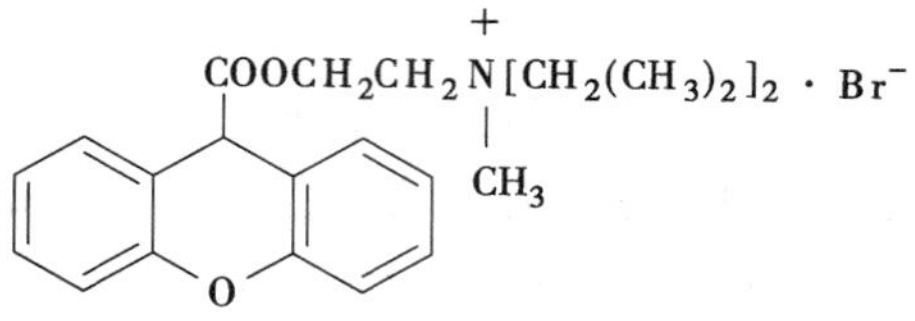

溴丙胺太林

异丙托溴铵具有较好的松弛支气管平滑肌作用,一般吸入式给药,用于防治支气管哮喘和喘息型慢性支气管炎。

噻托溴铵为近年来 M 受体亚型选择性拮抗剂研究的一个显著成就,其选择性拮抗 M 族受体中 M_1、M_3 受体,对支气管的扩张作用可持续长达 24 小时,适用于慢性阻塞性肺疾病的维持治疗。

（三）M 胆碱受体拮抗剂的构效关系

上述的 M 胆碱受体拮抗剂具有下图所示的通式:

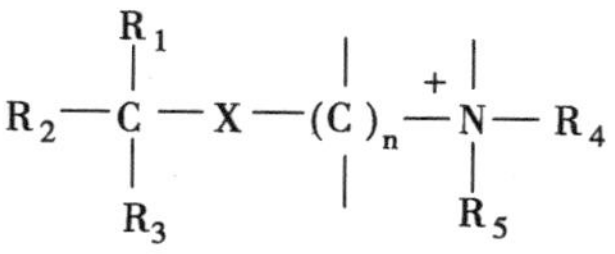

$$R_2 - \underset{R_3}{\overset{R_1}{\overset{|}{\underset{|}{C}}}} - X - (C)_n - \underset{R_5}{\overset{|}{\overset{+}{\underset{|}{N}}}} - R_4$$

此结构与 M 胆碱受体激动剂有相似之处。这是因为 M 胆碱受体拮抗剂与激动剂共同竞争 M 受体,均通过氮正离子部分与受体的负离子位点结合,而分子的其他部分与受体的附加结合则是产生拮抗剂与激动剂区别的要因。

1. 一般来说,当 R_1、R_2 为碳环或杂环时,其解痉作用最强;两个环可以相同,如苯环;也可以不同,如 R_1 为苯环,R_2 为杂环、脂肪族环烃基等,且 R_1、R_2 不同时活性较强。但环状基团体积不宜太大,当 R_1、R_2 同为萘基时,活性消失,可能是立体位阻效应阻碍了药物与受体的结合。

2. R_3 取代基可以是 - H、- OH、- CH_2OH 或 - $CONH_2$。当 R_3 为羟基或羟甲基时其抗胆碱活性比 R_3 为 H 时强,这是由于羟基与受体之间通过形成氢键相互作用而使结合力增强的缘故。

3. 大多数合成的抗胆碱药结构中 X 是酯基,即氨基醇酯类,但其对抗胆碱活性不是绝对必需,X 可以是氧或将其消去,如苯海索等,因疏水性较大,易进入中枢,属中枢抗胆碱药,临床用于抗震颤麻痹。

4. 活性强的解痉药中 N 原子一般为季铵或叔胺结构,在生理 pH 条件下 N 上均带有正电荷,可与 M 胆碱受体的负离子部分结合,这对形成药物-受体复合物起着重要作用。当 N 为季铵盐时,药物不易穿过血脑屏障,中枢副作用较小,外周作用强,表现为较强的胃肠道平滑肌解痉作用,并具有一定的神经节阻断作用。当 N 为叔胺时,药物亲脂性强,口服吸收较好,易透过血脑屏障,中枢作用强。R_4、R_5 通常为甲基、乙基、丙基或异丙基。

5. 碳链长度在 $n = 2$ 时药物的抗胆碱活性最强,通常碳链长度为 2 ~ 4 个碳原子,再延长碳链则活性下降或消失。

6. 大多数合成抗胆碱药结构中含有手性中心,与阿托品相似,其左旋异构体的活性要远大于右旋异构体。

综上所述,胆碱受体拮抗剂的分子结构具有某些共同特点:分子的一端带有氮正离子基团,它能与受体的负离子部位结合;另一端为较大的环状基团,通过疏水性或范德华力与受体形成附加结合,二者被一个一定长度的结构单元(如酯基等)连接起来;分子中特定位置存在羟基等,可增加与受体的结合。

溴丙胺太林 propantheline bromide

化学名 N-甲基-N-(1-甲基乙基)-N-[2-(9H-呫吨-9-甲酰氧基)乙基]-2-丙胺溴化物。

本品为白色或类白色结晶性粉末,无臭,味极苦,微引湿性。在水、乙醇或氯仿中极易溶解,乙醚中不溶。

本品被 NaOH 试液水解后生成呫吨酸,mp. 213 ~ 219℃。呫吨酸遇硫酸呈亮黄色或橙黄色,并显微绿色荧光。本品为季铵化合物,不易穿透血脑屏障,中枢副作用小,外周 M 胆碱受体拮抗作用与阿托品相似。临床主要用于治疗胃肠痉挛、胃及十二指肠溃疡。

本品的合成以邻氯苯甲酸(Ⅰ)为起始原料,在氢氧化钠和铜粉催化下与苯酚反应制得邻苯氧基苯甲酸(Ⅱ),在与浓硫酸加热脱水、环合得 9-呫吨酮(Ⅲ),再经锌粉还原成呫吨醇(Ⅳ),然后经氰化、水解得到 9-呫吨甲酸(Ⅴ)后,与二异丙胺基乙醇在二甲苯中共沸脱水进行酯化,最后与溴甲烷反应制得。

三、N 胆碱受体拮抗剂——肌肉松弛药

按照药物作用部位及对胆碱受体亚型选择性的不同,N 胆碱受体拮抗剂通常分为两类。①神经节阻断剂:在交感神经和副交感神经节选择性地拮抗 N_1 胆碱受体,稳定突触后膜,阻断神经信号在神经节中的传递,主要呈现降低血压作用,临床用于治疗重症高血压。②神经肌肉阻断剂:与骨骼肌神经肌肉接头处的运动终板膜上的 N_2 受体结合,阻断神经信号在神经肌肉接头处的传递,导致骨骼肌松弛。临床上用作麻醉辅助药,可减少全麻药的使用量,避免因深度麻醉对病人引起的不良后果。本章主要介绍后者的结构特点、性质及临床应用。该类药物按其作用方式又可分为非去极化型肌松药和去极化型肌松药。

（一）外周性肌松药

1. 非去极化型 非去极化型肌松药和乙酰胆碱竞争性地与运动终极膜上 N_2 受体结合,从而阻断乙酰胆碱的去极化作用,使骨骼肌松弛,故又称为竞争性肌松药。该类药的作用特点是与抗胆碱酯酶药之间有拮抗作用,过量时可用新斯的明解毒。吸入性全麻药和氨基苷类抗生素能加强和延长此类药物的作用时间。非去极化型肌松药又可分为生物碱类和合成肌松药两类。

（1）生物碱类:最早应用于临床的非去极化型肌松药是从南美产防己科植物 *Chondoden-dron tomentosum* 中提取的有效成分右旋氯筒箭毒碱（*d*-tubocurarine chloride）,结构为双-1-苄基四氢异喹啉类。其广泛用作肌松药及麻醉辅助药,但该药在治疗剂量时有神经节阻断和促进组胺释放作用,并有麻痹呼吸的危险。由于其来源的限制及上述缺点,促使药物研究者从同科植物中发现新药。

我国的药学工作者在 20 世纪 70 年代从我国的防己科植物资源中发现了几种肌松作用良好的药物:从防己科海南轮环藤（*Cyclea hainanensis* Aetr）中分离出左旋筒箭毒碱,经季铵化得氯甲左筒箭毒（*l*-tubocurarine methochloride）,肌肉松弛作用与右旋氯化筒箭毒碱相似,可代替之。从防己科植物汉防己的根部分离得到了粉防己碱,属于双苄基四氢异喹啉类叔胺型生物碱,经季铵化得粉肌松（tetrandrine dimethiodide）,具有明显的骨骼肌松弛作用,对呼吸肌无明显影响。从锡生藤中分离出锡生碱,经季铵化得到傣肌松（cissampelosine methiodide）,作用与右旋氯化筒箭毒碱相似,并有一定的镇痛作用。

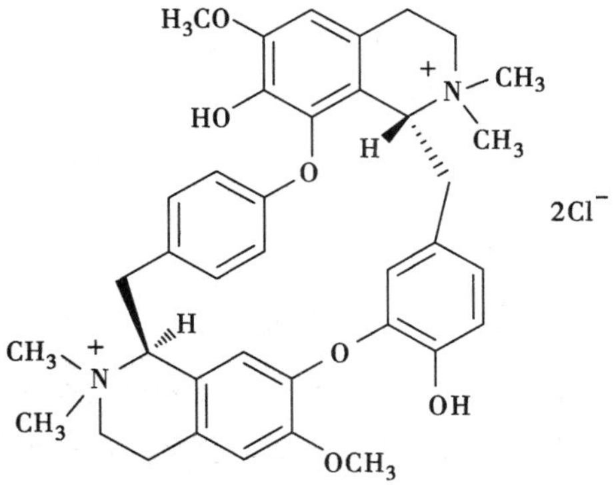

右旋氯筒箭毒碱

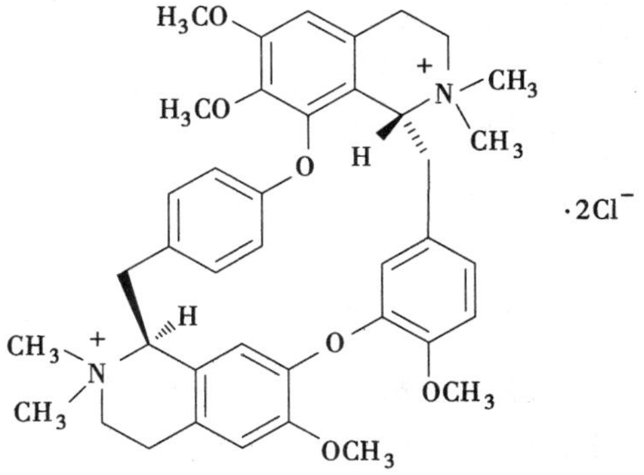

氯甲左筒箭毒

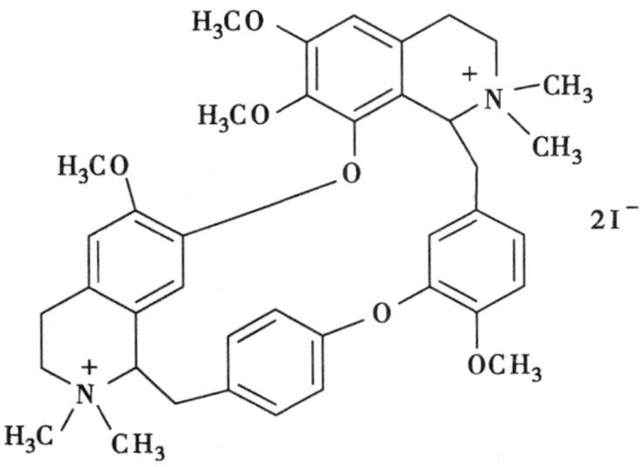

粉肌松

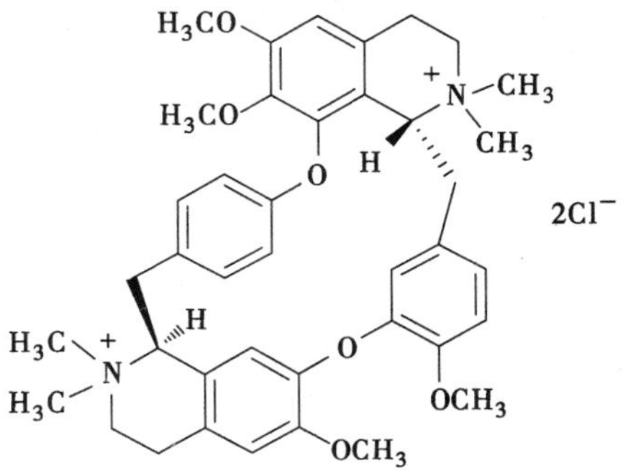

傣肌松

(2)合成肌松药:具有雄甾烷母核的季铵生物碱类化合物 malouetine 呈现出肌肉松弛作用,但作用时间较短。随后对其进行结构改造,合成了泮库溴铵(pancuronium bromide),其肌松作用为筒箭毒碱的 5~6 倍,起效及持续时间与右旋氯化筒箭毒碱相似,但伴有心动过速等副作用。以后又发现泮库溴铵的单季铵盐维库溴铵(vecuronium bromide),其作用强度与泮库溴铵相当,但起效快,维持时间短,无引起组胺释放、神经节阻断等副作用。目前应用于临床的同类药物尚有哌库溴铵(pipecuronium bromide)和罗库溴铵(rocuronium bromide)。哌库溴铵的特点是对心血管系统无不良反应,适用于大手术的辅助麻醉。罗库溴铵是目前非去极化型肌松药中起效最快的药物。这些药物均为 5α-雄甾烷衍生物,但无雄性激素作用,且对心血管系统影响小,在临床上已广泛应用。

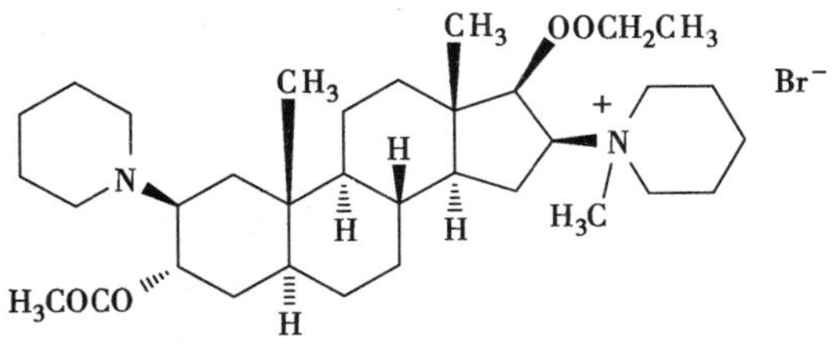

维库溴铵

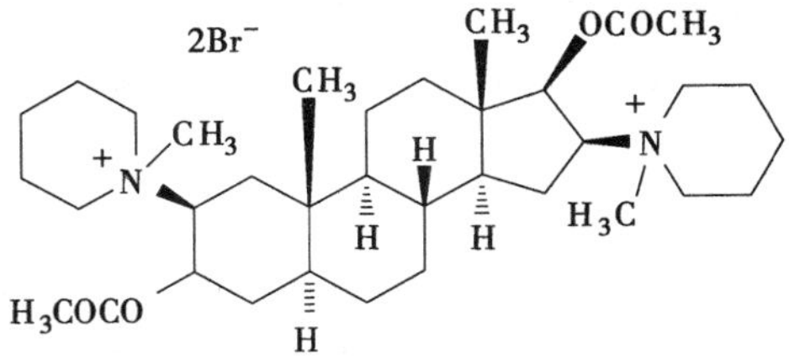

泮库溴铵

哌库溴铵

罗库溴铵

非去极化型肌松药如泮库溴铵、维库溴铵、哌库溴铵等结构特点为双季铵结构,季铵氮原子间相隔10~12个原子,且季铵氮原子上有较大的取代基团,多数药物含有四氢异喹啉的结构。鉴于 Hoffmann 消除反应是季铵盐类化合物特征反应的事实,从加速药物代谢的角度,设计合成了以苯磺酸阿曲库铵(atracurium besilate)为代表的一系列四氢异喹啉类神经肌肉阻断剂。这是运用软药原理设计新药的一个成功实例。

苯磺酸阿曲库铵 atracurium besylate

化学名为2,2′-[1,5-亚戊基双-[氧-(3,1-亚丙基)]]双[1-[(3,4-二甲氧基苯基)甲基]-1,2,3,4-四氢-6,7-二甲氧基-2-甲基异喹啉鎓]二苯磺酸盐,别名卡肌宁。

阿曲库铵具有对称的双季铵结构,其季铵氮原子的 β 位上具有吸电性基团,使其在生理条件下即可发生 Hoffmann 消除反应以及非特异性血浆酯酶催化的酯水解反应,生成 N-甲基四氢罂粟碱(Ⅰ)和其他代谢物,均无神经肌肉阻断作用。N-甲基四氢罂粟碱(Ⅰ)经进一步脱甲基化生成四氢罂粟碱后,与葡萄糖醛酸生成结合物并由尿排出(图 7-2)。该类药物避免了维库溴铵、哌库溴铵和罗库溴铵等对肝、肾代谢的依赖性,解决了其他神经肌肉阻断剂应用中的一大缺陷——累积中毒问题。

在制备和贮存该类药物的注射液时,应注意 pH 和温度对稳定性的影响。碱可以催化 Hoffmann 消除反应及酯水解反应,酸亦可以催化酯水解反应,因此,苯磺酸阿曲库铵的注射液在 pH = 3.5 时最稳定;此外,温度降低时可以减缓反应速度,因此其注射液应在 2~8℃贮存。

近年来该类药物又发展了米库氯铵(mivacurium chloride)和多库氯铵(doxacurium chloride)等。前者起效快(2~4分钟),但维持时间短(12~18分钟),为短效药物;后者起效稍慢(4~6分钟),但维持时间长(90~120分钟),为长效药物。

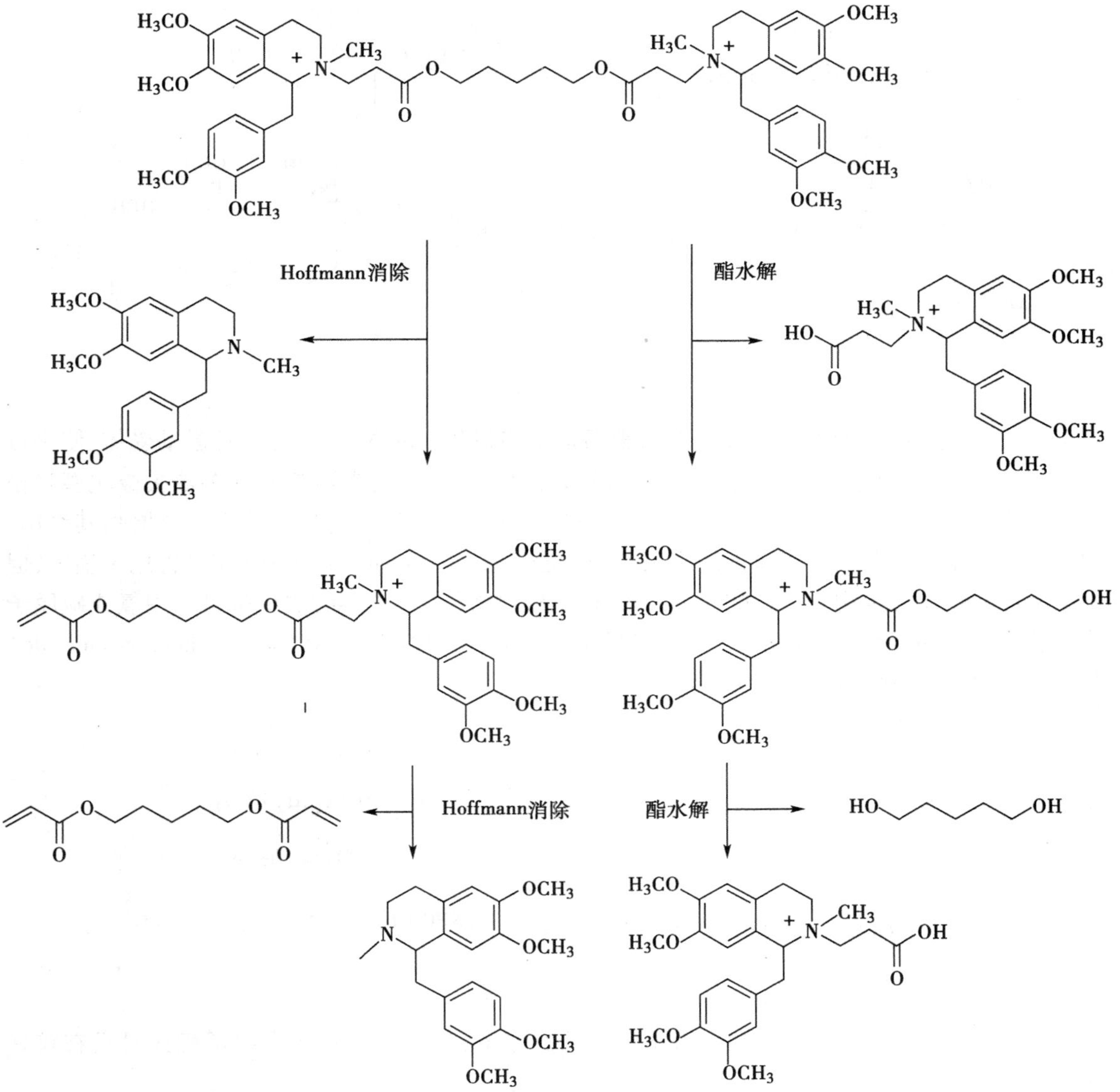

图 7-2　阿曲库铵代谢过程

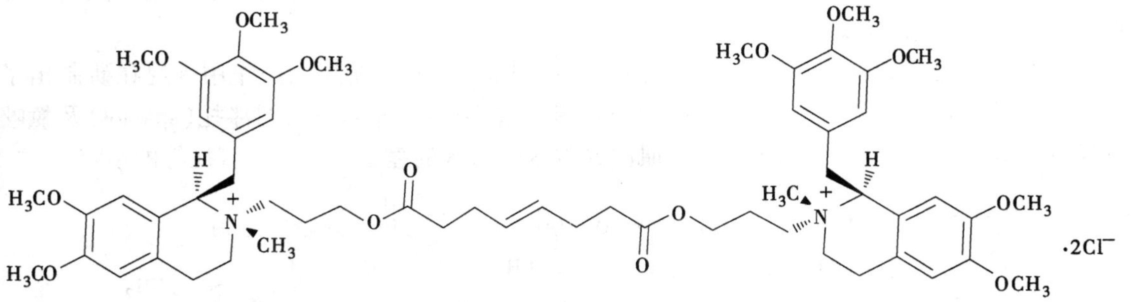

米库氯铵

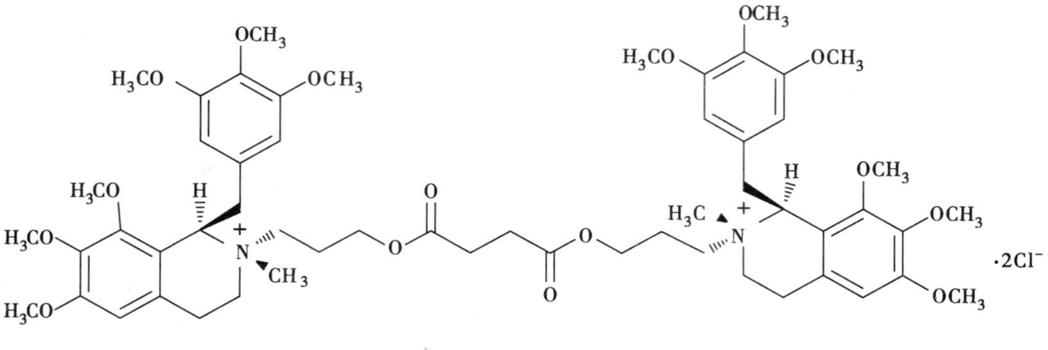

多库氯铵

2. 去极化型　去极化型肌松药与骨骼肌运动终板膜上的 N_2 受体结合并激动受体,使终板膜及邻近肌细胞膜长时间去极化,阻断神经冲动的传递,导致骨骼肌松弛。多数去极化型肌松药不易被乙酰胆碱酯酶降解,因此,当应用过量时,用抗胆碱酯酶药物解救反而会增强其作用,此缺点妨碍了该类药物在临床上的应用。如十烃溴铵(decamethonium bromide)曾用于临床,但由于上述缺点现已少用。以后的研究发现该类化合物结构中碳链的次甲基可以用氧或硫原子代替并呈现不同程度的肌松活性,其中已用于临床的有氯化琥珀胆碱(suxamethonium chloride)和溴己胺胆碱(hexcarbacholine bromide)。

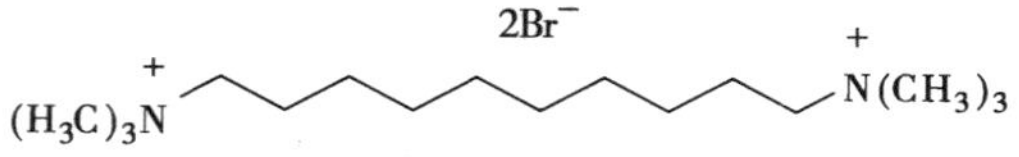

十烃溴铵

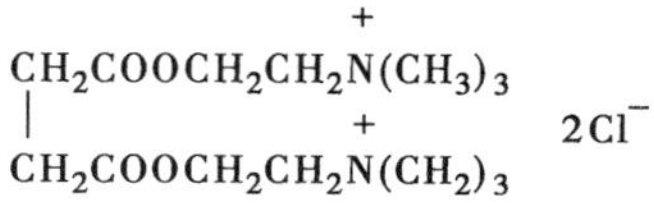

氯化琥珀胆碱

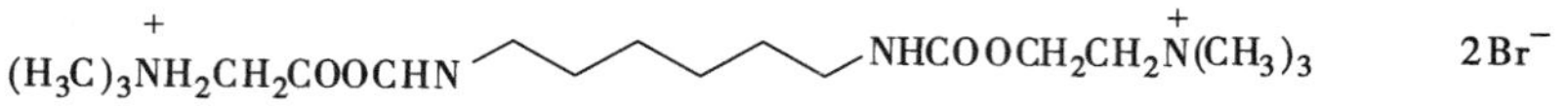

溴己胺胆碱

去极化型肌松药一般含有两个带正电荷的氮原子,其间由 9 ~ 12 个原子相连时具有较好的活性。

(二)中枢性肌松药

中枢性肌松药主要阻滞中枢内中间神经元冲动信号传递,而外周性肌松药主要阻断神经肌肉接头内的 N_2 胆碱受体。

在肌松药美芬辛(mephenesin)分子内引入甲酰胺基,可增强其肌松作用。现在研制出了一些较好的肌松药如美索巴(methocarbamol),卡利普多(carisoprodol),司泮托(spantol)及氯唑沙宗(chlorozoxazone)等,临床主要用于肌肉异常紧张所致的痉挛、扭伤、强直症等的治疗。

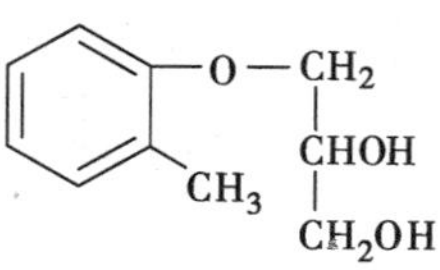

美芬辛

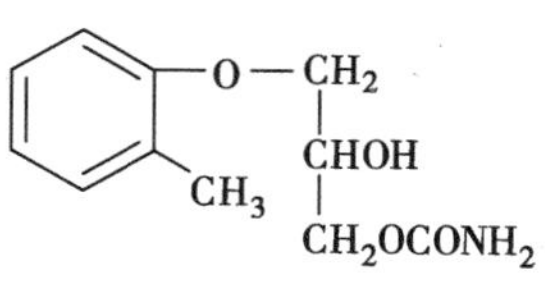

美索巴

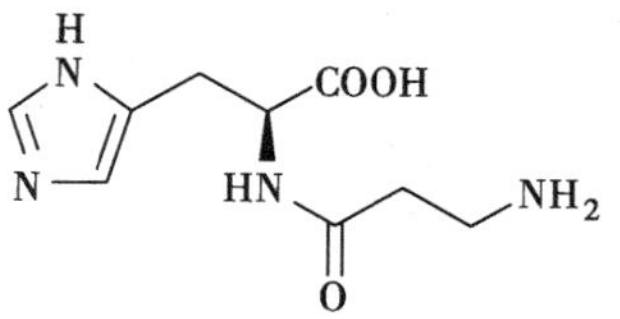

卡利普多

司泮托

氯唑沙宗

氯化琥珀胆碱 suxamethonium chloride

$$\begin{array}{l} CH_2COOCH_2CH_2\overset{+}{N}(CH_3)_3 \\ | \qquad\qquad\qquad\qquad\qquad\qquad \cdot 2Cl^- \cdot 2H_2O \\ CH_2COOCH_2CH_2\overset{+}{N}(CH_2)_3 \end{array}$$

化学名二氯化 2,2′-[(1,4-二亚丁基)双(氧)]双[N,N,N-三甲基乙铵]二水合物。

本品为白色结晶性粉末,无臭、味咸。mp. 157～163℃。在水中易溶,微溶于氯仿或乙醇,乙醚中不溶。

本品水溶液的稳定性与 pH 有关。酸性条件(pH 2.8～4)时最稳定,随着 pH 升高水解加快。

$$\begin{array}{l} CH_2COOCH_2CH_2\overset{+}{N}(CH_3)_3 \\ | \qquad\qquad\qquad\qquad\qquad 2Cl^- \xrightarrow{H_2O} \\ CH_2COOCH_2CH_2\overset{+}{N}(CH_2)_3 \end{array} \quad \begin{array}{l} CH_2COOH \\ | \\ CH_2COOH \end{array} + 2HOCH_2CH_2\overset{+}{N}(CH_3)_3$$

本品水溶液与硫氰酸铬铵试液可产生淡红色不溶性复盐。

$$\begin{array}{l} CH_2COOCH_2CH_2\overset{+}{N}(CH_3)_3 \\ | \qquad\qquad\qquad\qquad\qquad \cdot 2Cl^- + 2NH_4[Cr(NH_3)_2(SCN)_4] \\ CH_2COOCH_2CH_2\overset{+}{N}(CH_3)_3 \end{array}$$

$$\xrightarrow{} \begin{array}{l} CH_2COOCH_2CH_2\overset{+}{N}(CH_3)_3 \\ | \qquad\qquad\qquad\qquad\qquad \cdot [Cr(NH_3)_2(SCN)_4]_2 \\ CH_2COOCH_2CH_2\overset{+}{N}(CH_3)_3 \end{array}$$

本品与硫酸及间苯二酚共热,冷后加水稀释,再倾入氢氧化钠液中,溶液显橙红带有绿色的荧光,酸化后荧光消失,碱化后又复现。此系酸性条件下的水解产物丁二酸与间苯二酚缩合生成带有荧光的化合物所致。

本品为去极化型解痉药,具有起效快、持续时间短、易于控制等特点。适用于外科手术的肌肉松弛。大剂量时可引起呼吸麻痹。

学习小结

乙酰胆碱是一类内源性生物活性物质,具有重要而广泛的生理作用。其在体内的受体主要有 M 型和 N 型。乙酰胆碱与 M 受体结合时产生包括心收缩力减弱、心率减慢等多种生理效应。N 受体主要分布在自主神经节、肾上腺髓质、骨骼肌的神经肌肉接头处和脑内,根据其分布和作用不同可分为神经节阻断剂(N_1 受体拮抗剂)、神经肌肉阻断剂(N_2 受体拮抗剂)。神经节阻断剂主要呈现降低血压作用,临床用于治疗重症高血压;而神经肌肉阻断剂则可导致肌肉松弛,临床用于麻醉辅助药。拟胆碱药能够产生乙酰胆碱样药理作用,分为 M 胆碱受体激动剂和乙酰胆碱酶抑制剂。前者的化学结构与乙酰胆碱相似,代表药物为氯贝胆碱,后者的代表药物为溴新斯的明。抗胆碱药具有对抗乙酰胆碱生物的作用,主要有 M 胆碱受体拮抗剂和 N 胆碱受体拮抗剂。M 胆碱受体拮抗剂选择性地阻断乙酰胆碱与 M 胆碱受体的结合,但无内在活性,呈现抑制腺体分泌、散瞳、心率加速、松弛支气管和胃肠道平滑肌等作用。主要分为颠茄生物碱类和合成 M 胆碱受体拮抗剂两大类:前者代表药物为阿托品,后者代表药物为半合成的溴甲阿托品、溴甲东莨菪碱等和全合成的贝那替嗪、苯海索等。M 胆碱受体拮抗剂与激动剂共同竞争 M 受体,均通过氮正离子部分与受体的负离子位点结合,而分子的其他部分与受体的附加结合则是产生拮抗剂与激动剂区别的要因。N 胆碱受体拮抗剂主要用于肌肉松弛药,通常分为神经节阻断剂和神经肌肉阻断剂。后者按作用方式分为非去极化型和去极化型肌松药。非去极化型肌松药包括生物碱类和合成类药物,前者代表药物为右旋氯筒箭毒碱、粉肌松等,后者代表药物为具有雄甾烷母核的泮库溴铵、罗库溴铵及具有对称 1-苄基四氢异喹啉结构的阿曲库铵等。去极化型肌松药代表药物为氯化琥珀胆碱和溴己胺胆碱,通过与骨骼肌运动终板膜上的 N_2 受体结合并激动受体,使终板膜及邻近肌细胞膜长时间去极化,阻断神经冲动的传递,导致骨骼肌松弛。

复习题

1. 解痉药为一类 M 胆碱受体拮抗剂,其主要作用方式是什么?
2. 阿托品的主要理化性质有哪些?
3. 合成解痉药的设计依据是什么? 如何根据其结构进行分类?
4. 试述合成溴丙胺太林的方法。
5. 简述去极化型肌松药结构上的特点。
6. 肌肉松弛药可分为几类? 其中按作用方式,外周性肌松药又可如何分类?
7. 试述合成解痉药的构效关系。
8. 中枢性解痉药与外周性解痉药在临床应用上有哪些不同?

（张　辰）

第 八 章

肾上腺素能药物

学习目标 ▮▮▮

掌握：拟肾上腺素和抗肾上腺素药物的分类；掌握代表药物如去甲肾上腺素、沙丁胺醇、
　　　特拉唑嗪、普萘洛尔的化学名、结构、理化性质及用途。
熟悉：去甲肾上腺素、沙丁胺醇、特拉唑嗪、普萘洛尔的合成方法。
了解：拟肾上腺素药物的稳定性。

肾上腺素类化合物是人体内存在的内源性神经递质，具有儿茶酚胺（catecholamines）结构，
主要有肾上腺素（adrenaline，epinephrine）、去甲肾上腺素（noradrenaline，norepinephrine）和多巴
胺（dopamine）。

肾上腺素　　　　　　　　去甲肾上腺素　　　　　　　　多巴胺

多巴胺主要作用于中枢神经系统，去甲肾上腺素主要作用于中枢神经和交感神经系统，而
肾上腺素则由血流搬运到各种脏器表面或皮肤黏膜等处与受体结合而发生作用。

肾上腺素能药物（adrenergic drugs）根据其作用，可分为肾上腺素能激动剂和肾上腺素能拮
抗剂两类。肾上腺素能激动剂是一类使肾上腺素能受体兴奋的药物，可产生与交感神经兴奋
时的作用，也被称为拟交感胺（sympathomimetic amines）或儿茶酚胺（catecholamines）。这类药
物通过直接与肾上腺素受体作用结合或通过促进肾上腺素能神经释放递质，产生拟交感样作
用。肾上腺素能拮抗剂是一类能与肾上腺素能受体结合，无或极少内在活性，不产生或较少产
生肾上腺素样作用，却能阻断肾上腺素能神经递质或肾上腺素能激动剂与受体结合，从而拮抗
其作用的药物。

根据生理效应的不同，肾上腺素能受体分为 α 和 β 受体，α 受体包括 α_1 和 α_2 亚型，β 受
体包括 β_1 和 β_2 亚型。α 受体兴奋时可导致皮肤黏膜血管和内脏血管收缩，使外周阻力增大，
血压上升。β 受体兴奋时心肌收缩力加强，心率加快，心排血量增加，同时舒张骨骼肌血管和

冠状血管,松弛支气管平滑肌。因此,凡是能兴奋 α 和 β 受体的药物,临床上用于升高血压、抗休克;能够兴奋 β 受体,特别是能够兴奋 β₂ 受体的药物,临床上用于平喘和改善微循环。相反,α 受体阻断剂主要用于改善微循环,治疗外周血管痉挛性疾病及血栓闭塞性脉管炎;β 受体阻断剂主要用于治疗心律失常,缓解心绞痛及降低血压。

第一节　儿茶酚胺类的生物合成和代谢

酪氨酸(tyrosine)由血液进入神经元后,在酪氨酸羟化酶催化下生成多巴(dopa),再经多巴脱羧酶的催化生成多巴胺,进入囊泡中,经多巴胺 β-羟化酶的催化转变成去甲肾上腺素,进而在苯乙胺-N-甲基转移酶及甲基供给体 S-腺苷甲硫氨酸的存在下形成肾上腺素。

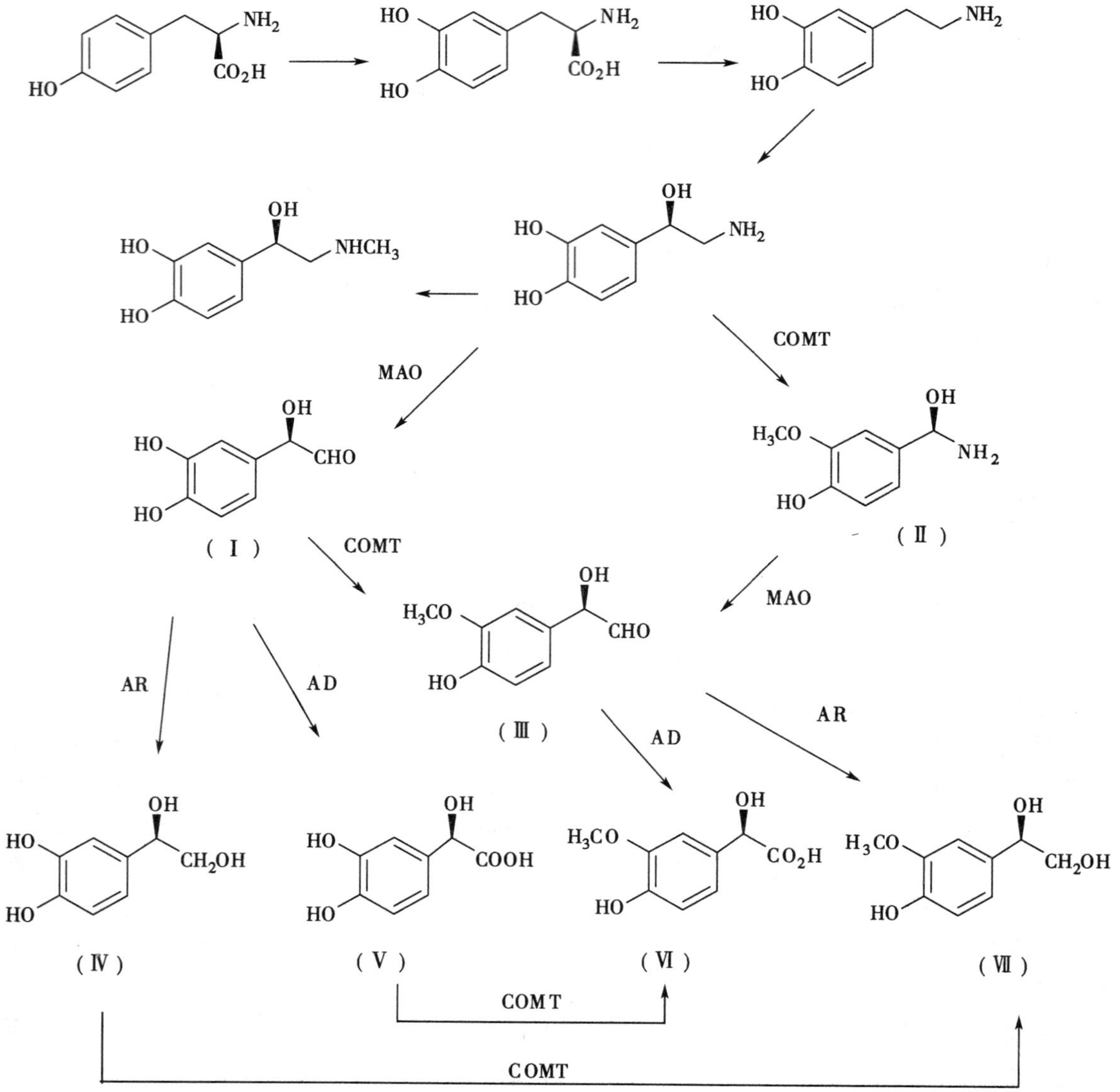

图 8-1　儿茶酚胺类的生物合成和代谢

生物合成的去甲肾上腺素主要贮存于囊泡中,当神经传导信号到达末梢时产生除极化作用,引起 Ca^{2+} 内流并促进囊泡与突触前膜结合,形成可使去甲肾上腺素排入间隙的裂孔;排入间隙的去甲肾上腺素首先与肾上腺素能受体起反应而产生生理作用;另外,释放的去甲肾上腺素中有 75% ~95% 被重摄入神经末梢而贮存于囊泡中,这种重摄取过程是一种主动转运过程;还有一部分被酶促代谢失活。去甲肾上腺素、肾上腺素的代谢主要由单胺氧化酶(monoamine oxide,MAO)和儿茶酚-O-甲基转移酶(catechol-O-methyltransferase,COMT)所催化。如图 8-1 所示,去甲肾上腺素分别经 MAO 及 COMT 催化生成醛中间体(Ⅰ,Ⅱ)和间甲基去甲肾上腺素(Ⅲ),进而被醛还原酶(aldehyde reductase,AR)还原成醇(Ⅳ)或被醛氧化酶(aldehyde dehydrogenase,AD)氧化成 3,4-二羟基扁桃酸(Ⅴ),最终代谢产物主要是 3-甲氧基-4-羟基扁桃酸(Ⅵ)和 3-甲氧基-4-羟基苯乙二醇(Ⅶ)。肾上腺素的代谢过程与去甲肾上腺素大致相同。

第二节 肾上腺素能激动剂

一、发 展 概 述

最早发现的肾上腺素能激动剂(adrenergic agents)是肾上腺素(1899 年),它是肾上腺髓质分泌的主要激素。当交感神经兴奋时,其末梢和髓质释放的主要递质是去甲肾上腺素,去甲肾上腺素在苯乙胺-N-甲基转移酶作用下,经 N-甲基化形成肾上腺素;以后又发现了多巴胺。这 3 种物质在神经组织和其他组织均有不同浓度的存在,对传出神经系统的功能起着重要的介导作用。

肾上腺素具有兴奋 α 受体和 β 受体的作用,主要用于治疗事故性心搏骤停和过敏性休克。去甲肾上腺素主要兴奋 β 受体,用于治疗休克或药物中毒引起的低血压及消化道出血时的止血;二者的游离碱或其盐类均不稳定。多巴胺主要兴奋心脏 $β_1$ 受体,能升高休克病人的血压,常用于抗休克。

麻黄碱(ephedrine)是一种天然存在的生物碱,早在 1917 年人们就认识到它的拟肾上腺素活性。它能兴奋 α 和 β 受体,与肾上腺素相比,麻黄碱具有性质稳定和口服有效、拟肾上腺素作用温和持久、能兴奋中枢等特点,主要用于防治支气管哮喘、鼻塞以及低血压。

经对该类药物的进一步研究,逐渐认识到这类药物的分子结构中都含有苯乙胺的基本结构,并由此开发了一系列对 α 受体和 β 受体具有较高选择性、性质稳定、作用强的同类物,特别是对支气管平滑肌 $β_2$ 受体具有较强选择性的药物。常见的苯乙胺类拟肾上腺素药物见表 8-1。

表 8-1 型常用拟肾上腺素能激动剂药物

$$\underset{3}{\overset{5}{\underset{2}{\overset{6}{\bigcirc}}}}\underset{1}{\overset{1}{-}}\underset{\beta}{\overset{H}{\underset{C}{\overset{|}{C}}}}-\underset{\alpha}{\overset{H}{\underset{C}{\overset{|}{C}}}}-NHR$$

A Ar	B		C R	药物名称	受体选择性	适用
	α	β				
3,4-(OH)$_2$	H	OH	H	去甲肾上腺素 noradrenaline	α	升压
3,4-(OH)$_2$	H	OH	CH$_3$	肾上腺素 adrenaline	α,β	升压、强心
3,4-(OH)$_2$	H	OH	CH(CH$_3$)$_2$	异丙肾上腺素 isoprenaline	β	强心、支气 管扩张
3-OH	H	OH	CH$_3$	去氧肾上腺素 phenylephrine	α	升压
3-OH	CH$_3$	OH	H	间羟胺 metaraminol	α,β	升压
3,5-OH	H	OH	CH(CH$_3$)$_2$	奥西那林 orciprenaline	β	支气管扩张
3,5-OH	H	OH	C(CH$_3$)$_3$	特布他林 terbutaline	β$_2$>>>β$_1$	支气管扩张
3-CH$_2$OH,4-OH	H	OH	C(CH$_3$)$_3$	沙丁胺醇 salbutamol	β$_2$>>>β$_1$	支气管扩张
3-NHSO$_2$CH$_3$, 4-OH	H	OH	CH(CH$_3$)$_2$	索特瑞醇 soterenol	β$_2$>>>β$_1$	支气管扩张
2-Cl	H	OH	CH(CH$_3$)$_2$	氯丙他林 clorprenaline	β$_2$>β$_1$	支气管扩张
2-Cl	H	OH	C(CH$_3$)$_3$	妥洛特罗 tuloterol	β$_2$>>>β$_1$	支气管扩张
3,5-(Cl)$_2$,4-NH$_2$	H	OH	C(CH$_3$)$_3$	克仑特罗 clenbuterol	β$_2$>>>β	支气管扩张
3,4-(OH)$_2$,	H	H	H	多巴胺 dopamine	β$_1$,间接	强心
——	CH$_3$	OH	CH$_3$	麻黄碱 ephedrine	α,β,间接	支气管扩张

盐酸异丙肾上腺素 isoprenaline hydrochloride

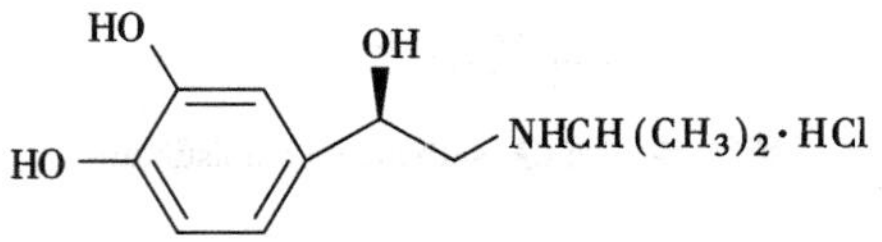

化学名:4-[1-羟基-2-[(1-甲基乙基)-氨基]乙基]-1,2-苯二酚盐酸盐。

本品为白色或类白色结晶性粉末,无臭,味微苦。mp. 165.5~170℃(分解)。

本品在中性或酸性水溶液中可发生自动氧化,并随着溶液 pH 增大而加速,先生成黄色的邻醌类化合物(Ⅰ),然后环合成具有吲哚环的红色色素(Ⅱ),最后聚合成棕色或黑色的高聚物(图8-2)。光照和加热均能促进本品的氧化。微量的金属离子如 Cu^{2+}、Fe^{3+}、Mn^{2+} 等亦可促进氧化。肾上腺素、去甲肾上腺素、多巴胺等为同类衍生物,均可发生此类自动氧化反应。

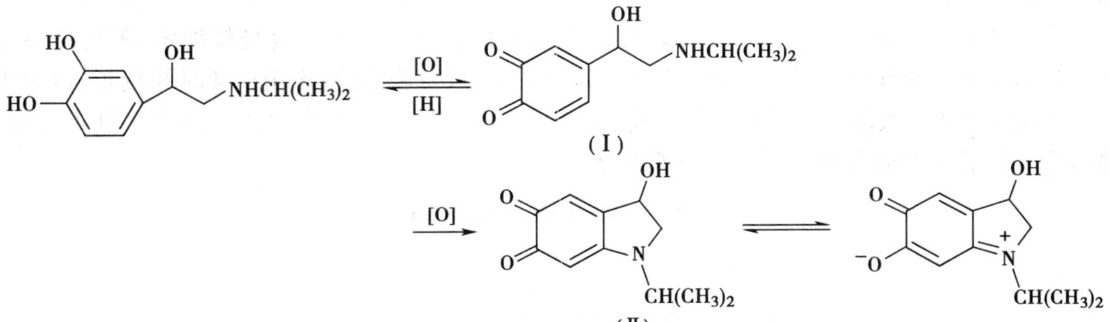

图8-2 异丙肾上腺素的自动氧化过程

本品水溶液加盐酸至 pH 3~3.5,与碘试剂作用可氧化生成异丙基肾上腺素红,加入硫代硫酸钠,碘色消退,溶液显淡红色。肾上腺素有相似的反应,去甲肾上腺素在此条件下不被碘氧化,溶液为无色或显极微红色,可相互区别,但在 pH 6.5 的缓冲液中均产生颜色。

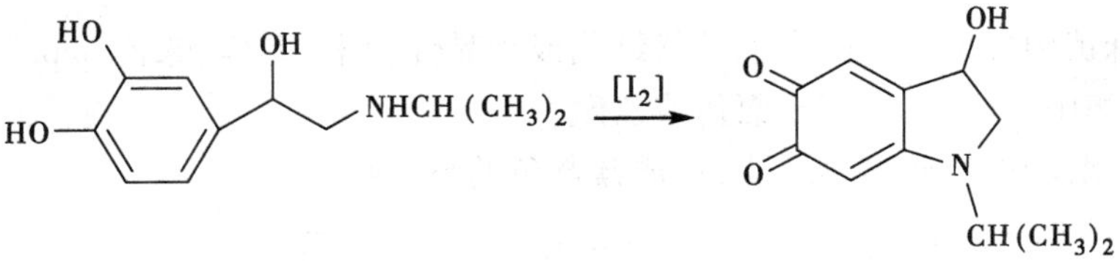

本品对 $β_1$ 和 $β_2$ 受体均有较强的激动作用,可扩张支气管,增强心肌收缩力,改善心肌传导阻滞。临床用于支气管哮喘、心搏骤停、房室传导阻滞和中毒性休克的治疗。

盐酸多巴酚丁胺 dobutamine hydrochloride

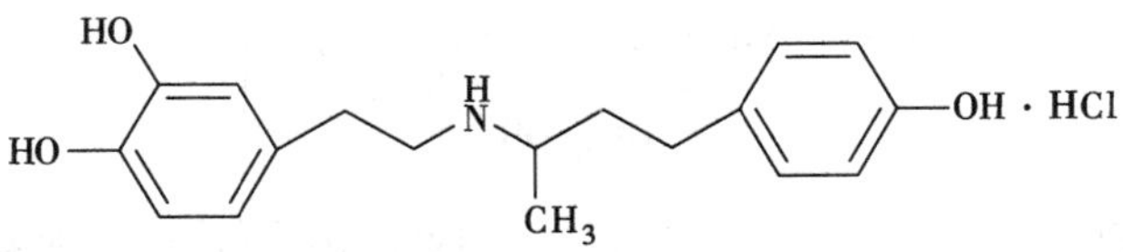

化学名为:4-[2-[[3-(4-羟基)-1-甲基丙基]-氨基]乙基]-1,2-苯二酚盐酸盐。

本品为白色或类白色结晶性粉末,无臭,味微苦。mp. 165.5～170℃。

本品为 β_1 受体激动剂,能增强心肌收缩力,增加心排血量,临床用于冠心病、急性心肌梗死、心源性休克及心脏术后低排血量综合征的治疗。

硫酸沙丁胺醇 salbutamol hemisulfate

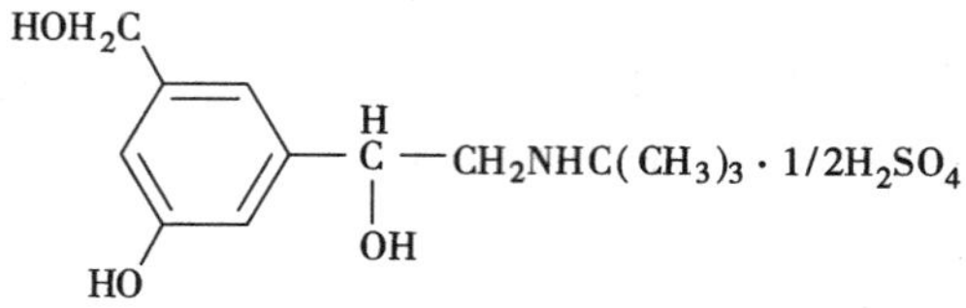

化学名为 1-(4-羟基-3-羟甲基苯基)-2-(叔丁氨基)乙醇硫酸盐。曾用名舒喘灵。

本品为白色结晶性粉末,无臭,几无味。mp. 154～158℃(分解)。在乙醇中溶解,水中略溶,不溶于乙醚。

本品能选择性地激动 β_2 受体,有较强的支气管扩张作用。本品自身较稳定,不易被消化道的硫酸酯酶和组织中的儿茶酚-O-甲基转移酶破坏,故口服有效,作用持续时间较长,口服生物利用度为30%,大部分在肠壁和肝代谢,主要经肾排泄。临床上主要用于防治支气管哮喘、哮喘型支气管炎和肺气肿患者的支气管痉挛。

盐酸麻黄碱 ephedrine hydrochloride

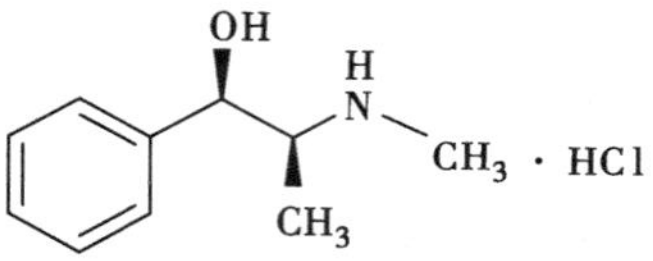

化学名为(1R,2S)-2-甲氨基-1-苯丙烷-1-醇盐酸盐。

左旋麻黄碱分子中 2 个手性碳原子的构型为 1R,2S,也被称为原藻糖型(赤藓糖型),右旋伪麻黄碱分子中 2 个手性碳原子的构型为 1S,2S,也被称为异原藻糖型(苏阿糖型)。

本品是由麻黄中提取制得的白色针状结晶或结晶性粉末,无臭、味苦,mp. 217～220℃。在水中易溶,在乙醇中溶解,不溶用于氯仿或乙醚。

本品在碱性溶液中与硫酸铜反应,形成蓝紫色的络合物。

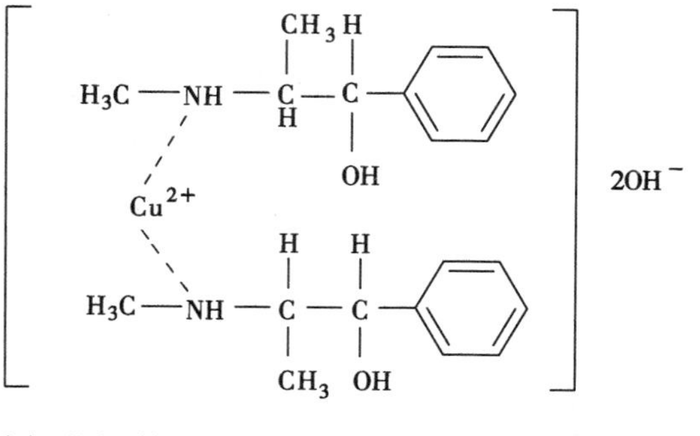

本品可被高锰酸钾、铁氰化钾等氧化剂氧化,生成苯甲醛和甲胺,前者有异臭,后者可使湿红色石蕊试纸变蓝。

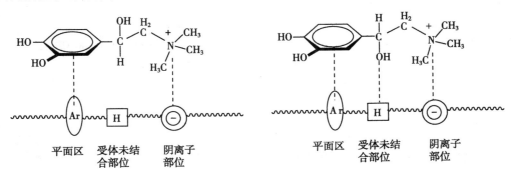

麻黄碱属芳烃胺类,氮原子在侧链上与一般生物碱性质不完全相同。如遇到碘化汞钾等多种生物碱沉淀剂不生成沉淀。且本品的水溶液碱化后,析出游离的麻黄碱,呈具有挥发性的无色蜡状固体或结晶,无臭。含结晶水者 mp. 40℃,无水物为 38℃。能与无机酸或强有机酸成盐。由于其碱性强,在氯仿中长时间放置可部分转变为盐酸盐。

本品为肾上腺素受体激动剂,具有松弛平滑肌、收缩血管、兴奋中枢神经的作用。用于治疗支气管哮喘、过敏性反应、鼻黏膜肿胀以及低血压等。

二、肾上腺素能激动剂的构效关系

肾上腺素能激动剂一般具有如下的基本结构,其化学结构与生物活性之间的关系大体可归纳为:

1. 必须具有苯乙胺的基本结构,若碳链增长至 3 个碳原子,则作用强度下降,碳链较短的苄胺类似物仅稍有升压作用。由于胺基的存在,该类药物在生理 pH 条件下高度电离,形成氮正离子。

2. 多数肾上腺素能激动剂在胺基的 β 位有羟基,它的存在对活性有显著影响。其中 R 构型者具有较大活性,例如 R-肾上腺素的支气管扩张作用比其 S-型光学异构体强 45 倍,R-异丙肾上腺素比其 S-型异构体强约 800 倍。一般认为该类药物主要由 1 位氨基,2 位带有酚羟基的苯环,以及 3β 位醇羟基组成,与受体形成三点结合。其 S 型异构体只有两个基团与受体结合,因而活性很弱,而其 R 型肾上腺素可与受体以三点相互结合,故作用较强(图 8-3)。

图 8-3　R(−)和 S(+)肾上腺素与受体结合示意图

对于麻黄碱来说,由于其分子内具有两个手性碳原子,立体特异性更高,4 个光学异构体中只有(－)麻黄碱(1R,2S)有显著活性。

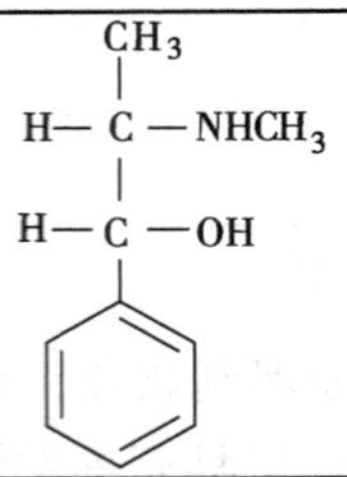 (－)麻黄碱 (1R,2S)	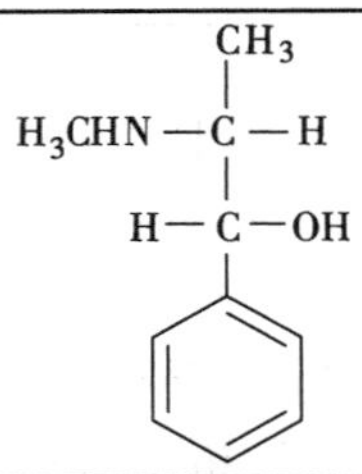 (－)伪麻黄碱 (1R,2R)	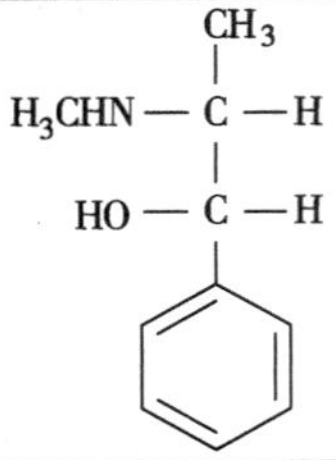 (＋)麻黄碱 (1S,2R)	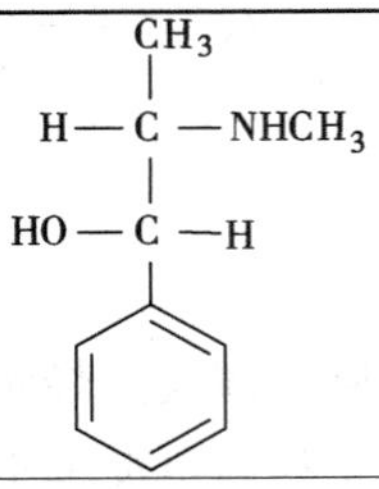 (＋)伪麻黄碱 (1S,2S)

　　虽然(－)(1R,2R)伪麻黄碱的 C_1 上的绝对构型与(－)麻黄碱、(－)肾上腺素相同,均为 R 构型,且从理论上看均能与肾上腺素能受体进行三点结合而产生升压作用,但实际上活性很小。麻黄碱的4种异构体在生理 pH 条件下,铵离子与羟基氧原子之间形成分子内氢键,呈五圆环状结构。其中(－)麻黄碱的 C-甲基突出于苯乙胺平面之上,不会阻碍分子与受体的结合,而(－)伪麻黄碱的 C-甲基位于苯乙胺平面之下,阻碍了铵离子与受体阴离子部位的结合,因而活性很小。

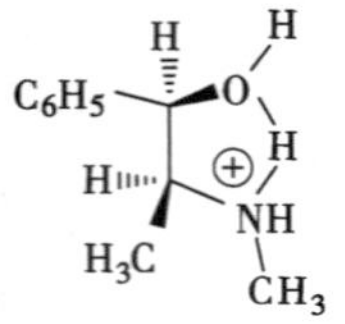 (－)麻黄碱 (1R,2S)	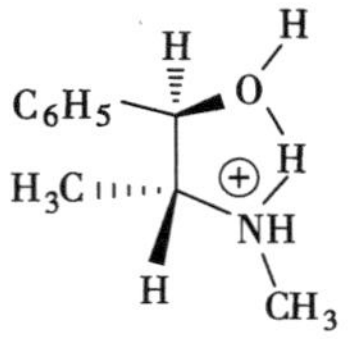 (－)伪麻黄碱 (1R,2R)	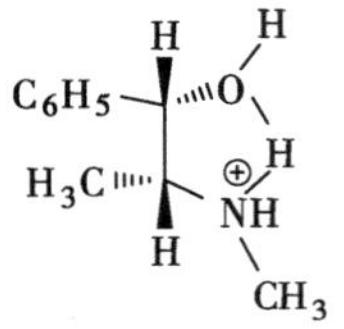 (＋)麻黄碱 (1S,2R)	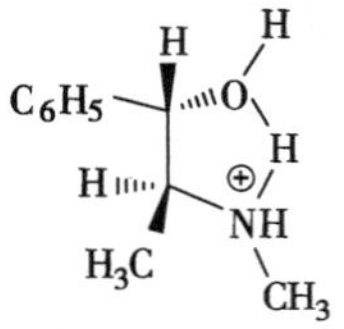 (＋)伪麻黄碱 (1S,2S)

　　3. 苯环上3,4-二羟基的存在可显著增强 α、β 活性,但具有此类结构的药物通常不能口服,如去甲肾上腺素、肾上腺素。因为口服后迅速被 COMT 代谢失活。而当儿茶酚型的两个羟基位置被改变为3,5位或保留4位羟基,将3位羟基改变为羟甲基或被氯原子取代等,均能保留 β 活性,且对 COMT 的稳定性增强,可口服,长效。如美布特罗(mebuterol)、特布他林(terbutaline)、克仑特罗(clenbuterol)等均为 $β_2$ 受体选择性较强、口服有效的平喘药。

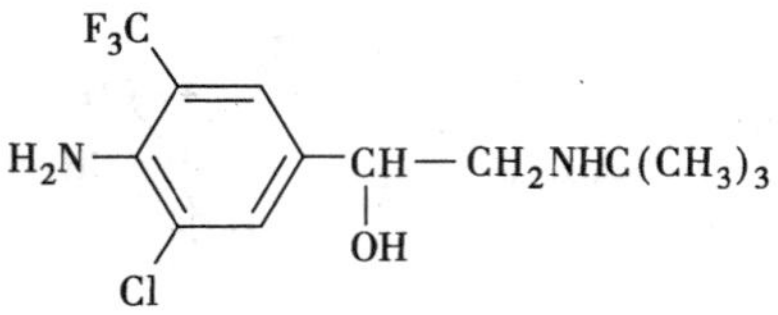

美布特罗 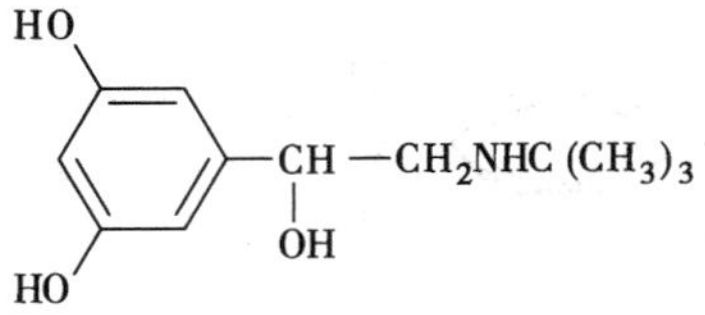　　　　　特布他林

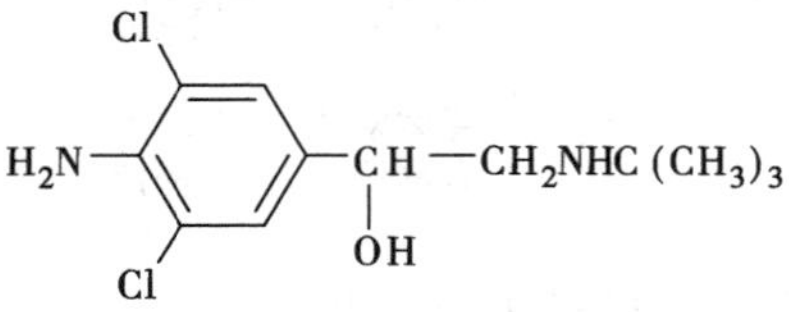

克仑特罗

3 位上酚羟基比 4 位重要,4-酚羟基化合物作用要弱一些。当苯环上无羟基时,作用减弱。麻黄碱的作用为肾上腺素的 1/100,但作用时间比后者长 7 倍。去氧肾上腺素(phenylephrine)只存在 3-酚羟基,其作用强度和时间均介于肾上腺素和麻黄碱之间,为 α_1 受体激动剂。

去氧肾上腺素

4. 侧链氨基被非极性烷基 R′取代时,R′基团的大小对受体的选择性有密切关系。在一定范围内,N 上的 R′取代基愈大,则对 β 受体的亲和力愈强。因此,去甲肾上腺素主要表现为 α 受体激动活性,肾上腺素是 α、β 受体激动剂。而取代基为异丙基或叔丁基取代沙丁醇胺、克伦特罗等,显示了高度的 β_2 受体激动活性。当取代基为比叔丁基更大的基团时,则表现为 α_1 受体拮抗活性。而 N 上为双烷基取代时,可使活性下降,毒性增大。

5. 侧链氨基 α-碳上取代基 R′为甲基时,亦称为苯异丙胺类,由于甲基的位阻效应,可阻碍 MAO 酶对氨基的代谢,使药物作用时间延长。可以用于临床的该类药物除麻黄碱外,还有甲氧明(methoxamine)、间羟胺(metaraminol)等,均为 α 受体激动剂,可用于防止低血压。

甲氧明　　　　　　　　　　　　　　　　　**间羟胺**

因此,在设计拟肾上腺素能激动剂时,应注意上述结构因素对活性及选择性的影响。除此之外,作为影响肾上腺素能神经的药物设计,可以从儿茶酚胺类的生物合成和代谢过程中的不同途径与作用点出发来达到预期目的。这包括影响去甲肾上腺素的生物合成、影响其贮存、影响其代谢及其受体附近的浓度;模拟去甲肾上腺素对受体的作用或阻断其与受体的作用以及影响节后突触的调节作用等。

三、肾上腺素能激动剂的一般合成通法

具有儿茶酚胺结构的肾上腺素能激动剂的合成,一般先形成相应的 α-卤代苯乙酮,再经胺化、还原和拆分即得产品。肾上腺素、去甲肾上腺素、异丙肾上腺素的合成均以儿茶酚(Ⅰ)为原料,与氯乙酰氯在无水三氯化铝存在下,经 Friedel-Crafts 酰化反应,或与氯乙酸在三氯氧磷存在下脱水缩合,形成 α-氯代-3,4-二羟基苯乙酮(Ⅱ),再经胺化及还原,即得相应的外消旋体(Ⅲ)。用(+)-酒石酸拆分,得去甲肾上腺素和肾上腺素。异丙肾上腺素不用拆分,直接用其外消旋体。

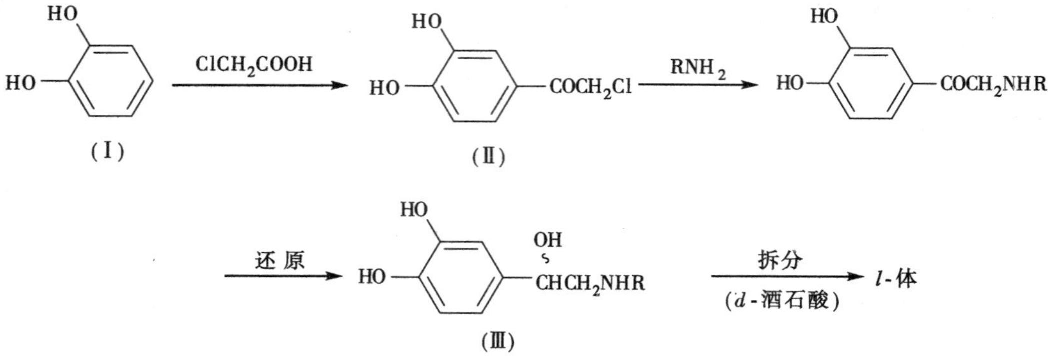

第三节 肾上腺素能拮抗剂

肾上腺素能拮抗剂(adrenergic antagonists)能阻断肾上腺素能受体,从而拮抗肾上腺素能神经递质或肾上腺素能激动剂的作用。根据这类药物对 α 和 β 受体选择性的不同,可分为 α 型肾上腺素能拮抗剂(α 受体阻断剂,α- antagonists)和 β 型肾上腺素能拮抗剂(β 受体阻断剂,β - antagonists)两大类。

一、α 受体阻断剂

肾上腺素 α 受体兴奋时可使皮肤、黏膜的血管收缩,血压升高。当 α 受体阻断剂选择性地阻断了与血管收缩有关的 α 受体时,可导致血压下降,这种现象称为"肾上腺素作用的翻转"(adrenergic reversal)。这是因为 α 受体阻断剂选择性地阻断了与血管收缩有关的 α 受体,留下与血管舒张有关的 β 受体不受影响,血管舒张作用充分表现出来,故导致血压下降。此类药物临床上主要用于改善微循环,治疗外周血管痉挛性疾病及血栓闭塞性脉管炎等。

α 受体阻断剂可分为两类,短效的竞争性 α 受体阻断剂和长效的非竞争性 α 受体阻断剂。

(一)短效类

该类药物主要有酚妥拉明(phentolamine)和妥拉唑啉(tolazoline),均为咪唑啉衍生物,其化学结构与去甲肾上腺素有某些相似,能阻断 α 受体,但对 α_1 受体和 α_2 受体的选择性不高。它们以氢键或离子键等形式与 α 受体结合,此种结合或解离按质量作用定律进行,所以这类药物竞争性地阻断 α 受体,作用较短暂。由于分子内含有组胺的部分结构,均有较强的组胺样作用。常见皮肤潮红、胃酸分泌增加,易引发溃疡等不良反应。

(二)长效类

以酚苄明(phenoxybenzamine)为代表的长效 α 受体阻断剂是一种 β-氯乙胺类衍生物,其化学结构与抗肿瘤药氮芥相似,不过仅含有 1 个卤代烷基。

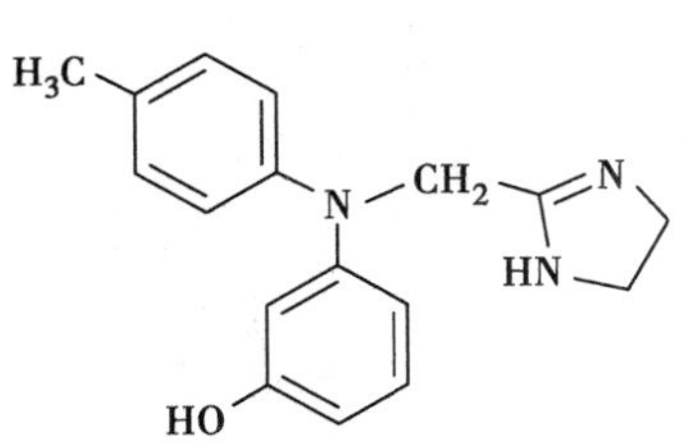

酚妥拉明 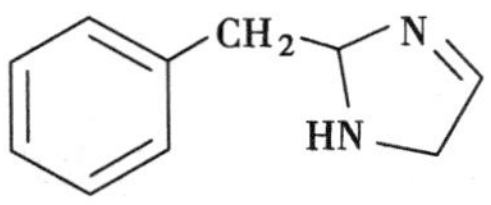　　　　　　　　妥拉唑啉 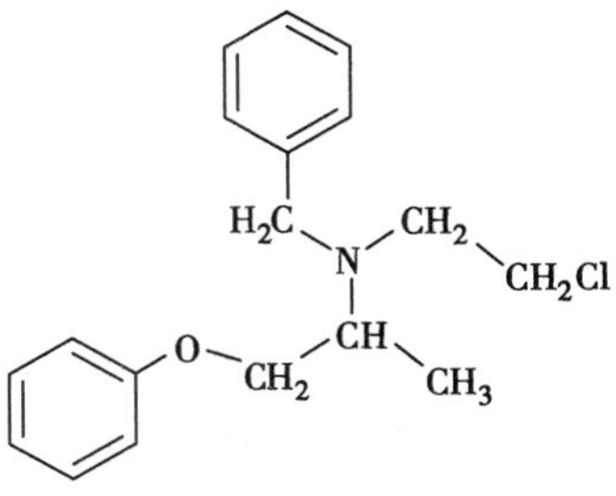　　　　　　　　酚苄明

在生理 pH 条件下,易发生分子内环化,生成具有高度反应性的三元环状乙撑亚铵离子,进而与 α 受体中的亲核基团如巯基、羟基、氨基等发生烷基化反应,生成稳定的、不能被肾上腺素逆转的共价化合物,所以作用较为持久,是一种非竞争性的 α 受体阻断剂。α 受体阻断剂作用机制,见图 8-4。

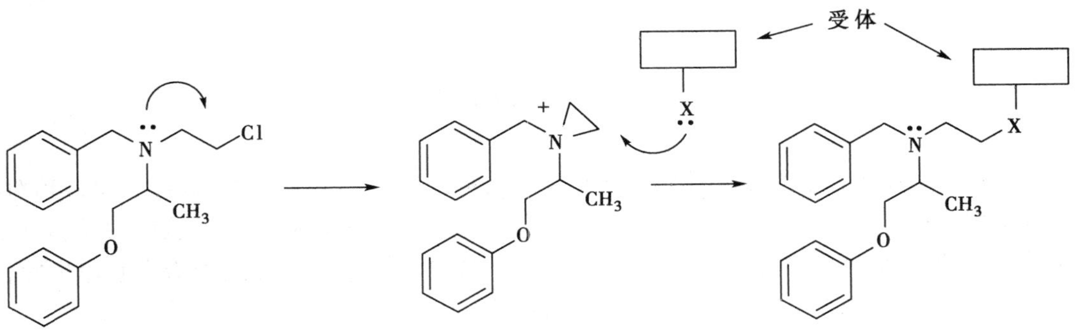

图 8-4　α 受体阻断剂作用机制

二、α_1 受体阻断剂

α_1 受体阻断剂是 20 世纪 60 年代后期发展起来的一类降压药,它能选择性地阻断突触后膜 α_1 受体而不影响 α_2 受体,能松弛血管平滑肌,不引起反射性心动过速,因此副作用较轻,且口服有效。哌唑嗪(prazosin)是第一个被发现的 α_1 受体阻断剂,继而又发现了不少同类物,如特拉唑嗪(terazosin)、多沙唑嗪(doxazosin)、曲马唑嗪(trimazosin)、美他唑嗪(metazosin)等。该类药物多数为 2-哌嗪-4-氨基-6,7-二甲氧基喹唑啉的衍生物。其作用与作用机制相似,其中特拉唑嗪、多沙唑嗪对 α_1 受体的亲和力分别为哌唑嗪的 1/2 和 1/10,但作用时间较长。该类药物对血脂具有益影响,可升高高密度脂蛋白(HDL),提高 HDL/总胆固醇比率,降低低密度脂蛋白(LDL)、总胆固醇和甘油三酯的水平。

R

哌唑嗪	
特拉唑嗪	
多沙唑嗪	
曲马唑嗪	$-OCH_2-\overset{\overset{\displaystyle CH_3}{|}}{\underset{\underset{\displaystyle OH}{|}}{C}}-CH_3$
美他唑嗪	$-\overset{\overset{\displaystyle }{}}{\underset{\underset{\displaystyle CH_3}{|}}{CH}}-OCH_3$

三、β受体阻断剂

本类药物可竞争性地与β受体结合而产生拮抗神经递质或β激动剂效应,主要包括对心脏的兴奋作用和对支气管及血管平滑肌的舒张作用等。可使心率减慢、心肌收缩力减弱、心输出量减少、心肌耗氧下降,还能延缓心房和房室结的传导。临床上主要用于治疗心律失常,缓解心绞痛及降低血压等,是一类应用较广泛的心血管疾病治疗药。

β受体可分为 $β_1$ 和 $β_2$ 两种亚型,前者主要分布于心脏,后者主要分布于支气管和血管平滑肌。各种不同的β受体阻断剂对这两种受体亚型的亲和力不同。β受体阻断剂一般分为3种类型。

1. 非特异性阻断剂　该类药物对 $β_1$、$β_2$ 受体无选择性,在同一剂量时对 $β_1$ 和 $β_2$ 受体产生相似幅度的阻断作用,故又称为β受体阻断剂。在治疗心血管疾病时,因同时阻断 $β_2$ 受体,可引起支气管痉挛和哮喘等副作用。

2. $β_1$ 受体阻断剂　该类药对心脏的 $β_1$ 受体具高选择性,对外周受体阻断作用较弱。

3. $β_2$ 受体阻断剂　能选择性地阻断支气管或平滑肌的 $β_2$ 受体,对心脏 $β_1$ 受体作用较弱,对高血压患者不产生降压作用。

β受体阻断剂绝大多数都具有β受体激动剂——异丙肾上腺素分子的基本骨架。按其化学结构可分为苯乙醇胺类(phenelethanolamines)和芳氧丙醇胺类(aryloxypropanolamines)两种类型。

(一)β受体阻断剂的发展概述

$$Ar-\overset{\overset{\displaystyle }{}}{\underset{\underset{\displaystyle OH}{|}}{CH}}-CH_2NHR \qquad\qquad Ar-OCH_2-\overset{\overset{\displaystyle }{}}{\underset{\underset{\displaystyle OH}{|}}{CH}}-CH_2NHR$$

苯乙醇胺类　　　　　　　　　　　芳氧丙醇胺类

　　β受体阻断剂最初是从异丙肾上腺素的结构改造中发现的:当其儿茶酚结构中的两个酚羟基被两个氯原子取代时,得到了第一个β受体阻断剂二氯特诺(dichloroisoproterenal,简称DCI),在高浓度时能阻断拟肾上腺素药引起的心脏兴奋和周围血管扩张,而不影响其血管收缩作用,但因DCI仍有较强的内源性拟交感活性而未被应用于临床。当苯环用萘环替代后的丙萘洛尔(pronethaol),几乎没有内源性拟交感作用,然而却有中枢神经系统的副作用及致癌作用,亦未被临床应用。

二氯特诺　　　　　　　　　　　　　　　　　丙萘洛尔

　　在进一步研究的基础上,发现了索他洛尔(sotalol)、拉贝洛尔(labetalol)等具有苯乙醇胺基本结构的β受体阻断剂。索他洛尔是异丙肾上腺素苯环4位被甲基磺酰基取代的同类物。尽管其对β受体阻断作用不强,但因其口服吸收迅速、完全,生物利用度较高,毒性小而被临床用于治疗心律失常。

索他洛尔　　　　　　　　　　　　　　　　　拉贝洛尔

　　拉贝洛尔不仅阻断β受体,同时阻断α_1受体,临床上多用于治疗中度或重症高血压,具有起效快、疗效好的特点。

　　在对丙萘洛尔进行结构修饰时,发现了一系列芳氧丙醇胺类β受体阻断剂。其结构特点为取代基连接在萘环的C_1位上,并且在萘环与β-碳原子之间导入了-OCH_2-基团。这类药物中有许多无拟交感活性,其β受体阻断作用比苯乙醇胺类强,对β_1受体有较高的选择性。临床上常用的芳氧丙醇胺类β受体阻断剂见表8-2。

表8-2　临床常见的芳氧丙醇胺类β受体阻断剂

$$R-OCH_2-\underset{\underset{OH}{|}}{CH}-CH_2NHR'$$

名称	R	R'	拟交感活性	心脏选择性
普萘洛尔 propranolol		-$CH(CH_3)_2$	-	-
噻吗洛尔 timolol		-$CH(CH_3)_2$	-	-

名称	R	R′	拟交感活性	心脏选择性
纳多洛尔 nadolol	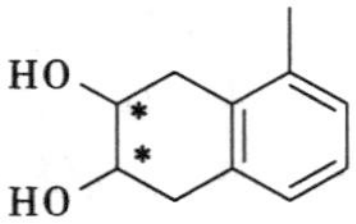 HO···*···DOH 四氢萘环结构	$-C(CH_3)_3$	–	–
左布诺洛尔 levobunolol	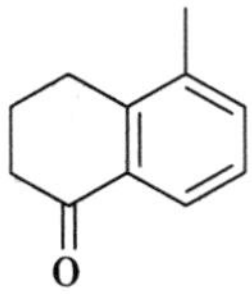 四氢萘酮结构 (O)	$-C(CH_3)_3$	–	–
吲哚洛尔 pindolol	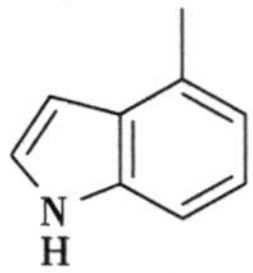 吲哚环结构 (N-H)	$-CH(CH_3)_2$	+	–
氧烯洛尔 oxprenolol	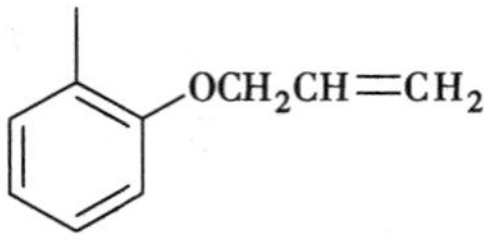 $-OCH_2CH=CH_2$ 苯环	$-CH(CH_3)_2$	+	
美替洛尔 metipranolol	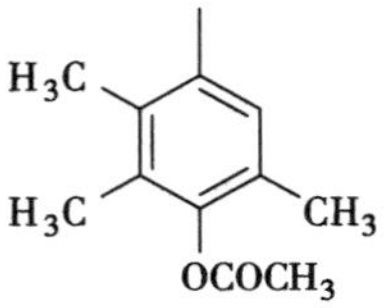 H_3C, H_3C, CH_3, $OCOCH_3$ 苯环	$-CH(CH_3)_2$	–	–
喷布洛尔 penbutolol	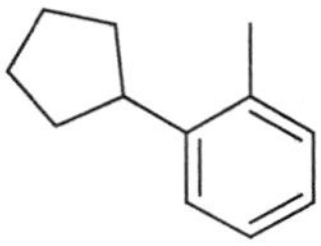 环戊基苯环结构	$-C(CH_3)_3$	+	–
美托洛尔 metoprolol	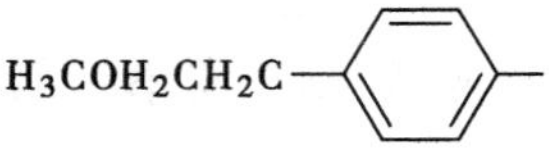 $H_3COH_2CH_2C-$ 苯环	$-CH(CH_3)_2$	–	+
阿替洛尔 atenolol	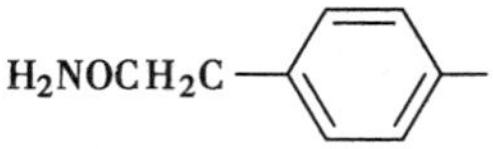 H_2NOCH_2C- 苯环	$-CH(CH_3)_2$	–	+
比索洛尔 bisoprolol	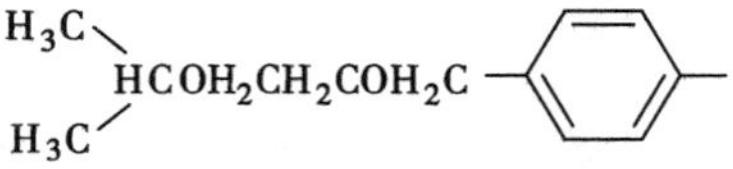 H_3C—$HCOH_2CH_2COH_2C-$ 苯环 H_3C	$-CH(CH_3)_2$	–	+
醋丁洛尔 acebutolol	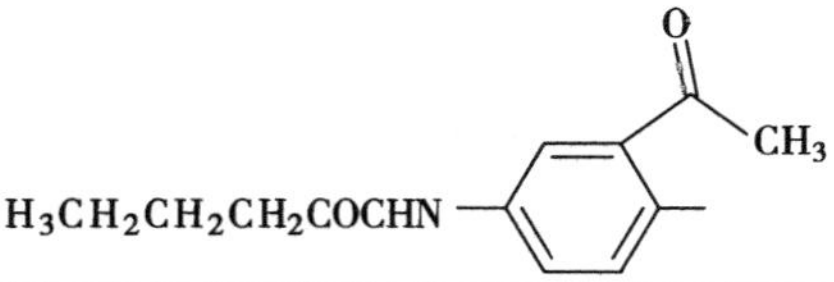 $H_3CH_2CH_2CH_2COCHN-$ 苯环 ($-COCH_3$)	$-CH(CH_3)_2$	+	+

续表

名称	R	R′	拟交感活性	心脏选择性
艾司洛尔 esmolol	$H_3COOCH_2CH_2C-$⬡$-$	$-CH(CH_3)_2$		
倍他洛尔 betaxolol	▷$-H_2COH_2CH_2C-$⬡$-$	$-CH(CH_3)_2$	$-$	$+$

　　该类药物中作用最强的 β 受体阻断剂为噻吗洛尔(timolol),其作用强度为普萘洛尔的 8 倍,临床主要用于治疗高血压、心绞痛及青光眼。特别对原发性开角型青光眼有良好疗效,优于其他传统的降压眼药。苯环对位取代的药物均为特异性的 $β_1$ 受体阻断剂,其中比索洛尔 (bisoprolol)是特异性最高的 $β_1$ 受体阻断剂之一,为强效、长效 $β_1$ 受体阻断剂,作用强度为普萘洛尔的 4 倍,美托洛尔的 5 ~ 10 倍,且对胰腺受体抑制较轻,因而对伴有糖尿病的高血压患者应用更有利。

噻吗洛尔

比索洛尔

　　β 受体阻断剂用于治疗心律失常的缺点是抑制心脏功能,且对支气管疾病患者可诱发哮喘,有时可产生严重的副作用。为了克服此缺点,利用软药设计原理,在分子中引入代谢时易变的基团而发展了一类超短效 β 受体阻断剂,其代表药物为艾司洛尔(esmolol),由于其分子结构中含有甲酯结构,在体内易被血清酯酶代谢水解而失活,因此作用迅速而短暂,其半衰期仅 8 分钟,适用于室上性心律失常的紧急状态治疗。一旦发现不良反应,停药后可立即消失。

　　为了适应高血压患者需长期服药的特点,研究开发了一类长效作用的 β 受体阻断剂,主要有纳多洛尔(nadolol)、塞利洛尔(celiprolol)、塞他洛尔(cetamolol)等。这类药物的长效作用一般认为与其水溶性有关,因水溶性药物的血浆半衰期较长。波吲洛尔(bopindolol)是吲哚洛尔的苯甲酸酯,进入体内后逐渐释放出吲哚洛尔而生效,作用时间比吲哚洛尔长 10 倍,一周给药 1 ~ 2 次便可有效地降低血压。

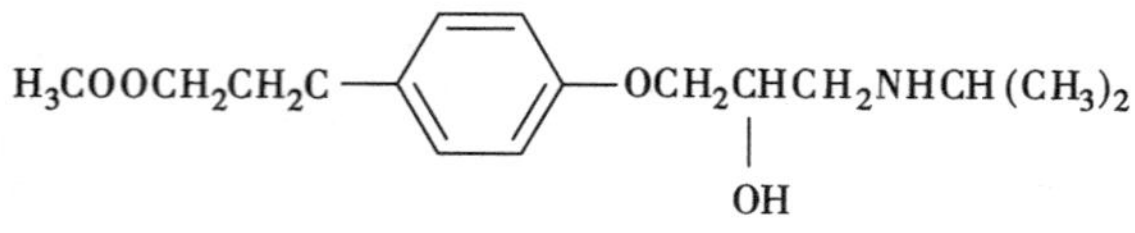

艾司洛尔

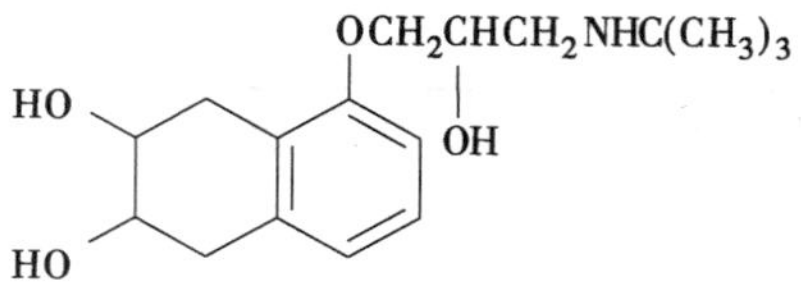

纳多洛尔

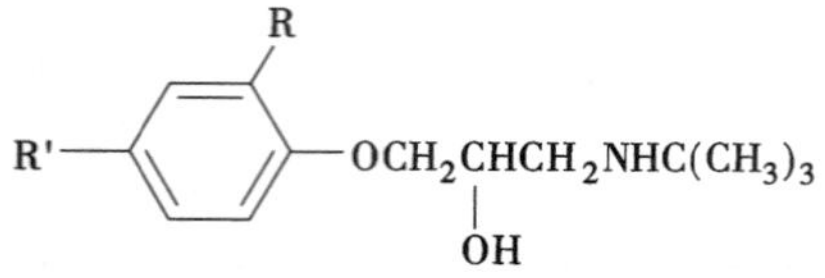

	R	R'
塞利洛尔	COCH₃	NHCON(C₂H₅)₂
塞他洛尔	OCH₂CONHCH₃	H

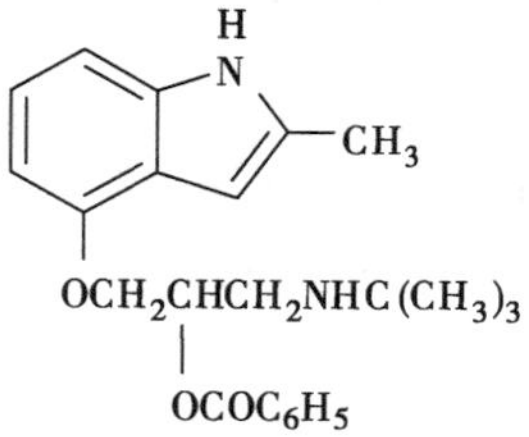

波吲洛尔

（二）构效关系

1. β 受体阻断剂的基本结构要求与 β 受体激动剂异丙肾上腺素相似,因二者作用于同一受体,显然苯乙醇胺类 β 受体阻断剂的芳环与氨基间原子数与异丙肾上腺素完全一致。芳氧丙醇胺类 β 受体阻断剂虽然其侧链较苯乙醇胺类多一亚甲氧基,但分子模型研究表明,在芳氧丙醇胺类的最低能量构象中,芳环、羟基和胺基可与苯乙醇胺类阻断剂完全重叠,亦符合与 β 受体结合的空间要求。

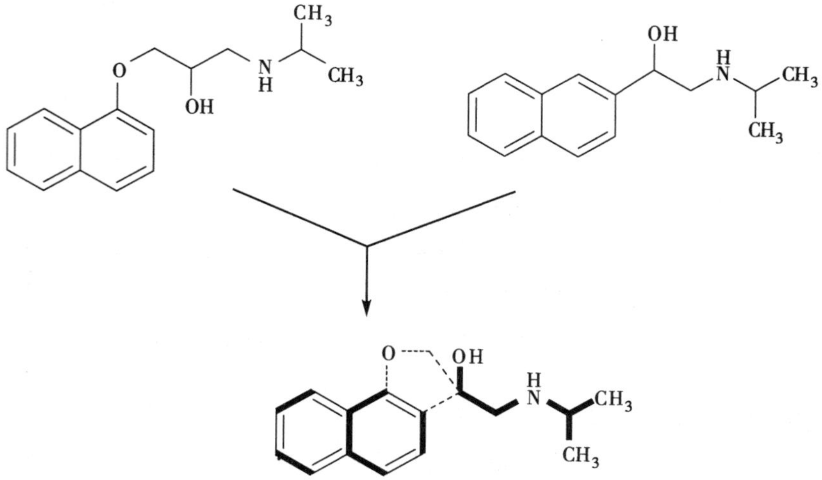

2. β 受体阻断剂对芳环部分的要求并不严格,可以是苯、萘、芳杂环和稠环等。环的大小、环上取代基的数目和位置对 β 受体阻断活性的关系较复杂,一般认为环上 2,6- 或 2,3,6- 取代的化合物活性最低,可能是其取代基的立体位阻影响侧链的自由旋转,难以形成符合 β 受体所需的构象。邻位单取代的化合物仍具有较好的 β 受体阻断活性。芳环和环上取代基的位置对

β受体阻断作用的选择性存在一定关系。在芳氧丙醇胺类中,芳环部分为萘或结构类似于萘的邻位取代化合物,如普萘洛尔、噻吗洛尔、吲哚洛尔、氧烯洛尔等,对于 β_1、β_2 受体的选择性较低,为非特异性β受体阻断剂。苯环对位取代的化合物通常对 β_1 受体具有良好的选择性,如阿替洛尔、倍他洛尔、比索洛尔等。此外,芳环及环上取代基的不同常影响分子的脂溶性,从而影响其代谢方式,脂溶性较高的阻断剂主要在肝内代谢,如普萘洛尔;反之,主要经肾代谢。因此在临床应用时,需要考虑患者的耐受性。

3. β受体阻断剂的侧链部分在受体的结合部位与β激动剂的结合部位相同,它们的立体选择性是一致的。例如,在苯乙醇胺类药物中的手性碳原子为 R 构型,具有较强的β受体阻断作用,而其 S- 对映体的活性则大为下降,直至消失。在芳氧丙醇胺类中,由于氧原子的插入使手性碳周围取代基顺序改变,其 S- 体在立体结构上相当于苯乙醇胺类的 R 构型体,所以具 S 构型的芳氧丙醇胺类阻断剂的作用大于其对映体,如左旋的 S 构型普萘洛尔抗异丙肾上腺素引起的心动过速的强度为其对映体的 100 倍以上。

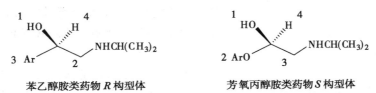

苯乙醇胺类药物 R 构型体　　　　芳氧丙醇胺类药物 S 构型体

4. 侧链氨基上的取代基对β阻断活性的影响大体上与β激动剂相似,常为仲胺结构,其中以异丙基或叔丁基取代效果较好,烷基碳原子数太小或 N, N- 双取代常使活性下降。

盐酸普萘洛尔 propanolol hydrochloride

$$\underset{\text{OCH}_2\text{CHCH}_2\text{NH(CH}_3)_2}{\overset{\text{OH}}{|}}$$

HCl

化学名 1- 异丙氧基-3-(1- 萘氧基)-2- 丙醇盐酸盐。曾用名心得安。

本品为白色或类白色结晶性粉末,无臭,味微甘而后苦。mp. 162~165℃。在水或乙醇中溶解,氯仿中微溶。

本品在稀酸中易分解,碱性时稳定,遇光易变质。本品溶液与硅钨酸试液反应生成淡红色沉淀。

本品口服吸收率大于90%,主要在肝脏代谢,生成 α- 萘酚,进而以葡萄糖醛酸形式排出。本品的侧链经氧化生成 2- 羟基-3-(1- 萘氧基)- 丙酸而排泄。

本品为外消旋混合物,其左旋体的β受体阻断作用很强,右旋体则很弱,但有奎尼丁样作用或局麻作用。临床上常用于治疗多种原因引起的心律失常,也可用于心绞痛、高血压等,主要缺点是其高度脂溶性,因而易通过血脑屏障,产生中枢效应,可引起支气管痉挛及哮喘。

学习小结

　　肾上腺素能激动剂可使肾上腺素能受体兴奋,可产生交感神经兴奋时的作用,其代表药物为盐酸异丙肾上腺素、盐酸麻黄碱等。这类药物的分子结构中都含有苯乙胺的基本结构;其中在氨基的 β 位有 R 构型羟基的异构体具有较大的活性;氨基本身及氨基邻位碳原子被取代时,取代基的性质、立体构型等对药效或药物的作用时间影响较大。

　　肾上腺素能拮抗剂根据对 α 或 β 受体选择性的不同,可以分为 α 型肾上腺素能拮抗剂(α 受体阻断剂)、β 型肾上腺素能拮抗剂(β 受体阻断剂)两大类。α 受体阻断剂分为短效类、长效类和 $α_1$ 受体阻断剂。前者以咪唑啉衍生物酚妥拉明和妥拉唑林为代表,其化学结构与去甲肾上腺素有某些相似,能阻断 α 受体,但对 $α_1$ 受体和 $α_2$ 受体的选择性不高;后者以酚苄明为代表,是一种氯乙胺类衍生物;$α_1$ 受体阻断剂的代表药物为哌唑嗪。该类药物多数为 2-哌嗪-4-氨基-6,7-二甲氧基喹唑啉的衍生物。

　　β 受体阻断剂是一类应用较广泛的心血管疾病治疗药。根据药效时间长短,该类药物可分为超短效 β 受体阻断剂(艾司洛尔)和长效 β 受体阻断剂。长效 β 受体阻断剂主要包括纳多洛尔、塞利洛尔、塞他洛尔等。

　　按其化学结构,β 受体阻断剂可分为苯乙醇胺类和芳氧丙醇胺类两种类型。苯乙醇胺类 β 受体阻断剂的芳香环与氨基间原子数与异丙肾上腺素完全一致。β 受体阻断剂的侧链部分在受体的结合部位与 β 受体激动剂的结合部位相同,它们的立体选择性是一致的。在芳氧丙醇胺类中,由于氧原子的插入使手性碳原子周围取代基顺序改变,具有 S 构型的芳氧丙醇胺类阻断剂的作用大于其对映体。侧链氨基上取代基对 β 阻断活性的影响大体上与 β 激动剂相似,烷基碳原子数太少或 N,N-双取代常使活性下降。

复习题

　　1. 概述肾上腺素能受体的分类与功能。
　　2. 试解释肾上腺素能拮抗剂与肾上腺素能激动剂的异同。
　　3. 肾上腺素能激动剂的基本化学结构是什么?
　　4. 简述 β 受体阻断剂的构效关系。
　　5. 试述肾上腺素能拮抗剂的分类。α 受体阻断剂的主要作用是什么?按其作用方式可分几类?请举例说明。
　　6. 试比较去甲肾上腺素与麻黄碱在理化性质上的异同点。
　　7. 用化学反应式表达肾上腺素能激动剂的合成通法。
　　8. 如何合成普萘洛尔?它的稳定性如何?

（张　辰）

第九章

抗过敏药及抗溃疡药

学习目标

掌握:组胺 H_1 受体拮抗剂的结构类型,经典 H_1 受体拮抗剂和非镇静性 H_1 受体拮抗剂的概念;组胺 H_2 受体拮抗剂和质子泵抑制剂的主要结构类型以及抗胃酸分泌的作用机制;盐酸苯海拉明、马来酸氯苯那敏、盐酸赛庚啶、西咪替丁、雷尼替丁、法莫替丁、奥美拉唑的化学结构、理化性质及药理作用。

熟悉:酮替芬、氯雷他定、盐酸西替利嗪、咪唑斯汀的化学结构、性质及用途。

了解:抗过敏药和抗溃疡药的发展概况。

组胺(histamine)是由组氨酸(histidine)脱羧生成,贮存于组织的肥大细胞中。当抗原-抗体反应时,引起肥大细胞的细胞膜通透性改变使组胺释放,从而产生由组胺引起的病理、生理效应。

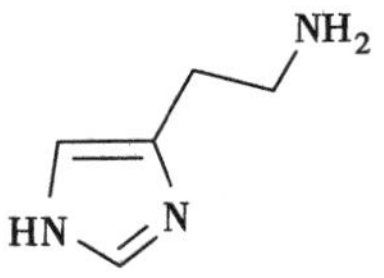

组胺

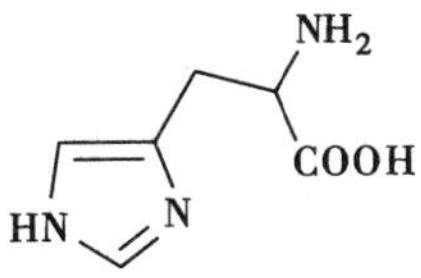

组氨酸

组胺与组胺受体作用产生效应,组胺对人体的作用可使血管扩张、毛细血管通透性增强,导致血浆渗出、局部组织红肿、痒感;可使支气管平滑肌收缩,导致呼吸困难;还可以使胃酸分泌增强,而胃酸分泌过度与消化性溃疡的形成有密切关系。

组胺作用的受体分为 H_1 受体和 H_2 受体,因此抗组胺药也分为 H_1 受体拮抗剂(H_1-receptor antagonists)和 H_2 受体拮抗剂(H_2-receptor antagonists)。前者主要作为抗过敏药,后者主要作为抗溃疡药。

第一节　H_1受体拮抗剂

一、化学结构类型

H_1 受体拮抗剂在结构上与抗精神病药、抗胆碱药、局麻药、抗5-羟色胺药、镇痛药及抗肾上腺素药等相似,因此可作用于上述药物的相应受体,引起毒副作用。H_1 受体拮抗剂结构中靠近芳香基团的原子上应带有一定的正电荷,可与受体形成电荷复合物。因此在芳香环上引入吸电子基,抗组胺 H_1 受体活性和选择性增强;引入给电子基,抗胆碱活性增强。

H_1 受体拮抗剂按化学结构分为 6 类:氨基醚类、乙二胺类、丙胺类、三环类、哌嗪类和哌啶类。

(一)氨基醚类

1943 年报道氨基醚类化合物中的苯海拉明(diphenhydramine)盐酸盐具有较好的抗组胺活性,毒副作用较轻,为最常用的抗组胺药物之一,但有嗜睡、神经过敏和镇静等副作用。与中枢兴奋药 8-氯茶碱结合成盐——茶苯海明,为常用的抗晕动病药。

苯海拉明的结构改造如下。

1. 苯海拉明分子中一个苯基的对位引入甲氧基、氯或溴原子,分别成为甲氧拉明(medrylamine)、氯苯海拉明(chlorodiphenhydramine)和溴苯海拉明(bromodiphenhydramine)。

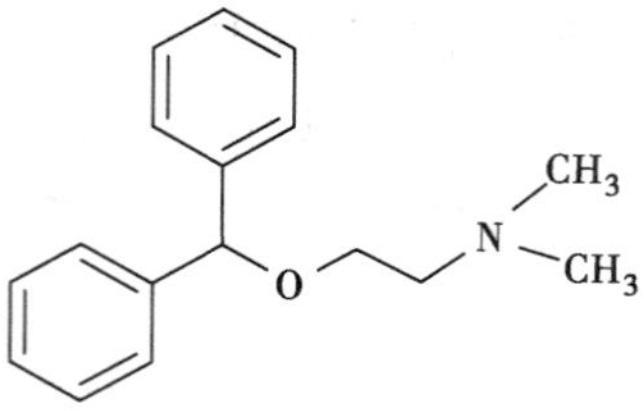

苯海拉明

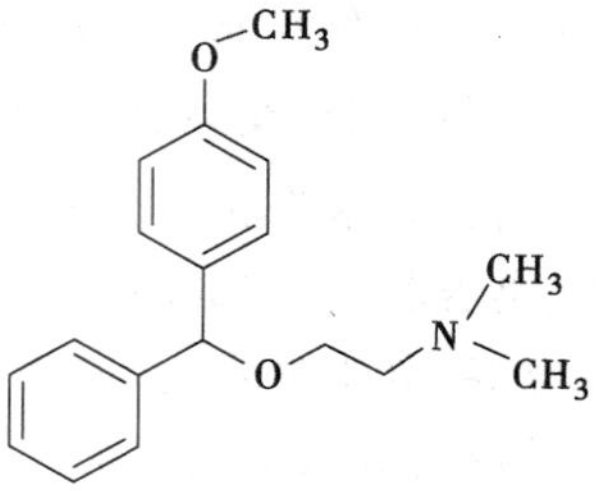

甲氧拉明

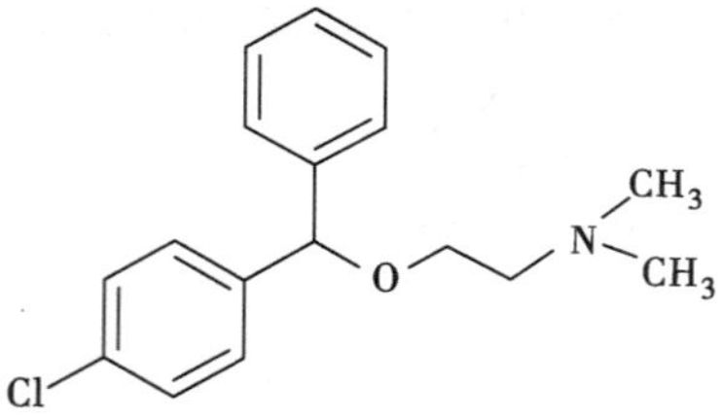

氯苯海拉明

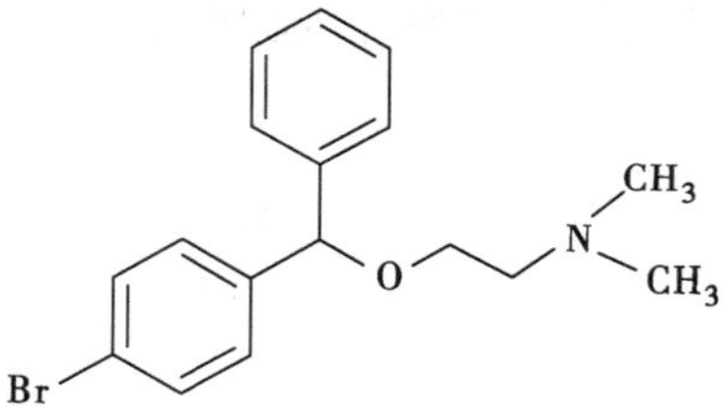

溴苯海拉明

2. 用 2-吡啶基代替苯海拉明结构中的一个苯基,得到卡比沙明(carbinoxamine)和多西拉敏(doxylamine)。吡啶环上电子云密度分布不均匀,2 位上最低,所以 2-吡啶基取代为吸电子基取代。卡比沙明由于引入 2-吡啶基,抗组胺活性和选择性都比苯海拉明高。而多西拉敏在引入吸电子的 2-吡啶基的同时又引入给电子的甲基,活性与苯海拉明相近。

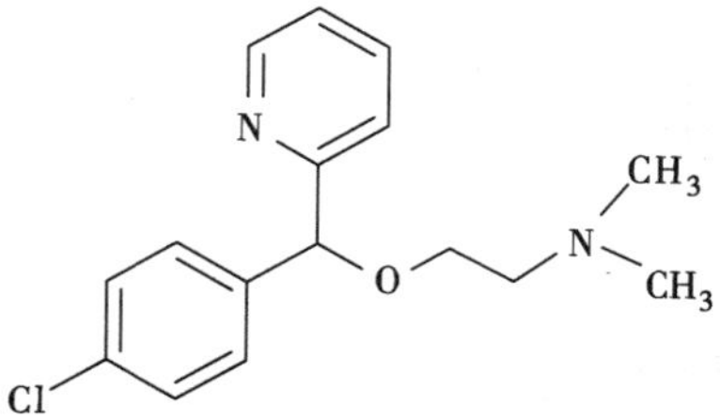

卡比沙明

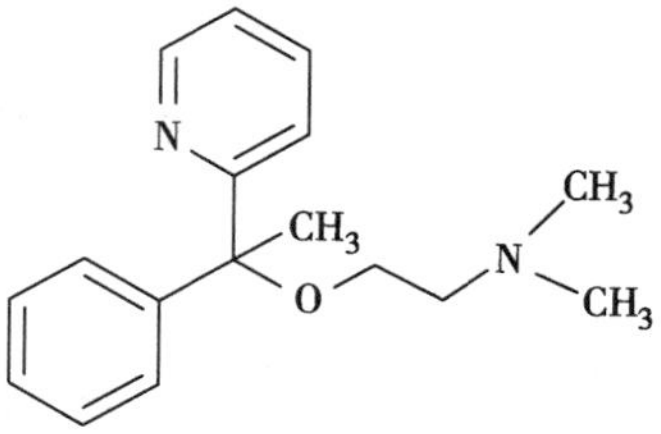

多西拉敏

3. 将苯海拉明结构中的二甲氨基用四氢吡咯环置换得到氯马斯汀（clemastine），是氨基醚类药物中第一个非镇静性抗组胺药，作用强，起效快，服用 30 分钟后见效，作用时间可维持 12 小时，具有显著的止痒作用，嗜睡的副作用轻微而少见。

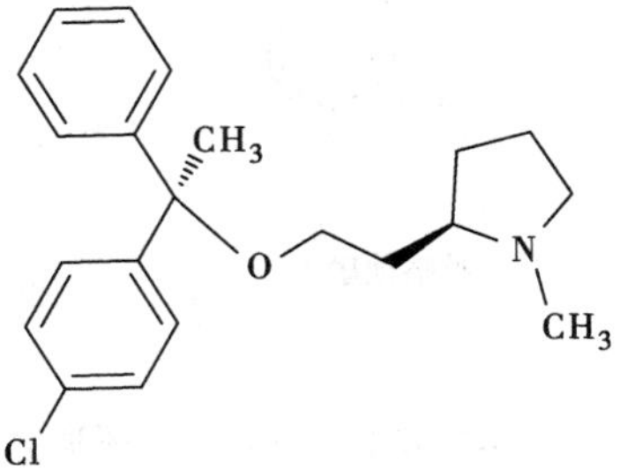

氯马斯汀

（二）乙二胺类

将氨基醚的氧原子置换为氮原子形成乙二胺类。1942 年发现的芬苯扎胺（phenbezamine）活性高，毒性低，为本结构类型中第一个临床应用的抗组胺药。以 2-吡啶基置换苯基得到曲吡那敏（tripelennamine），抗组胺作用强而持久，为临床上常用的抗组胺药之一。

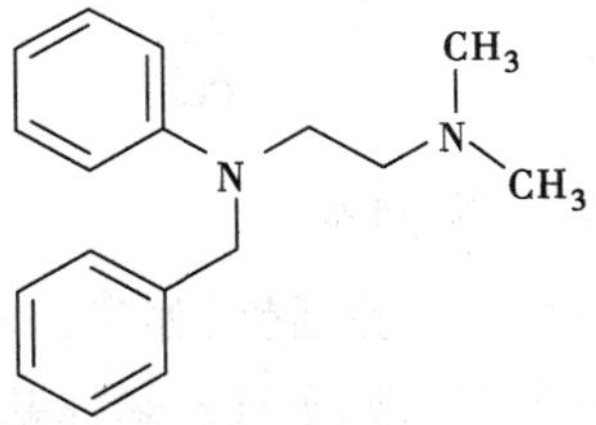

芬苯扎胺 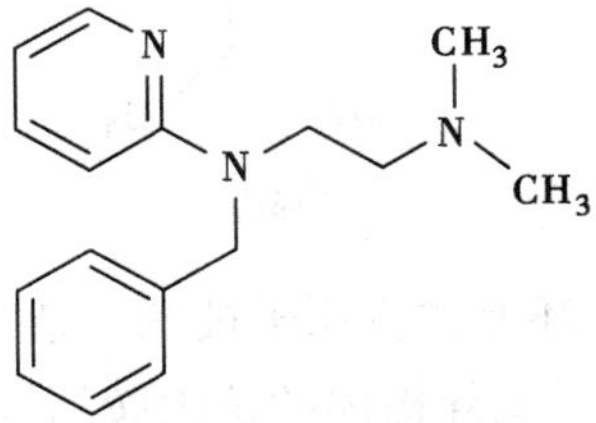　　　　　　　　　　　　　曲吡那敏

（三）丙胺类

本类药物有苯那敏（phenamine）、氯苯那敏（chlorphenamine）和溴苯那敏（brompheniramine），均以马来酸盐供药用，抗组胺作用强而持久，后两者的活性较苯那敏强 20 倍，在苯基上引入卤素，其溶解性和代谢稳定性都得到加强。

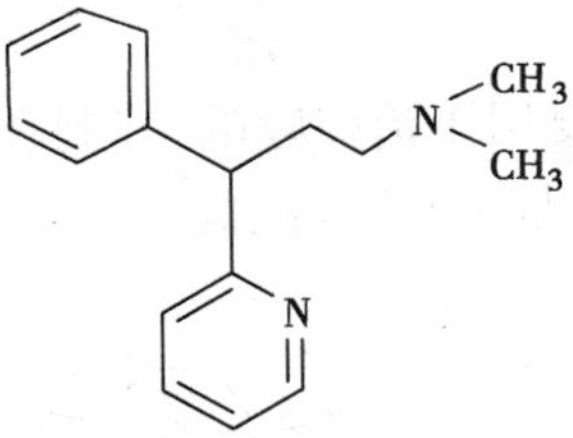

苯那敏 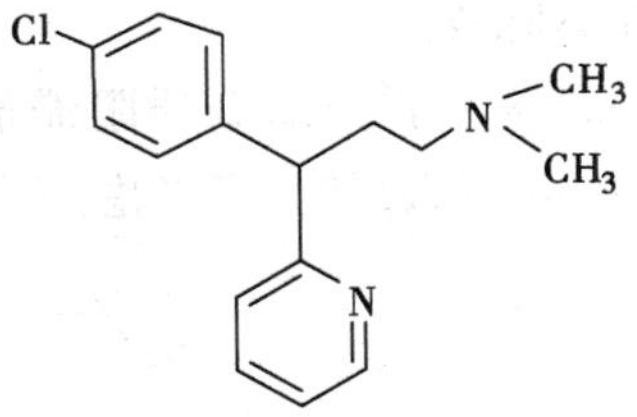　　　　　　　　　　氯苯那敏 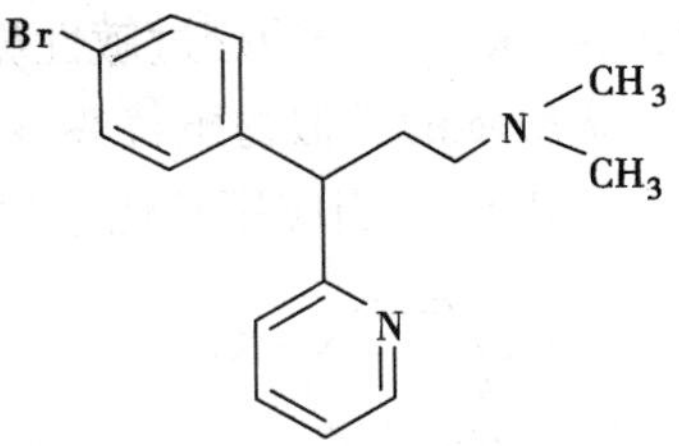　　　　　　　　　　溴苯那敏

丙胺类的不饱和类似物有曲普利啶（triprolidine）、吡咯他敏（pyrrobutamine）和阿伐斯汀（acrivastine）。曲普利啶的作用与氯苯那敏相当；吡咯他敏吸收快，作用时间长，可达 10 小时，但起效慢；阿伐斯汀结构中的丙烯酸基使其极性增强而不易进入中枢神经系统，因此无镇静作用。这些药物的 E 型（反式）异构体的活性普遍地显著高于 Z 型（顺式）异构体。

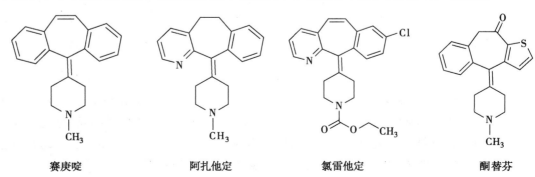

曲普利啶　　　　　　　　吡咯他敏　　　　　　　　阿伐斯汀

（四）三环类

将乙二胺、氨基醚和丙胺类 H_1 受体拮抗剂的两个芳环通过 1 个或 2 个原子相连构成三环系统,其结构保持了 H_1 受体拮抗剂的基本特征,具有抗组胺活性。两个芳环的邻位经硫原子联结,构成吩噻嗪类 H_1 受体拮抗剂。代表药物为异丙嗪(promethazine),具有较强的抗组胺作用。

异丙嗪　　　　　　　　　　　　氯普噻吨

吩噻嗪环上的氮原子被 SP^2 杂化的碳原子取代后仍保留抗组胺活性,如氯普噻吨(chlorprothixene)反式异构体的抗组胺活性为苯海拉明的 17 倍;如同时硫原子被乙烯撑基置换,仍保留抗组胺活性,尚有抗 5-羟色胺的作用,但几乎不影响中枢神经系统,如赛庚啶(cyproheptadine)。赛庚啶的 10、11 位双键饱和不影响抗组胺活性,抗 5-羟色胺活性略有降低,其中一个苯基用 2-吡啶基置换,则成为赛庚啶的电子等排体阿扎他定(azatadine),临床用其马来酸盐,作用为氯苯那敏的 3 ~ 4 倍。阿扎他定的苯环上引入氯原子,叔胺基改为氨基甲酸乙酯后得到氯雷他定(loratadine),是强效选择性的非镇静类 H_1 受体拮抗剂,无抗胆碱能活性,对中枢神经无抑制作用。其代谢产物去羧乙氧基氯雷他定也是强效的 H_1 受体拮抗剂,所以氯雷他定作用持久,临床上用于治疗过敏性鼻炎和荨麻疹。

赛庚啶的类似物酮替芬(ketotifen)为一强过敏介质阻滞剂,主要用于治疗哮喘,控制和好转率达 86%。当应用其他平喘药物疗效不满意时,可考虑用本品。药用其富马酸盐。

赛庚啶　　　　　　阿扎他定　　　　　　氯雷他定　　　　　　酮替芬

（五）哌嗪类

乙二胺的两个氮原子在同一个环上构成哌嗪类 H_1 受体拮抗剂,如赛克力嗪(cyclizine)、氯环力嗪(chlorcyclizine)、美克力嗪(meclizine)和布克利嗪(buclizine)。哌嗪环上的氮原子都连接脂烃基,为第三胺结构,易质子化,前两种用盐酸盐,后两种用二盐酸盐。这类药物显效慢,但作用时间长。氯环力嗪的甲基置换为羧甲氧乙基后成为西替利嗪(cetirizine),西替利嗪的羧基易离子化,不易透过血脑屏障进入中枢神经系统,因此具有高效、低毒、起效慢和非镇静性等特点。

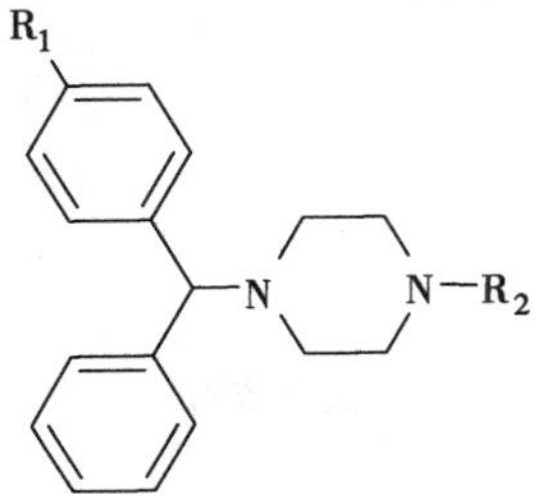

	R_1	R_2
赛克力嗪	—H	—CH₃
氯环力嗪	—Cl	—CH₃
美克力嗪	—Cl	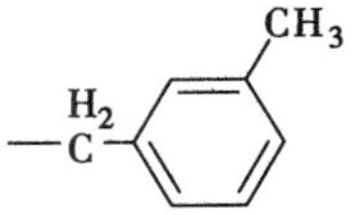
布克利嗪	—Cl	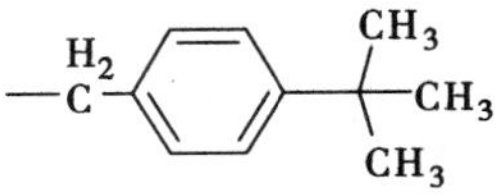
西替利嗪	—Cl	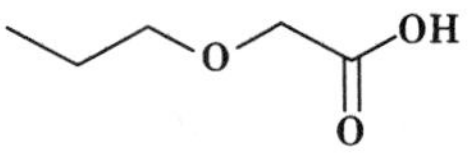

（六）哌啶类

哌啶类 H_1 受体拮抗剂是目前非镇静性抗组胺药的主要类型,其中第一个上市的是特非那定(terfenadine),是在研究丁酰苯类抗精神失常药中合成的化合物,抗组胺作用强,选择性高,无抗胆碱能、抗 5-羟色胺和肾上腺能的作用,也无中枢神经抑制作用。临床上用于治疗常年性或季节性鼻炎和过敏性皮肤病,效果良好。由于临床上发现特非那定易诱发心脏毒性,FDA 于 1998 年批准撤销。

阿司咪唑(astemizole)抗组胺活性高,作用时间长,选择性高,不具有抗胆碱和局麻作用,不影响中枢神经系统。可口服和注射给药,是一种较好的 H_1 受体拮抗剂。但也因为心脏毒性于 1999 年由 FDA 决定撤出。

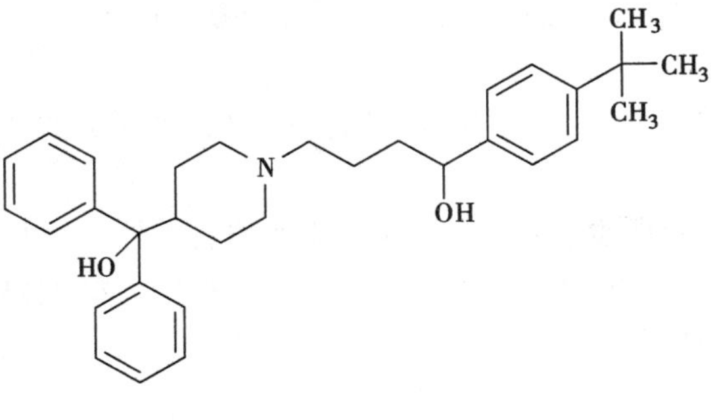

特非那定 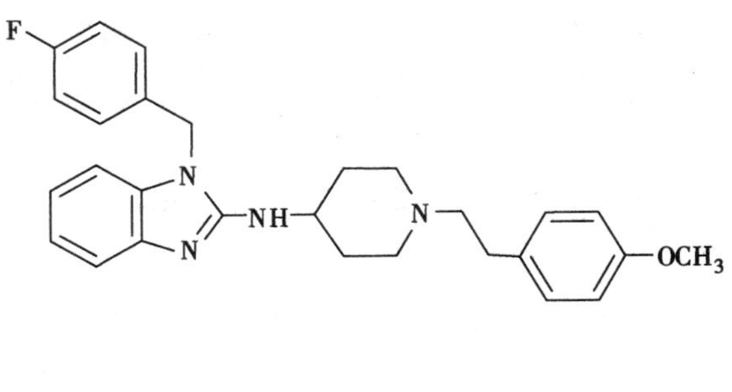　　　　　　　　阿司咪唑

139

咪唑斯汀(mizolastine)是与阿司咪唑具有相似化学结构的非镇静性组胺 H_1 受体拮抗剂,该药对 H_1 受体选择性强,起效快,强效和长效,还可有效抑制其他炎症介质的释放,于1998年在欧洲首次上市。

氮䓬斯汀(azelastine)是一种多途径作用的抗过敏药,对引起过敏反应的组胺和白三烯等化学递质的产生和释放具有抑制作用。临床上用其盐酸盐,用于治疗支气管哮喘和鼻炎等。

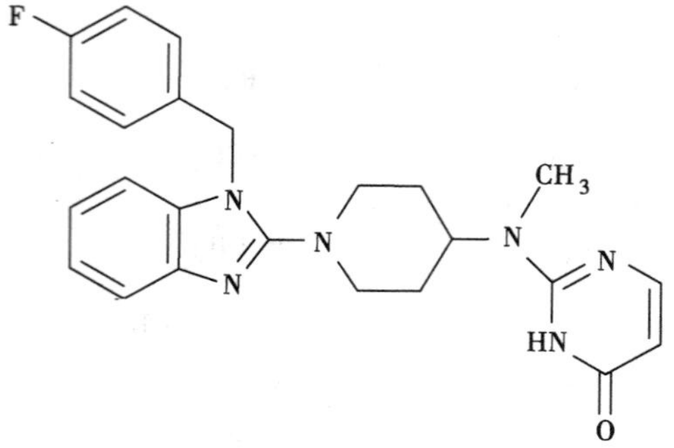

咪唑斯汀

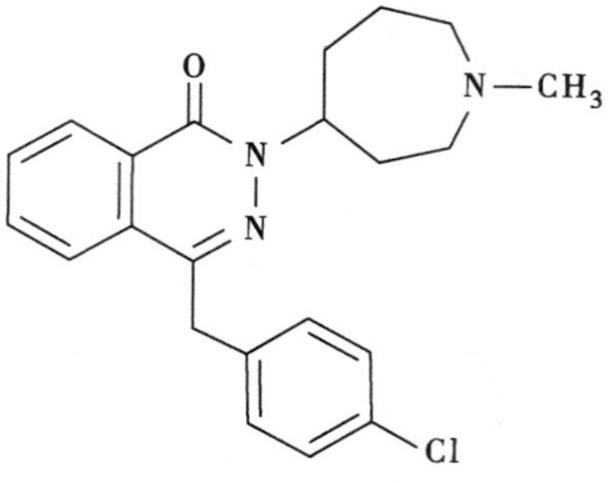

氮䓬斯汀

二、H₁ 受体拮抗剂的构效关系

H_1 受体拮抗剂的基本化学结构可以归纳为如下通式:

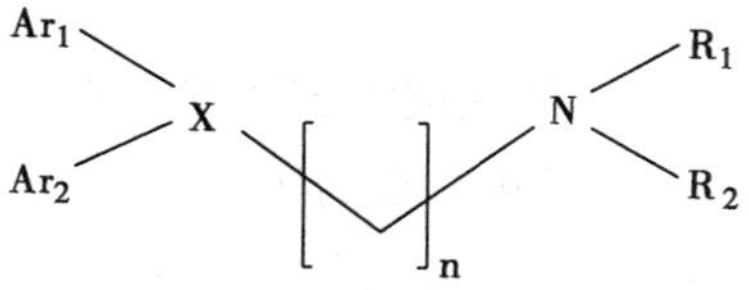

1. Ar_1 可以是苯环,苯环对位引入卤原子取代后,脂溶性和代谢稳定性增强,活性也进一步提高。Ar_2 可以是苯环或芳杂环,如吡啶环。Ar_1 和 Ar_2 之间可以环合成三环类化合物。通式中两个芳环 Ar_1 和 Ar_2 不处于同一平面时具有最大的抗组胺活性,否则活性降低。

2. X 可以是 sp^2 或 sp^3 杂化的碳原子,也可以是氮原子或氧原子。

3. n 一般为 2~3,在 X 与 N 之间可用柔性碳链相连,也可以通过哌啶或哌嗪环相连。

4. 叔胺部分主要为二甲氨基或四氢吡咯等环系结构。

5. H_1 受体拮抗剂中的几何异构体有立体选择性,显示不同的活性,如反式曲普利啶的活性是顺式异构体的 1000 倍。

6. 光学异构体也显示不同的拮抗活性。如氯苯那敏、苯那敏和溴苯那敏的右旋体活性均较左旋体高,异丙嗪的手性碳原子靠近二甲氨基,两种光学异构体的活性和毒性相同。根据以上事实,可认为:手性碳原子靠近芳环时才有光学选择性。

三、典型药物

盐酸苯海拉明 diphenhydramine hydrochloride

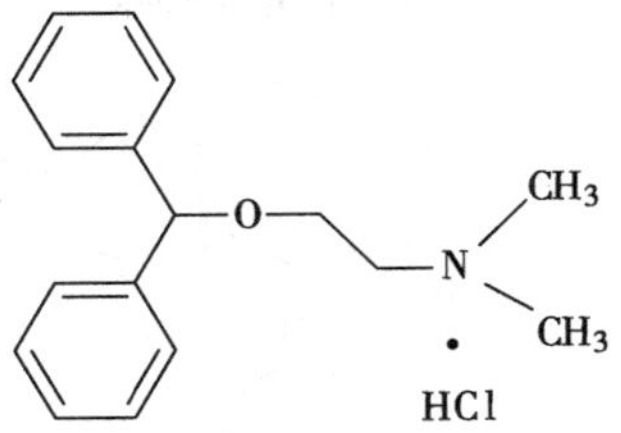

化学名为2-二苯甲氧基-N,N-二甲基乙胺盐酸盐。

本品为白色结晶性粉末,无臭、味苦、随后有麻痹感,mp. 167~171℃;易溶于水、乙醇和氯仿,略溶于丙酮,极微溶于乙醚和苯。

本品的水溶液遇氨试液或氢氧化钠试液即析出苯海拉明而成乳浊液,有特臭。

本品具醚类结构,在碱液中稳定,对光亦稳定,但在杂质如二苯甲醇(生产中未反应完全的中间体或贮存中的分解产物)存在时,日光照射可使其渐变色。游离酸存在使分解更易发生,生成二苯甲醇、二苯甲酮及二甲氨基乙醇。分解产生的二苯甲醇水溶性很小,分散在水相中而成白色乳浊液,影响澄明度;加热则聚集呈油状液体,放冷凝成白色蜡状,热水重结晶则呈长针形无色结晶,mp. 67~68℃。

本品具有叔胺结构,有类似生物碱的颜色反应及沉淀反应。

本品能竞争性阻断 H_1 受体而产生抗组胺作用。本品中枢抑制作用显著,有镇静、防晕动、止吐作用,可缓解支气管平滑肌痉挛。临床上主要用于荨麻疹、花粉症、过敏性鼻炎、皮肤瘙痒和皮肤黏膜变态性疾病等,也可用于乘车、船引起的恶心、呕吐和晕动病等的治疗。

马来酸氯苯那敏 chlorphenamine maleate

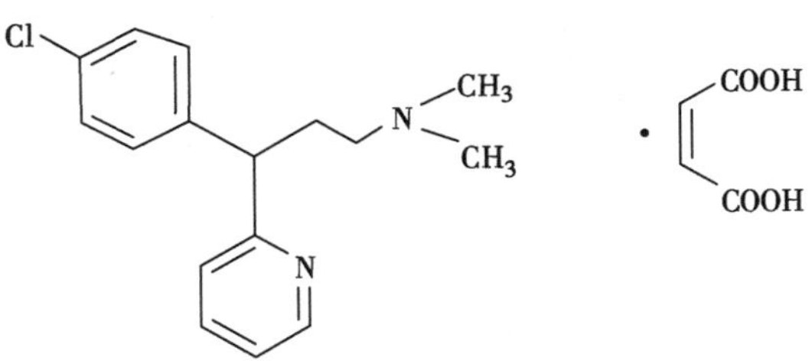

化学名为 N,N-二甲基-γ-(4-氯苯基)-2-吡啶丙胺顺丁烯二酸盐,曾用名扑尔敏。

本品为消旋体,右旋体为 S 构型,活性比左旋体(R 构型)强。

本品为白色结晶性粉末,无臭、味苦,mp. 131~135℃;易溶于水、乙醇、氯仿,微溶于乙醚及苯,有升华性。

本品水溶液遇氨水析出氯苯那敏,用己烷提取后,水溶液经硫酸酸化,马来酸游离析出,mp. 128~132℃。

本品为马来酸盐,马来酸具有碳-碳双键,在稀硫酸中遇高锰酸钾液被氧化生成二羟基丁二酸,并使高锰酸钾的红色消失。

氯苯那敏的大鼠代谢实验表明:尿中存在 13.2% 的原形物,5.8% 的 N- 去甲基氯苯那敏和 N- 去二甲基氯苯那敏,另外有氯苯那敏 N- 氧化物等。

氯苯那敏是作用较强的抗组胺药,用于荨麻疹、花粉症等,具有疗效好、剂量小和副作用小的特点。

氯雷他定 loratadine

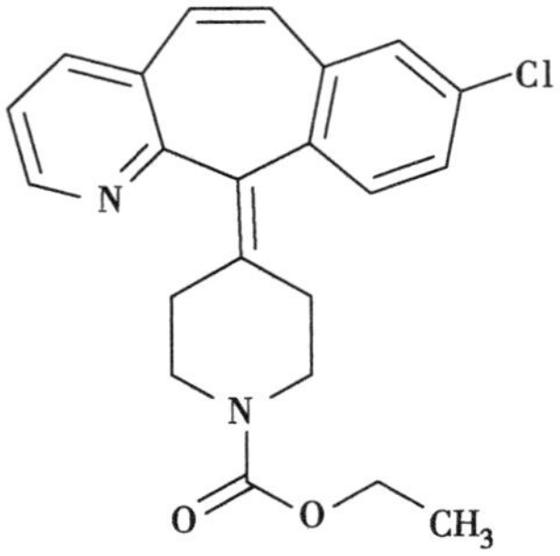

化学名为 4-(8- 氯-5,6- 二氢-11H- 苯并[5,6]环庚基[1,2-b]吡啶-11 烯)-1- 哌啶甲酸乙酯。

本品为白色粉末,mp. 128～130℃;溶于水和乙醇。

氯雷他定为口服的长效三环类抗组胺药,起效快,作用强,具有选择性地对抗外周 H_1 受体的作用,对中枢神经的 H_1 受体亲和力弱,对乙酰胆碱受体和 α_1 肾上腺素能受体几乎不起作用。作用时间长达 18～24 小时,也是目前起效最快的抗组胺药。

氯雷他定与抗真菌药酮康唑并用可增加抗组胺药的血药浓度。

本品在体内的主要代谢产物去羧乙氧氯雷他定具有很强的 H_1 受体阻断作用,用于缓解过敏性鼻炎的有关症状,亦适用于缓解慢性荨麻疹、瘙痒性皮肤病及其他过敏性皮肤病。

盐酸赛庚啶 cyproheptadine hydrochloride

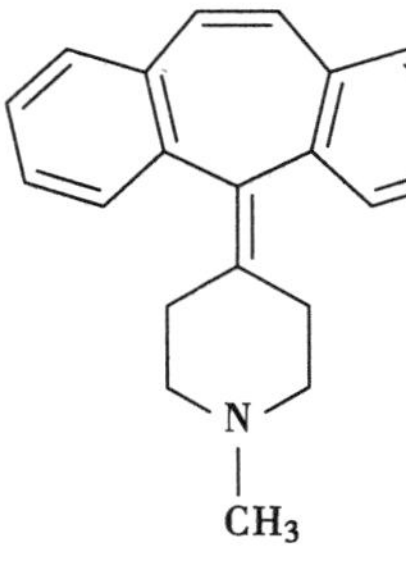

化学名为 1- 甲基-4-(5H- 二苯并[a,d]环庚三烯-5- 亚基)哌啶盐酸盐倍半水合物。

本品为白色或微黄色结晶粉末,无臭,味微苦。易溶于甲醇;溶于氯仿,但溶解过程中因药物含结晶水会出现乳化现象;在乙醇中略溶;在水中微溶,水溶液呈酸性;在乙醚中几乎不溶。

本品在临床上主要用于治疗荨麻疹、湿疹、过敏性和接触性皮炎、皮肤瘙痒、过敏性鼻炎和支气管哮喘等。同时该药还具有抗 5- 羟色胺和抗胆碱作用,并可抑制醛固酮和 ACTH 分泌,因此可用于治疗偏头痛、肾上腺皮质功能亢进和肢端肥大症。

第二节 抗溃疡药

消化性溃疡发生在胃幽门和十二指肠处,发生溃疡的基本原因是胃酸分泌过多,胃黏膜的抵抗力下降,或者两者兼有之。当胃酸分泌相对超过了胃分泌的黏液对胃的保护能力和碱性的十二指肠液中和胃酸的能力时,含有胃蛋白酶的酸性胃液会使胃壁消化而发生溃疡。

胃壁细胞分泌胃酸的过程分为三步:第一步,组胺、乙酰胆碱或胃泌素刺激壁细胞底-边膜上的相应受体,即组胺 H_2 受体、乙酰胆碱受体或胃泌素受体,引起第二信使 cAMP 或钙离子的增加;第二步,经第二信使 cAMP 或钙离子的介导,刺激由细胞内向细胞顶端传递;第三步,在刺激下,细胞内的管状泡与顶端膜内陷形成的分泌性微管融合,原来位于管状泡处的胃质子泵——H^+/K^+ - ATP 酶移至分泌性微管,将氢离子从胞质泵向胃腔,与从胃腔进入胞质的钾离子交换,氢离子与顶膜转运至胃腔的氯离子形成盐酸。

在这一过程中,由组胺刺激增加的 cAMP 的作用比由乙酰胆碱和胃泌素刺激增加的钙离子的作用大得多,所以组胺 H_2 受体拮抗剂抑制胃酸生成的作用远大于抗胆碱药和抗胃泌素药。H^+/K^+ - ATP 酶为胃酸分泌的最后一步,质子泵抑制剂抑制该酶的活性,可以完全阻断任何刺激引起的胃酸分泌。

抗溃疡药是针对溃疡发生的原因,减少胃酸和保护胃黏膜来起作用的。根据药物的作用机制,抗溃疡药可分为:①中和过量胃酸的抗酸药,如碳酸氢钠、氧化镁等。②从不同环节抑制胃酸分泌的抗胆碱能药物,如哌仑西平、替仑西平;H_2 受体拮抗剂,如西咪替丁、雷尼替丁和法莫替丁等;前列腺素衍生物,如米索前列醇;抗胃泌素药,如谷丙胺;质子泵抑制剂,如奥美拉唑等。③加强胃黏膜抵抗力的黏膜保护药,如枸橼酸铋钾。④根除胃幽门螺杆菌的抗微生物药物也用于溃疡的治疗。本节介绍最常用的抑制胃酸分泌的 H_2 受体拮抗剂和质子泵抑制剂。

一、H_2 受体拮抗剂的结构类型

在组胺结构的改造中保留咪唑环,改变侧链,发现其胍类似物 N^α-脒基组胺(N^α-guanylhistamine)具有 H_2 受体拮抗作用,但为部分激动剂。进一步的研究发现延长侧链可增加 H_2 受体拮抗活性。胍基改为硫脲基后,虽然 H_2 受体拮抗作用减弱,但无激动作用。1972 年发现具有选择性的 H_2 受体拮抗剂布立马胺(burimamide),H_2 受体拮抗作用比 N^α-脒基组胺强 100 倍,为第一个投入临床试用的抗组胺药,但口服难以吸收。

应用动态构效分析方法研究得知:在生理 pH 条件下,咪唑衍生物存在阳离子(Ⅰ)和两个不带电荷的[1,4](Ⅱ)与[1,5](Ⅲ)互变异构体,见图 9-1。各化学质点相应比例受 R 取代基的影响。布立马胺的主要质点之一是阳离子(分子百分数为 40%),[1,4]互变异构体最少;而组胺的主要质点是[1,4]互变异构体,近 80%,阳离子只占少部分(约 3%)。两者占优势的质点各不相同。如果拮抗剂的活性质点也是[1,4]互变异构体,与组胺相同,则拮抗作用可能增强。

布立马胺侧链为给电子基,使咪唑环碱性增强,更易质子化为阳离子,侧链的 β-碳原子用硫原子取代则成为吸电子基,降低了咪唑环的碱性,结果以[1,4]互变异构体为主要质点;再于咪唑环上空着的 5 位引入甲基,得到甲硫咪特(metiamide),阳离子型仍占 20%。其抑制胃酸作用较布立马胺强,且能显著增加十二指肠溃疡愈合率,但分子中存在硫脲基团能引起肾损伤和粒细胞缺乏症。后来的研究转向不含硫脲结构的 H_2 受体拮抗剂,如以氰胍代替硫脲基得到西咪替丁(cimetidine),为高效的 H_2 受体拮抗剂。

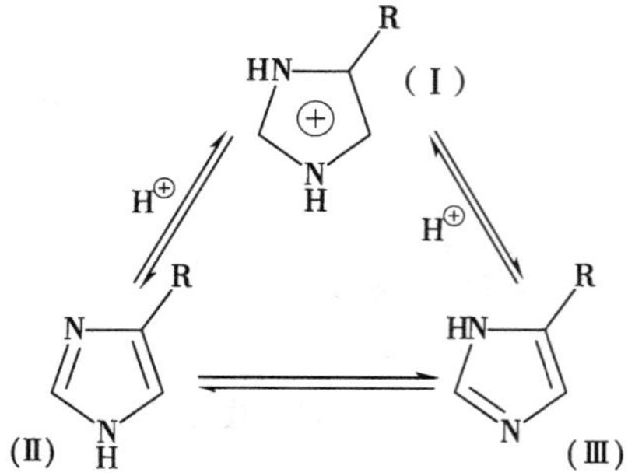

图 9-1 咪唑衍生物的互变异构体

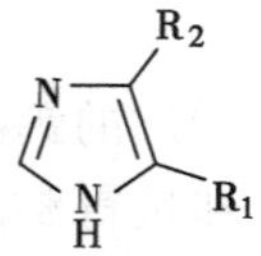

	R_1	R_2
N^{α}-脒基组胺	—H	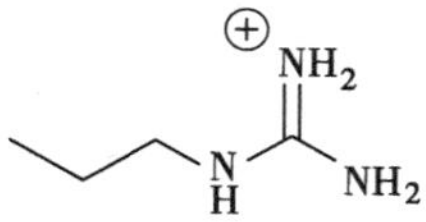
布立马胺	—H	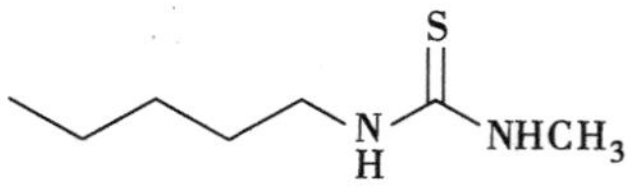
甲硫咪特	—CH_3	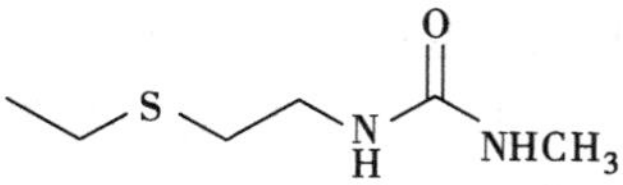

西咪替丁是第一代 H_2 受体拮抗剂,它的问世开辟了寻找抗溃疡药物的新领域。在以后的研究中又开发了许多新的 H_2 受体拮抗剂,如雷尼替丁(ranitidine),尼扎替丁(nizatidine),法莫替丁(famotidine)等(表 9-1)。

表 9-1 H_2 受体拮抗剂

药物名称	结构式
西咪替丁 (cimetidine)	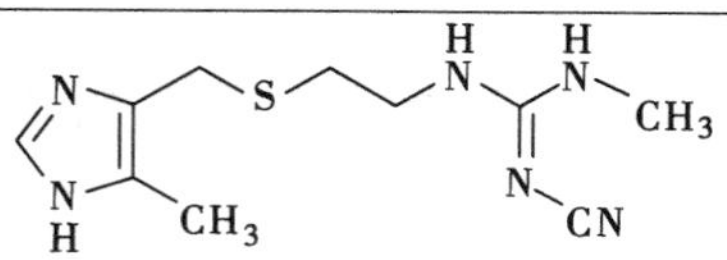
雷尼替丁 (ranitidine)	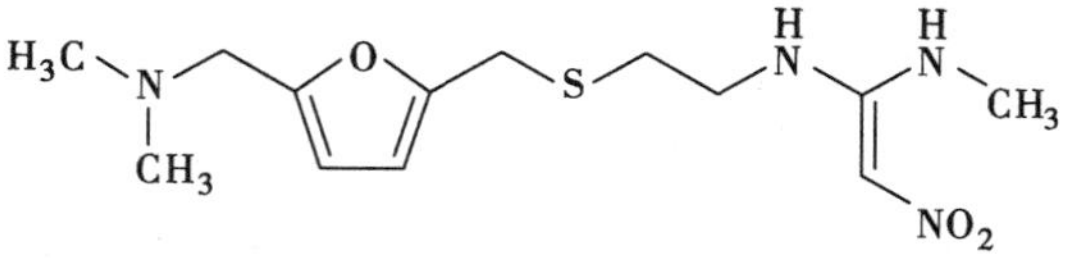
尼扎替丁 (nizatidine)	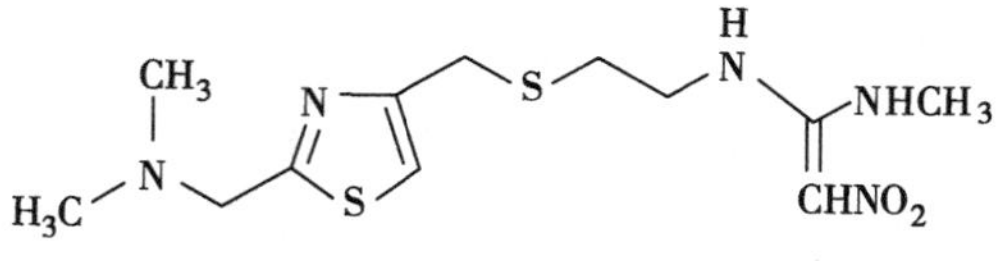
法莫替丁 (famotidine)	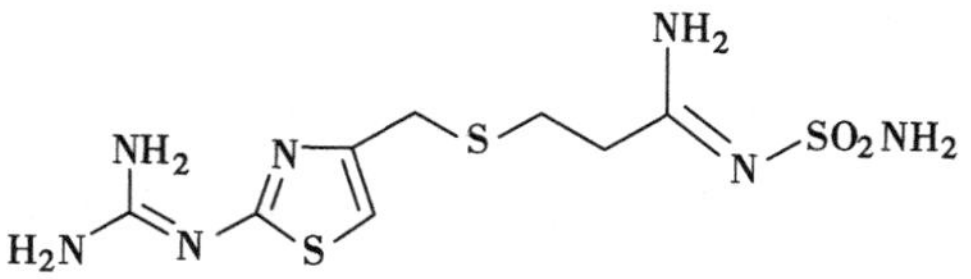

药物名称	结构式
罗沙替丁 （roxatidine）	
乙溴替丁 （ebrotidine）	
唑替丁 （zaltidine）	
咪芬替丁 （mifentidine）	
拉呋替丁 （lafutidine）	

根据 H_2 受体拮抗剂的化学结构,可分为以下几种类型。

（一）咪唑类

西咪替丁是该类的代表药物,但该药在临床使用中发现有抗雄激素的副作用。相同结构类型的药物还有咪芬替丁（mifentidine）等。咪芬替丁的抗胃酸分泌活性较西咪替丁强,选择性高,对 H_1 受体和肾上腺素 β 受体均无作用。

（二）呋喃类

西咪替丁的甲基咪唑环置换为二甲氨基甲基呋喃环,氰基亚氨基置换为硝基甲叉基后得雷尼替丁（ranitidine）,H_2 受体拮抗作用强,抑制胃酸分泌作用为西咪替丁的 5 倍,为第二代 H_2 受体拮抗剂抗溃疡药。

（三）噻唑类

西咪替丁的甲基咪唑环和"硫脲基团"分别为胍基噻唑环和氨磺酰脒基置换,得到法莫替丁（famotidine）,为高效、高度选择性的 H_2 受体拮抗剂,能抑制胃酸和胃酶分泌,抑制胃酸分泌作用为西咪替丁的 30 ~ 100 倍,可能是胍基上氨基与 H_2 受体形成氢键结合,作用时间长 1.3 ~ 1.5 倍,没有西咪替丁的抗雄激素副作用,为第三代 H_2 受体拮抗剂,已广泛用于临床。

尼扎替丁（nizatidine）为强效的 H_2 受体拮抗剂,能抑制基础胃酸分泌,抑制组胺、胃泌素和食物引起的胃酸和胃酶分泌,较西咪替丁强 4.8 ~ 17.8 倍,口服作用时间达 8 小时以上;亲脂性强,生物利用度高达 90% ~ 100%;对心血管、中枢神经系统和分泌系统无任何不良影响;对胃及十二指肠溃疡的治疗效果与雷尼替丁相近。

唑替丁（zaltidine）是咪唑环与噻唑环相接的化合物,有很强的竞争性拮抗 H_2 受体的作用和显著抑制胃酸分泌的活性;半衰期长,犬静脉注射后,抑制组胺引起的胃酸分泌作用比西咪替丁强 40～70 倍,口服强 10～20 倍,口服作用时间长达 24 小时。

乙溴替丁(ebrotidine)除了拮抗组胺 H₂ 受体外,尚有黏膜保护作用,可促进胃黏膜层粘连蛋白受体增加,增加黏液凝胶附着物的质量和胃黏膜的血流量,增加黏液层的厚度,促进溃疡的愈合,同时有更强的杀灭幽门螺杆菌的作用。

(四)哌啶甲苯类

该类 H₂ 受体拮抗剂含有碱性的哌啶甲基苯基和"硫脲基团",组合成为一种新型的药物。其中罗沙替丁(roxatidine)的"硫脲基团"简单,为羟乙酰基,吸收良好,生物利用度高,口服和静注的作用相等,抑制胃酸分泌的作用较西咪替丁强 4～6 倍。罗沙替丁醋酸酯(roxatidine acetate)口服和静注的作用也相等,且无抗雄性激素作用。

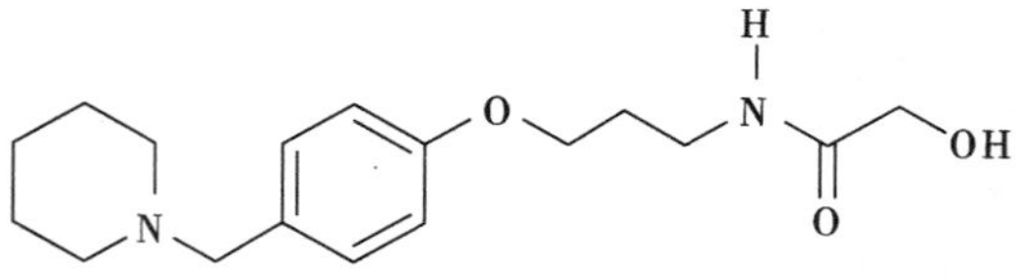

罗沙替丁 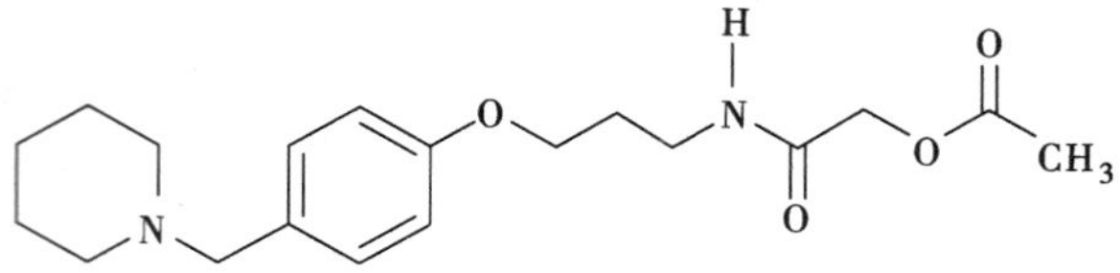　　　　　　　　　　罗沙替丁醋酸酯

西咪替丁 cimetidine

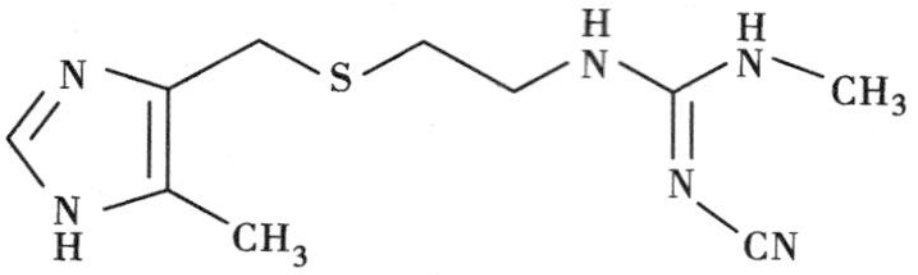

化学名为 N'-甲基-N''-[2-[[(5-甲基-1H-咪唑-4-基)甲基]硫代]乙基]-N-氰基胍。

本品为白色或类白色结晶性粉末,味微苦涩,mp. 140～146℃;在水、乙醇或丙酮中微溶,在乙醚中不溶,在稀矿酸中溶解,在稀氢氧化钠溶液中极微溶解。本品的饱和水溶液呈弱碱性反应。

本品具有碱性咪唑环,能与酸成盐而易溶于水。在过量稀盐酸中,氰基慢慢水解生成氨甲酰胍,加热进一步水解生成胍类。

西咪替丁主要用于十二指肠溃疡、胃溃疡、上消化道出血等,为临床上常用的第一代 H₂ 受体拮抗剂。不良反应有腹泻、头痛、头晕、怠倦、血清转氨酶轻度升高,剂量大时可引起男性乳房发育,停药后即消失。本品的咪唑环与 P450 代谢酶结合可降低药酶活性,为该酶抑制剂,可能影响相同代谢途径药物的代谢速率,引起毒副作用,合并用药时需加注意。

盐酸雷尼替丁 ranitidine hydrochloride

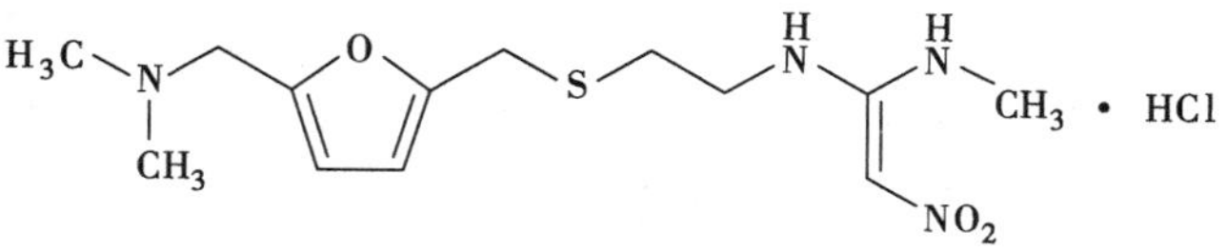

化学名为 N'-甲基-N-[2-[[5-[(二甲氨基)甲基-2-呋喃基]甲基]硫代]乙基]-2-硝基-1,1-乙烯二胺盐酸盐。

本品为类白色至淡黄色结晶性粉末,有异臭,味微苦带涩,极易潮解,吸潮后颜色变深。本品为反式体,mp. 137~143℃,熔融时同时分解。本品在水和甲醇中易溶,在乙醇中略溶,在丙酮中几乎不溶。

本品用小火缓缓加热产生硫化氢气体,与醋酸铅反应生成黑色硫化铅沉淀。

本品体内代谢物有 N-氧化物、S-氧化物和 N-去甲基化物。

本品对胃及十二指肠溃疡疗效高且具有速效和长效的特点,副作用小而安全,临床上主要用于治疗十二指肠溃疡、良性胃溃疡、术后溃疡和反流性食管炎等。

法莫替丁 famotidine

化学名为 N-氨磺酰基-3-[[[2-[(二氨基亚甲基)氨基]-4-噻唑基]甲基]硫基]丙脒。

本品为白色针状结晶,无臭,难溶于水和一般有机溶剂。因结晶条件不同有结晶 A 型和 B 型,mp. 分别为 167~170℃ 和 159~162℃。

法莫替丁的代谢研究表明:在大鼠血、尿和胆汁中法莫替丁 S-氧化物是唯一的代谢物。

本品为噻唑类 H_2 受体拮抗剂,剂量小,选择性强,能持久抑制胃酸分泌,抑制作用较西咪替丁、雷尼替丁更强,并且对胃黏膜有保护作用。临床上主要用于治疗胃和十二指肠溃疡、消化道出血、反流性食管炎等。

二、质子泵抑制剂

抑制质子泵(即 H^+/K^+-ATP 酶)而致胃酸分泌减少的药物称质子泵抑制剂(proton pump inhibitor)。质子泵抑制剂是已知的抑制胃酸分泌最强的药物,与 H_2 受体不同,H_2 受体还存在于胃壁细胞外如脑细胞,而质子泵仅存于胃壁细胞,故作用较 H_2 受体拮抗剂选择性高,副作用少。

在 1972 年筛选抗病毒药物时发现,吡啶硫代酰胺具有抑制胃酸分泌的作用,但毒性较大,将毒性大的硫酰胺基以亚砜基替代,得到具有抗胃酸分泌作用较强的替莫拉唑(timoprazole),但对甲状腺摄取碘有障碍作用,故在其苯环及吡啶环上引入适当的取代基,使主、副药理作用分离,得到了对碘摄取无障碍的吡考拉唑(picoprazol)。吡考拉唑分子中的酯键不稳定,用甲氧基取代得到了奥美拉唑(omeprazole)。奥美拉唑的作用靶点为 H^+/K^+-ATP 酶,该酶在胃酸分泌中起重要作用。通过对 H^+/K^+-ATP 酶有抑制作用的化合物的研究,发现分子中要求同时具有吡啶环、亚磺酰基、苯并咪唑环 3 部分。据此,对奥美拉唑进行了结构改造,主要改变两个环系上的取代基,得到了兰索拉唑(lansoprazole)、泮托拉唑(pantoprazole)和雷贝拉唑(rabeprazole)等。

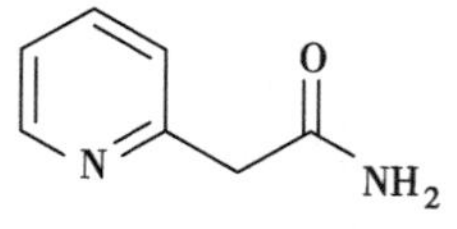

吡啶硫代酰胺

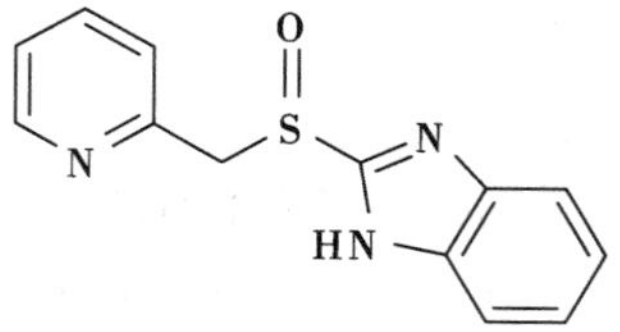

替莫拉唑

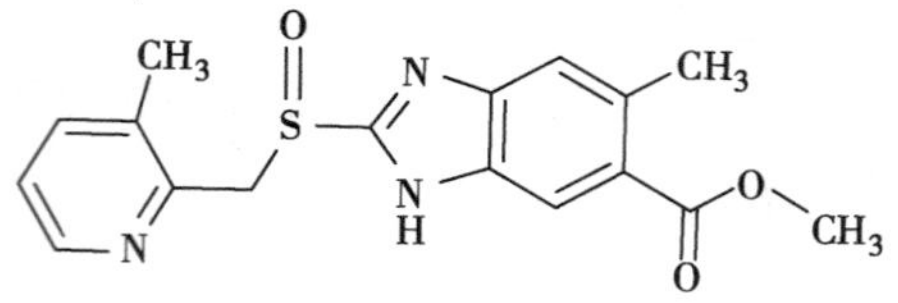

吡考拉唑

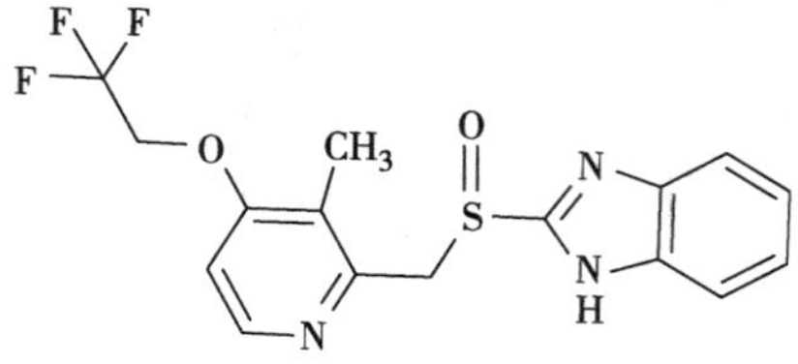

兰索拉唑

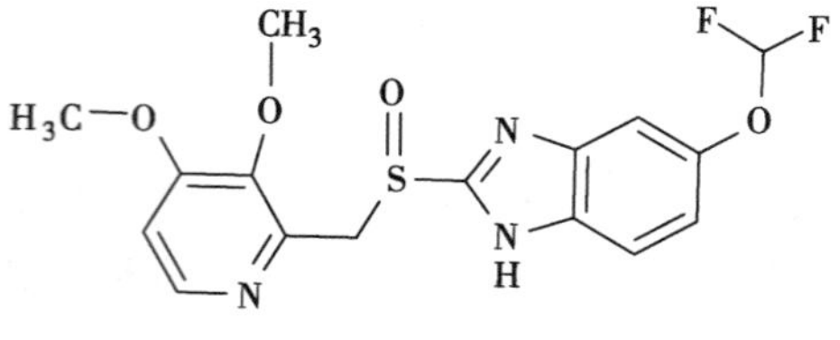

泮托拉唑

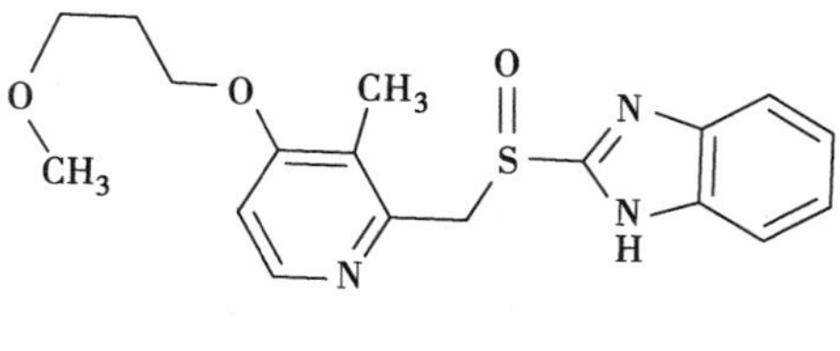

雷贝拉唑

兰索拉唑在吡啶环的 4 位引入含氟的烷氧基,抑制胃酸分泌的作用比奥美拉唑强 2～10 倍。泮托拉唑的结构特征为苯并吡啶的 5 位上有三氟甲氧基。该化合物对犬的胃酸分泌抑制作用与奥美拉唑相似,对大白鼠的胃酸分泌抑制及胃损伤的预防作用比奥美拉唑强 2～10 倍。

奥美拉唑中亚磺酰基具有手性,但由于该药在体内转变为无手性的次磺酰胺发挥药效,因此临床中一般使用其外消旋体。然而阿斯利康公司经过研究发现,奥美拉唑的两个光学异构体在体内的代谢不同,其中 R 型对映异构体在肝内易被代谢,而 S 型对映异构体受肝代谢酶 P450 的影响小。因此,使用 S 型光学异构体的生物利用度更高,口服吸收个体差异更小,其安全性也优于消旋体奥美拉唑。2000 年,S 型异构体以埃索美拉唑(esomeprazole)的名称上市,商品名耐信(Nexium)。右兰索拉唑(dexlansoprazole)已于 2009 年被 FDA 批准,成为第二个以光学异构体上市的质子泵抑制剂。

奥美拉唑 omeprazole

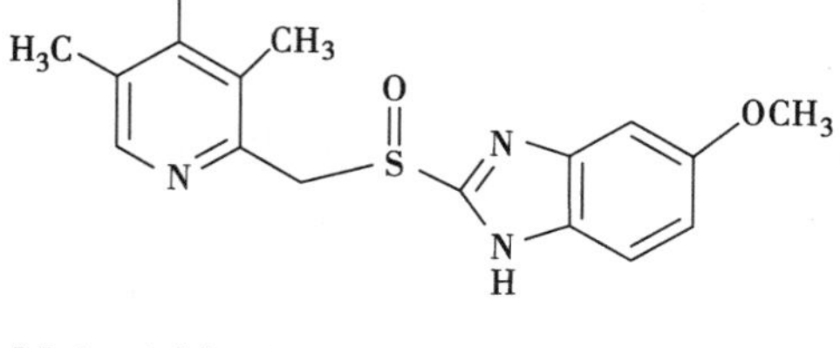

化学名为5-甲氧基-2-[[(4-甲氧基-3,5-二甲基-2-吡啶基)-甲基]亚磺酰基]-1H-苯并咪唑。

148

本品为白色或类白色结晶,mp. 156℃。易溶于二甲基甲酰胺(DMF),溶于甲醇,难溶于水。具弱碱性和弱酸性。本品在水溶液中不稳定,对强酸也不稳定,应低温避光保存。故其制剂为有肠溶衣的胶囊。奥美拉唑钠盐也可供药用,且稳定性有较大提高。

本品的化学结构由苯并咪唑环、吡啶环和联结这两个环系的亚磺酰基构成。本品因亚砜上的硫具手性,有光学活性,过去以外消旋体形式给药。左旋体埃索美拉唑经深入研究后发现其生物利用度更高,并于 2000 年上市。奥美拉唑在体外无活性,进入胃壁细胞后,在氢离子的影响下,发生重排形成活性形式次磺酰胺(sulfenamide),对酶产生抑制作用。奥美拉唑是前体药物。

次磺酰胺　　　　　　　　　　　　　　　次磺酰胺与酶的结合物

奥美拉唑口服后在十二指肠吸收,可选择性地浓缩在胃壁细胞的酸性环境中,在壁细胞中可存留 24 小时,因而其作用持久。即使血药浓度水平低到不能被检出,仍能发挥作用。

奥美拉唑能使十二指肠溃疡较快愈合,治愈率较高。一般认为比传统的组胺 H_2 受体拮抗剂治愈率高、速度快、不良反应少。

学习小结

本章介绍的抗过敏药主要为组胺 H_1 受体拮抗剂,按化学结构可分为 6 大类:乙二胺类、氨基醚类、丙胺类、三环类、哌嗪类、哌啶类等。

H_1 受体拮抗剂在结构上与抗精神病药、抗胆碱药、局麻药、抗 5-羟色胺药及抗肾上腺素药等相似,因此可作用于上述药物的相应受体,引起毒副作用。H_1 受体拮抗剂结构中靠近芳香基团的原子上应带有一定的正电荷,可与受体形成电荷复合物。因此在芳香环上引入吸电子基,抗组胺 H_1 受体活性和选择性增强;引入给电子基,抗胆碱活性增强。

早期发现的乙二胺类、氨基醚类、丙胺类和三环类多数药物都属于经典 H_1 受体拮抗剂或传统抗组胺药,如苯海拉明、氯苯那敏、赛庚啶等。由于脂溶性较高,易于透过血脑屏障进入中枢,产生中枢抑制和镇静的副作用。

哌啶类和哌嗪类的多数药物及阿伐斯汀(丙胺类)、氯马斯汀(氨基醚类)和氯雷他定(三环类)都属于非镇静性 H_1 受体拮抗剂。多数非镇静性 H_1 受体拮抗剂可选择性识别外周 H_1 受体,而阿伐斯汀和西替利嗪则是通过引入亲水性基团,使药物难以透过血脑屏障进入中枢。

经典的 H_1 受体拮抗剂基本上由亲脂性芳环部分、叔胺和连接芳环与叔胺碳链三部分组成,部分药物含有手性中心,不同的光学异构体活性一般也不相同。

目前临床上抗溃疡药主要以 H_2 受体拮抗剂和质子泵抑制剂为主。H_2 受体拮抗剂的代表性药物有西咪替丁、雷尼替丁和法莫替丁。其化学结构一般由三部分构成:具有碱性的芳杂环区,平面极性基团区及连接两个药效基团的柔性碳链或芳环系统。

质子泵抑制剂是阻断胃酸分泌的最后一个环节,因此抑酸能力更强,而且具有抗幽门螺杆菌的作用。奥美拉唑是质子泵抑制剂的代表性药物,属于不可逆抑制剂。该药进入胃壁细胞后,转化为活性代谢产物次磺酰胺后与 H^+/K^+-ATP 酶上的巯基作用,形成二硫键的共价结合,使 H^+/K^+-ATP 酶失活,产生抑制作用。

复习题

1. H_1 受体拮抗剂有哪些结构类型? 熟悉每类中常用药物的化学结构。
2. 指出顺反、光学异构体对 H_1 受体拮抗剂活性的影响。
3. 写出苯海拉明、氯苯那敏、氯雷他定的化学结构、理化性质。
4. 抗溃疡药 H_2 受体拮抗剂和质子泵抑制剂分别有哪些结构类型?
5. 写出西咪替丁、雷尼替丁和法莫替丁的化学结构。
6. 哌啶类 H_2 受体拮抗剂的毒副作用是什么?
7. 阿伐斯汀和西替利嗪为什么是选择性作用于外周的 H_1 受体拮抗剂?
8. 经典的 H_1 受体拮抗剂有哪些毒副作用?

（方　浩）

第十章

心血管系统药物

学习目标 ▶▶▶

掌握：强心药、抗心绞痛药、抗心律失常药、抗高血压药、调血脂药和抗血栓药的分类及代表药物；二氢吡啶类钙通道阻滞剂的构效关系；硝酸异山梨酯、硝苯地平、氨氯地平、卡托普利、氯沙坦、洛伐他汀、氯吡格雷的结构、性质及主要药理用途。

熟悉：氨力农、多巴酚丁胺、地尔硫䓬、维拉帕米、奎尼丁、美西律、盐酸胺碘酮、利血平、吉非贝齐、华法林钠的结构、性质及主要药理用途；卡托普利的合成路线；强心苷类的构效关系

了解：其他心血管系统药物的药理用途。

心血管疾病是当今对人类的生命和健康威胁最大的疾病之一，其发病率和病死率已超过恶性肿瘤，跃居各类疾病之首。心血管系统药物种类多、用量大，其销售额在世界药品销售市场一直处于前列。心血管系统药物的化学结构差别较大，作用机制各异，按临床用途可分为强心药、抗心绞痛药、抗心律失常药、抗高血压药、调血脂药和抗血栓药。

第一节 强 心 药

强心药是可以增强心肌收缩力的药物，又称正性肌力药，临床上主要用于治疗充血性心力衰竭（congestive heart failure，CHF）。CHF 是由于心肌局部缺血、高血压、非阻塞性心肌病变及先天性心脏病等原因造成心力衰竭，心脏不能将血液泵至外周部位所致。强心药可分为强心苷、β 受体激动剂、磷酸二酯酶抑制剂和钙敏化药 4 类。此外，血管紧张素转化酶抑制剂和 NO 供体药物对 CHF 也具有治疗作用。

一、强 心 苷

强心苷是一类古老的药物，广泛存在于植物和动物（蟾蜍毒）中，能选择性地作用于心脏，

临床主要用于治疗充血性心力衰竭。这类药物的作用和性质基本相似,不同点在于起效速度、作用强度和作用持续时间。其主要缺点是安全范围小、强度不够大。

临床上应用的强心苷种类较多,主要品种有洋地黄毒苷(digitoxin)、地高辛(digoxin)、毒毛花苷 K(strophanthin K)及铃兰毒苷(convallatoxin)等,见表 10-1。

表 10-1　常用的强心苷类药物

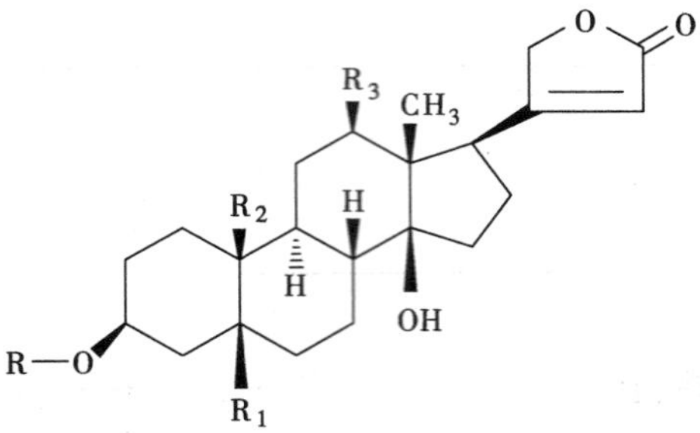

药物名称	起效速度	结构			
		R	R_1	R_2	R_3
洋地黄毒苷(digitoxin)	慢速	(D-洋地黄毒糖)₃-	H	CH_3	H
地高辛(digoxin)	中速	(D-洋地黄毒糖)₃-	H	CH_3	OH
毒毛花苷 K（strophanthin K）	快速	α-D-葡萄糖-β-D-葡萄糖-D-加拿大麻糖-	OH	CHO	H
铃兰毒苷(convallatoxin)	快速	L-鼠李糖-	OH	CHO	H

（一）构效关系

强心苷的结构包括糖和苷元两部分,苷元由甾核和 α、β-不饱和五元内酯环组成,糖多为 D-葡萄糖(D-glucose)、D-洋地黄毒糖(D-digitoxose)、L-鼠李糖(L-rhamnose)以及 D-加拿大麻糖(D-cymacose)。

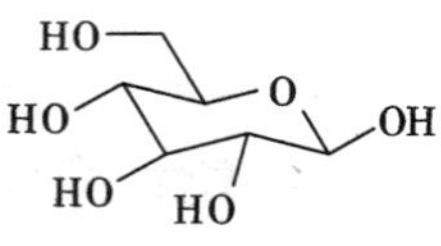

D-葡萄糖 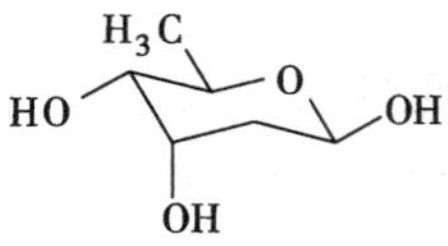　　　　D-洋地黄毒糖 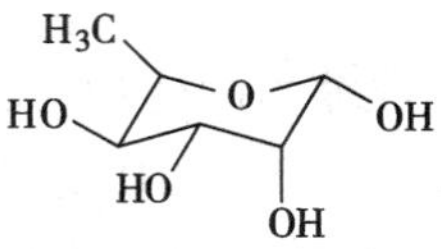　　　　L-鼠李糖 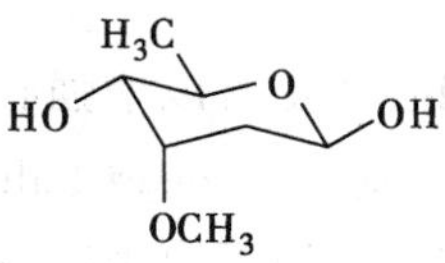　　　　D-加拿大麻糖

强心苷类药物的构效关系如下(图 10-1):

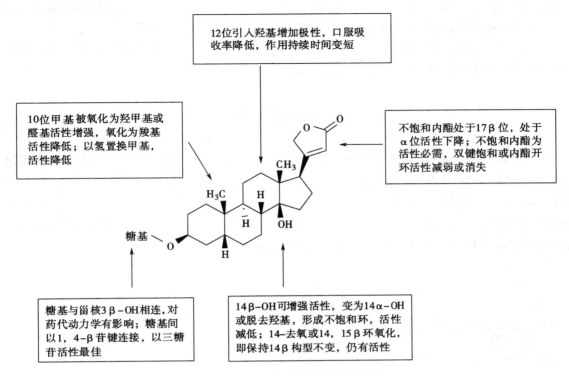

12位引入羟基增加极性,口服吸收率降低,作用持续时间变短

10位甲基被氧化为羟甲基或醛基活性增强,氧化为羧基活性降低;以氢置换甲基,活性降低

不饱和内酯处于17β位,处于α位活性下降;不饱和内酯为活性必需,双键饱和或内酯开环活性减弱或消失

糖基与甾核3β–OH相连,对药代动力学有影响;糖基间以1,4–β苷键连接,以三糖苷活性最佳

14β–OH可增强活性,变为14α–OH或脱去羟基,形成不饱和环,活性减低;14-去氧或14,15β环氧化,即保持14β构型不变,仍有活性

图 10-1 强心苷类药物的构效关系

(二)典型药物

地高辛 digoxin

化学名为3β-[(O-2,6-二脱氧-β-D-核-己吡喃糖基-(1→4)-O-2,6-二脱氧-β-D-核-己吡喃糖基-(1→4)-2,6-二脱氧-β-D-核-己吡喃糖基)氧代]-12β,14β-二羟基-5β-心甾-20(22)烯内酯。

本品为白色结晶或结晶性粉末,无臭,味苦,难溶于水和醚,易溶于吡啶,微溶于稀醇,极微溶于氯仿。

强心苷类药物通过增加心肌细胞膜内 Ca^{2+} 浓度,增强心肌收缩力。强心苷与心肌细胞膜上 Na^+/K^+-ATP 酶结合,引起酶的构象变化,抑制酶的功能,使 Na^+-K^+ 交换减少,这时,Na^+

的外流更多地依靠 Na^+-Ca^{2+} 交换,使细胞内 Ca^{2+} 增多。同时,改变其脂质部分磷脂酰丝氨酸的结构,使心肌细胞内膜磷脂结合的 Ca^{2+} 释放出来,从而增多细胞内 Ca^{2+}。

地高辛临床上主要用于治疗急性或慢性心力衰竭,尤其对心房颤动及室上性心动过速有利。其特点是排泄较快而蓄积性较小,临床使用较洋地黄毒苷安全。

二、β受体激动剂

β受体激动剂类强心药主要激动心肌细胞上 $β_1$ 受体。$β_1$ 受体兴奋时,能激活腺苷环化酶,使 ATP 转化为 cAMP,促进钙离子进入心肌细胞膜,从而增强心肌收缩力。多巴酚丁胺(dobutamine)是多巴胺的衍生物,为心脏 $β_1$ 受体选择性激动剂,用于治疗心力衰竭。由于在体内可经 COMT 代谢,二者都不能口服。为此,对多巴酚丁胺进行结构修饰,得到异波帕胺(ibopamine)、地诺帕明(denopamine)、布托巴胺(butopamine)等。

多巴酚丁胺

异波帕胺

地诺帕明

布托巴胺

三、磷酸二酯酶抑制剂

环磷酸腺苷对心肌功能的维持具有重要作用,cAMP 水平提高能增强心肌收缩力。磷酸二酯酶(phosphodiesterase,PDE)能催化 cAMP 分解,使心肌细胞内 cAMP 水平降低,心肌收缩力减弱。磷酸二酯酶抑制剂(phosphodiesterase inhibitor,PDEI)通过抑制磷酸二酯酶的活性,提高 cAMP 水平,增强心肌收缩力。

目前已知 PDE 有 7 种同工酶,其中 PDE-Ⅲ型位于细胞膜,活性高、选择性强,为心肌细胞降解 cAMP 的主要亚型,也是 PDEI 的主要作用靶点。PDEI 按结构不同可分为吡啶酮类和咪唑酮类,前一类有氨力农(amrinone)、米力农(milrinone)和维司力农(vesnarinone)等,后一类有依洛昔酮(enoximone)和匹罗昔酮(piroximone),见表 10-2。

表 10-2 磷酸二酯酶抑制剂类强心药物

药物名称	化学结构	主要药理用途及特点
氨力农 （amrinone）	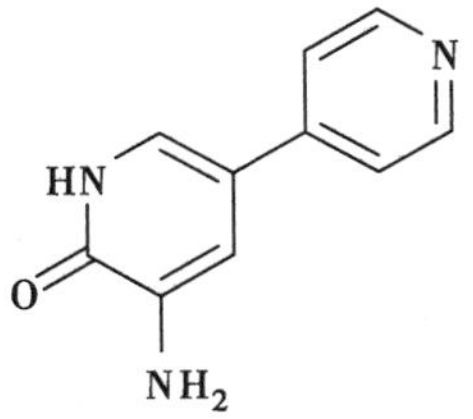	第一个用于临床的磷酸二酯酶抑制剂，适用于对洋地黄、利尿药、血管扩张剂治疗无效或效果欠佳的各种原因引起的急、慢性顽固性充血性心力衰竭
米力农 （milrinone）	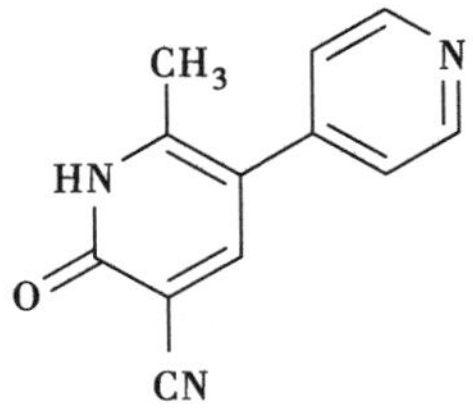	强心活性为氨力农的 10～20 倍，不良反应较少，且口服有效
维司力农 （vesnarinone）	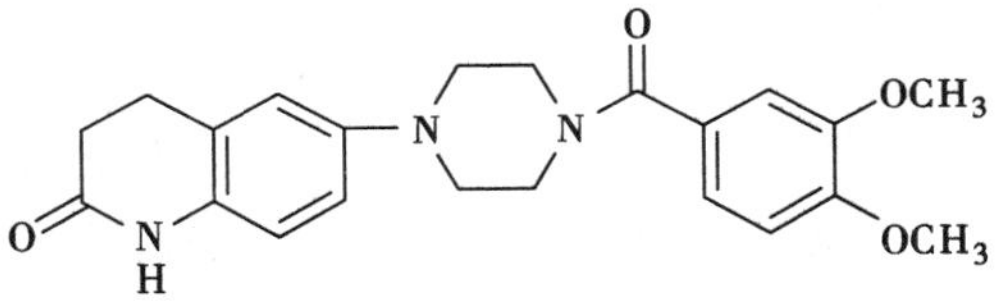	除抑制 PDE-Ⅲ外，也增加细胞内 Na^+ 量，抑制 K^+ 外流
依洛昔酮 （enoximone）	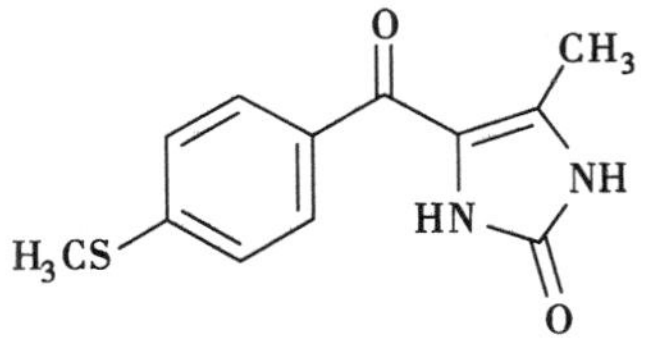	主要代谢物亚砜衍生物和痕量的酮均有强心活性，但较母体弱
匹罗昔酮 （piroximone）	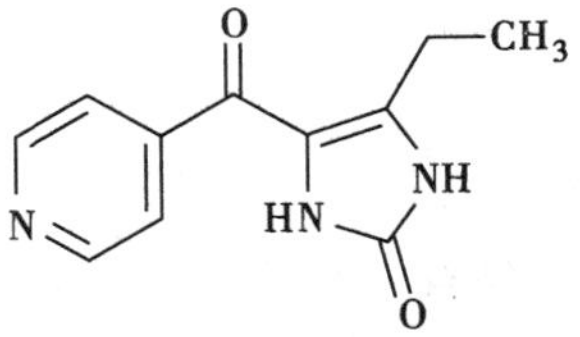	作用较依洛昔酮强 5～10 倍

四、钙敏化药

钙敏化药能在不增加 Ca^{2+} 浓度的情况下，加强心肌收缩蛋白对 Ca^{2+} 的敏感性而起到正性肌力作用。这种钙促敏作用与细胞内 cAMP 含量无关，不会因心肌细胞内 Ca^{2+} 过多而致心律失常、细胞损伤甚至死亡。近年来发现，钙敏化药不仅在治疗心力衰竭方面有着较好的应用前景，而且还有良好的抗休克以及调节外周血管反应性、改善器官组织血流量等作用。

代表药物有匹莫苯（pimobendan），左西孟旦（levosimendan）。二者都具有哒嗪酮结构，哒嗪环上有 1 个手性碳，左旋体活性强。

匹莫苯　　　　　　　　　　　　　　　　　　左西孟旦

第二节　抗心绞痛药

心绞痛是冠状动脉粥样硬化性心脏病（冠心病）的重要临床症状，由心肌急剧的暂时性缺血和缺氧而引起，可以通过增加供氧或降低耗氧来缓解。目前临床上使用的抗心绞痛药主要是降低心肌耗氧量的药物，包括一氧化氮供体药物、β 受体阻断剂和钙通道阻滞剂。以普萘洛尔为代表的 β 受体阻断剂对心绞痛具有较好的缓解作用，前面已有介绍，本节将重点介绍其他两类药物。

一、NO 供体药物

NO 供体药物通过在体内释放出 NO 而具有生理活性，是临床上治疗心绞痛的重要药物。

NO 又称内皮舒张因子（endothelium- derived relaxing factor，EDRF），是一种气体小分子，可以有效地扩张血管，降低血压。20 世纪 80 年代中期发现其具有信使作用，1998 年美国药理学家 Furchgott 等 3 位科学家因发现 NO 在心血管系统中的重要作用而获得诺贝尔医学生理学奖。

在血管内皮细胞中存在 NO 合成酶（NOS），体内能自行合成 NO，当内源性 NO 供应不足时，可以通过外源性 NO 来补充。NO 供体药物首先和细胞中的巯基形成不稳定的 S- 亚硝基硫化物，然后分解释放具有脂溶性的 NO 分子。NO 激活鸟苷酸环化酶，升高细胞中 cGMP 的水平。cGMP 激活 cGMP 依赖型蛋白激酶，蛋白激酶的激活引起相应底物磷酸化状态的改变，导致肌凝蛋白轻链去磷酸化。改变状态的肌凝蛋白不能在平滑肌收缩过程发挥正常作用，导致血管平滑肌松弛、血管扩张（图 10-2）。

临床常用的 NO 供体药物主要有硝酸酯及亚硝酸酯类，此外还有 1，2，3- 噁二唑衍生物吗多明（molsidomine）和金属络合物硝普钠（sodium nitroprusside），这两种药物既有抗心绞痛作用又有降压作用。

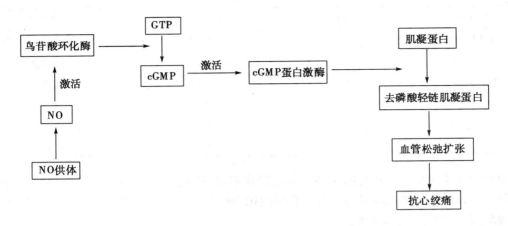

图 10-2　NO 供体药物的作用机制

吗多明　　　　　　　　　　　硝普钠

　　硝酸酯及亚硝酸酯类药物用于治疗心绞痛已有 100 多年的历史。1876 年,亚硝酸异戊酯(amyl nitrite)第一个用于临床,由于副作用较多,现已少用。目前临床使用的主要有硝酸甘油(nitroglycerin)、丁四硝酯(erythrityl tetranitrate)、戊四硝酯(pentaerithrityl tetranitrate)和硝酸异山梨酯(isosorbide dinitrate)等。

亚硝酸异戊酯　　　　　　　硝酸甘油　　　　　　　　丁四硝酯

戊四硝酯　　　　　　　硝酸异山梨酯

　　硝酸酯及亚硝酸酯类药物的特点是脂溶性大,易经黏膜或皮肤吸收;起效快、作用时间短;口服吸收好,但肝脏首关效应大。因而,多数药物如硝酸甘油、亚硝酸异戊酯主要经黏膜给药。此类药物给药方式、起效时间及作用持续时间见表 10-3。

表 10-3 硝酸酯及亚硝酸酯类药物的比较

药物名称	起效时间(min)	作用持续时间(min)	给药方式
亚硝酸异戊酯	10(sec)	2~3	吸入
硝酸甘油	1	30	舌下黏膜
丁四硝酯	15	180	口服
戊四硝酯	20	330	口服
硝酸异山梨酯	2~3	>240	舌下(缓解)
	30	>240	口服(预防)

　　硝酸酯及亚硝酸酯类药物的主要作用是舒张静脉,降低前负荷,减小回心血量,使心脏的氧耗量下降,具有较好的抗心绞痛作用,还可以用于慢性心功能不全的治疗。硝酸酯的活性比亚硝酸酯高,因前者易于被吸收。

　　连续使用硝酸酯类药物易产生耐受性,给予硫化物还原剂时能反转这一耐受现象。这是因为硝酸酯类药物在体内需被还原成亚硝酸酯类化合物才产生扩血管作用,连续使用硝酸酯类药物后,组织内巯醇含量下降,不能将硝酸酯还原为亚硝酸酯,此时应用亚硝酸酯类仍有效。应用硝酸酯类化合物时,同时给予保护体内巯醇类的化合物如1,4-二巯基-2,3-丁二醇,则不易产生耐受性。

硝酸异山梨酯　isosorbide dinitrate

化学名为1,4,3,6-二脱水-D-山梨醇二硝酸酯,又名消心痛。

本品为白色结晶性粉末,无臭,mp. 68~72℃。易溶于丙酮、氯仿,略溶于乙醇,微溶于水。

本品结晶有稳定型和不稳定型两种,药用为稳定型。不稳定型30℃放置数天后,可转为稳定型。

本品在干燥状态下较稳定,便于保管和携带。但在酸、碱性溶液中容易水解。

硝酸异山梨酯结构中有两个脱水形成的五元氧环和两个硝酸酯基。其特点是两个五元氧环为顺式稠合,两个硝酸酯基处于反式。

本品与适量水和硫酸混溶后,沿壁缓缓加入硫酸亚铁试液,界面显棕色,可用于鉴别。

本品口服生物利用度低,仅为3%。在体内很快被代谢为2-单硝酸异山梨酯和5-单硝酸异山梨酯。单硝酸异山梨酯也具有抗心绞痛作用,且生物利用度高。单硝酸酯因脂溶性降低,不易透过血脑屏障,因而头痛等副作用降低。

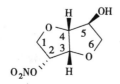

2-单硝酸异山梨酯

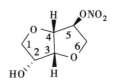

5-单硝酸异山梨酯

硝酸异山梨酯的合成以山梨醇（Ⅰ）为原料，在硫酸催化下，经二甲苯脱水生成二脱水山梨醇（Ⅱ），再经硝酸酯化得本品（Ⅲ）。

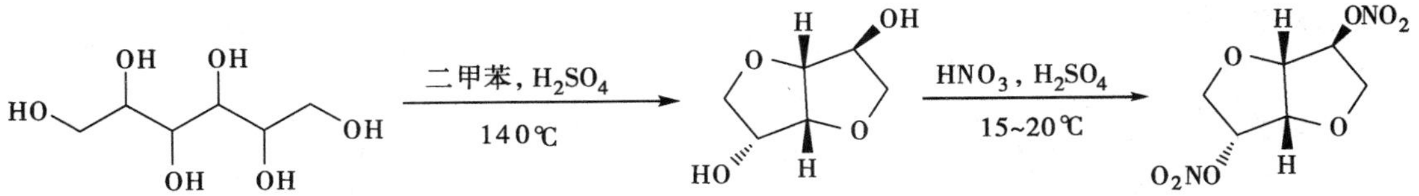

本品具有冠状动脉扩张作用，舌下含服用于急性心绞痛发作，口服用于预防。

二、钙通道阻滞剂

钙通道阻滞剂又称钙拮抗剂，作用于收缩肌细胞膜的钙通道，阻滞钙离子进入细胞内，从而使心肌收缩力减弱，心率减慢，氧耗量下降；同时，使血管舒张，外围血管阻力降低，减轻心脏负担。因而，钙通道阻滞剂具有抗心绞痛、抗心律失常、抗高血压等多方面的作用。

钙离子通道有多种亚型，其中 L 型最为重要，是细胞兴奋时 Ca^{2+} 内流的主要途径。钙通道阻滞剂按结构可分为1,4-二氢吡啶类、苯硫䓬类、芳烷基胺类以及二苯基哌嗪类和普尼拉明类，前3类对 L 型钙通道具有选择性，属于选择性钙通道阻滞剂，后两类属于非选择性钙通道阻滞剂。

（一）1,4-二氢吡啶类

1,4-二氢吡啶类为钙通道阻滞剂中特异性高、作用最强的一类。这类药物能选择性地作用于血管平滑肌，扩张冠状动脉，增加血流量，为较好的抗心绞痛及抗高血压药，且在整体条件下不抑制心脏，副作用小。

临床上使用的1,4-二氢吡啶类钙通道阻滞剂较多，常用药物见表10-4。此类药物大多数用于高血压和心绞痛的治疗，其中尼莫地平和尼卡地平选择性作用于脑血管平滑肌，可治疗脑血栓、脑出血后遗症等疾病。

表10-4　常用的二氢吡啶类钙通道阻滞剂

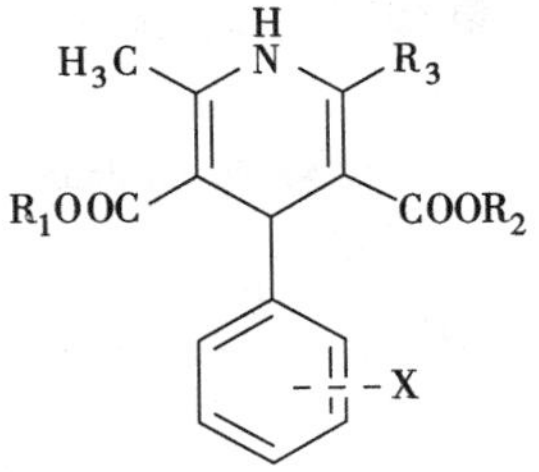

药物名称	R_1	R_2	R_3	X
硝苯地平（nifedipine）	$-CH_3$	$-CH_3$	$-CH_3$	$2-NO_2$
尼卡地平（nicardipine）	$-CH_3$	$-CH_2CH_2N(CN_3)CH_2C_6H_5$	$-CH_3$	$3-NO_2$

续表

药物名称	R_1	R_2	R_3	X
尼群地平 （nitrendipine）	$-CH_3$	$-CH_2CH_3$	$-CH_3$	$3-NO_2$
尼索地平 （nisoldipine）	$-CH_3$	$-CH_2CH(CH_3)_2$	$-CH_3$	$2-NO_2$
尼莫地平 （nimodipine）	$-CH(CH_3)_2$	$-CH_2CH_2OCH_3$	$-CH_3$	$3-NO_2$
非洛地平 （felodipine）	$-CH_3$	$-CH_2CH_3$	$-CH_3$	$2-Cl,3-Cl$
氨氯地平 （amlodipine）	$-CH_3$	$-CH_2CH_3$	$-CH_2OCH_2CH_2NH_2$	$2-Cl$

二氢吡啶类钙通道阻滞剂的构效关系如下（图 10-3）：

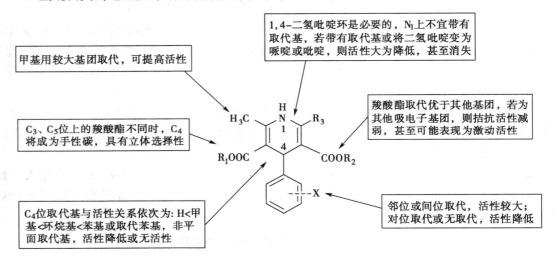

图 10-3　二氢吡啶类钙通道阻滞剂的构效关系

硝苯地平 nifedipine

化学名为 2,6-二甲基-4-(2-硝基苯基)-1,4-二氢-3,5-吡啶二甲酸二甲酯。

本品为黄色结晶性粉末；无臭，无味；mp. 172～174℃。极易溶于丙酮、二氯甲烷、氯仿，溶于乙酸乙酯，微溶于甲醇、乙醇，几乎不溶于水。

硝苯地平在光照和氧的作用下均可发生二氢吡啶环的芳构化反应,其中光催化氧化反应除芳构化外,还能将硝基转化成亚硝基。

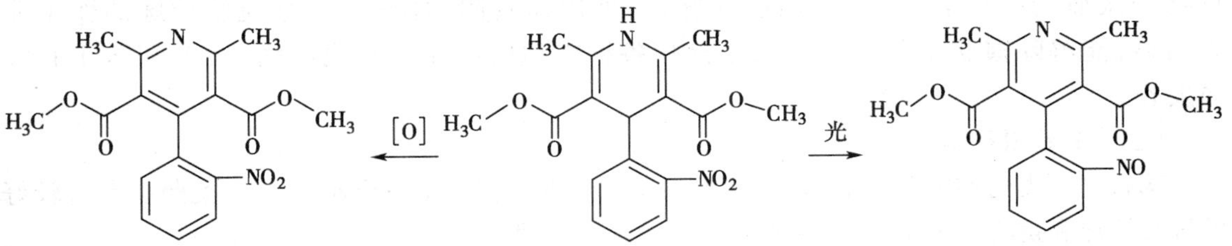

1,4-二氢吡啶类钙通道阻滞剂被肝细胞色素 P450 酶系氧化代谢。此类药物与柚子汁一起服用会使其浓度增加,这可能是因为柚子汁中的黄酮类和香豆素类化合物抑制了肠内的 CYP450。

硝苯地平结构含有一个对称二氢吡啶部分。以邻硝基苯甲醛(Ⅰ)为原料,与两分子乙酰乙酸甲酯(Ⅱ)和过量氨水在甲醇中回流,即可得到Ⅲ。

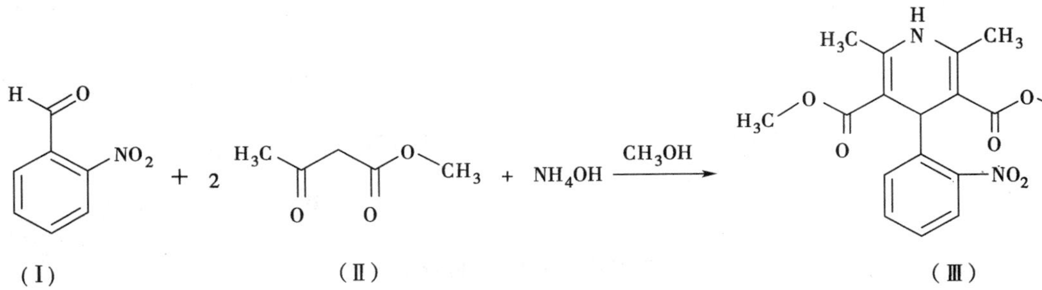

硝苯地平为选择性钙通道阻滞剂,临床用于防治冠心病心绞痛;还适用于各种类型的高血压,对顽固性、重度高血压也有较好疗效;对顽固性 CHF 亦有良好疗效。

氨氯地平 amlodipine

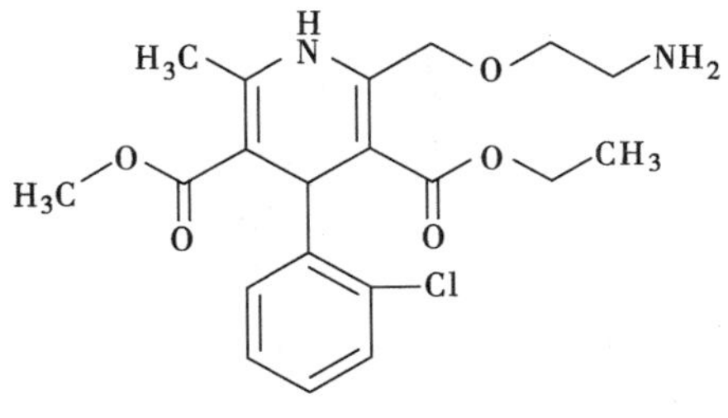

化学名为(±)-2-[(2-氨基乙氧基)甲基]-4-(2-氯苯基)-1,4-二氢-6-甲基-3,5-吡啶二甲酸-3-乙酯-5-甲酯。

本品为白色或类白色粉末,mp. 135~139℃。本品的马来酸盐在水中微溶,在乙醇中略溶,mp. 178~179℃。

本品的 1,4-二氢吡啶环上所连接的两羧酸酯结构不同,使其 4 位碳原子具手性,两个异构体作用相同。本品为外消旋体,但其左旋体左氨氯地平的不良反应轻,现已在临床上单独使用。

本品生物利用度高,吸收不受食物影响,血药浓度稳定。主要在肝脏代谢为氧化的吡啶衍生物,代谢物无药理活性。

本品可以阻滞心肌和血管平滑肌的细胞外钙离子经细胞膜钙离子通道进入细胞;直接舒张血管平滑肌,扩张外周小动脉,使外周血管阻力降低;扩张冠状动脉的作用尤为明显,能解除冠状动脉痉挛。用于治疗各种类型的高血压和冠心病,缓解和防止心绞痛发作。

(二)苯硫氮䓬类

苯硫氮䓬类药物主要有地尔硫䓬(diltiazem)和尼克硫䓬(nictiazem)。这类药物具有较好的抗心绞痛和抗心律失常作用,还具有一定的降压作用。

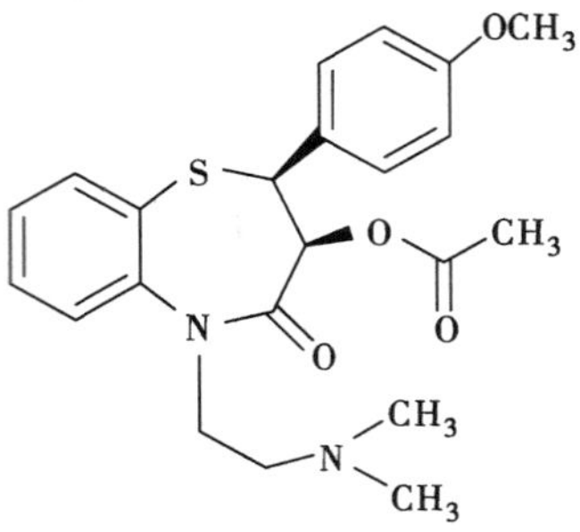

地尔硫䓬 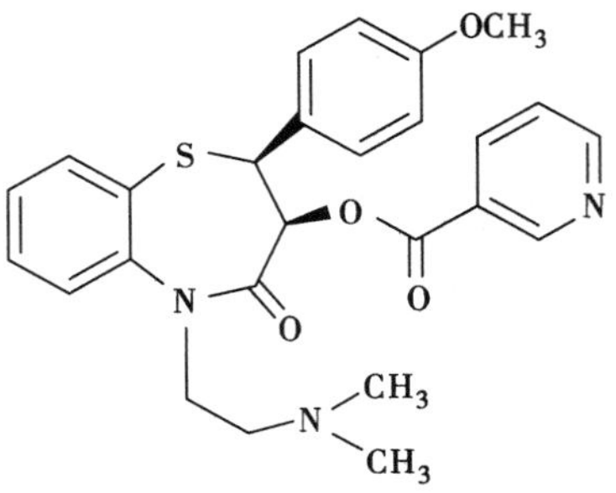　　　　　　　　　　　尼克硫䓬

盐酸地尔硫䓬 diltiazem hydrochloride

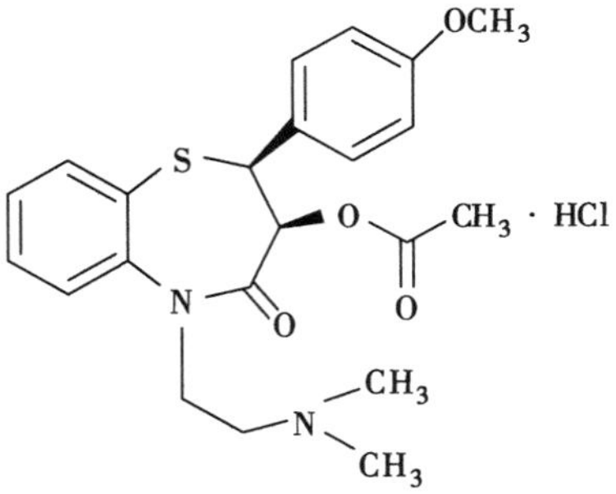

化学名为顺-(+)-5-[2-(二甲氨基)乙基]-2-(4-甲氧基苯基)-3-乙酰氧基-2,3-二氢-1,5-苯并硫氮杂䓬-4(5H)酮盐酸盐。

本品为白色或类白色的针状结晶;无臭,味苦,mp. 207.5 ~ 212℃,$[\alpha]_D^{20}$ + 98.3°(c = 1.002,甲醇)。本品在水、甲醇或氯仿中易溶,在乙醚或苯中不溶。

本品分子中含两个手性碳 C_2 和 C_3,有 4 个异构体。其中,顺式 D-异构体即 2S,3S-cis 异构体活性最强,临床用其顺式 D-异构体。

本品经肝肠循环,主要代谢途径为脱乙酰基、N-脱甲基和 O-脱甲基化。代谢物去乙酰基地尔硫䓬也有血管扩张作用(图 10-4)。

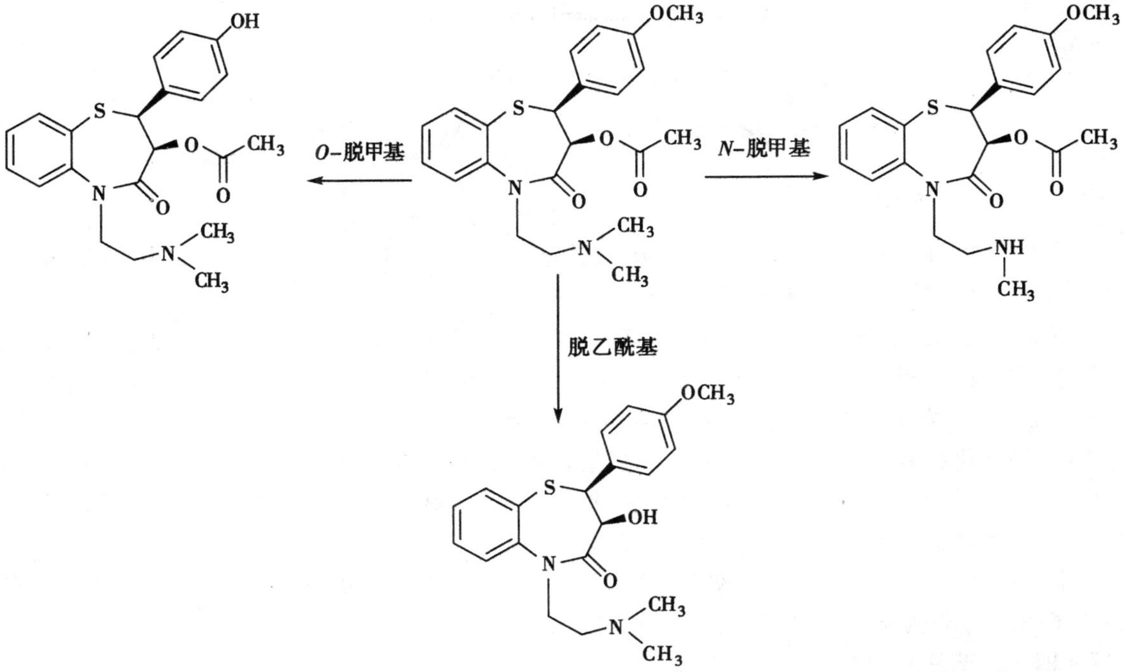

图 10-4 地尔硫䓬的代谢途径

地尔硫䓬是一个高选择性的钙通道阻滞剂,可扩张冠状动脉及外周血管,使冠状动脉血流量增加,血压下降,可减轻心脏负荷及减少心肌耗氧量,解除冠状动脉痉挛。临床常用于治疗包括变异型心绞痛在内的各种缺血性心脏病,还可用于室上性心律失常、老年人高血压等。

（三）芳烷基胺类

芳烷基胺类药物有维拉帕米(verapamil)、戈洛帕米(gallopamil)、依莫帕米(emopamil)及法利帕米(falipamil)等。此类药物大都具有手性中心,其光学异构体的活性大多不同,维拉帕米、戈洛帕米、依莫帕米都是左旋体活性大于右旋体。

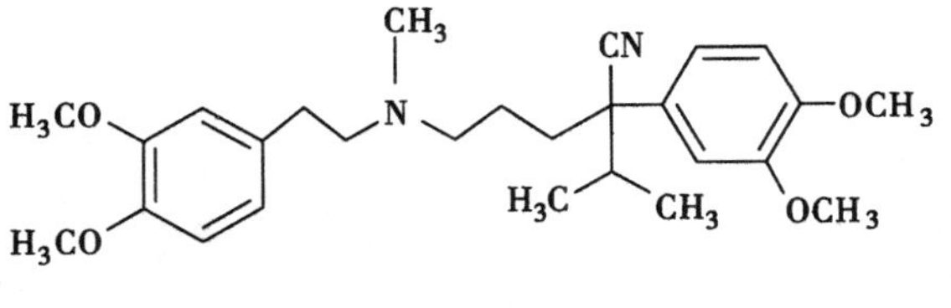

维拉帕米

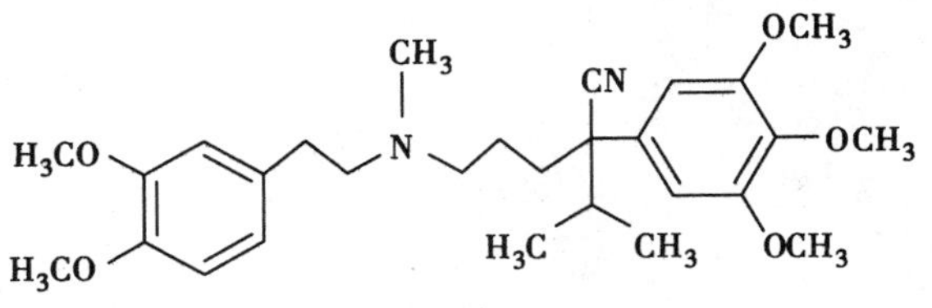

戈洛帕米

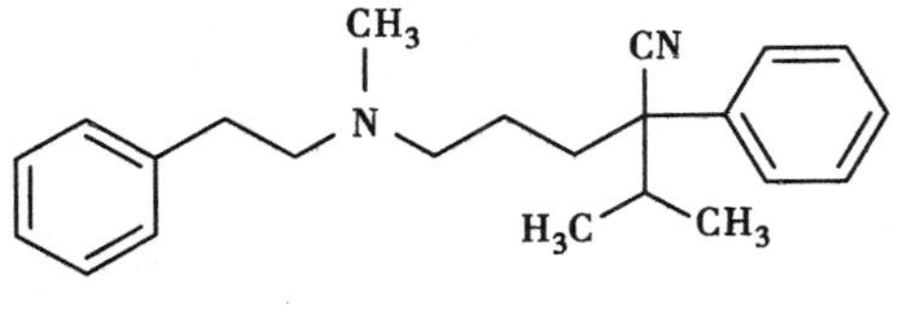

依莫帕米

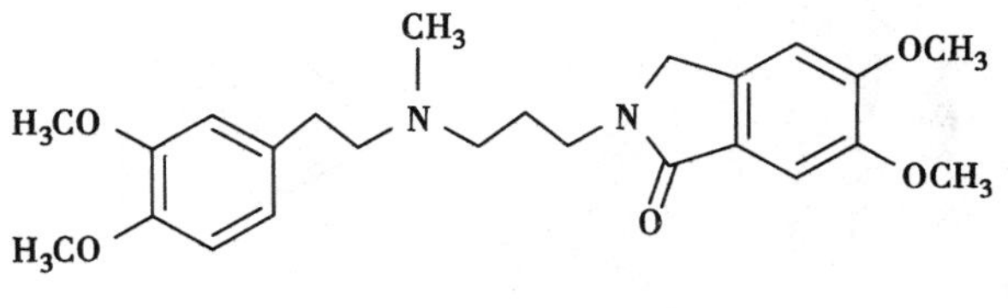

法利帕米

盐酸维拉帕米 verapamil hydrochloride

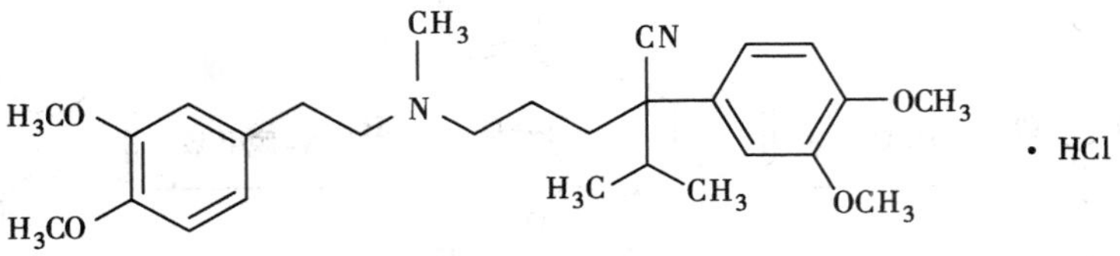

化学名为（±）-α-[3-[[2-（3,4-二甲氧苯基）乙基]甲氨基]丙基]-3,4-二甲氧基-α-异丙基苯乙腈盐酸盐，又名异搏定、戊脉定。

本品为白色结晶性粉末，无臭，mp. 141～145℃。溶于水，易溶于乙醇、甲醇、氯仿。

本品含有1个手性中心，两个异构体的体内代谢及药理作用均有区别，供药用的是外消旋体。

本品 $S(-)$ 异构体的代谢较 $R(+)$ 异构体快，首关效应大，生物利用度低。主要代谢反应有 N-去烷基化和 O-去甲基化，前者无立体选择性，后者存在高度的底物立体选择性，即 $S(-)$ 异构体较 $R(+)$ 异构体更易发生 O-去甲基化。主要代谢物 N-去甲维拉帕米有活性，为母体的 20%，并能到达甚至超过母体的稳定血药浓度。

本品用于抗心律失常和抗心绞痛。其 $R(+)$ 异构体能使冠状动脉血流量增加，用于治疗心绞痛；$S(-)$ 异构体则是治疗室上性心动过速的首选药。

（四）二苯基哌嗪类和普尼拉明类

此两类均属于非选择性钙通道阻滞剂。除阻滞钙离子内流作用外，还具有防治其他心血管疾病的功能。

二苯基哌嗪类有桂利嗪（cinnarizine）、氟桂利嗪（flunarizine）、利多氟嗪（lidoflazine）等。利多氟嗪和氟桂利嗪主要作用于脑细胞和脑血管，也用于缺血性脑缺氧引起的脑损伤和代谢异常，还能增加脑血流量，减轻脑血管痉挛脑水肿。

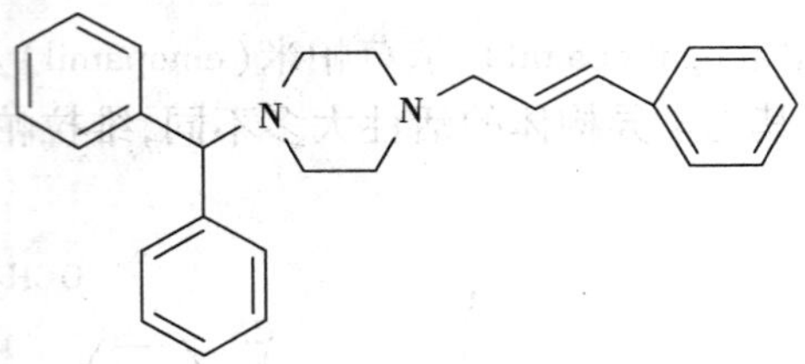

桂利嗪

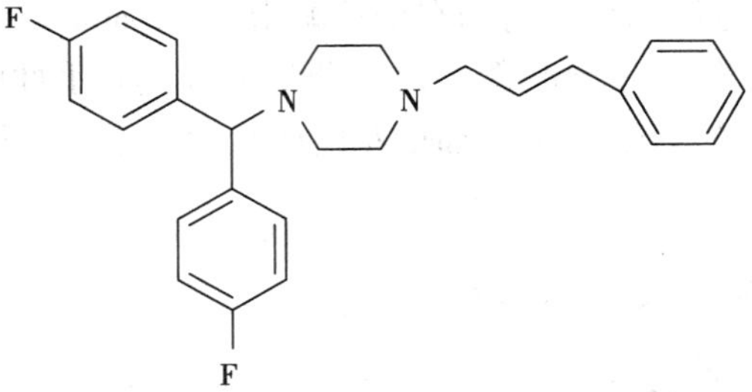

氟桂利嗪

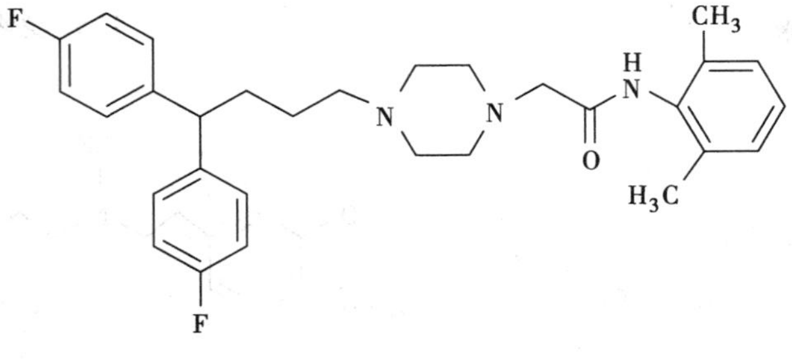

利多氟嗪

普尼拉明类有普尼拉明(prenylamine)、芬地林(fendiline)和哌克昔林(perhexiline)。

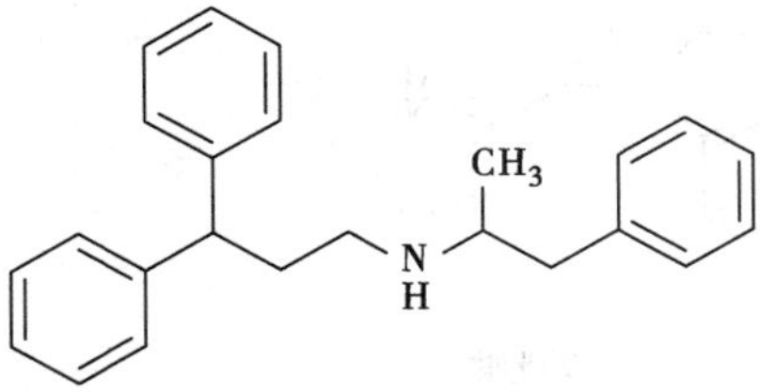

| 普尼拉明 | 芬地林 | 哌克昔林 |

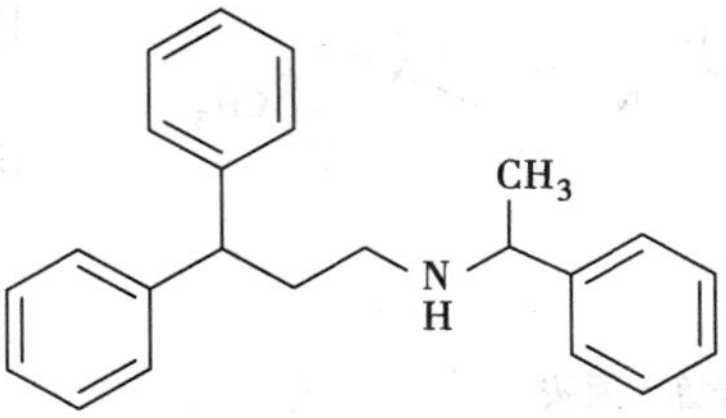

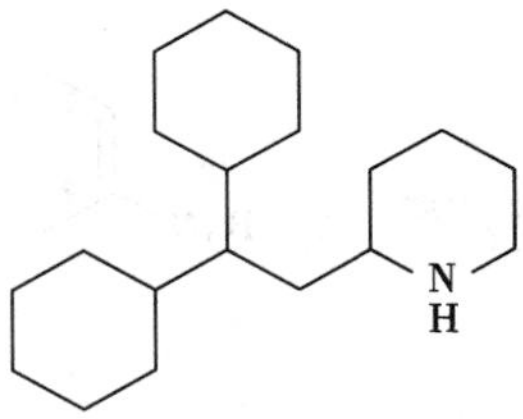

普尼拉明能阻滞胞膜 Ca^{2+} 通道和 Na^+ 通道,还具有磷酸二酯酶抑制活性和抗交感神经作用。对心脏作用明显高于血管平滑肌,抑制窦房结及房室结功能,负性肌力作用较弱,用于心绞痛、心肌梗死及冠状动脉粥样硬化。

第三节　抗心律失常药

心律失常分为心动过速型和心动过缓型,对心动过缓型心律失常可采用肾上腺素或阿托品类药物治疗。抗心动过速型心律失常的药物可分为 4 类:Ⅰ类为钠通道阻滞剂;Ⅱ类为 β 受体阻断剂;Ⅲ类为钾通道阻滞剂,又称延长动作电位时程药物;Ⅳ类为钙通道阻滞剂。其中,Ⅰ、Ⅲ、Ⅳ均与离子通道有关,统称为作用于离子通道的抗心律失常药。

β 受体阻断剂具有抗心绞痛、抗心律失常和抗高血压等多方面的药理活性,在第八章中已作介绍。钙通道阻滞剂地尔硫䓬、维拉帕米具有较好的抗心律失常作用,已在本章第二节中介绍。本节将重点介绍Ⅰ、Ⅲ类抗心律失常药。

一、钠通道阻滞剂

钠通道阻滞剂可分为 I_A、I_B、I_C 三类。

I_A 类钠通道阻滞剂可降低去极化最大速率,延长动作电位时程。此类药物由抗疟药发展而来,奎尼丁(quinidine)是此类药物中最早被发现并应用于临床的。临床上使用的 I_A 类还包括普鲁卡因胺(procainamide)、丙吡胺(disopyramide)、西苯唑啉(cibenzoline)等。

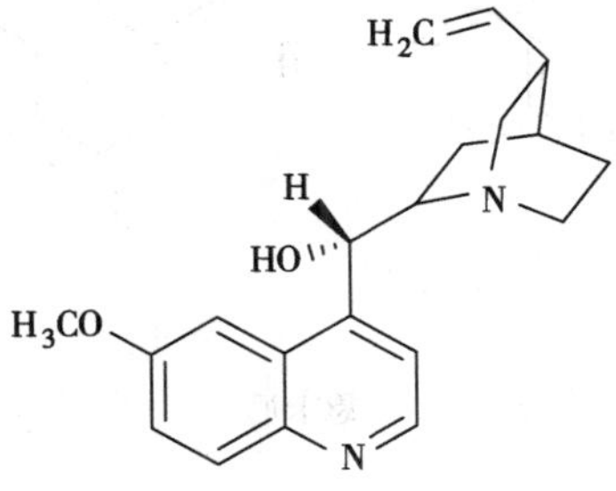

| 奎尼丁 | 丙吡胺 |

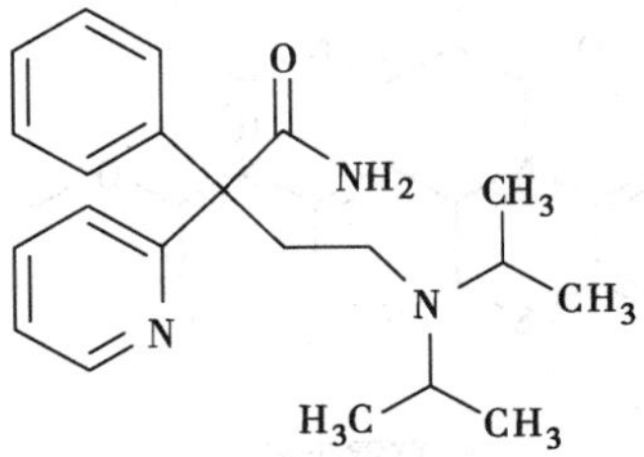

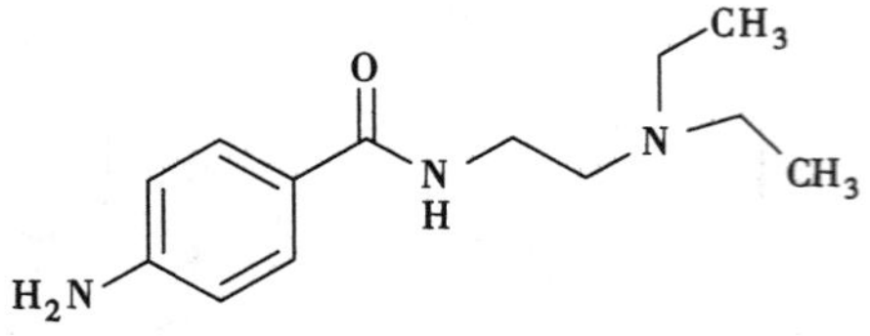

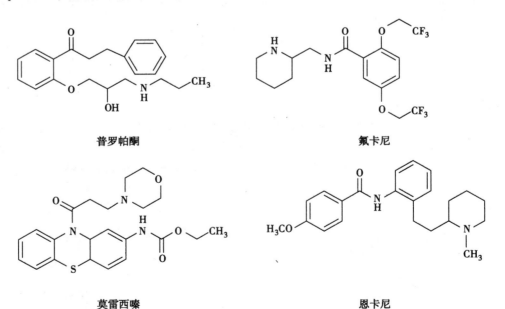

普鲁卡因胺 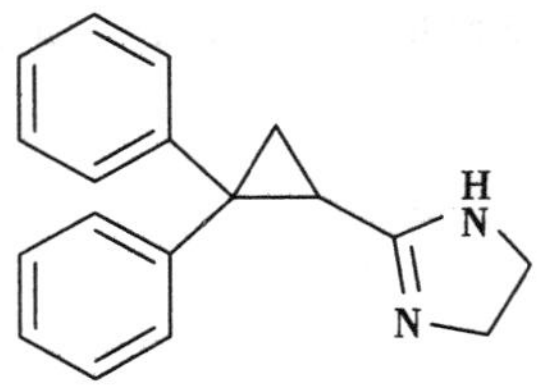　　　　　　　　　　　　　西苯唑啉

Ⅰ$_B$ 类抗心律失常药的作用是降低去极化最大通量,缩短动作电位时程。主要有利多卡因(lidocaine)、美西律(mexiletine)、妥卡胺(tocainide)。这 3 种药物既是抗心律失常药,也是局麻药,因为这两类药物均为钠通道阻滞剂,但作用部位不同。抗癫痫药苯妥英(phenytoin)可改善洋地黄中毒时伴发的传导阻滞,是洋地黄中毒而致心律失常的首选药物。

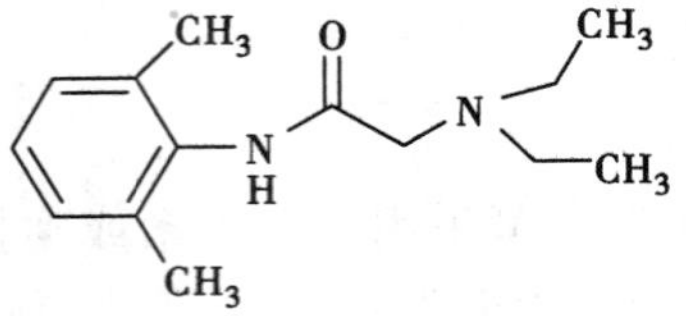

利多卡因 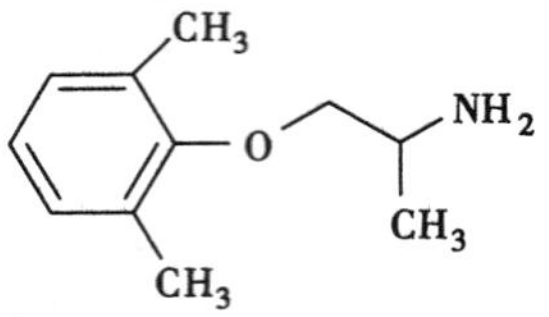　　　　　　　　　美西律 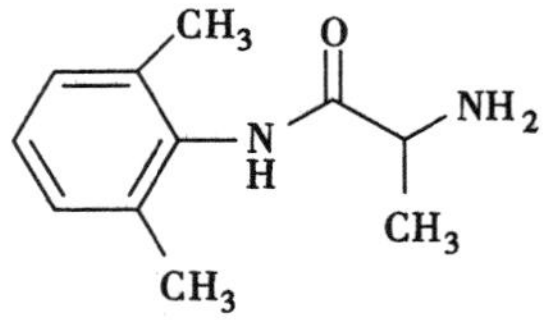　　　　　　　　　妥卡胺

Ⅰ$_C$ 类抗心律失常药物降低去极化最大速率,对动作电位时程无影响。代表药物有普罗帕酮(propafenone)、氟卡尼(flecainide)、恩卡尼(encainide)和莫雷西嗪(moracizine)。

普罗帕酮　　　　　　　　　　　　　　氟卡尼

莫雷西嗪　　　　　　　　　　　　　　恩卡尼

硫酸奎尼丁 quinidine sulfate

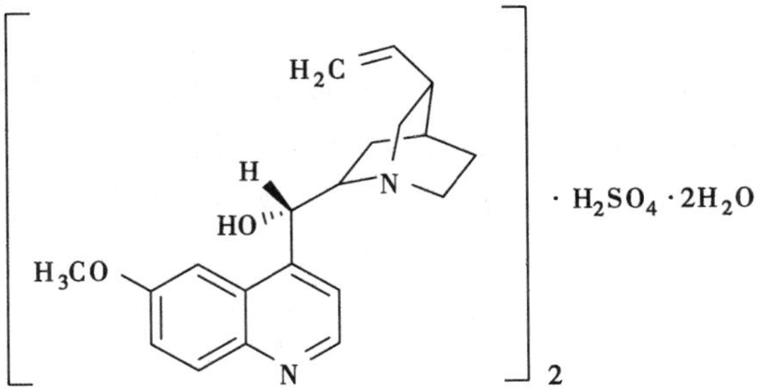

化学名为(9S)-6′-甲氧基-脱氧辛可宁-9-醇硫酸盐二水合物。

奎尼丁游离碱为白色无定形粉末,味苦。微溶于水,溶于乙醇、乙醚、氯仿。硫酸奎尼丁为白色细针状结晶,无臭,味极苦。易溶于沸水,溶于乙醇、氯仿,微溶于水,不溶于乙醚,mp. 174~175℃,$[\alpha]_D^{20}$ +275°~290°(HCl)。其游离碱的 pK_{a1} 5.4,pK_{a2} 10.0;1% 硫酸盐水溶液的 pH 6.0~6.8。

奎尼丁是从金鸡纳树皮中分离的生物碱,从其中发现的生物碱还有奎宁和脱甲氧基衍生物辛可宁和辛可尼丁。奎尼丁和奎宁(quinine)为非对映异构体,它们各具有 4 个手性碳原子,其中两个手性碳的立体化学相同(3R,4S),区别在 C_8、C_9 的构型。奎尼丁(8R,9S)是右旋体,奎宁(8S,9R)是左旋体,奎尼丁和奎宁一样有抗疟作用,但奎尼丁对心脏传导的影响较大,对房颤患者的抗心律失常效力比奎宁和辛可尼丁大 2 倍。

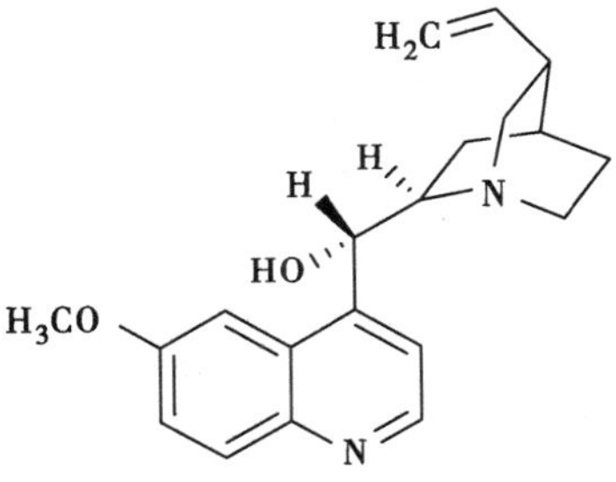

(8R,9S)

奎尼丁

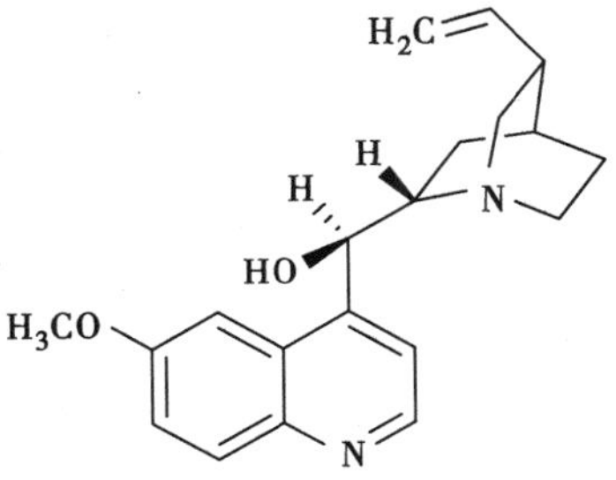

(8S,9R)

奎宁

奎尼丁分子中喹啉环和喹核碱中各含有 1 个氮原子,喹核碱的叔氮原子碱性较强,因而可制成各种盐类应用,常用的有硫酸盐、盐酸盐、葡萄糖酸盐、聚半乳糖醛酸盐等。硫酸盐水溶性小,只适于制成片剂;二盐酸盐水溶性大,但酸性强,注射剂刺激性大,易引起局部炎症;葡萄糖酸盐则水溶性大、刺激性小,适于制成注射液。

本品能产生典型的绿奎宁反应,即在 1 滴样品水溶液中加入 1 滴溴水混匀,当溴的橙色消失而溶液变黄时,再加入过量的氨溶液后生成翠绿色的二醌基吲哚铵盐,该反应为奎宁生物碱的特征反应。

奎尼丁抑制钠通道的开放,延长通道失活恢复所需的时间,降低细胞膜的钠离子通透性而起作用,但不明显影响钾离子和钙离子的通透。临床用于治疗心房颤动,阵发性心动过速和心房扑动。

大量服用奎尼丁可发生蓄积而中毒。奎尼丁可抑制地高辛在肾小管的排泄,导致地高辛在血浆中浓度增加。

普罗帕酮对心肌传导细胞有局部麻醉作用和膜稳定作用,由于结构中含有 β 受体阻断剂的结构片段,所以有一定程度的 β 受体阻断活性,还具有钙拮抗活性。其结构中有 1 个手性碳原子,两个对映体在药效学和药动力学方面存在明显的立体选择性差异。两者均具有钠通道阻滞作用,但 S 型异构体的 β 受体阻断作用是 R 型的 100 倍。两异构体在体内氧化过程均由细胞色素 P450 Ⅱ D6 酶所介导,R 型体与 S 型体均与细胞色素 P450 Ⅱ D6 酶结合并发生相互抑制作用,但 R 型体对酶的亲和力大于 S 型体,所以先与酶的结合位点作用,其自身代谢有所加强,减少 S 型体与酶的结合概率,从而使 S 型体的消除减慢,血药浓度增加。

二、钾通道阻滞剂

钾通道阻滞剂也称延长动作电位时程的药物,属Ⅲ类抗心律失常药。此类药物选择性作用于心肌细胞 K$^+$ 通道,阻止 K$^+$ 外流,从而延长心肌细胞的动作电位时程,减慢心率。代表药物有胺碘酮(amiodarone)、托西溴苄铵(bretylium tosilate)、N-乙酰普鲁卡因胺(N-acetyl procainamide)、索他洛尔(sotalol)、司美利特(sematilide)、多非利特(dofetilide)等。

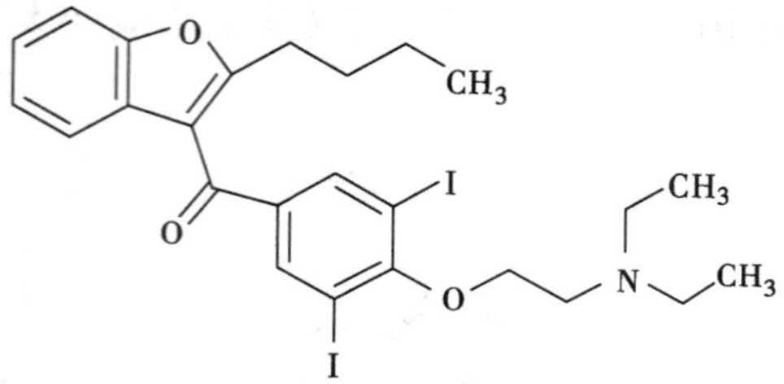

胺碘酮

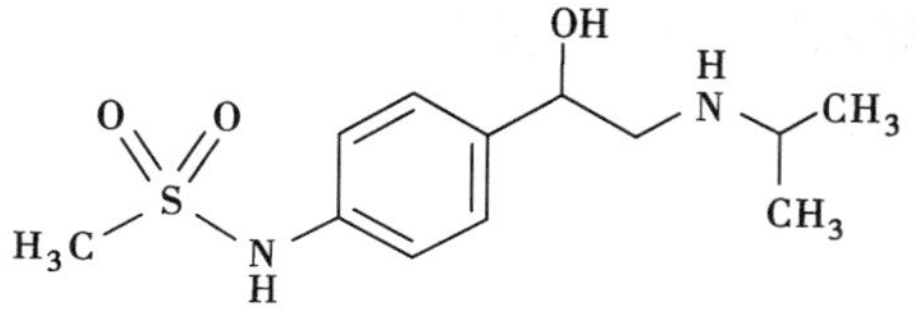

索他洛尔

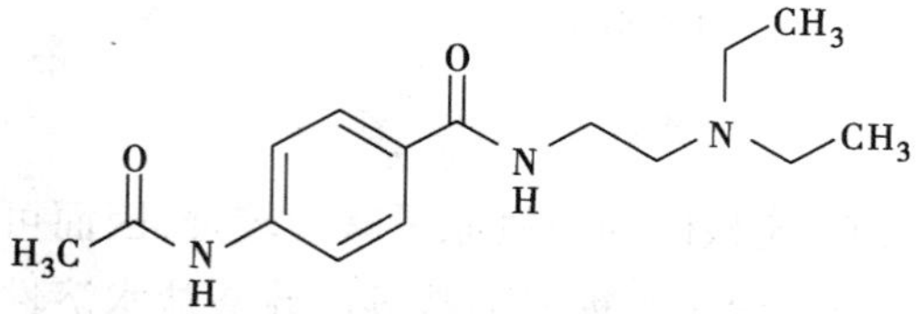

N-乙酰普鲁卡因胺

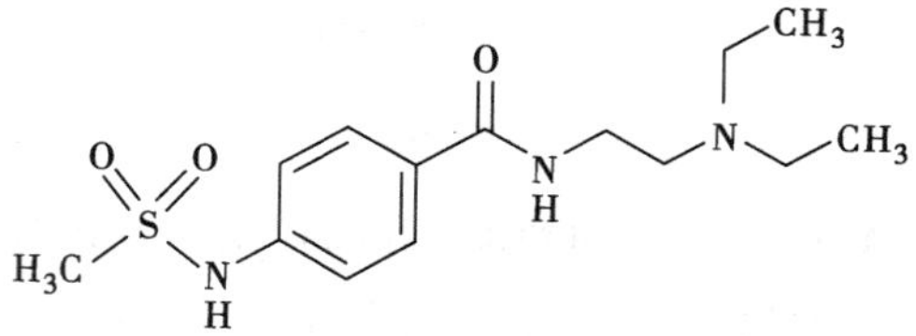

司美利特

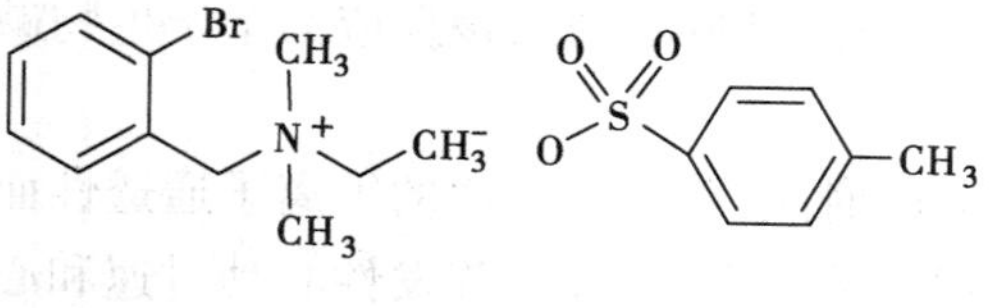

托西溴苄铵

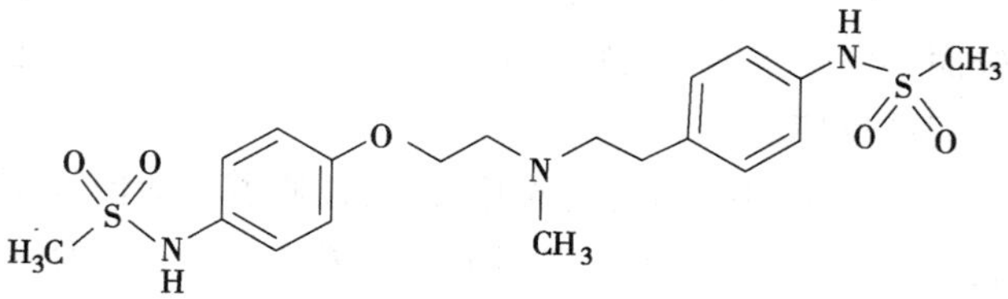

多非利特

盐酸胺碘酮 amiodarone hydrochloride

化学名为(2-丁基-3-苯并呋喃基)[4-[2-(二乙氨基)乙氧基]-3,5-二碘苯基]甲酮盐酸盐,又名乙胺碘呋酮、胺碘达隆。

本品为类白色至微黄色结晶粉末,无臭、无味,mp. 158~162℃。易溶于氯仿,溶于乙醇,微溶于丙酮,几乎不溶于水。

本品固态较为稳定,水溶液可发生不同程度的降解,有机溶液的稳定性比水溶液好。

胺碘酮口服吸收慢,蛋白结合率高达95%,因此起效极慢。一般在1周左右才出现作用,体内半衰期平均25天,体内分布广泛,可蓄积在多种器官和组织内。胺碘酮的主要代谢物为去乙基胺碘酮,与胺碘酮有类似药理作用。

本品首先用于治疗心绞痛,后来又用于治疗心律失常,为广谱抗心律失常药物。另外胺碘酮对 α、β 受体也有非竞争性阻断作用;对钠、钙通道均有一定的阻滞作用。

长期使用本品导致皮肤色素沉积,眼角膜亦可发生微弱沉着。因与甲状腺素有相似的结构,故可引起甲状腺功能紊乱。大剂量用药,少数病例可发生低血压、心力衰竭等。

第四节 抗高血压药

根据世界卫生组织(WHO)建议,成年人高血压的诊断标准是收缩压和舒张压分别超过140mmHg 和90mmHg。高血压是脑卒中、心力衰竭、肾衰竭的主要危险因素,与冠心病和糖尿病关系密切。

血压的高低取决于心输出量和外周血管阻力。直接影响血压的组织和器官主要有小动脉、小静脉、心脏和肾脏等,其中小动脉影响外围阻力,小静脉、心脏和肾脏则主要影响心输出量。抗高血压药按作用机制可分为作用于交感神经系统的药物、影响肾素-血管紧张素-醛固酮系统的药物、作用于离子通道的药物、血管扩张药、神经节阻断剂和利尿药等。高血压的发生机制及降压药的作用部位见图10-5。降压药的种类很多,临床治疗高血压常采用联合用药。

一、作用于肾上腺素能系统的药物

作用于肾上腺素能系统的药物包括中枢 α₂ 激动剂(又称中枢性降压药)、α 受体拮抗剂、β受体拮抗剂和作用于神经末梢的药物。α、β 受体拮抗剂在第八章中已介绍,这里主要介绍中枢性降压药和作用于神经末梢的药物。

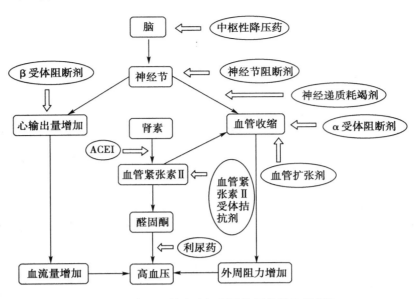

图 10-5 高血压的发生机制及降压药的作用部位

（一）中枢性降压药

中枢性降压药主要通过激动中枢的肾上腺素 α_2 受体而产生降压作用。此类药物具有较高的脂溶性,可通过血脑屏障,产生中等强度的降压作用,常用药物见表 10-5。

表 10-5 常用的中枢性降压药

药物名称	化学结构	主要药理用途及特点
可乐定 （clonidine）		有亚胺型和氨基型两种互变异构体,以亚胺型为主;兴奋中枢 α_2 受体和咪唑啉 I_1 受体,产生降压作用
莫索尼定 （moxonidine）		兴奋中枢 α_2 受体和咪唑啉 I_1 受体,产生降压作用;对咪唑啉 I_1 受体激动作用较强,不良反应较可乐定轻
利美尼定 （rilmenidine）		兴奋中枢 α_2 受体和咪唑啉 I_1 受体,产生降压作用;对咪唑啉 I_1 受体激动作用较强,不良反应较可乐定轻
甲基多巴 （methyldopa）		药用其左旋体,是生物前体药物,在体内代谢为甲基去甲肾上腺素,兴奋突触后膜 α_2 受体而产生降压作用

（二）作用于神经末梢的药物

此类药物作用于交感神经末梢,通过耗竭去甲肾上腺素等交感神经递质,使神经传导受到阻滞而产生降压作用。代表药物有利血平(reserpine)、胍乙啶(guanethidine)及类似物胍那佐啶(guanazodine)和胍那决尔(guanadrel)。

胍乙啶　　　　　　　　胍那佐啶　　　　　　　胍那决尔

利血平通过减少神经末梢囊泡内去甲肾上腺素的储存和摄取而使其耗竭,具有缓慢、温和、持久的降压作用,用于轻、中度高血压。胍乙啶及其类似物能进入神经囊泡中,将去甲肾上腺素取代出来而使其耗竭,降压作用较强,用于中、重度高血压。

利血平　reserpine

化学名为18β-[(3,4,5-三甲氧基苯甲酰氧基)]-11,17α-二甲氧基-3β,20α-育亨烷-16β-甲酸甲酯。

本品为白色至淡黄褐色结晶或结晶性粉末,无臭,几乎无味;mp. 264～265℃。易溶于氯仿,微溶于丙酮和苯,几乎不溶于水和醇。

利血平是萝芙木植物根中提取的生物碱,是第一个被应用的从植物中提取的降压药物。

利血平抑制去甲肾上腺素、肾上腺素、多巴胺、5-羟色胺进入神经细胞内囊泡中储存,使它们不能被重吸收、储存和再利用。因而,导致神经末梢递质耗竭,肾上腺素能传递受阻,降低交感紧张和引起血管舒张,而表现出降压作用。利血平能进入中枢神经系统,耗竭中枢的神经递质去甲肾上腺素和5-羟色胺,也可以治疗某些精神疾病。

本品在光照下,3β-H发生差向异构化,转变为3α-H,得无效的3-异利血平(Ⅰ)。在光照及有氧条件下发生氧化,得3,4-二去氢利血平(Ⅱ),为黄色物质,具有黄绿色荧光;进一步氧化生成3,4,5,6-四去氢利血平(Ⅲ),有蓝色荧光;再进一步氧化则生成无荧光的褐色和黄色聚合物,所以应避光保存。在酸、碱性条件下不稳定,可发生水解,碱性水解生成利血平酸(Ⅳ)(图10-6)。

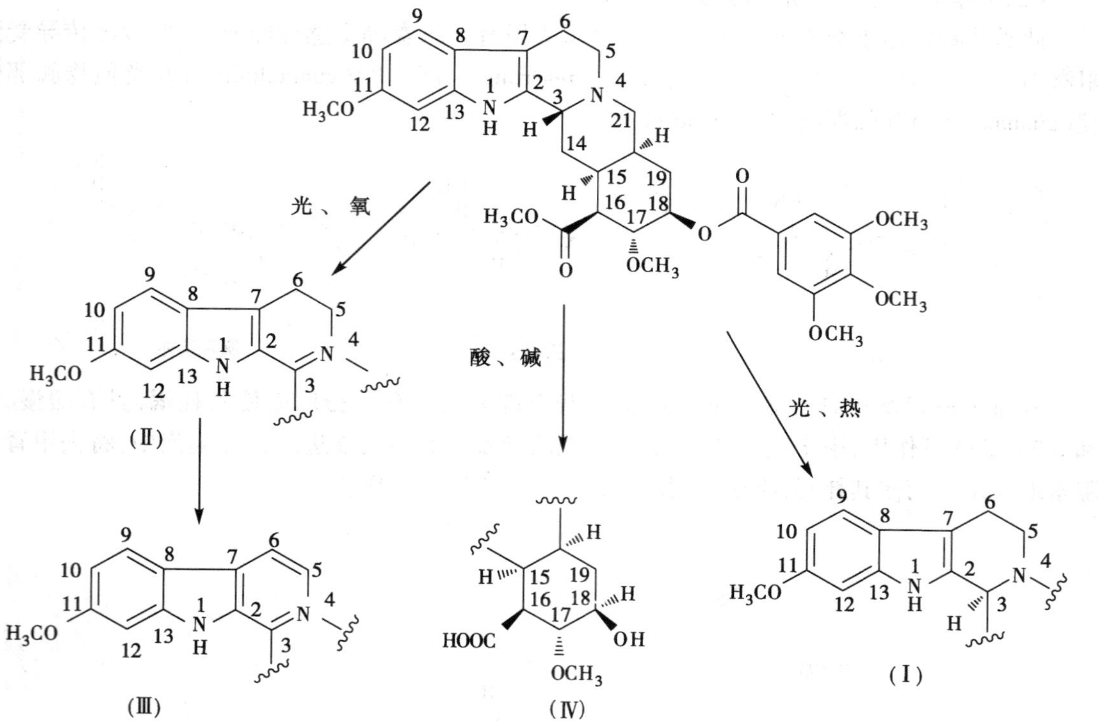

图 10-6　利血平的稳定性

二、影响肾素-血管紧张素-醛固酮系统的药物

肾素-血管紧张素-醛固酮系统对血压具有重要的调解作用,能调节血流量,电解质平衡以及动脉血压。肾素是一种天冬氨酰蛋白酶,它能使血管紧张素原转化为血管紧张素Ⅰ,血管紧张素Ⅰ在血管紧张素转化酶(angiotensin converting enzyme,ACE)的作用下生成血管紧张素Ⅱ,血管紧张素Ⅱ作用于血管紧张素受体,产生激动作用,引起血管收缩,血压上升。同时,血管紧张素Ⅱ还作用于肾上腺皮质,使之释放盐皮质激素醛固酮,该物质促进水钠潴留,使血容量增加,血压上升(图 10-7)。激肽原在酶的作用下转变为具有血管扩张活性的缓激肽,使血压下降。ACE 使缓激肽降解为无活性片段,间接引起血压升高。

影响该系统的降压药包括肾素抑制剂、血管紧张素转化酶抑制剂和血管紧张素Ⅱ受体拮抗剂。后两类药物降压品种多、作用强,目前在临床最为常用,但会引起血浆肾素活性代偿升高。肾素抑制剂是一类新型的作用于肾素-血管紧张素-醛固酮系统的降压药,通过抑制肾素,防止血管紧张素原转换成血管紧张素Ⅰ,进而抑制血管紧张素Ⅱ和醛固酮的生成,不会引起肾素活性升高。阿利吉仑(aliskiren)是第一个口服有效的非肽类肾素抑制剂。

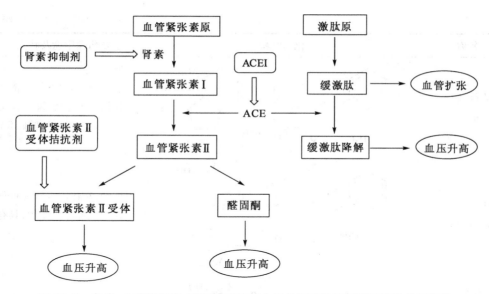

图 10-7 肾素-血管紧张素-醛固酮系统对血压的调节作用及降压药的作用部位

阿利吉仑

（一）血管紧张素转化酶抑制剂

血管紧张素转化酶抑制剂（angiotensin converting enzyme inhibitor, ACEI）能抑制血管紧张素 I 转化为血管紧张素 II。此类药物可用于治疗高血压,特别适用于患有慢性充血性心力衰竭（CHF）、左心室功能障碍（LVD）或糖尿病的高血压病人。ACEI 能引起动脉和静脉的扩张,不仅使血压降低,而且对 CHF 病人的前、后负荷都有较好的效果。ACEI 可以单独使用,也可以与其他降压药联合使用。

此类药物最早上市的是卡托普利（captopril）,由于降压效果明显,口服生物利用度较高,很快就成为临床治疗高血压及心力衰竭的首选药。但结构中巯基的存在,会引起皮疹和味觉丧失等不良反应。将巯基变为羧基或羧酸酯基得到一系列衍生物,将巯基变为次磷酸酯基得到福辛普利（fosinpril）,见表 10-6。

表 10-6 常用的血管紧张素转化酶抑制剂

药物名称	化学结构	主要药理用途及特点
阿拉普利 （alacepril）		前药,在体内转化为卡托普利而发挥降压作用,作用慢而持久

续表

药物名称	化学结构	主要药理用途及特点
依那普利 (enalapril)		前药,在体内水解为依那普利拉而发挥作用,降压作用强而持久,比卡托普利强 10 倍
贝那普利 (benazepril)		前药,在体内水解为贝那普利拉而发挥降压作用,具有强效和长效
培哚普利 (perindopril)		前药,在体内水解为培哚普利拉而发挥降压作用,具有强效和长效
赖诺普利 (lisinopril)		为依那普利的赖氨酸衍生物,降压作用缓慢而持久
喹那普利 (quinapril)		在体内羧酸酯基水解,转化为活性形式,降压作用出现较快
西拉普利 (cilazapril)		在体内羧酸酯基水解,转化为活性形式,降压作用可持续 24h
咪达普利 (imidapril)		在体内羧酸酯基水解,转化为活性形式,降压作用可持续 24h

续表

药物名称	化学结构	主要药理用途及特点
福辛普利 （fosinpril）	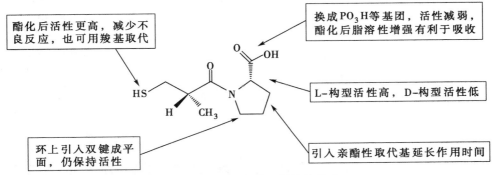	为次磷酸酯衍生物，具有长效、强效

ACEI 类药物的构效关系如下（图 10-8）：

换成 PO₃H 等基团，活性减弱，酯化后脂溶性增强有利于吸收

酯化后活性更高，减少不良反应，也可用羧基取代

L-构型活性高，D-构型活性低

环上引入双键成平面，仍保持活性

引入亲酯性取代基延长作用时间

图 10-8　ACEI 类药物的构效关系

卡托普利 captopril

化学名为 1-［（2S）-2-甲基 3-巯基-1-氧代丙基］-L-脯氨酸，又名巯甲丙脯酸、开博通。

本品为白色或类白色结晶粉末，略带有大蒜气味。卡托普利有两种晶型，一种为不稳定型，mp. 87～88℃；另一种为稳定型，mp. 105.2～105.9℃。极易溶于甲醇，溶于无水乙醇、丙酮，略溶于水，难溶于乙醚，不溶于己烷。

卡托普利结构中有两个手性中心，都是 S 构型。其结构母体脯氨酸为 L-型，蛋白质水解出的 α-氨基酸均为 L-构型。

本品具有酸性，羧基的酸性强，pK_{a1} 3.7；巯基也显示一定弱酸性，pK_{a2} 9.8。

卡托普利能特异地抑制血管紧张素转化酶，阻断血管紧张素 I 转化为 II，并能抑止缓激肽失活。对多种类型高血压均有明显的降压作用，并能改善充血性心力衰竭患者的心脏功能。

本品能引起皮疹和味觉障碍，与结构中的巯基有关。

卡托普利的合成是用 2-甲基丙烯酸（Ⅰ）和硫羟乙酸加成，得到外消旋 2-甲基-3-乙酰巯基丙酸（Ⅱ），该酸经氯化反应转化为酰氯（Ⅲ）后，与 L-脯氨酸反应生成乙酰卡托普利的 R,S 体和 S,S 体的混合物（Ⅳ）。加入二环己基胺成盐，因其在硫酸氢钾溶液中的溶解度不同而分离，得到 S,S-乙酰卡托普利（Ⅴ），最后碱水解除去保护基，得到 S,S-卡托普利。

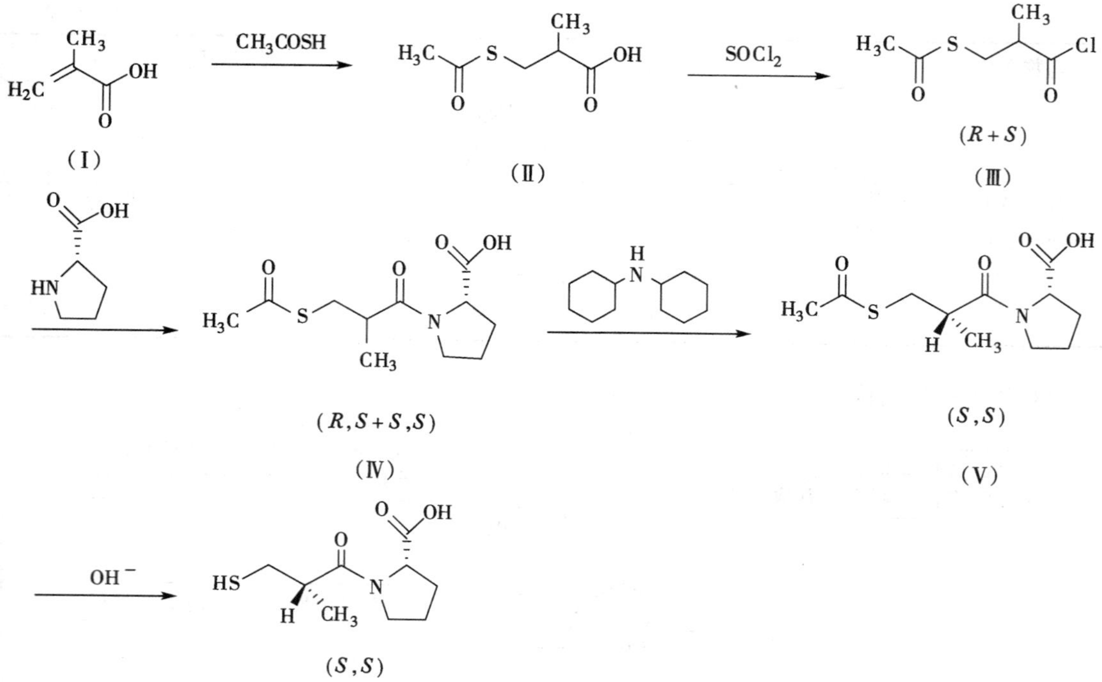

（Ⅰ） → CH₃COSH → （Ⅱ） → SOCl₂ → （Ⅲ）（R+S）

（Ⅳ）（R,S+S,S） → → （Ⅴ）（S,S）

→ OH⁻ → （S,S）

（二）血管紧张素Ⅱ受体拮抗剂

长期使用 ACEI 会造成肾素和缓激肽的积累。缓激肽除降压作用外,还是一种炎症肽。血管紧张素Ⅱ受体拮抗剂能直接拮抗血管紧张素Ⅱ的血管收缩作用,不会影响缓激肽的水平。

血管紧张素Ⅱ受体拮抗剂按结构可分为联苯四唑类和非联苯四唑类。氯沙坦（losartan）、缬沙坦（valsartan）、厄贝沙坦（irbesartan）和坎地沙坦（candesartan）具有联苯四唑结构,依普沙坦（eprosartan）和替米沙坦（telmisartan）无联苯四唑结构。这些药物都是非肽类血管紧张素Ⅱ拮抗剂,它们克服了肽类血管紧张素Ⅱ受体拮抗剂沙拉新不能口服、易代谢、半衰期短等缺点。

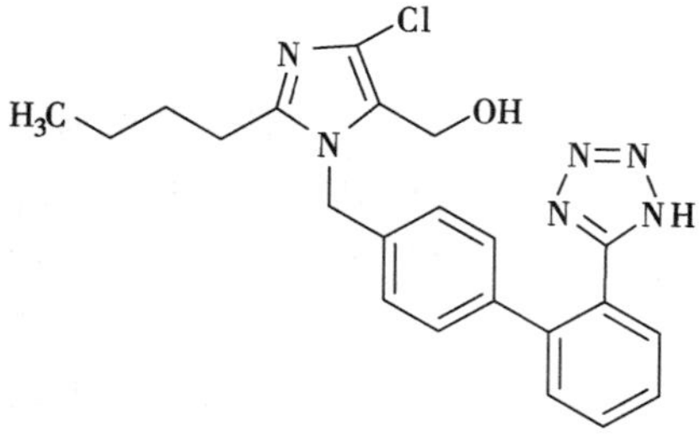

氯沙坦

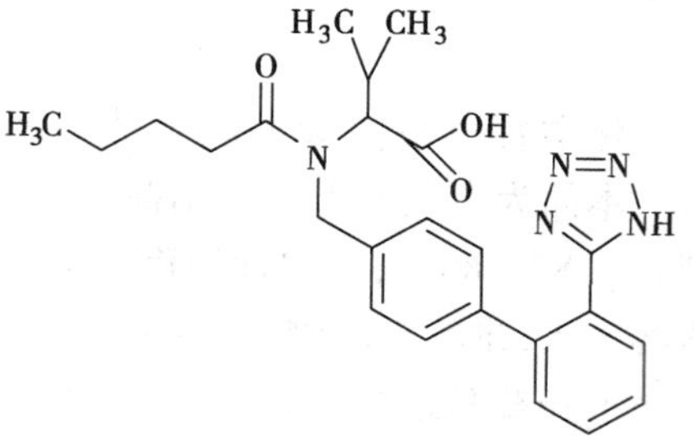

缬沙坦

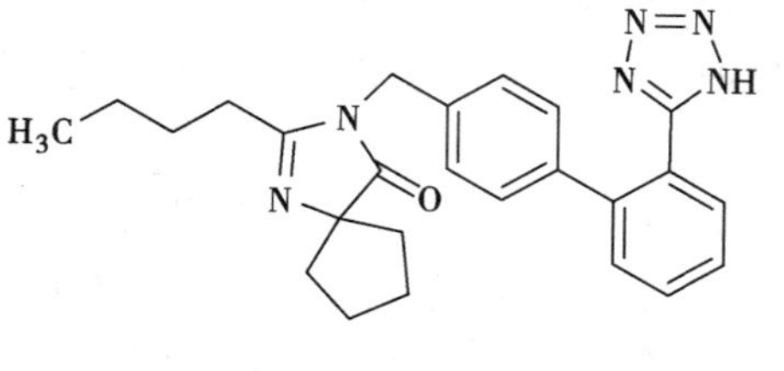

厄贝沙坦

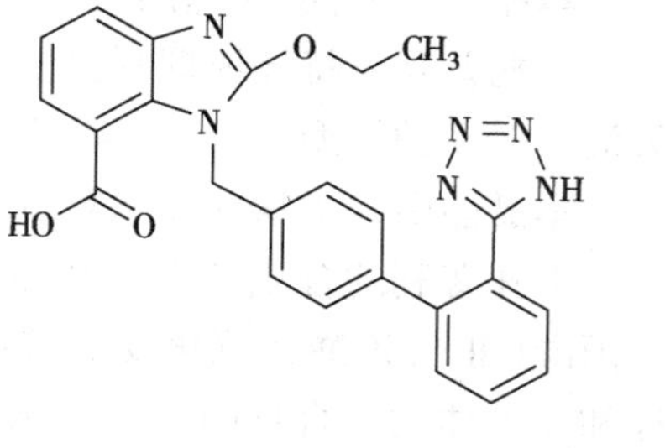

坎地沙坦

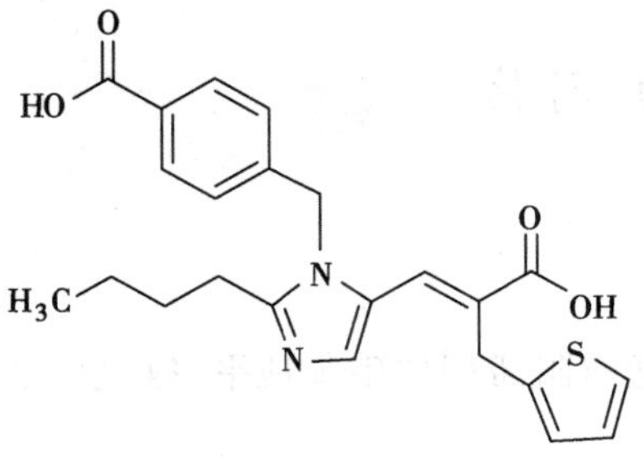

依普沙坦

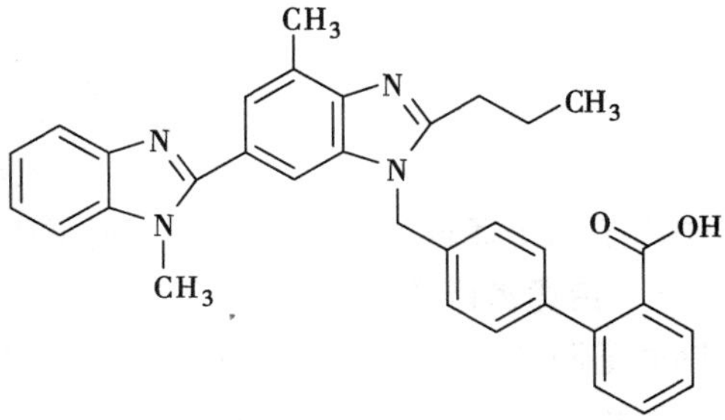

替米沙坦

氯沙坦 losartan

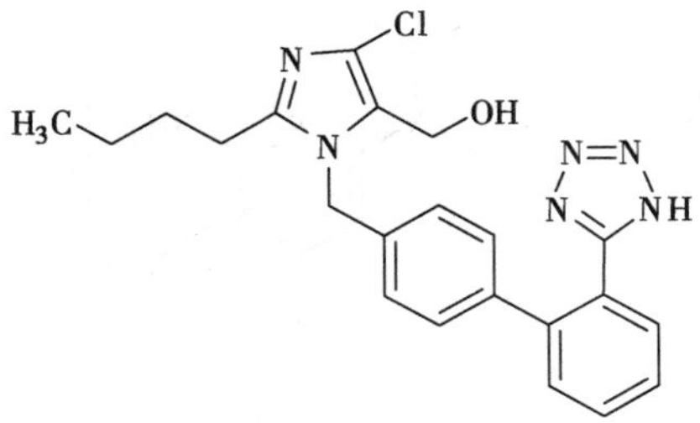

化学名为 2-丁基-4-氯-1-[[2′-(1H-四唑-5-基)[1,1′-联苯]-4-基]甲基]-1H 咪唑-5-甲醇。

本品为淡黄色结晶 mp. 183.5 ~ 184.5℃。结构中四氮唑环为酸性基团,酸性中等,其 pK_a 5 ~ 6,能与钾离子成盐。

氯沙坦在胃肠道可迅速被吸收,生物利用度为 35%。在体内一部分氯沙坦被同工酶 CYP2C9 和 CYP3A4 氧化形成 EXP-3174。EXP-3174 为一种非竞争性 AT_1 受体拮抗剂,其作用为氯沙坦的 10 ~ 14 倍,因此,服用氯沙坦所引起的综合性心血管效应归因于母体药物和代谢物的联合作用。

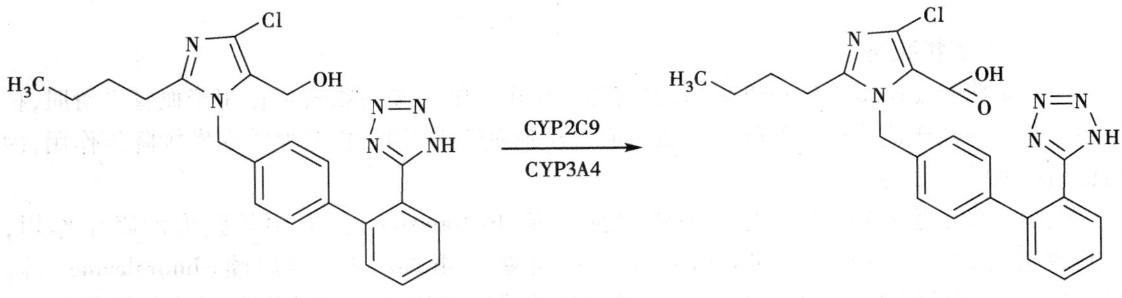

氯沙坦

EXP-3174

氯沙坦能特异性地拮抗血管紧张素 II 受体 AT_1,具有强力、持久的降压作用。临床用于治疗高血压和充血性心力衰竭。

三、作用于离子通道的药物

作用于离子通道的降压药包括钙通道阻滞剂和钾通道开放剂。

（一）钙通道阻滞剂

钙通道阻滞剂在前面已作介绍。1,4-二氢吡啶类钙通道阻滞剂如硝苯地平、氨氯地平、尼群地平等均为临床常用的有效降压药。

（二）钾通道开放剂

钾通道开放剂作用于平滑肌细胞的钾通道，使其开放，导致 K^+ 外流和静止膜电位负相转移，使静息时细胞膜超极化，从而使 Ca^{2+} 内流减少，平滑肌松弛，阻力下降，血压降低。代表药物有吡那地尔（pinacidil）、米诺地尔（minoxidil）。

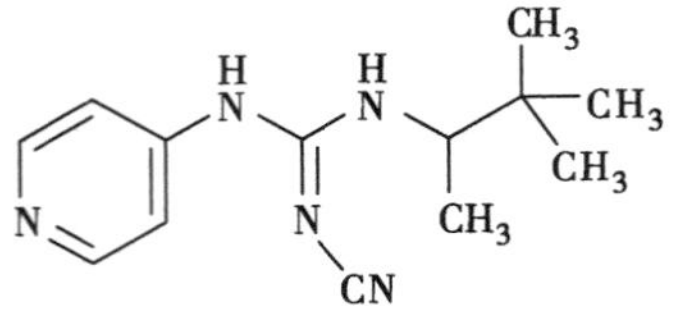

吡那地尔 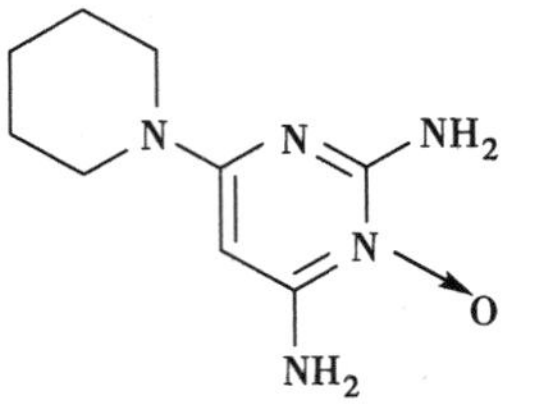　　　　　米诺地尔 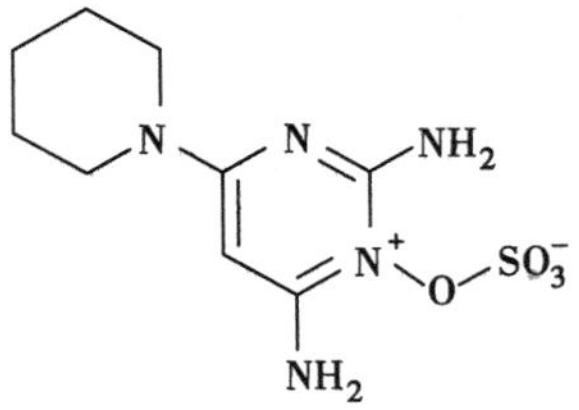　　　　　米诺地尔硫酸酯

吡那地尔属于氰胍类钾通道开放剂，为高效血管扩张药，其降压作用强于哌唑嗪。本品结构有 1 个手性碳原子，活性来自 $R(-)$-构型的对映体，药用消旋体。

米诺地尔又名长压定，其本身无药理活性，在肝中经转磺酶（sulfotransferase）代谢生成有活性的米诺地尔硫酸酯，使血管平滑肌细胞上的 ATP 敏感性钾通道开放，发挥降压作用。米诺地尔的副作用之一为多毛症，可用其治疗脱发症。

四、其他药物

（一）血管扩张药

血管扩张药能降低外周血管阻力，具有降压作用。酞嗪类药物直接作用于血管平滑肌，扩张小动脉。作用于离子通道的降压药也是通过松弛血管平滑肌，扩张血管而发挥降压作用，因而也属于血管扩张药。

酞嗪（苯并哒嗪）衍生物的代表药物肼屈嗪（hydralazine）具有中等强度的降压作用，对其改造得到了双肼屈嗪（dihydralazine）、托屈嗪（todralazine）、布屈嗪（budralazine）等。双肼屈嗪作用较缓慢、持久。托屈嗪是肼屈嗪的肼基以甲酸乙酯酰化得到的前体药物，不良反应少。布屈嗪是肼屈嗪与甲基丙烯甲酮形成的腙，作用时间长，对心脏的刺激作用弱。

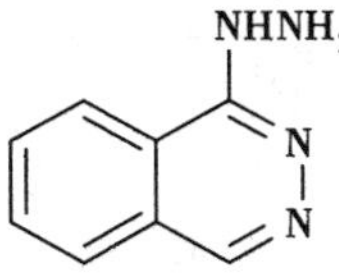

肼屈嗪 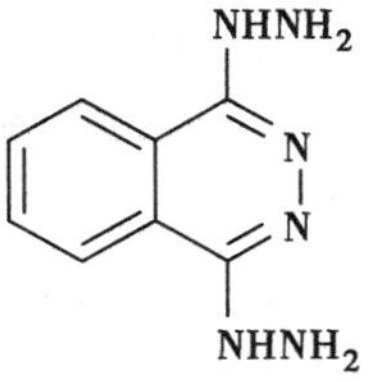　　　　　　双肼屈嗪 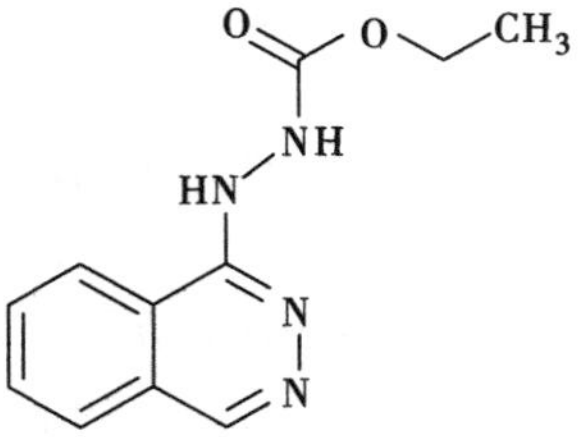　　　　　　　托屈嗪 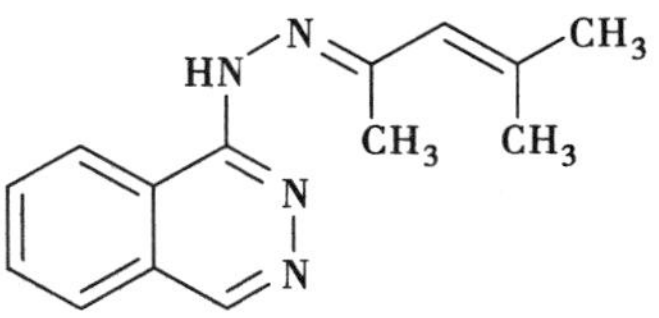　　　　　　　　布屈嗪

（二）神经节阻断剂

神经节阻断剂为胆碱能 N_1 受体拮抗剂，能切断神经冲动的传导，引起血管舒张，血压下降。这类药物主要为具有位阻的胺类或季铵类化合物，如美加明（mecamylamine），潘必定（pempidine）等。神经节阻断剂虽有作用强和显效快的特点，但对交感神经和副交感神经无明显选择性，不良反应多而严重，已被其他抗高血压药所取代。

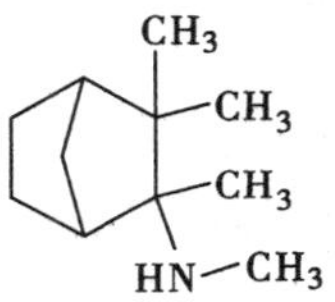

美加明 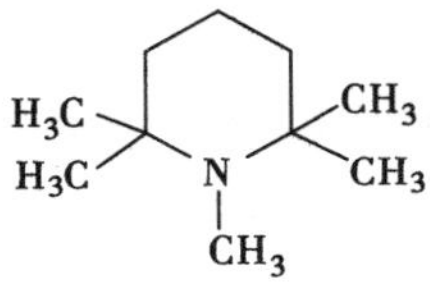　　　　　　　　　　　潘必定

第五节　调血脂药

血浆中的脂质主要包括胆固醇、甘油三酯、磷脂和脂肪酸等。高脂血症是指血中胆固醇或甘油三酯水平升高或两者都升高的疾病，临床上将血浆胆固醇高于 230mg/100ml 和甘油三酯高于 140mg/100ml 统称为高脂血症。高脂血症不仅是导致动脉粥样硬化、冠心病，脑卒中等心、脑血管疾病的重要因素，而且可以引起脂肪肝、肥胖症、胆石症等。

血浆中的脂质不是游离存在，而是与蛋白结合形成脂蛋白。人体血浆中的脂蛋白有乳糜微粒（CM）、极低密度脂蛋白（VLDL）、低密度脂蛋白（LDL）和高密度脂蛋白（HDL）。其中，VLDL 是甘油三酯的主要载脂蛋白，LDL 是胆固醇的主要载脂蛋白。人体高脂蛋白血症主要是 VLDL 和 LDL 的增加，而血浆中 HDL 则有利于预防动脉粥样硬化。

调血脂药就是一类能降低血中胆固醇和甘油三酯，缓解动脉粥样硬化症状的药物，又称抗动脉粥样硬化药。调血脂药按作用效果可分为降低胆固醇和 LDL 的药物及降低甘油三酯和 VLDL 的药物。前者包括他汀类、阳离子交换树脂、植物甾醇等（表 10-7）；后者包括苯氧烷酸类和烟酸类。

表 10-7　降低胆固醇和 LDL 的药物

结构类别	代表药物	作用机制
他汀类	洛伐他汀（lovastatin）	羟甲戊二酰辅酶 A 还原酶抑制剂,抑制胆固醇合成
阳离子交换树脂类	考来烯胺（cholestyramine）	与胆汁酸结合,促进胆汁酸排出,加速胆固醇转化为胆汁酸
植物甾醇类	谷甾醇（sitosterol）	与胆固醇结构类似,在肠道竞争胆固醇的吸收位置,影响胆固醇的吸收分布
其他类	右旋甲状腺素（dextrothyroxine）	促进胆固醇分解代谢,L- 型异构体副作用大,用 D- 型异构体

调血脂药结构类型较多,除表 10-7 中介绍的药物外,还有苯氧烷酸类和烟酸类。本节将重点介绍他汀类、苯氧烷酸类和烟酸类药物。

一、他　汀　类

他汀（statins）类药物是羟甲戊二酰辅酶 A（HMG-CoA）还原酶抑制剂。HMG-CoA 还原酶是体内胆固醇生物合成过程中的限速酶,他汀类药物通过抑制这种酶的活性,使内源性胆固醇合成受阻,从而降低体内胆固醇水平。

他汀类药物的开发成功,是降血脂药研究的突破性进展。1987 年,洛伐他汀（lovastatin）首先进入市场,后来上市的有辛伐他汀（simvastatin）,普伐他汀（pravastatin）、氟伐他汀（fluvastatin）、阿托伐他汀（atorvastatin）及瑞舒伐他汀（rosuvastatin）等。

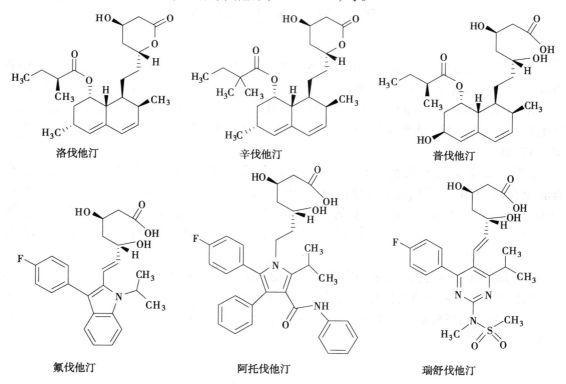

洛伐他汀分离自红曲霉素和土曲霉素的培养液,辛伐他汀和普伐他汀是其结构修饰物,也属于天然产物,它们都具有氢化萘核,萘核上有3,5-二羟基庚酸或其内酯取代。氟伐他汀、阿托伐他汀及瑞舒伐他汀等是全合成的他汀类药物,它们结构中虽然不具有萘核,却保留了天然他汀类药物结构中的3,5-二羟基庚酸活性部分,并与芳环或芳杂环相连。

肌毒性是他汀类药物共同的不良反应,当与非诺贝特、吉非贝齐等药物合用时,致横纹肌溶解的危险性就会增加。西立伐他汀(cerivastatin)上市不久后就因为肌损伤等不良反应而被召回。

洛伐他汀 lovastatin

化学名为(S)-2-甲基丁酸(4R,6R)-6-[2-[(1S,2S,6R,8S,8R)-1,2,6,7,8,8a-六氢-8-羟基-2,6-二甲基-1-萘基]乙基]四氢-4-羟基-2H-吡喃-2-酮-8-酯。

本品为白色结晶粉末,mp. 174.5℃,$[\alpha]_D^{20}$ +325°~+340°。不溶于水,易溶于氯仿、二甲基甲酰胺、丙酮、乙腈,略溶于甲醇、乙醇、异丙醇、丁醇等。

本品固体在贮存过程中,六元内酯环上羟基发生氧化反应生成吡喃二酮衍生物。其水溶液在酸、碱条件下,内酯环能迅速水解,生成羟基酸。

洛伐他汀及其衍生物辛伐他汀结构非常相似,只在1位酯基侧链上差1个甲基,二者都是前药。它们在体内发生内酯环水解,生成3,5-二羟基羧酸衍生物而具有活性。肝脏是胆固醇合成和调节的主要场所,富含HMG-CoA还原酶。由于这类药物与其靶酶的亲和力,使其更易进入肝脏,并在肝脏转化为活性形式。

洛伐他汀可产生有活性和无活性的代谢产物。主要活性代谢物是洛伐他汀开环羟基酸及其3-羟基、3-亚甲基、3-羟基甲基衍生物,其活性作用比洛伐他汀略低,3-羟基洛伐他汀进一步重排为6-羟基代谢物后,失去活性(图10-9)。

洛伐他汀可抑制HMG-CoA还原酶,使内源性的胆固醇合成减少。用于原发性高胆固醇血症,也可用于以高胆固醇血症为主的合并有高甘油三酯血症的患者。

二、苯氧烷酸类

胆固醇在体内的生物合成以乙酸为起始原料,为了寻找降低胆固醇的药物,对乙酸衍生物进行研究,得到了苯氧烷酸类调血脂药。这类药物具有一定的降胆固醇作用,但其降低甘油三酯的作用更强。

此类药物第一个用于临床的是具有苯氧乙酸酯结构的氯贝丁酯（clofibrate）。该药在体内转化为氯贝酸而产生降血脂作用。对氯贝丁酯进行结构改造得到了一系列苯氧烷酸类调血脂药，常用药物见表10-8。

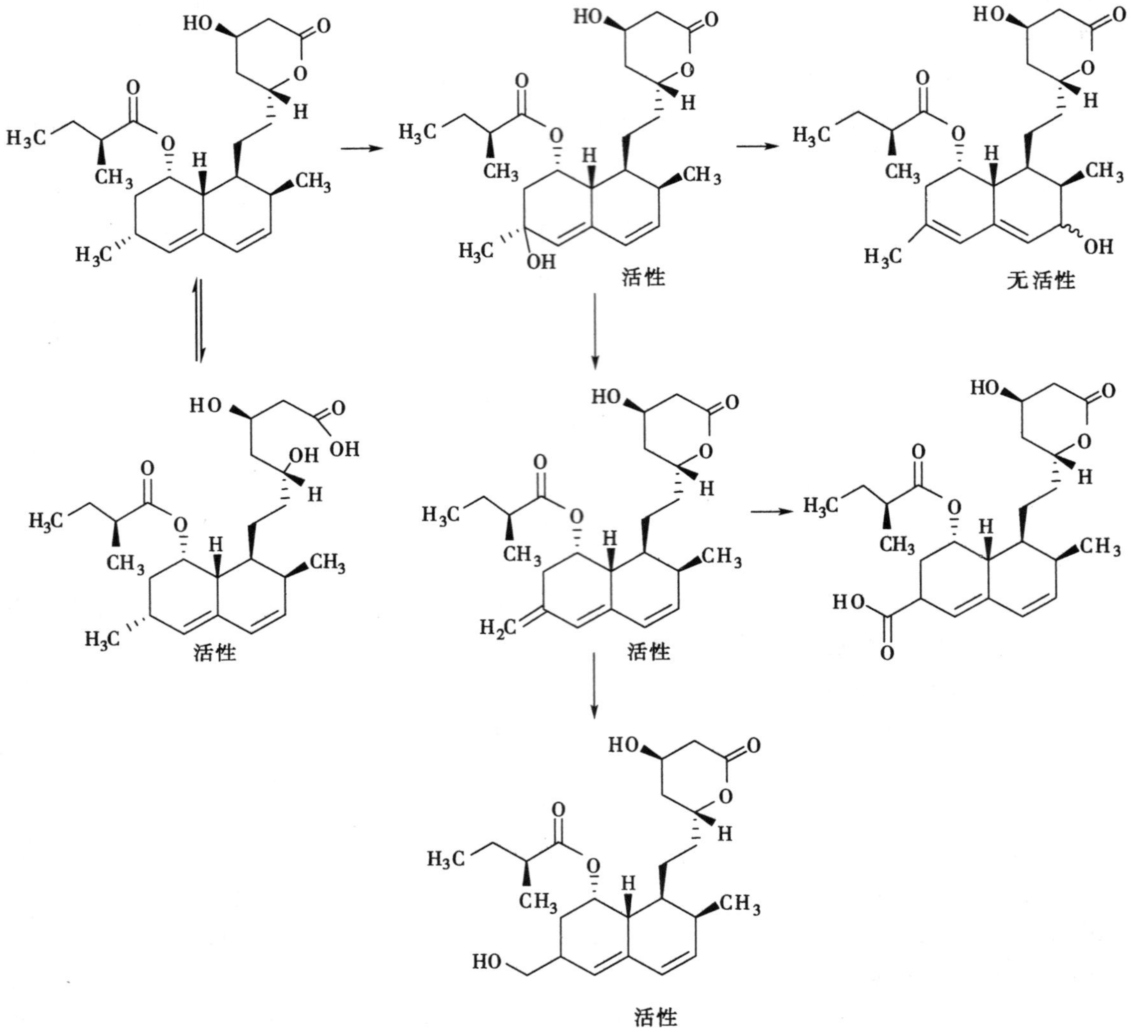

图10-9　洛伐他汀的代谢途径

表10-8　常用的苯氧烷酸类调血脂药

药物名称	化学结构	主要药理用途及特点
氯贝丁酯 （clofibrate）	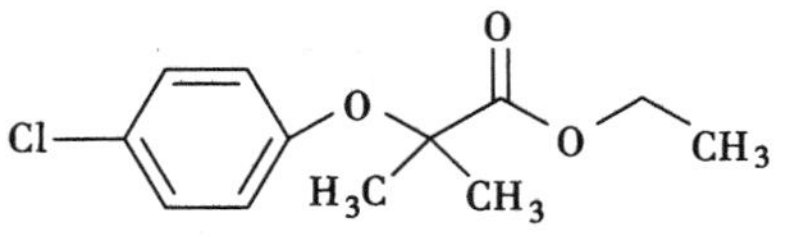	在体内转化为氯贝酸而产生降血脂作用，因引起胆石症等不良反应，现已少用

续表

药物名称	化学结构	主要药理用途及特点
双贝特 （simfibrate）	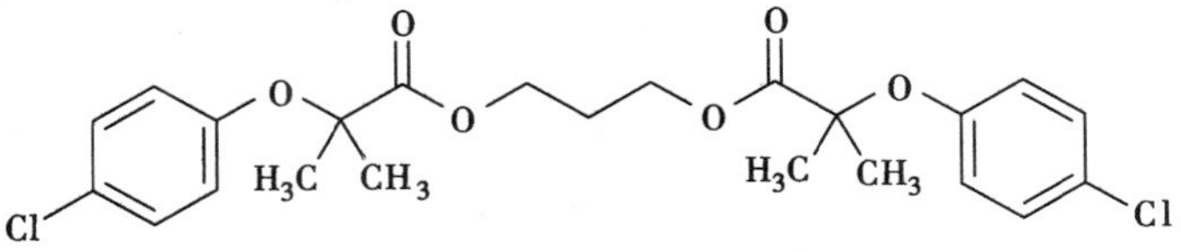	降血脂作用强于氯贝丁酯
普拉贝脲 （plafibride）	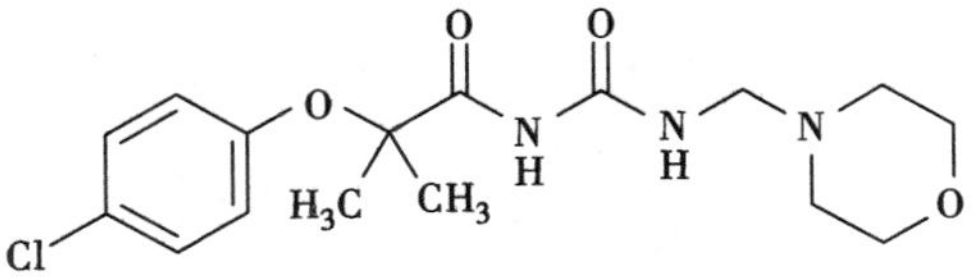	氯贝酸和吗啉甲基脲拼合的前体药物；降血脂作用比氯贝丁酯强，体内分解出的吗啉甲基脲还具有抑制血小板聚集作用
苄氯贝特 （beclobrate）	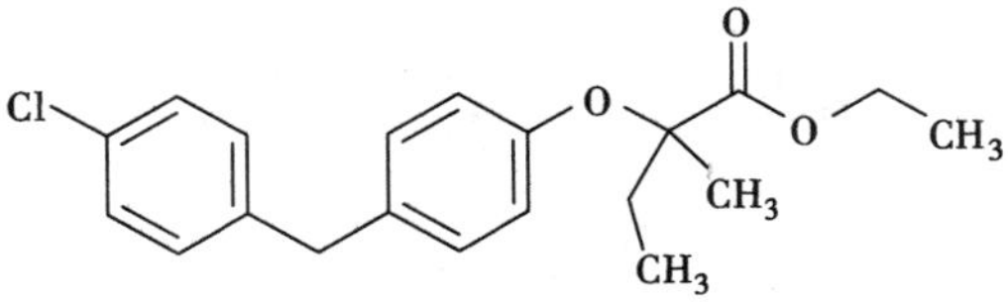	结构与甲状腺素类似，能促进胆固醇的分解代谢，显著降低胆固醇及甘油三酯
非诺贝特 （fenofibrate）	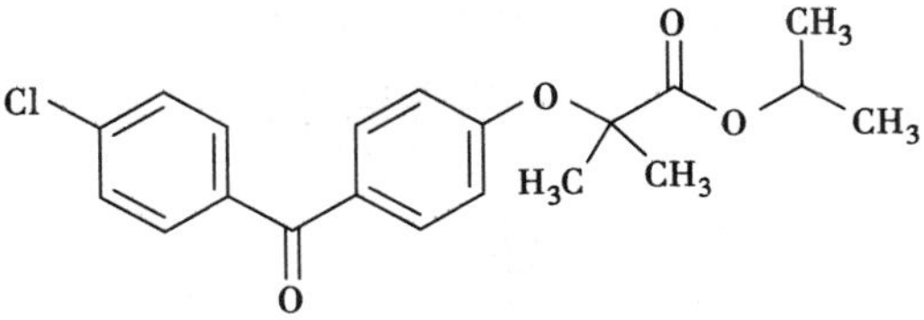	结构与甲状腺素类似，能促进胆固醇的分解代谢，显著降低胆固醇及甘油三酯
吉非贝齐 （gemfibrozil）	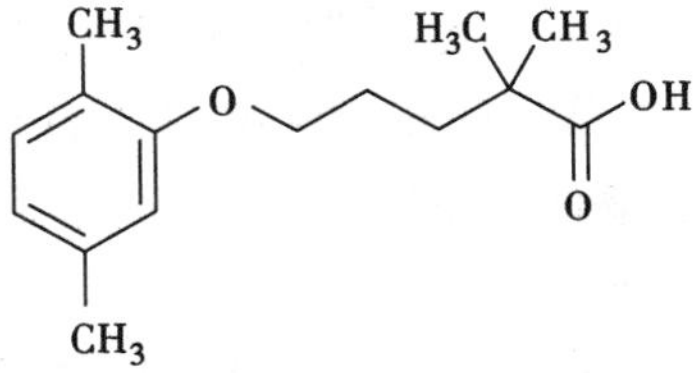	非卤代的苯氧戊酸衍生物，显著降低甘油三酯和总胆固醇

吉非贝齐 gemfibrozil

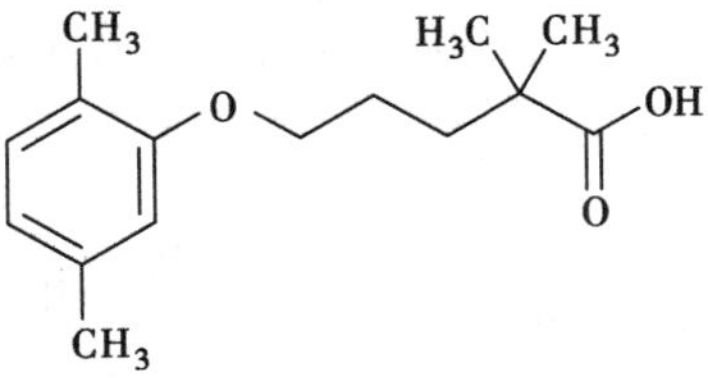

化学名为2,2-二甲基-5-(2,5-二甲基苯氧基)-戊酸，又名吉非罗齐。

本品为白色固体，mp. 61～63℃。几乎不溶于水和酸性溶液，可溶于稀碱及甲醇、乙醇、氯仿。

吉非贝齐的合成主要采用卤代烷的烃化反应，1-(2,5-二甲基苯氧基)-3-溴丙烷（Ⅰ）与2-甲基丙二酸二乙酯（Ⅱ）发生烃化反应生成中间体（Ⅲ），经氢氧化钠水解脱羧生成（Ⅳ），再与碘甲烷甲基化生成吉非贝齐钠（Ⅴ），酸化得吉非贝齐。

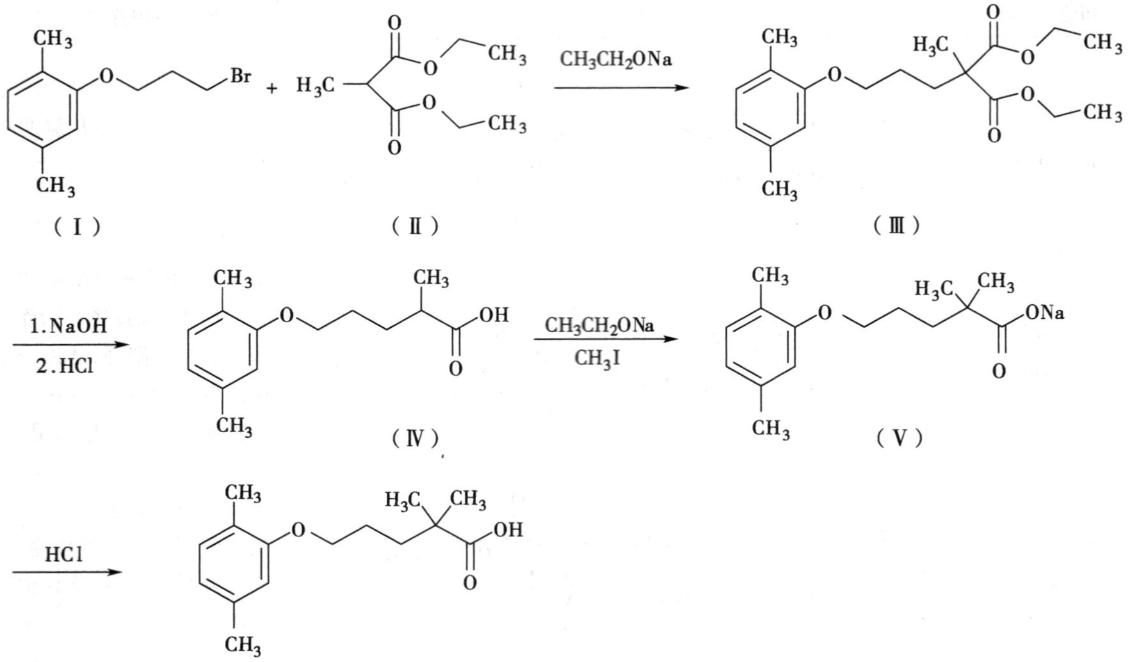

本品可降低总胆固醇和甘油三酯的水平，减少冠心病的发病概率。适用于治疗血中胆固醇和甘油三酯过高、混合血脂过高、糖尿病引起的脂代谢障碍等。

三、烟 酸 类

烟酸（nicotinic acid）是一种维生素（维生素 B_5 或维生素 PP），烟酸及其代谢物烟酰胺都是防止糙皮病的重要辅助药物。烟酸的抗动脉粥样硬化作用与其维生素作用无关。烟酸类药物主要抑制 cAMP 的生成，导致激素敏感脂酶活性下降，使脂肪组织中的甘油三酯不能分解释放出游离脂肪酸，导致肝脏中甘油三酯合成减少。

烟酸能降低血中甘油三酯和胆固醇水平，但由于酸性较强，对胃肠刺激性较大。将羧基酯化制成前药可降低其副作用并能延长作用时间，主要有烟酸肌醇酯（inositol nicotinate）、烟酸戊四醇酯（niceritrol）等。阿昔莫司（acipimox）是氧化吡嗪羧酸衍生物，能增加 HDL，其降胆固醇和甘油三酯的作用与烟酸相同，未见烟酸的副作用，长期服用耐受性较好。

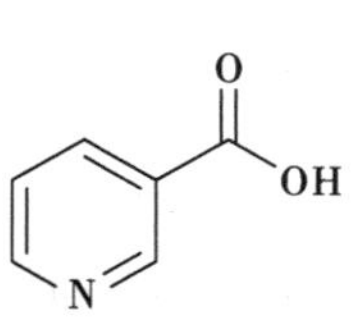

烟酸 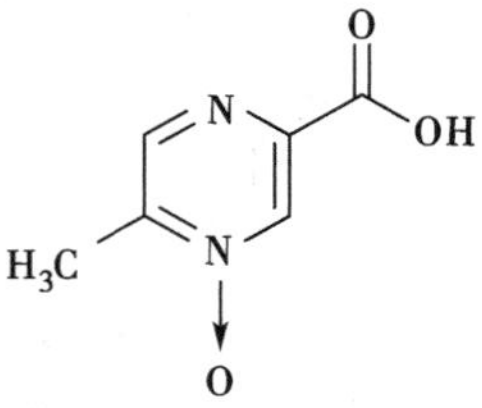　　　　　　　　　　　阿昔莫司

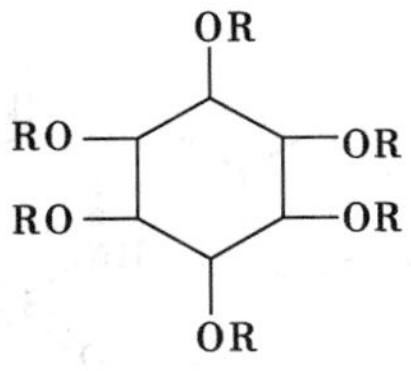

烟酸肌醇酯 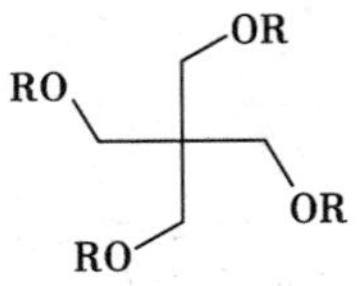　　　　　　　　　烟酸戊四醇酯

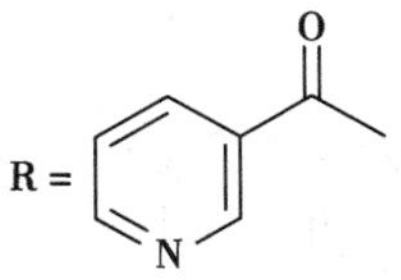

第六节　抗血栓药

正常血液具有凝血及抗凝血两个相互拮抗系统,两个系统维持动态平衡,使血液始终保持流动的液体状态。一旦因某种原因破坏了这种平衡,使凝血系统作用增强,就会造成血液凝固,从而形成血栓。血栓是一种发病范围非常广泛的全身性疾病,当血栓发生于心脏部位时,可出现心肌梗死;发生在头部时可造成脑梗死;发生于下肢,则可导致下肢深静脉血栓及动脉血栓。血栓发病率高,危害严重。导致血栓形成的原因很多,如血小板在损伤的血管壁表面上的黏附和聚集、血流瘀滞、凝血因子的激活促使凝血酶的形成、纤溶酶活性下降等,都能促进血栓形成。

抗血栓药根据其作用机制可分为抗血小板药、抗凝血药和溶血栓药 3 类。抗血小板药和抗凝血药用于预防血栓的形成;溶血栓药对已形成的血栓有溶解作用。溶血栓药也称纤维蛋白溶解药,能激活纤溶酶,促进纤维蛋白溶解,此类药物主要有链激酶、尿激酶等生化药物和一些基因工程药物。本节只介绍抗血小板药和抗凝血药中常见的化学药物。

一、抗血小板药

血小板黏附、聚集是血栓形成的关键步骤。抗血小板聚集药可预防血栓的形成。代表药物有阿司匹林(aspirin)、奥扎格雷(ozagrel)、噻氯匹定(ticlopidine)、氯吡格雷(clopidogrel)、普拉格雷(prasugrel)、西洛他唑(cilostazol)和替罗非班(tirofiban)。

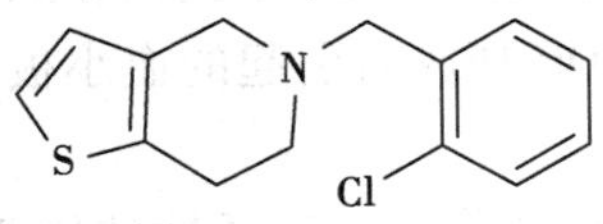

噻氯匹定 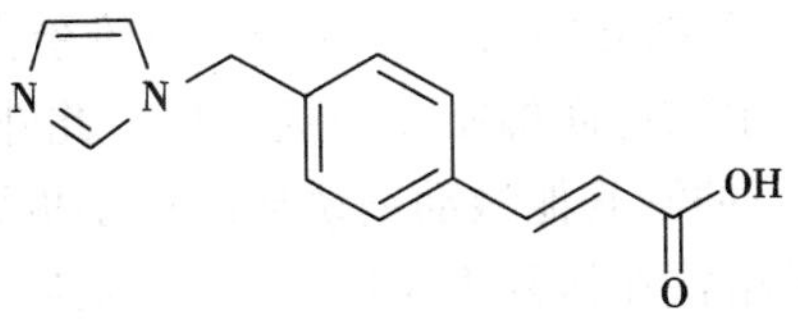　　　　　　　　　　　　　　　　　奥扎格雷

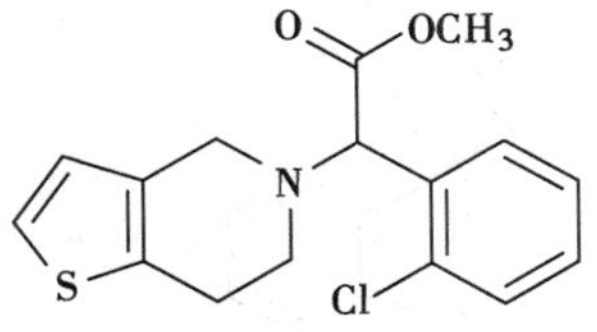

氯吡格雷 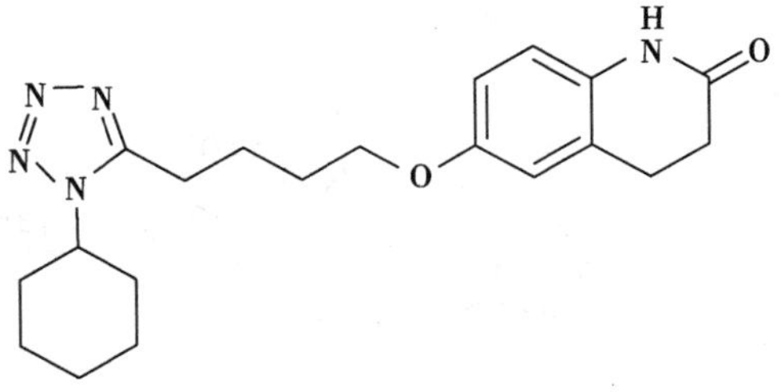　　　　　　　　　　　　　　　　　西洛他唑

普拉格雷　　　　　　　　　　　　　　　　　　　　替罗非班

阿司匹林能抑制 COX 的活性,使血栓素(TXA$_2$)合成受阻;奥扎格雷则能抑制 TXA$_2$ 合成酶,同样使 TXA$_2$ 合成受阻。因 TXA$_2$ 是一种强效的血小板聚集促进剂和血管收缩剂,故两者均为有效的抗血栓药。

噻氯匹定、氯吡格雷和普拉格雷均为噻吩并吡啶类衍生物,它们都是腺苷二磷酸(ADP)受体抑制剂,抑制 ADP 介导的血小板膜表面纤维蛋白原受体 GP Ⅱ b/Ⅲ a 的活化,导致纤维蛋白原无法与该受体发生粘连而抑制血小板聚集。

西洛他唑能同时抑制血小板及血管平滑肌内磷酸二酯酶活性,兼有血管扩张作用及抗血小板作用。替罗非班的特点是结构中含磺酰基及苯丙氨酸结构片段,属于非肽类的GP Ⅱ b/Ⅲ a 受体拮抗剂。

氯吡格雷　clopidogrel

化学名为(S)-α-(2-氯苯基)-6,7-二氢噻吩并[3,2-c]吡啶-5(4H)-乙酸甲酯。

本品为无色油状物,$[\alpha]_D^{20}$ + 51.52°(c = 1.61,甲醇)。药用其硫酸盐,其硫酸盐为白色结晶,mp. 184℃,$[\alpha]_D^{20}$ + 55.10°(c = 1.891,甲醇)。本品有 1 个手性中心,药用品为 S 型异构体。

氯吡格雷通过可选择性地、不可逆地与血小板膜上腺苷二磷酸(ADP)P2Y12 受体结合,从而抑制 ADP 诱导的血小板膜表面纤维蛋白原受体 GP Ⅱ b/Ⅲ a 的活化,导致纤维蛋白原无法与该受体发生粘连而抑制血小板聚集。此外,氯吡格雷还能阻断 ADP 释放后引起的血小板活化扩增,从而抑制其他激动剂诱导的血小板聚集。

氯吡格雷在体外无生物活性,口服后经肝细胞色素 P450 酶系转化为具有活性的代谢物。活性代谢物为噻吩开环生成的巯基化合物,其巯基与 ADP 受体以二硫键结合,产生受体拮抗作用。

氯吡格雷的合成是用 2-(2-噻吩基)乙胺(Ⅰ)与甲醛缩合并在酸性条件下环合,所得产物（Ⅱ）在碱性条件下与（R,S）-2-溴-2-（2-氯苯基）乙酸甲酯反应得消旋氯吡格雷（Ⅲ），用（−）-樟脑-10-磺酸拆分即得本品。

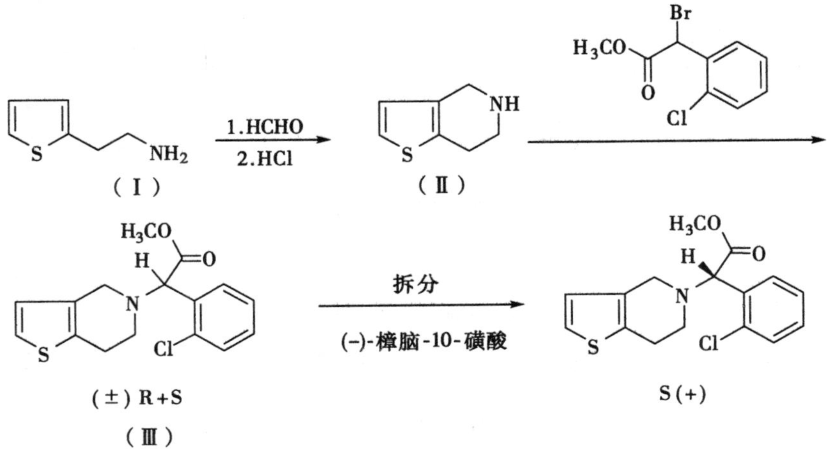

本品临床用于预防缺血性脑卒中、心肌梗死及外周血管病等，大规模临床研究显示其疗效强于阿司匹林。

二、抗 凝 血 药

抗凝血药通过影响凝血酶和凝血因子而产生抗血栓作用，可分为凝血酶直接抑制剂、凝血酶间接抑制剂和抗凝血因子药物。凝血酶直接抑制剂一般为肽类物质，如水蛭素、蜱抗凝肽等，阿加曲班（argatroban）为合成的非肽类凝血酶直接抑制剂。肝素、低分子量肝素对凝血酶具有间接抑制作用，是常用的抗凝剂，属生化药物；磺达肝癸钠（fondaparinux sodium）由 5 个糖链组成，为合成的凝血酶间接抑制剂。华法林（warfarin）、双香豆素（dicumarol）和醋硝香豆素（acenocoumarol）均为香豆素类化合物，具有苯并吡喃-2-酮的基本结构，与维生素 K（VK）相似，通过抑制 VK 而产生抗凝血作用。

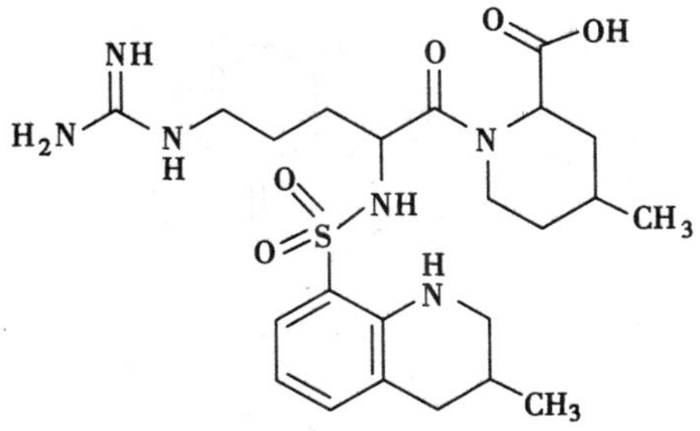

阿加曲班

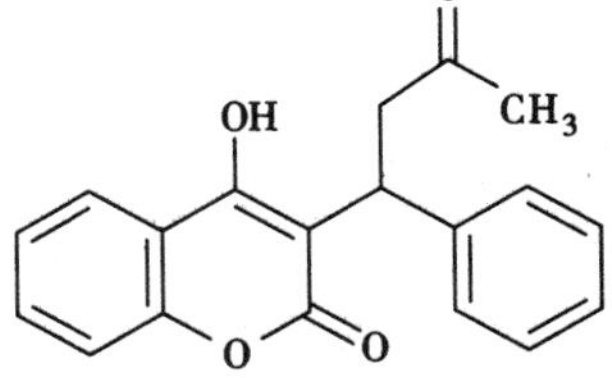

华法林

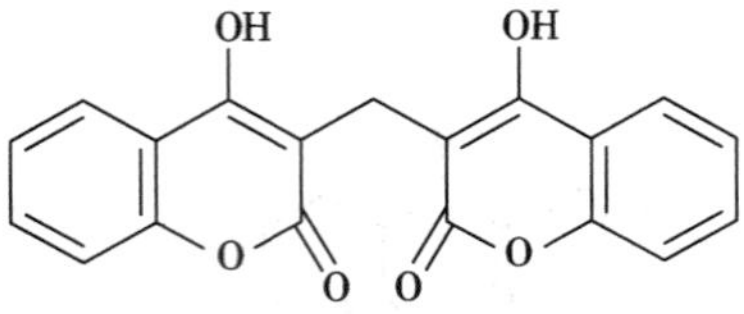

双香豆素

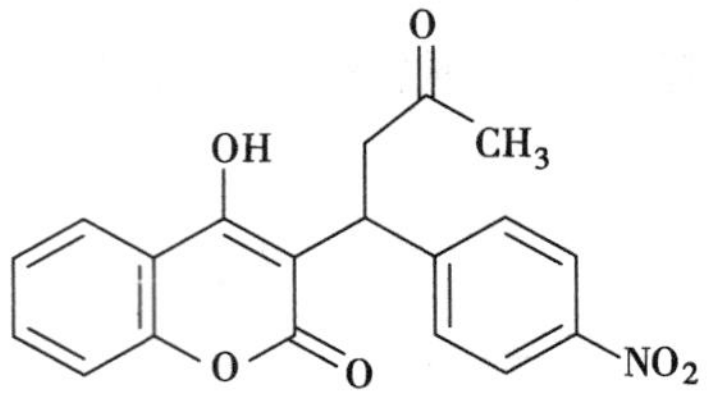

醋硝香豆素

华法林钠 warfarin sodium

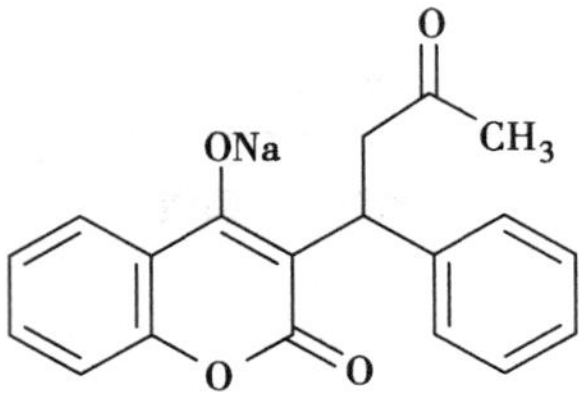

化学名为 3-(α-丙酮基苄基)-4-羟基香豆素钠盐,又名华法林、苄丙酮香豆素。

本品为白色结晶性粉末,无臭。在水中极易溶解,在乙醇中易溶,在氯仿或乙醚中几乎不溶。

华法林结构中含有 1 个手性碳,$S(-)$型异构体活性强,临床以消旋体用药,但其异构体代谢具有立体选择性。S-华法林在体内主要由 CYP2C9 催化代谢为 S-7-OH 华法林;而 R-华法林在体内则主要由 CYP1A2 和 CYP2C19 催化代谢,主要代谢为 R-6-OH 华法林,还可发生侧链酮基的还原(图 10-10)。

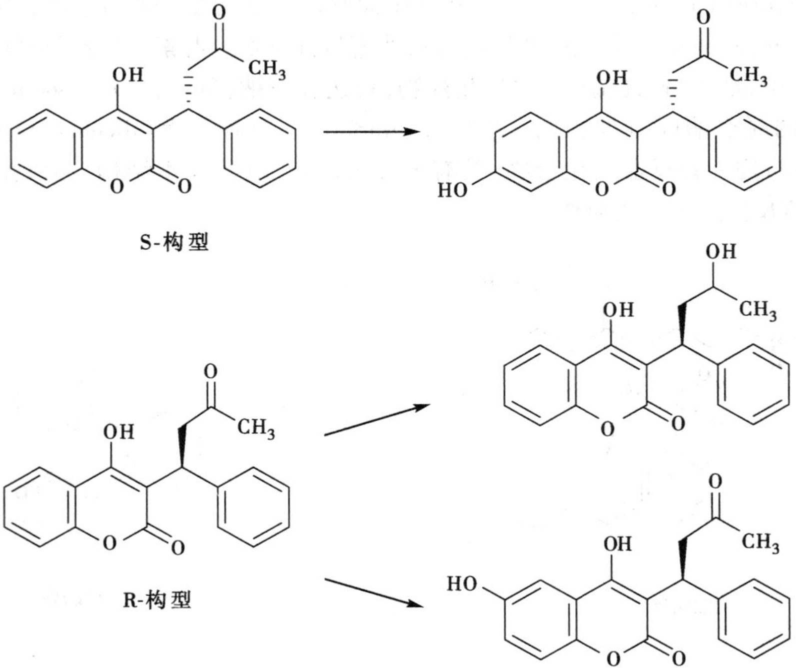

图 10-10　华法林对映异构体的代谢

华法林为香豆素的衍生物,是第一个口服抗凝血药。其结构与 VK 相似,能够竞争性拮抗 VK 的作用。VK 参与凝血因子 Ⅱ、Ⅶ、Ⅸ、Ⅹ 的蛋白质末端谷氨酸残基的 γ-羧基化作用,使这些因子具有活性。在这一过程中,氢醌型 VK 首先被转化成环氧化物,后者又被还原成氢醌型,重新参与羧基化反应。华法林可阻断 VK 环氧化物转化为氢醌型,导致凝血因子的活化受阻,从而抑制血液凝固。这种拮抗作用只在体内发生,故华法林无体外抗凝活性。

本品用于防治血栓栓塞性疾病,如急性心肌梗死、肺栓塞、心房纤颤、人工心脏瓣膜等。本品起效慢,治疗时先用作用快的肝素,再用华法林维持治疗。多种药物可增强或减弱华法林的抗凝疗效,同时影响其应用的安全性,使用时应注意。

学习小结

心血管系统药物可分为强心药、抗心绞痛药、抗心律失常药、抗高血压药、调血脂药和抗血栓药。

强心药可分为强心苷、β 受体激动剂、磷酸二酯酶抑制剂和钙敏化药 4 类。强心苷结构包括糖和苷元两部分,苷元由甾核和内酯环组成。

抗心绞痛药可分为 NO 供体药物、β 受体阻断剂和钙通道阻滞剂。NO 供体药物以硝酸酯类为主,此类药物可经黏膜给药,提高生物利用度。钙通道阻滞剂具有抗心绞痛、抗心律失常、抗高血压等多方面的作用。1,4-二氢吡啶类、苯硫氮䓬类、芳烷基胺类为选择性钙通道阻滞剂。

抗心律失常药可分为钠通道阻滞剂、β 受体阻断剂、钾通道阻滞剂和钙通道阻滞剂。钠通道阻滞剂可分为 I_A、I_B、I_C 三类,I_B 类药物多具有抗心律失常和局部麻醉两方面的作用。钾通道阻滞剂也称为延长动作电位时程的药物。

抗高血压药按作用机制分为作用于交感神经系统的药物、影响肾素-血管紧张素-醛固酮系统的药物、作用于离子通道的药物、血管扩张药、神经节阻断剂和利尿药等。影响肾素-血管紧张素-醛固酮系统的降压药可分为肾素抑制剂、血管紧张素转化酶抑制剂(ACEI)和血管紧张素Ⅱ受体拮抗剂。钾通道阻滞剂为抗心律失常药,钾通道开放剂为降压药。

调血脂药主要包括他汀类、苯氧烷酸类和烟酸类。他汀类药物通过抑制 HMG-CoA 还原酶的活性,使内源性胆固醇合成减少。此类药物含有 3,5-二羟基庚酸或其内酯结构,内酯水解后变为活性形式。苯氧烷酸类药物主要降低甘油三酯,为避免烟酸的副作用将其酯化制成前药。

抗血栓药可分为抗血小板药、抗凝血药和溶血栓药 3 类。抗血小板药氯吡格雷为前药,其代谢物可选择性地、不可逆地与血小板膜上腺苷二磷酸受体结合而抑制血小板的聚集。华法林钠的结构与维生素 K 相似,通过抑制维生素 K 的活性发挥抗凝血作用,其 S 型异构体活性强,对映体的代谢存在立体选择性。

为了增加药物的稳定性及改善药物的口服吸收效果,许多心血管系统药物临床使用的是前药形式,特别是调血脂药。

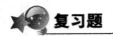 复习题

1. 简述强心苷类药物的构效关系。

2. 硝酸酯及亚硝酸酯类药物的作用机制及特点是什么？

3. 硝酸酯类药物产生耐受性的原因是什么，如何克服？

4. 硝酸异山梨酯的结构有何特点？其代谢产物是什么，是否有活性？

5. 硝苯地平在不同条件下氧化产物有何不同？写出硝苯地平的合成路线。

6. 简述二氢吡啶类钙通道阻滞剂的构效关系。

7. 地尔硫草的哪一种异构体活性最强？

8. 奎尼丁和奎宁有何异同？

9. 列举几个具有局麻作用的抗心律失常药。

10. 利血平的作用特点是什么？用化学方程式表示该药的稳定性。

11. 卡托普利和氯沙坦的作用机制分别是什么？写出卡托普利的合成路线。

12. 钾通道阻滞剂和钾通道开放剂的作用分别是什么，举例说明。

13. 他汀类药物的作用机制是什么？写出洛伐他汀体内代谢过程。

14. 如何对烟酸进行结构修饰，举例说明。

15. 氯吡格雷和华法林钠的体内代谢各有何特点？

16. 列举至少 5 个治疗心血管疾病的前药。

（甄宇红）

第十一章

寄生虫病防治药

学习目标 ▐▌▊

掌握：盐酸左旋咪唑、阿苯达唑、磷酸氯喹、吡喹酮、枸橼酸乙胺嗪、甲硝唑的结构、性质和主要药理作用；青蒿素的结构特点、性质及作用。

熟悉：驱肠虫药和抗疟疾药的结构类型及代表药物；青蒿素的结构改造及构效关系。

了解：常用的抗血吸虫病药、抗丝虫病药和抗滴虫病药。

寄生虫病防治药主要用于杀灭、驱除和预防寄生于宿主体内的各种寄生虫。寄生虫病发病率较高的有疟疾、肠道寄生虫病、血吸虫病、丝虫病和滴虫病等。在我国，随着人们生活水平的提高和防病治病意识的增强，过去常见的一些寄生虫病已经显著减少，但是，由于人们生活方式和行为方式的改变，寄生虫感染发病谱也在发生改变。

第一节 驱肠虫药

驱肠虫药是指能杀死或驱除肠道寄生虫，如蛔虫、钩虫、蛲虫及绦虫等的药物。理想的驱肠虫药应对肠道寄生虫具有高度的选择性，还应具有对人体吸收少、低毒，对胃肠黏膜刺激性小等特点。目前使用的驱肠虫药主要是通过麻痹虫体神经肌肉系统，使其不能附着肠壁而被排出体外。

一、结构类型

驱肠虫药按结构类型可分为哌嗪类、咪唑类、嘧啶类和酚类。

（一）哌嗪类

哌嗪（piperazine）具有抗胆碱作用，能阻断虫体神经肌肉接头处的胆碱能受体，从而阻断神经冲动的传导，使虫体肌肉松弛，失去在宿主肠壁附着的能力而被排出体外。哌嗪临床上用于驱蛔虫和蛲虫，供药用的主要有枸橼酸盐、磷酸盐和己二酸盐。

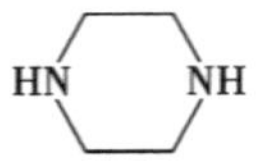

哌嗪

（二）咪唑类

本类药物使用最早的左旋咪唑（levamisole）具有咪唑并噻唑的基本结构。对左旋咪唑进行结构改造后得到了一系列具有苯并咪唑结构的驱肠虫药，见表 11-1。咪唑类驱肠虫药具有广谱的特点，对蛔虫、钩虫、蛲虫及鞭虫具有较好的效果。

表 11-1 常用的咪唑类驱肠虫药

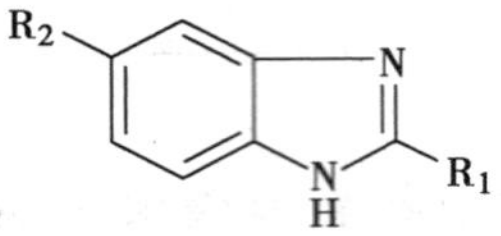

药物名称	R_1	R_2	主要药理用途
阿苯达唑（albendazole）	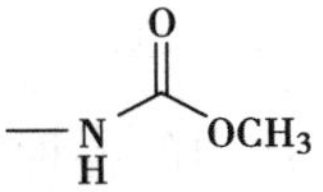	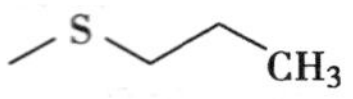	用于驱蛔虫、蛲虫、钩虫、鞭虫等
甲苯达唑（mebendazole）	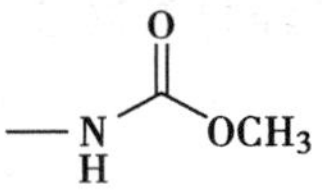	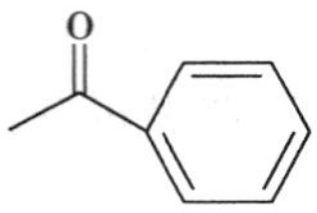	用于防治钩虫、蛔虫、蛲虫、鞭虫、粪类圆线虫等
奥苯达唑（oxibendazole）	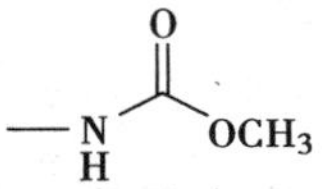	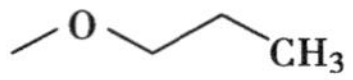	用于驱蛔虫、钩虫、鞭虫
噻苯达唑（thiabendazole）	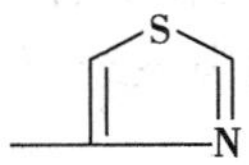	—H	用于驱蛔虫、蛲虫
左旋咪唑（levamisole）	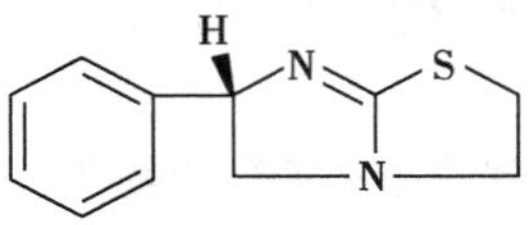		主要用于驱蛔虫和钩虫，对蛲虫、丝虫也有效

（三）嘧啶类

常用的嘧啶类驱肠虫药物见表 11-2。噻嘧啶（pyrantel）是此类药物的代表，具有明显的烟碱样活性，能使虫体产生痉挛；同时能持久抑制胆碱酯酶，对寄生虫产生神经肌肉阻断作用，使虫体麻痹，安全排出体外。

表 11-2　常用的嘧啶类驱肠虫药

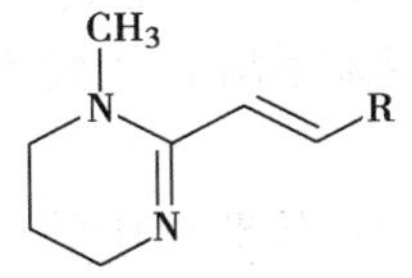

药物名称	R	主要药理用途
噻嘧啶 （pyrantel）	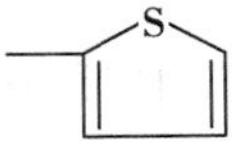	主要用于驱钩虫、蛔虫及蛲虫,对鞭虫也有一定疗效,以双羟萘酸盐供药用
奥克太尔 （oxantel）	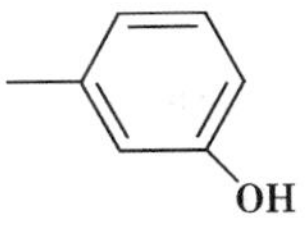	对鞭虫最为有效,与噻嘧啶合用可作为广谱驱虫药
莫仑太尔 （morantel）	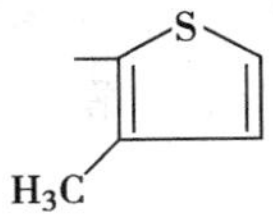	广谱驱肠虫药,疗效与噻嘧啶近似,疗效好、毒性低

（四）酚类

酚类药物有鹤草酚（agrimophol）及氯硝柳胺（niclosamide）等。鹤草酚可驱除绦虫、蛔虫等;氯硝柳胺主要用于驱绦虫,亦可用作杀螺剂,能杀灭钉螺以及血吸虫的尾蚴、毛蚴等。

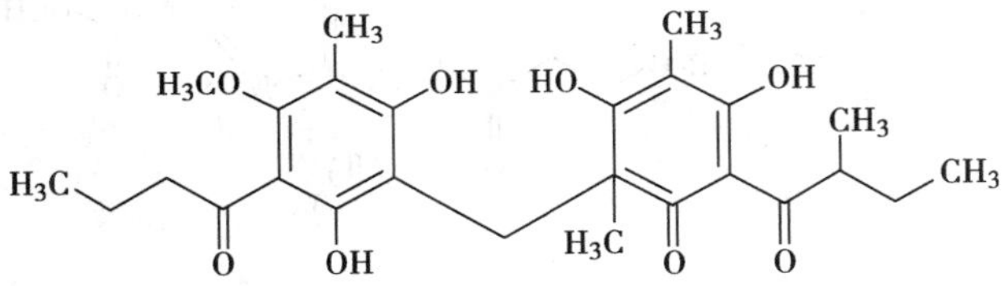

鹤草酚

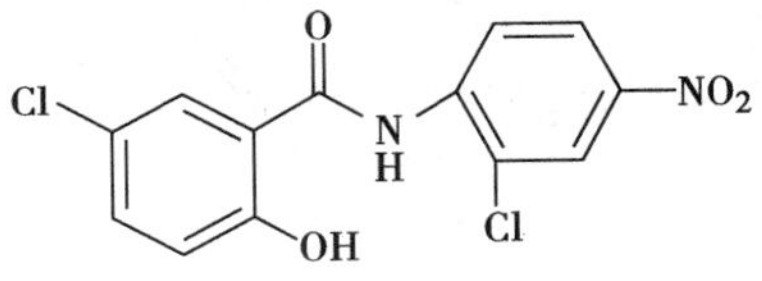

氯硝柳胺

二、典型药物

盐酸左旋咪唑 levamisole hydrochloride

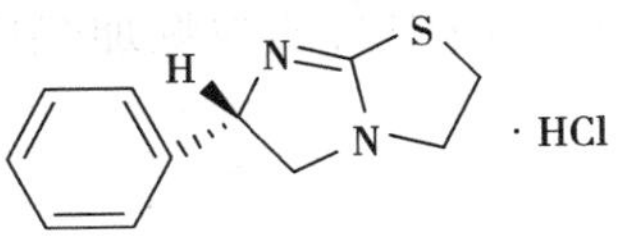

化学名为 S-(-)-6-苯基-2,3,5,6-四氢咪唑并[2,1-b]噻唑盐酸盐。

本品为白色或类白色针状结晶或结晶性粉末,无臭,味苦,mp. 225～230℃,$[\alpha]_D^{20}$ -120°～ -127°。极易溶于水,易溶于乙醇,微溶于氯仿,极微溶于丙酮。

本品水溶液加氢氧化钠溶液煮沸,噻唑开环生成巯基,与亚硝基铁氰化钠反应立即显红色,放置色变浅。含有叔胺氮原子,可与碘试液、苦味酸试液等生物碱沉淀试剂反应。

本品为左旋体,可由其外消旋体四咪唑拆分得到。拆分采用非对映异构体结晶法,用 L
(+)-二苯甲酰酒石酸或 L(+)-N-对甲苯磺酰谷氨酸为拆分剂,通过形成非对映异构体盐溶
解度的差异进行拆分。

本品为广谱驱虫药,能选择性地抑制虫体肌肉中的琥珀酸脱氢酶,使延胡索酸不能还原为
琥珀酸,从而影响虫体肌肉的无氧代谢,减少能量的产生。虫体肌肉麻痹后,虫体随粪便排出
体外。临床主要用于驱蛔虫,对蛲虫、钩虫也有明显作用,对丝虫成虫及微丝蚴亦有效。本品
还是一种免疫调节剂,可使细胞免疫力较低者得到恢复。

左旋咪唑驱虫作用为外消旋体四咪唑的 2 倍,且毒性和副作用比四咪唑低。

阿苯达唑 albendazole

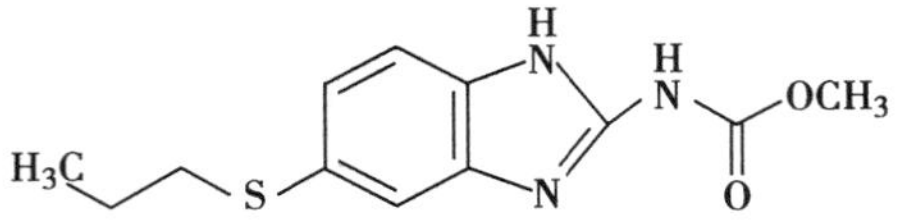

化学名为[(5-丙硫基)-1H-苯并咪唑-2-基]氨基甲酸甲酯,又名丙硫咪唑、肠虫清。

本品为白色或类白色粉末,无臭,无味,mp. 206 ~ 212℃(分解)。不溶于水,溶于冰醋酸,
在丙酮和氯仿中微溶,在乙醇中几乎不溶。

本品灼烧后产生硫化氢气体,能与醋酸铅试液反应生成硫化铅而呈黑色。

本品(Ⅰ)经肝氧化代谢为仍有活性的阿苯达唑亚砜(Ⅱ),进一步代谢为阿苯达唑砜(Ⅲ)
而失去活性。

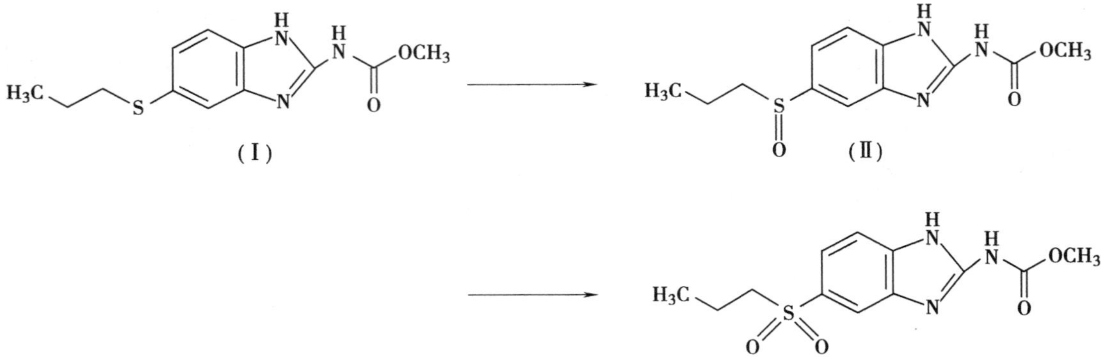

阿苯达唑的合成是以农药多菌灵(Ⅰ)为起始原料,以冰醋酸为溶剂,通入氯气,与干
燥的硫氰酸钠在氮气保护下 20 ~ 30℃反应 4 小时,制得 5-硫氰基苯并咪唑-2-氨基甲酸
甲酯(Ⅱ),与硫化钠反应得(Ⅲ),在乙醇中与溴丙烷加热回流反应 1.5 小时,经酸碱精制
得本品(Ⅳ)。

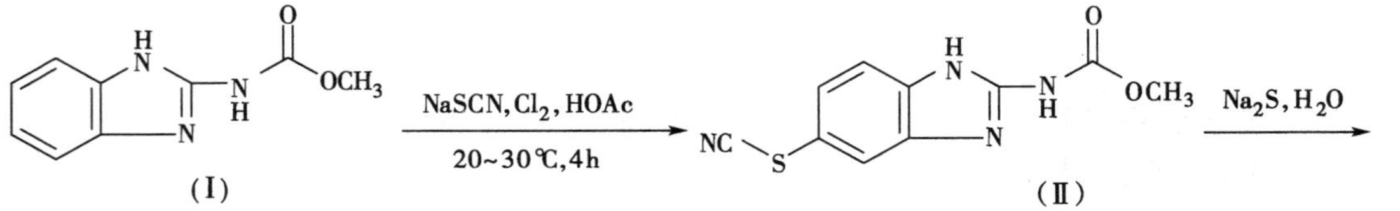

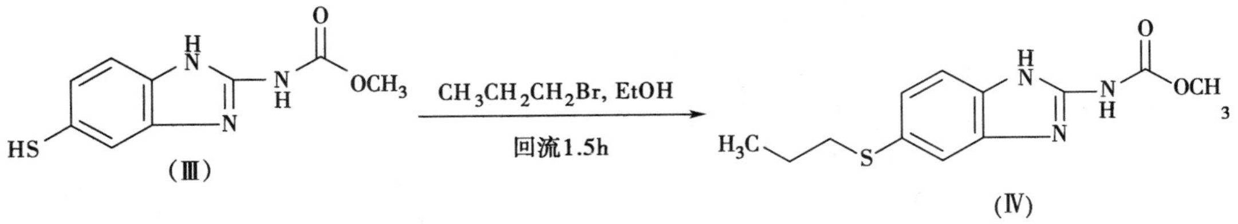

阿苯达唑的作用机制是抑制寄生虫对葡萄糖的摄取,导致虫体糖原耗竭;同时抑制延胡索酸还原酶系统,阻碍腺苷三磷酸(ATP)的生成,致使寄生虫无法生存和繁殖。

本品为广谱驱肠虫药,是苯并咪唑类药物中作用最强的一个。对线虫、血吸虫、绦虫及钩虫等均有高度活性,对虫卵发育亦有显著抑制作用。试验发现治疗剂量的阿苯达唑有致畸作用和胚胎毒性,孕妇禁用。

第二节 抗 疟 药

疟疾是由疟原虫经按蚊叮咬传播的一种疾病,临床上以周期性定时性发作的寒战、高热、出汗退热,以及贫血和脾大为特点。疟原虫生活史可分为有性生殖和无性生殖两个阶段,前者在雌性按蚊体内进行,后者在人体内进行。人体内的无性生殖又分为原发性红细胞外期、继发性红细胞外期、红细胞内期等阶段。各种抗疟药通过影响疟原虫的不同发育阶段而发挥抗疟作用。

一、结 构 类 型

抗疟药按结构可分为喹啉类、氨基嘧啶类和萜内酯类。

(一)喹啉类

喹啉类是具有喹啉环结构的一系列衍生物,按其结构可分为喹啉甲醇类和氨基喹啉类。

1. **喹啉甲醇类** 奎宁(quinine)是从金鸡纳树皮中提取出来的具有喹啉甲醇结构的生物碱,与钠通道阻滞剂奎尼丁(quinidine)为非对映异构体。奎宁的绝对构型为 $3R,4S,8S,9R$;奎尼丁为 $3R,4S,8R,9S$。奎宁是应用最早的抗疟疾药,其对红细胞内期的疟原虫有较强的杀灭作用,可控制疟疾的症状。研究发现,奎宁在体内的氧化代谢主要发生在喹啉环的2位,代谢产物抗疟作用大为减弱。在2-位引入取代基将其封闭,就可避免生物氧化。喹啉环2位引入三氟甲基得到甲氟喹(mefloquine),有杀红内期原虫的长效作用。其结构中有两个手性中心,四个异构体活性相同,临床用其外消旋体。以其他稠环代替喹啉环得到本芴醇(benflumetol)和卤泛群(halofantrine),两者都可用于耐氯喹的恶性疟。本芴醇为我国创制的抗疟药。

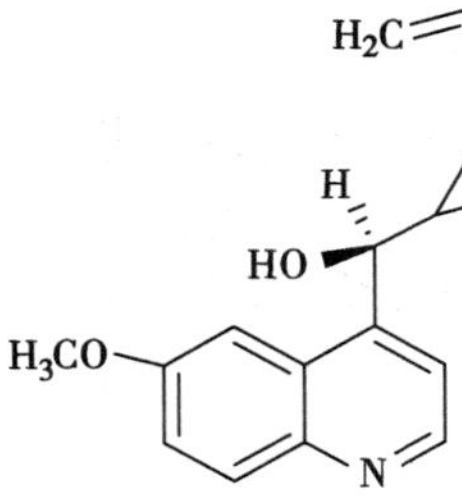

奎宁

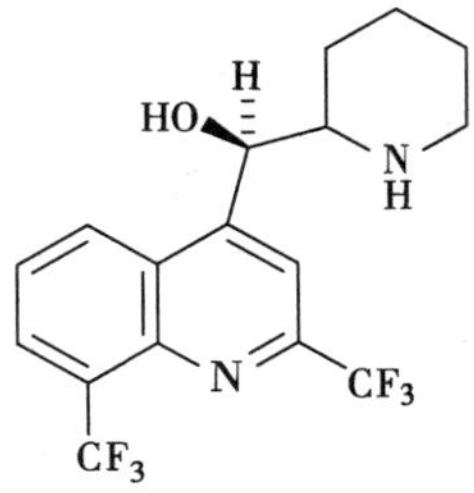

甲氟喹

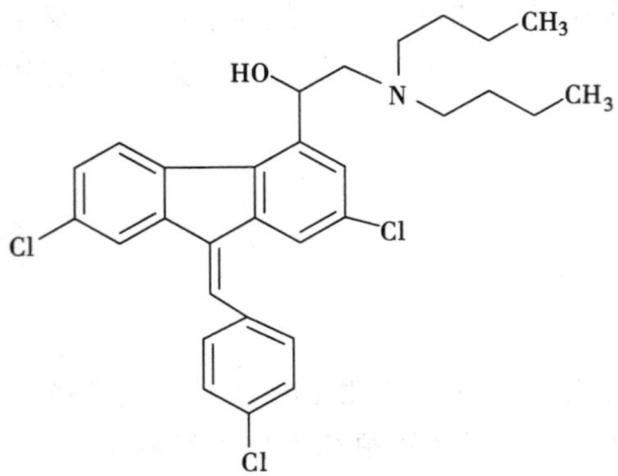

本芴醇

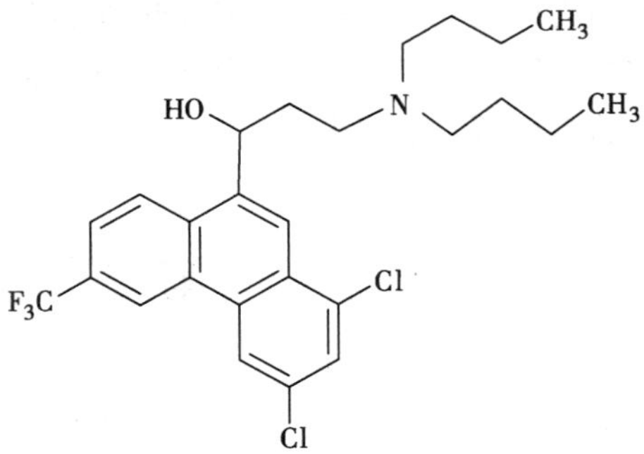

卤泛群

2. 氨基喹啉类　氨基喹啉类又可分为4-氨基喹啉衍生物和8-氨基喹啉衍生物,4-氨基喹啉衍生物氯喹(chloroquine)具有速效杀虫作用。氯喹分子中氮上的乙基以羟乙基取代得羟氯喹(hydroxychloroquine),也具有较好的抗疟作用。将氯喹的脂肪双氨基侧链改为取代氨酚侧链,得到咯萘啶(pyronaridine)和阿莫地喹(amodiaquine)。咯萘啶与氯喹无明显交叉耐药性,具有高效、速效、低毒的特点。阿莫地喹与氯喹相似,主要用于控制症状,不良反应较少。哌喹(piperaquine)的抗疟作用与氯喹相似,口服吸收后,先贮存于肝脏,再缓慢释放进入血液,具有长效的特点。每个月口服1次,相当于氯喹每周服药1次的疗效。

将碱性侧链4-氨基-1-甲基丁胺引入到喹啉环8位,得到8-氨基喹啉衍生物伯氨喹(primaquine)。伯氨喹抗疟作用强、毒性低,能杀灭人体血液中各型疟原虫的配子体,并对良性疟及红细胞外期的裂殖子也有较强的杀灭作用,被用作防止疟疾复发和传播的首选药。

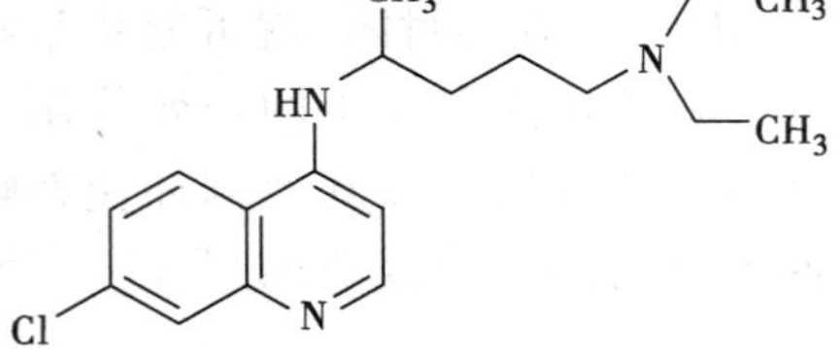

氯喹

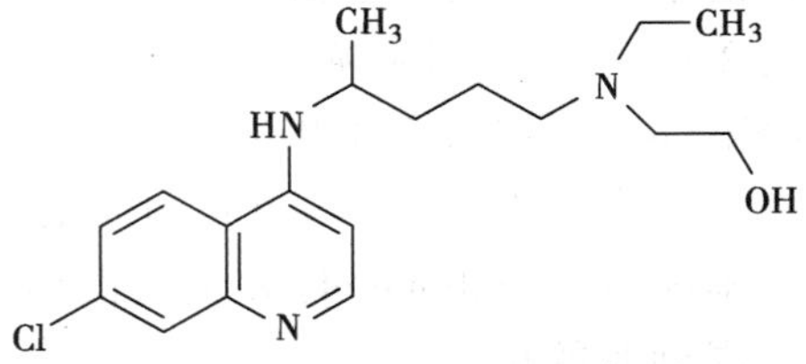

羟氯喹

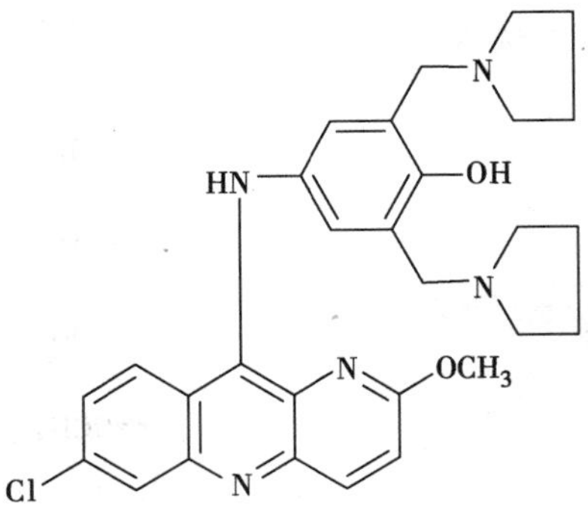

咯萘啶

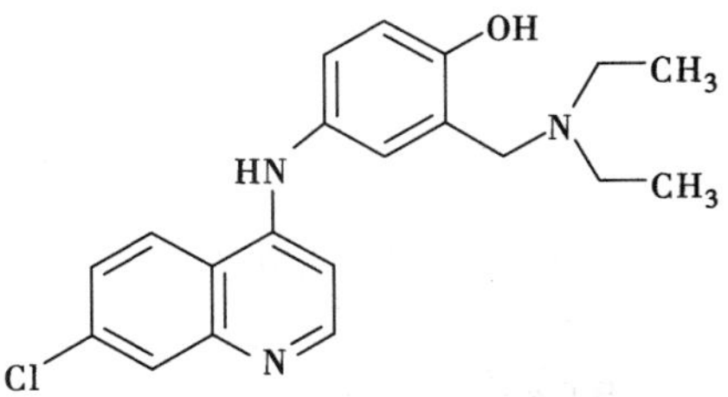

阿莫地喹

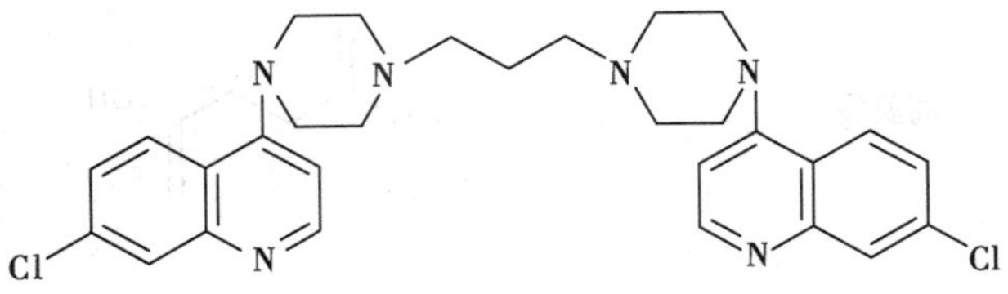

哌喹

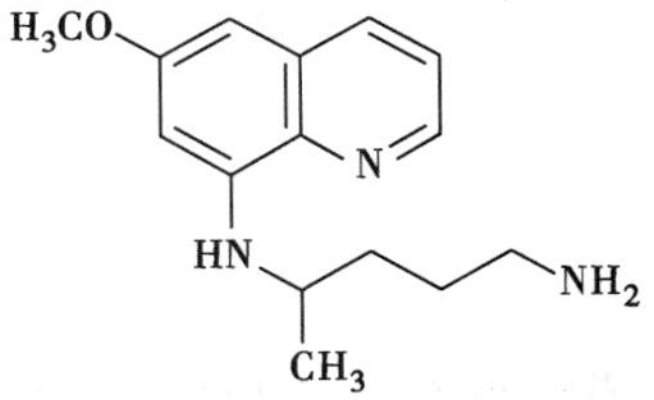

伯氨喹

（二）氨基嘧啶类

此类药物具有 2,4-二氨基嘧啶基本结构,代表药物有乙胺嘧啶(pyrimethamine)和硝喹(nitroquine)。疟原虫不能利用环境中的叶酸和四氢叶酸,必须自身合成。氨基嘧啶类能够抑制疟原虫的二氢叶酸还原酶,致使叶酸合成受阻,从而抑制疟原虫的生长,又称叶酸拮抗剂。乙胺嘧啶对多数疟原虫有较强的抑制作用,临床多作为预防药。硝喹对疟疾有预防和治疗作用,临床用其乙酸盐。

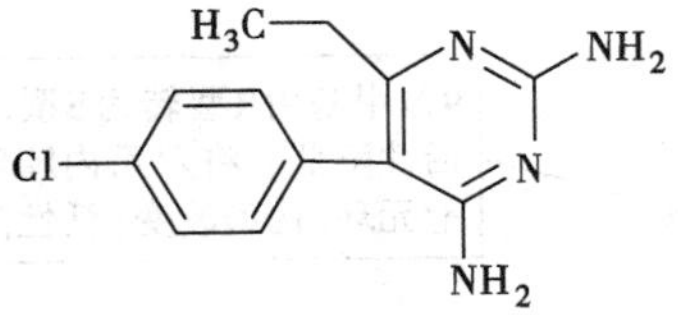

乙胺嘧啶

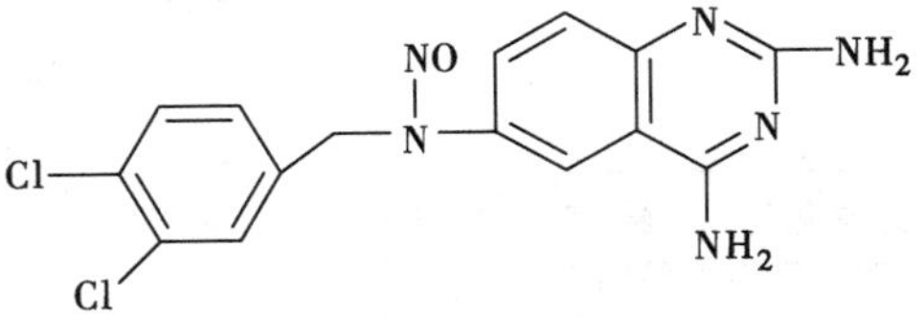

硝喹

（三）萜内酯类

青蒿素(artemisinin)是我国科学家于 1972 年从菊科植物黄花蒿(*Artemisia annua*)中分离提取的萜内酯类抗疟药。青蒿素具有高效、速效的特点,为当前治疗恶性疟的首选药物。但也存在口服活性低、溶解度小、复发率高、半衰期短等缺点。

对其化学结构进行改造,将 C_{10} 羰基还原得双氢青蒿素(dihydroartemisinin)。其抗疟作用是青蒿素的 2 倍,也是青蒿素在体内的还原代谢产物。双氢青蒿素经醚化得蒿甲醚(artemether)和蒿乙醚(arteether)。蒿甲醚对疟原虫红细胞内期裂殖体有很强的杀灭作用,与氯喹几乎无交叉耐药性,毒性比青蒿素低。蒿乙醚对耐氯喹原虫株的作用比青蒿素强。为解决青蒿素水溶性低的缺点,将双氢青蒿素进行酯化,得到青蒿素琥珀酸酯即青蒿琥酯(artesunate)。其钠盐水溶液不稳定,可分解为双氢青蒿素和琥珀酸,因此制成粉针剂,临用时将其溶解在 5% 碳酸氢钠水溶液中供静注。作用强度与氯喹相当,但起效比氯喹快,与氯喹仅有轻微的交叉抗药性,适合于抢救脑型疟和危重昏迷的疟疾病人。

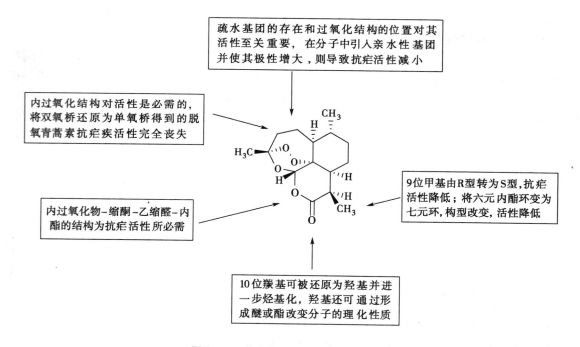

	R
青蒿素	=O
双氢青蒿素	—OH
蒿甲醚	◣OCH₃
蒿乙醚	◣O—CH₃
青蒿琥酯	

萜内酯类抗疟药的构效关系如下(图11-1):

疏水基团的存在和过氧化结构的位置对其活性至关重要,在分子中引入亲水性基团并使其极性增大,则导致抗疟活性减小

内过氧化结构对活性是必需的,将双氧桥还原为单氧桥得到的脱氧青蒿素抗疟疾活性完全丧失

9位甲基由R型转为S型,抗疟活性降低;将六元内酯环变为七元环,构型改变,活性降低

内过氧化物-缩酮-乙缩醛-内酯的结构为抗疟活性所必需

10位羰基可被还原为羟基并进一步烃基化,羟基还可通过形成醚或酯改变分子的理化性质

图 11-1　萜内酯类抗疟药的构效关系

萜内酯类药物的抗疟作用与自由基有关。疟原虫体内的血红蛋白酶可催化降解吸收的血红蛋白,同时释放出血红素和游离的亚铁离子;亚铁离子再催化青蒿素类物质中的过氧桥裂解,产生大量的碳自由基和氧自由基,它们抑制疟原虫生长所需的大分子物质或破坏疟原虫生物膜结构,最终导致疟原虫死亡。

二、典型药物

磷酸氯喹 chloroquine phospate

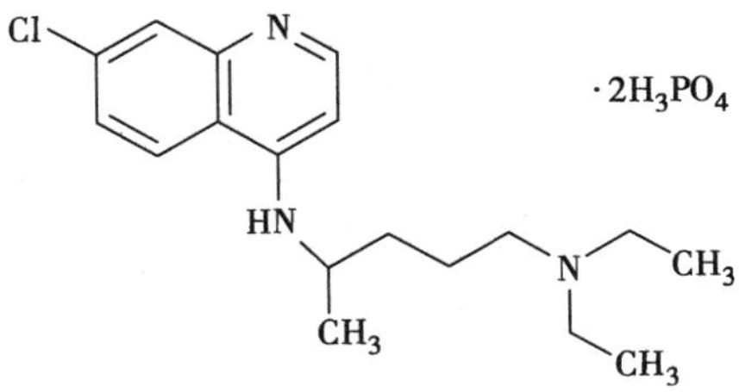

化学名为 $N^{'}$,$N^{'}$-二乙基-N^4-(7-氯-4-喹啉基)-1,4-戊二胺二磷酸盐。

本品为白色结晶性粉末,无臭、味苦,mp. l93～196℃(分解)。易溶于水,几乎不溶于乙醇、氯仿、乙醚和苯;水溶液显酸性,pH 3.5～4.5。

氯喹分子中有 1 个手性碳原子,光学异构体活性差别不大,但右旋体较左旋体毒性低,临床上使用外消旋体。

本品的水溶液中加入苦味酸试液则生成黄色苦味酸氯喹沉淀。

本品的主要代谢物为 N-去乙基氯喹,其对敏感的恶性疟与氯喹等效,但对耐药的恶性疟原虫活性明显降低。

磷酸氯喹的合成是以 4,7-二氯喹啉(Ⅰ)为原料,在苯酚存在下,与 1-二乙胺基-4-氨基戊烷(Ⅱ)缩合,生成氯喹(Ⅲ),在乙醇中与磷酸成盐制得。

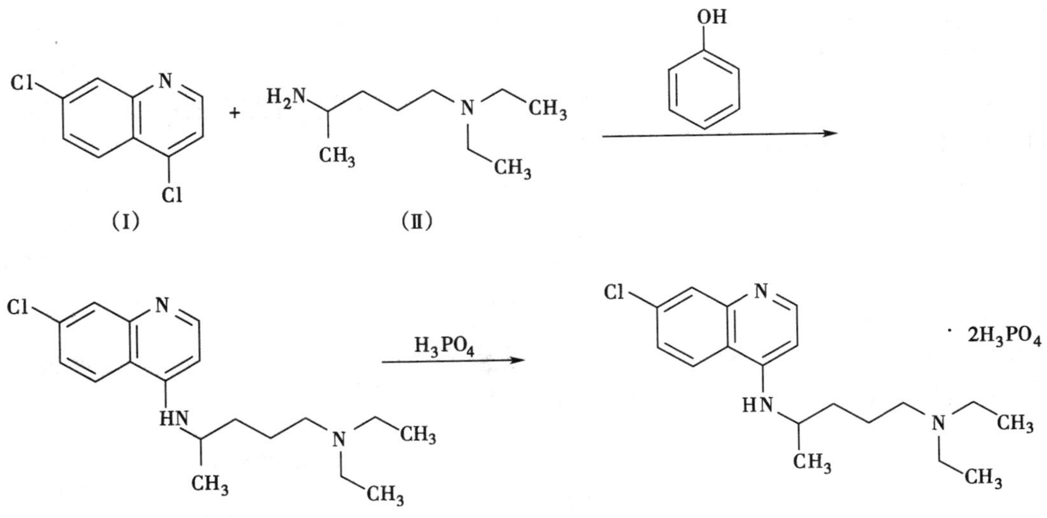

氯喹主要对疟原虫的红内期起作用,能在红细胞内高度聚集,迅速杀灭红细胞内裂殖体,有效地控制疟疾发作症状。对红外期无作用,不能阻止复发;对原发性红外期无效,对配子体也无直接作用,不能用于预防疟疾,也不能阻断传播。

目前有相当一部分恶性疟原虫对氯喹产生抗药性,使其疗效降低,因此在很多情况下需改用其他抗疟药或联合用药。与伯氨喹合用时,部分患者可产生严重的心血管系统不良反应,如改为序贯服用疗效不减,但不良反应降低。

青蒿素 artemisinin

化学名为(3*R*,5a*S*,6*R*,8a*S*,9*R*,12*S*,12a*R*)- 八氢-3,6,9-三甲基-3,12-桥氧-12*H*-吡喃[4,3-j]-1,2-苯并二塞平-10(3*H*)-酮。

本品为无色针状结晶,味苦,mp. 150~153℃,$[\alpha]_D^{20}$ +75°~ +78°。在丙酮、醋酸乙酯、氯仿、苯或冰醋酸中易溶,在甲醇、乙醇、乙醚及石油醚中溶解,在水中几乎不溶。

青蒿系从菊科植物青蒿或黄花蒿中分离的一种含过氧基的新型倍半萜内酯,已全合成制得本品。

青蒿素结构中含有过氧键,遇碘化钾试液氧化析出碘,加淀粉指示剂立即显紫色;含内酯结构,加氢氧化钠水溶液并加热后水解,遇盐酸羟胺试液及三氯化铁则生成深紫红色的异羟肟酸铁。

本品在体内代谢为双氢青蒿素,具有抗疟活性,可进一步代谢为脱氧双氢青蒿素、3α-羟基脱氧双氢青蒿素,9,10-二羟基双氢青蒿素。

本品为一高效、速效的抗疟药,主要作用于疟原虫的红内期,对间日疟、恶性疟及抢救脑型疟效果良好,但复发率稍高。与伯氨喹合用可使复发率明显降低。

青蒿素及其衍生物还具有抗肿瘤活性,对多种人类和动物肿瘤细胞均具有毒性作用,包括黑色素瘤细胞、肾癌细胞、中枢神经系统肿瘤细胞、肺癌细胞等。青蒿素的抗肿瘤和抗疟疾作用机制相似,都是由亚铁离子介导。

第三节　抗其他寄生虫病药物

寄生虫病发病率较高的除疟疾和肠道寄生虫病外,还有血吸虫病、丝虫病和滴虫病等。本节将介绍抗血吸虫病、抗丝虫病和抗滴虫病的药物。

一、抗血吸虫病药

血吸虫病是由血吸虫寄生于人体引起的疾病。血吸虫分为日本血吸虫、埃及血吸虫和曼氏血吸虫 3 种,在我国及亚洲流行的为日本血吸虫病。血吸虫病这一在全世界流行最广、危害最严重的寄生虫病,目前在我国已得到了较好的控制。

血吸虫病治疗药分为锑剂和非锑剂两类。锑剂由于毒性较大,现已少用。非锑剂主要有吡喹酮(praziquantel)、硝基呋喃类衍生物和异硫氰酸酯类衍生物。

硝基呋喃类药物具有较强的抗菌作用,由于高效杀菌剂往往可能兼有杀虫作用,我国合成和筛选了大量硝基呋喃类衍生物,得到了可口服的呋喃丙胺(furapromide)、呋喃双胺(furadiamine)及呋喃烯唑(fuvinazole),用于治疗日本血吸虫病,后两者的副作用较前者轻。

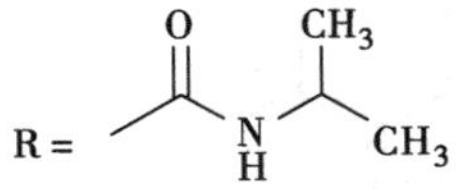

呋喃丙胺

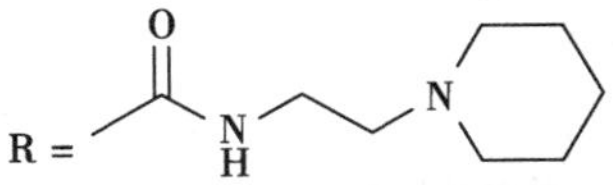

呋喃双胺

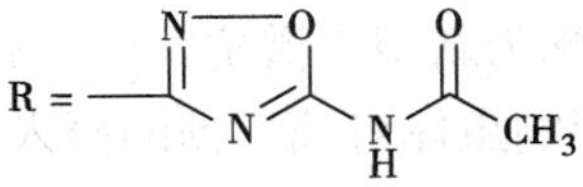

呋喃烯唑

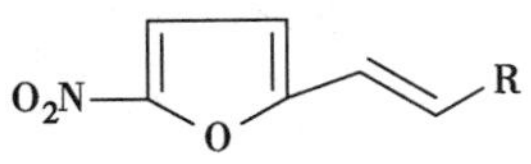

硝硫氰胺(nithiocyanamine)为异硫氰酸酯类药物,对血吸虫有显著杀灭作用,并对姜片虫、钩虫及丝虫都有效,由于排泄慢,可引起积蓄中毒。对其改造得到硝硫氰酯(nitroscanate)和硝硫苯酯(phenithionate),具有较强的抗血吸虫作用,且毒副作用较低。

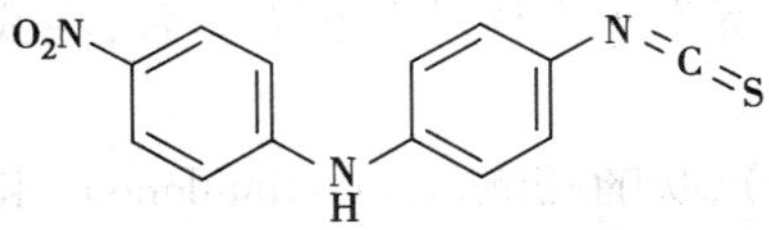

硝硫氰胺

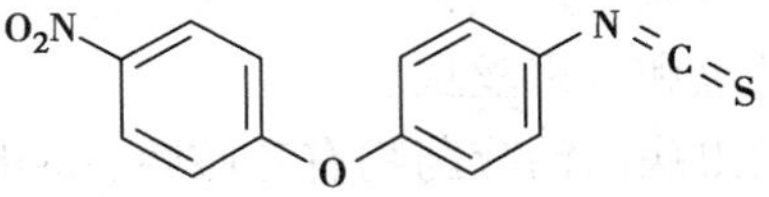

硝硫氰酯

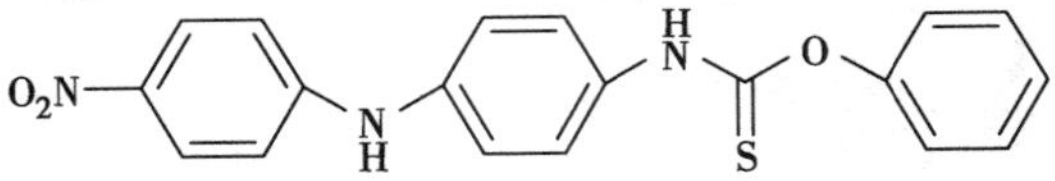

硝硫苯酯

吡喹酮 praziquantel

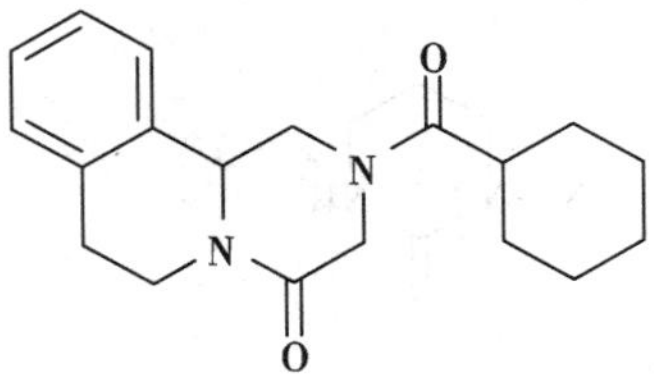

化学名为 2-(环己甲酰基)-1,2,3,6,7,11b-六氢-4H-吡嗪并[2,1-a]异喹啉-4-酮。

本品为白色或类白色结晶性粉末,味苦,mp. 136～141℃。在氯仿中易溶,在乙醇中溶解,在乙醚和水中不溶。

本品有两个手性中心,左旋体的疗效高于消旋体,药用其外消旋体。

本品在体内分布以肝中浓度最高,也可分布至脑脊液。经肝脏代谢为羟基化物而失去活性,血清中存在的为单羟基化代谢物,尿中为二羟基化物,并多以结合形式存在。

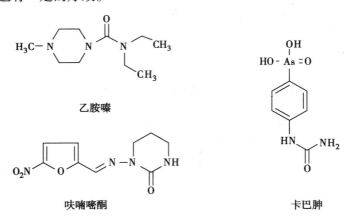

单羟基代谢物　　　　　　　　　　　　二羟基代谢物

吡喹酮为新型广谱抗寄生虫病药,对 3 种血吸虫均有效。本品对虫体糖代谢有明显的抑制作用,影响虫体对葡萄糖的摄入,促进虫体内糖原的分解,使糖原明显减少或消失。主要用于防治日本血吸虫病,还可用于绦虫病;具有剂量小、疗程短、毒性低和近期疗效高等特点。

二、抗丝虫病药

丝虫病为丝虫寄生于人体淋巴系统所引起的。寄生于人体的丝虫有多种,在我国主要是班氏丝虫和马来丝虫。

丝虫病的治疗药物有乙胺嗪(diethylcarbamazine)、呋喃嘧酮(furapyrimidone)、卡巴肿(carbarsone)和左旋咪唑等。抗丝虫病早期以肿剂为主,但其毒性较大,不宜用于大规模防治。乙胺嗪药用其枸橼酸盐,是治疗丝虫病的首选药物,但其疗效差,副作用也较大。呋喃嘧酮是我国创制的抗丝虫病药物,其疗效优于乙胺嗪而副作用小。左旋咪唑及甲苯咪唑等既是广谱驱肠虫药,对丝虫病也有一定的疗效。

乙胺嗪

呋喃嘧酮

卡巴肿

枸橼酸乙胺嗪 diethylcarbamazine citrate

化学名为 4- 甲基-N,N- 二乙基-1- 哌嗪甲酰胺枸橼酸二氢盐,又名海群生、益群生。

本品为白色结晶性粉末,味微苦,微有引湿性,mp. l35～139℃。在水中易溶,乙醇中略溶,不溶于丙酮、氯仿和乙醚。

本品加碱,游离出乙胺嗪,遇钼酸铵硫酸试液生成蓝色沉淀。

本品为抗丝虫病药,对微丝蚴及成虫均有效。本品在体外基本无活性,在体内可能是干扰了微丝蚴和宿主内皮细胞花生四烯酸的合成,使宿主血小板和粒细胞聚集,血管收缩,从而使血液周围的寄生虫细胞膜破裂。本品主要用于班氏丝虫病和马来丝虫病的治疗。

三、抗滴虫病药

由阴道鞭毛滴虫引起的阴道滴虫病,多以间接方式传染,如病人将滴虫带到浴池、游泳池、衣服、马桶等传染。用于抗滴虫病的主要是硝基咪唑类药物,此类药物还具有抗厌氧菌和抗阿米巴原虫感染的作用,常用药物见表 11-3。

表 11-3　常用的硝基咪唑类药物

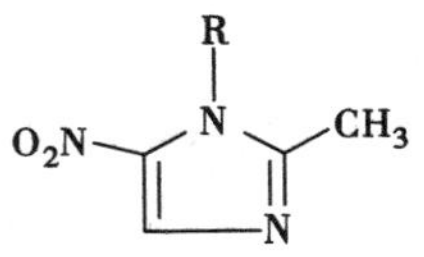

药物名称	R	主要药理用途
甲硝唑 （metronidazole）	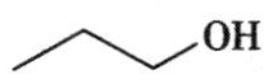	第一代硝基咪唑类药物,用于抗滴虫、阿米巴原虫和厌氧菌感染
替硝唑 （tinidazole）	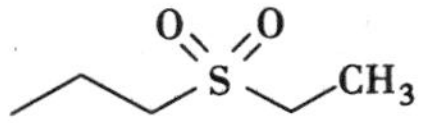	第二代硝基咪唑类药物,对大多数厌氧菌有效,对滴虫、阿米巴原虫、梨形鞭毛虫等有杀灭作用
奥硝唑 （ornidazole）	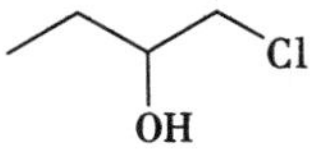	第三代硝基咪唑类药物,用于抗厌氧菌、滴虫、贾第鞭毛虫、阿米巴原虫等感染
塞克硝唑 （secnidazole）	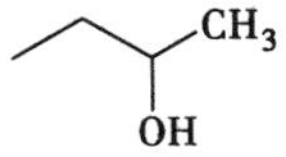	用于抗滴虫、贾第鞭毛虫、阿米巴原虫等感染

甲硝唑 metronidazole

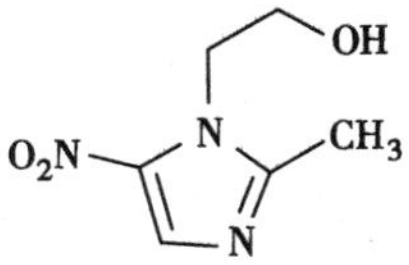

化学名为 2- 甲基-5- 硝基咪唑-1- 乙醇,又名甲硝羟乙唑、灭滴灵。

本品为白色或微黄色结晶或结晶性粉末,有微臭,味苦而略咸,mp. 159～163℃。在乙醇中略溶,在水或氯仿中微溶,在乙醚中极微溶解。

本品加氢氧化钠溶液温热后即显紫色,滴加稀盐酸成酸性后即变成黄色,再滴加过量氢氧化钠溶液则变成橙红色,此为芳香性硝基化合物的一般反应。

本品为含氮杂环化合物,具有碱性,加硫酸溶液溶解后再加三硝基苯酚,即生成黄色苦味酸盐沉淀。

本品咪唑环上的硝基可被锌与盐酸还原为氨基,为芳伯氨基,可用重氮化偶合反应进行鉴别。

甲硝唑具有强大的杀灭滴虫作用,为治疗阴道滴虫病的首选药物。本品对肠内外阿米巴病都有显著疗效,可用于治疗阿米巴痢和阿米巴肝脓肿。本品有抗厌氧菌作用,可用于治疗厌氧杆菌引起的感染。其优点是毒性小、疗效高、口服方便、适应范围广。

本品可抑制华法林的代谢,增强其抗凝作用,合用时应注意。

学习小结

本章主要介绍驱肠虫药、抗疟疾药、抗血吸虫病药、抗丝虫病药和抗滴虫病药。

驱肠虫药结构类型较多,咪唑类为最常用的广谱驱肠虫药。左旋咪唑活性是其外消旋体四咪唑的 2 倍,除具有驱肠虫作用外,还有抗丝虫病和免疫调节作用。阿苯达唑是咪唑类中作用最强的一个,其代谢产物阿苯达唑亚砜具有活性。

抗疟疾药按其结构类型分为喹啉类、氨基嘧啶类和萜内酯类。奎宁具有喹啉甲醇的结构,与抗心律失常药奎尼丁互为光学异构体。氯喹属 4-氨基喹啉类,主要用于控制疟疾发作的症状,不能用于预防。8-氨基喹啉衍生物伯氨喹被用作防治疟疾复发和传播的首选药。氨基嘧啶类抗疟药为二氢叶酸还原酶抑制剂。萜内酯类的代表药物青蒿素为倍半萜内酯过氧化物,是当前治疗恶性疟的首选药物。为克服其口服活性低、溶解度小、复发率高、半衰期短等缺点,进行结构改造后得到了双氢青蒿素、蒿甲醚、蒿乙醚和青蒿琥酯。内过氧化物-缩酮-乙缩醛-内酯的结构和疏水基团的存在,是此类药物具有活性所必需的。

血吸虫病主要采用吡喹酮等非锑剂治疗。乙胺嘧啶为抗丝虫病药。以甲硝唑为代表的抗滴虫病药还具有抗阿米巴病和抗厌氧菌感染的作用。

复习题

1. 左旋咪唑是如何拆分得到的,该药有哪些用途?
2. 阿苯达唑的主要代谢产物是什么,作用如何?
3. 写出奎宁的结构及构型。
4. 简述青蒿素的结构改造及萜内酯类抗疟药的构效关系。
5. 列举几个非锑剂类抗血吸虫病药。
6. 抗丝虫病的首选药物是什么?
7. 写出甲硝唑的化学结构,该药可用哪些化学方法进行鉴别?
8. 列举几个我国创制的抗寄生虫病药物。

(甄宇红)

第十二章

合成抗菌药

学习目标 ▯▮▮

掌握:磺胺嘧啶、磺胺甲噁唑、盐酸环丙沙星、诺氟沙星、异烟肼、盐酸乙胺丁醇、利福平、
　　　氟康唑的结构、性质及用途。
熟悉:磺胺类药的基本结构、作用机制与构效关系;甲氧苄啶的作用机制;喹诺酮类抗菌药
　　　物的分类及构效关系;临床上常用的抗结核药物;临床上常用的唑类抗真菌药物。
了解:喹诺酮类抗菌药物的作用机制;唑类抗真菌药物的发展及构效关系和非唑类抗真
　　　菌药物的结构类型及作用特点;利福霉素类抗结核药物的构效关系。

抗菌药是一类能抑制或杀灭病原微生物的药物,主要包括抗生素和合成抗菌药。本章将
主要介绍喹诺酮类抗菌药、磺胺类抗菌药及抗菌增效剂、抗结核药和抗真菌药。

第一节　喹诺酮类抗菌药

喹诺酮类抗菌药又称吡啶酮酸类抗菌药,自 1962 年发现哌啶酸以来,该类药物发展非常
迅速,已成为临床上最常用的合成抗菌药物之一。

一、发展和结构类型

喹诺酮类按发明先后及其抗菌性能的不同分为四代。
第一代药物抗菌谱窄,仅对大肠杆菌、痢疾杆菌和变形杆菌等少数几种菌有效。代表药物
为:萘啶酸(nalidixic acid)、吡咯酸(piromidic acid),因疗效不佳,副作用大,现已完全淘汰。

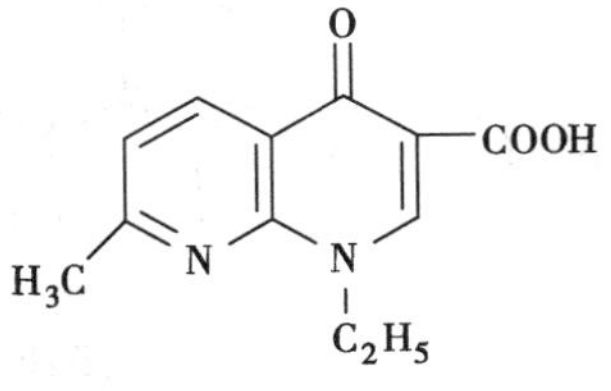

萘啶酸 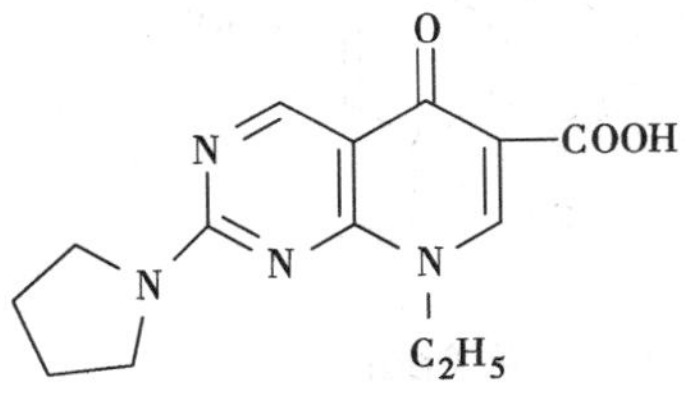　　　　　　　　　　　　　吡咯酸

第二代药物抗菌谱有所扩大,因吸收代谢后在尿液和胆汁中浓度很高,故对急慢性肾盂肾炎、膀胱炎和前列腺炎等尿路感染及胆道感染、菌痢和肠炎等疗效更好。代表品种为吡哌酸(pipemidic acid)、西诺沙星(cinoxacin)等。因副作用仍较大,故目前除吡哌酸仍在应用外,其他均已淘汰。

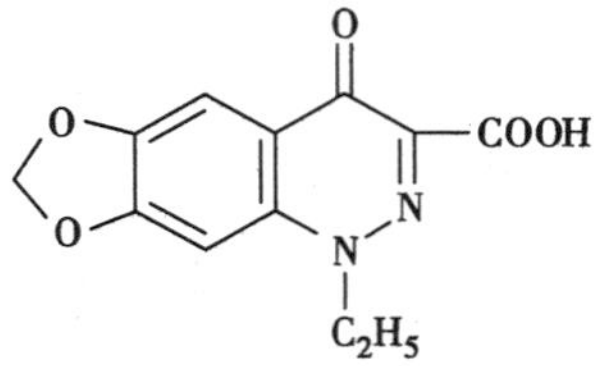

西诺沙星 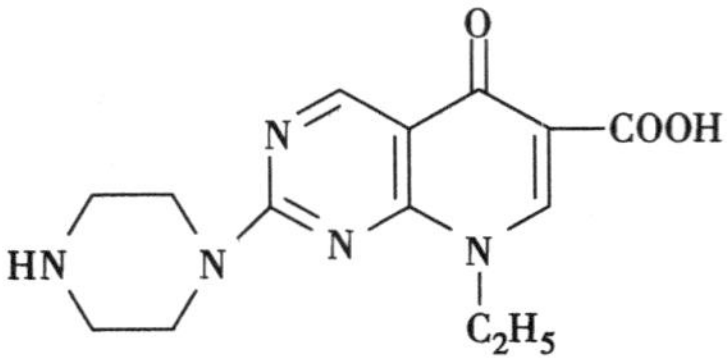　　　　　　　　　　　　吡哌酸

第三代药物抗菌谱更为扩大,随药物浓度增加,抗菌作用增强,呈现剂量依赖性。可对抗耐药性葡萄球菌等革兰阳性菌,对革兰阴性菌疗效更佳。

本类药物分子中均含氟原子,故称氟喹诺酮类。这类药物用于治疗严重感染及反复发作的慢性感染,特别是泌尿系统感染。主要品种有:诺氟沙星(norfloxacin)、氧氟沙星(ofloxacin)、环丙沙星(ciprofloxacin)、依诺沙星(enoxacin)、洛美沙星(lomefloxacin)、氟罗沙星(fleroxacin)、加替沙星(gatifloxacin)和司帕沙星(sparfloxacin)等。

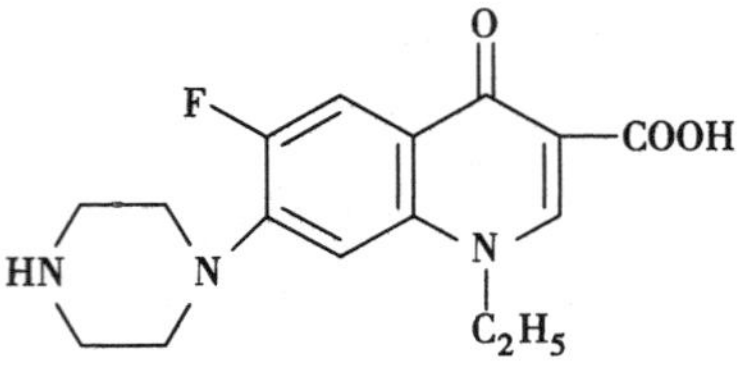

诺氟沙星 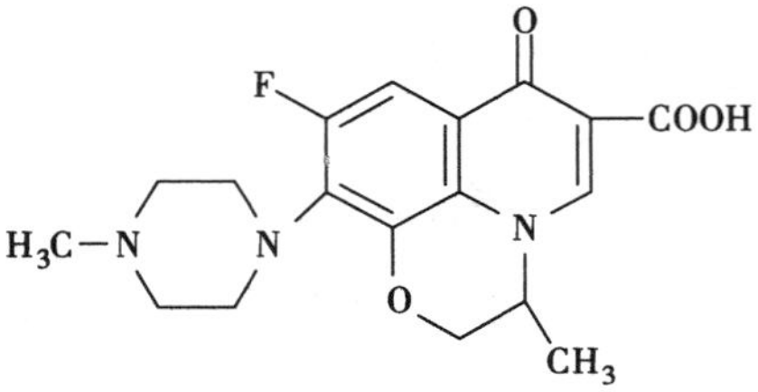　　　　　　　　　　　　氧氟沙星

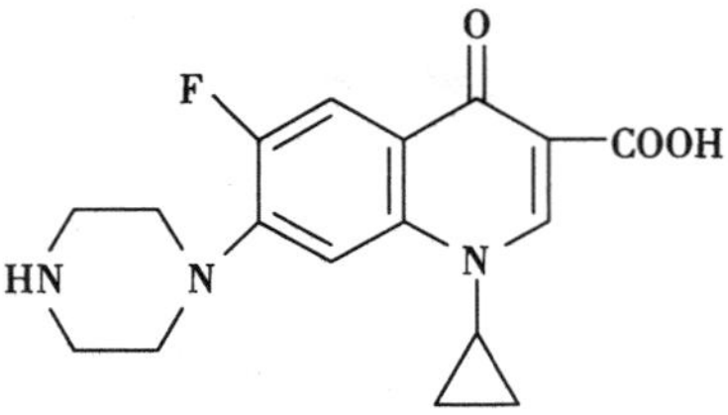

环丙沙星 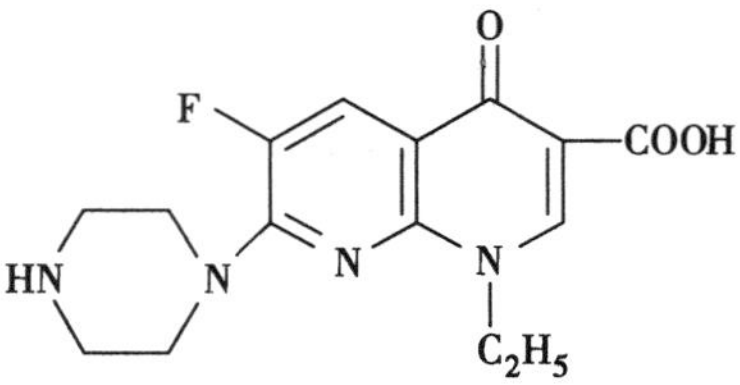　　　　　　　　　　　　依诺沙星

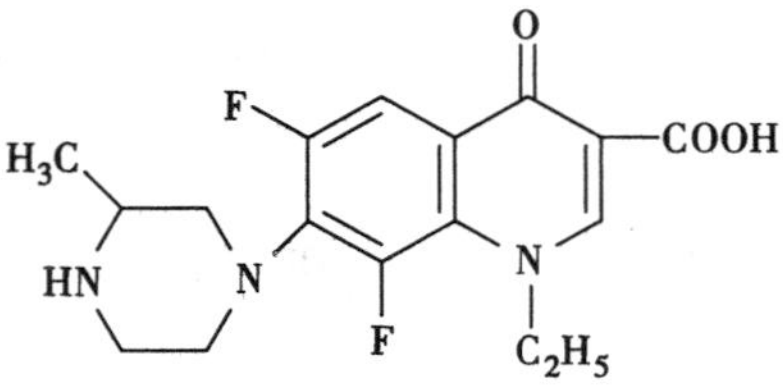

洛美沙星 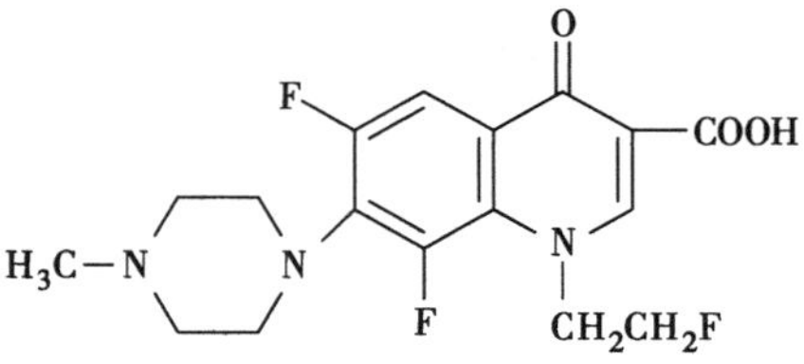　　　　　　　　　　　　氟罗沙星

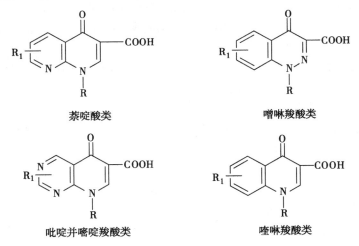

加替沙星   司帕沙星

第四代药物不仅保持了第三代喹诺酮抗菌的优点,还进一步扩大到衣原体、支原体等病原体,临床上主要用于对葡萄球菌属、链球菌属等属所致的烫伤感染、手术。近年国外研制出第四代喹诺酮类抗生素,如曲伐沙星(trovafloxacin)、莫西沙星(moxifloxacin)、克林沙星(clinafloxacin)和吉米沙星(gemifloxacin)等。曲伐沙星明显增强了对革兰阳性球菌和厌氧菌的抗菌活性,是喹诺酮类抗菌药中对耐青霉素或耐青霉素肺炎球菌具有很高活性的药物之一。莫西沙星的最大特点是在对需氧菌革兰阳性球菌活性的基础上,增加对厌氧菌的活性。克林沙星明显增强了对肠杆菌科革兰阳性球菌的活性,与其他抗菌药物有较强的协同作用。吉米沙星最突出之处是显著增强了与靶部位——拓扑异构酶Ⅳ的亲和力,从而显著改善了抗菌谱,尤其是对革兰阳性菌的杀菌力更为显著,是目前对肺炎链球菌活性最高的氟喹诺酮类口服药物,适应证为治疗下呼吸道感染、泌尿道感染的选用药物之一。

以化学结构分类,可分为萘啶酸类(naphthyridinic acids)、噌啉羧酸类(cinnolinic acids)、吡啶并嘧啶羧酸类(pyridopyrimidinic acids)、喹啉羧酸类(quinolinic acids)。

萘啶酸类   噌啉羧酸类

吡啶并嘧啶羧酸类   喹啉羧酸类

当前喹诺酮类抗菌药的研究致力于:①增强对链球菌等革兰阳性菌的抗菌活性;②改善药动学性质,提高生物利用度;③降低光敏度和提高安全性;④探索改善和解决耐药性的问题。

二、作 用 机 制

喹诺酮类抗菌药的作用机制为其抑制细菌 DNA 合成中起作用的两种酶:DNA 回旋酶和拓扑异构酶Ⅳ。DNA 回旋酶对细菌的复制、转录和修复起决定性作用;拓扑异构酶Ⅳ则是在细菌细胞壁的分裂中,对细菌染色体的分裂起关键作用。喹诺酮类药物通过抑制上述两种酶,使细菌处于一种超螺旋状态,从而防止细菌的复制。

三、构 效 关 系

喹诺酮类药物构效关系的研究进展较多、较快,对喹诺酮的基本母核结构,以及可变的各个取代位置不同的取代基与抗菌活性之间的关系研究较多,现将其构效关系归纳如下:

(1)N_1-位上的取代基(R_1)对抗菌活性影响较大,其取代基可以为脂肪烃基和芳基。

N_1-位若为脂肪烃基取代时,以乙基或与乙基体积相似的乙烯基、氟乙基抗菌活性最好。

N_1-位若为脂环烃基取代时,环丙基的抗菌作用最好,其活性大于乙基取代衍生物。

N_1-位可以为苯基或其他芳香基团取代,若为苯基取代时,抗菌活性与乙基相似。

(2)2-位上引入取代基(R_2)后,活性减弱或消失。2-位取代基产生的空间位阻作用干扰了喹诺酮类药物与受体结合。

(3)3-位羧基和4-位酮基是该类药物与 DNA 促旋酶结合产生药效的必需基团。

(4)当5-位取代基(R_3)与母核能较好共平面,4-酮基上的氧带有较多电荷时,有利于提高化合物的抗菌活性;5-位以氨基取代时活性最好,其他基团取代则活性减弱。

(5)6-位引入氟(R_4)可增强抑制细菌拓扑异构酶 II 的活性,不同取代基对活性的贡献大小顺序依次为:$F > Cl > CN \geq NH_2 \geq H$。

(6)7-位取代基(R_5)不仅影响抗菌活性、抗菌谱和体内动力学过程,而且对不良反应也有至关重要的影响。取代基对活性贡献大小顺序依次为:哌嗪基 > 二甲氨基 > 甲基 > 氯 > 氢。

(7)8-位取代基(R_6)可以为 H、Cl、F、NO_2、NH_2。当8-位引入取代基后,使其对紫外线稳定性增加,光毒性减小。引入氟可以增加吸收和延长半衰期;引入甲氧基和氯可使抗厌氧菌活性提高,吸收增加,组织分布良好。

四、典 型 药 物

吡哌酸 pipemidic acid

化学名为 8-乙基-5-氧代-5,8-二氢-2-(1-哌嗪基)吡啶并[2,3-d]嘧啶-6-羧酸三水合物。

本品为微黄色或淡黄色结晶性粉末;无臭,味苦。在甲醇或二甲基甲酰胺中微溶,在水或氯仿中极微溶解,在乙醇、乙醚或苯中不溶,在氢氧化钠溶液或冰醋酸中易溶。本品对光不稳定,遇光色泽渐变为污黄色。

结构中存在的羧基和哌嗪基团使其具有酸性和碱性,因此可溶于碱性和酸性溶液,而在中性溶液中的溶解度较小。

吡哌酸体内代谢稳定,尿中 24 小时回收率为 90%,原药占 50% 以上。

对大肠杆菌、变形杆菌、克雷伯杆菌、枸橼酸杆菌、痢疾杆菌等有较强的抗菌作用,与各种抗生素无交叉耐药性。临床主要用于敏感菌所致的急性或慢性肾盂肾炎、尿路感染、膀胱炎、菌痢、中耳炎等。

诺氟沙星 norfloxacin

化学名为 1-乙基-6-氟-4-氧代-1,4-二氢-7-(1-哌嗪基)-3-喹啉羧酸。

本品为类白色至淡黄色结晶性粉末,无臭,味微苦,在甲醇或二甲基甲酰胺中微溶,在水或乙醇中极微溶解,在醋酸、盐酸或氢氧化钠溶液中易溶。

诺氟沙星结构中含氟,可用氧瓶燃烧法鉴别有机氟。

诺氟沙星室温条件下较稳定,光照下分解,可检出分解产物。

诺氟沙星为第三代喹诺酮类抗菌药。其 6 位引入氟原子,以及 7 位哌嗪基团的存在,使其具有良好的组织渗透性,抗菌谱广,作用强。对革兰阴性菌和阳性菌都有明显的抑制作用。用于泌尿道、肠道、生殖器官、胆道、皮肤、软组织及上呼吸道等感染,还可用于淋病、伤寒、副伤寒、恶性疟疾及耳鼻咽喉科感染。

盐酸环丙沙星 ciprofloxacin hydrochloride

化学名为 1-环丙基-6-氟-1,4-二氢-4-氧-7-(1-哌嗪基)-3-喹啉羧酸盐酸盐一水合物。

本品为白色或微黄色结晶粉末,几乎无臭,味苦。在水中溶解,在甲醇或乙醇中极微溶解,在丙酮、乙酸乙酯或二氯甲烷中几乎不溶。

环丙沙星为诺氟沙星分子中 1 位乙基被环丙基取代所得,虽然其抗菌谱与诺氟沙星相似,但对肠杆菌、铜绿假单胞菌、链球菌、淋球菌、金黄色葡萄球菌等的最低抑菌浓度显著优于其他同类药物及头孢菌素和氨基苷类抗生素。

环丙沙星分子中在 5 位引入氨基或甲基,8 位引入氟原子或甲氧基等,可得到司帕沙星、妥美沙星、巴罗沙星等,使得抗菌谱进一步扩大。

临床用途较诺氟沙星广,除用于诺氟沙星的适应证外,尚可治疗由流感嗜血杆菌、大肠埃希菌等引起的骨和关节感染,皮肤软组织感染和肺炎、败血症等。

氧氟沙星 ofloxacin

化学名为(±)-9-氟-2,3-二氢-3-甲基-10-(4-甲基-1-哌嗪基)-7-氧代-7H-吡啶并[1,2,3-de]-1,4-苯并噁-6-羧酸。

本品为黄色或灰黄色粉末,无臭,味苦。微溶于水、乙醇、丙酮、甲醇,极易溶于冰醋酸中。

结构中有手性碳原子,临床用其外消旋体,本品的左旋体称左氧氟沙星,体外抗菌活性是氧氟沙星的2倍,右旋体的8~12倍,水溶性大,口服吸收好,生物利用度高,不良反应比氧氟沙星低。

本品为第三代喹诺酮类抗菌药,对葡萄球菌、链球菌、肺炎链球菌、淋球菌、大肠杆菌、枸橼酸杆菌、志贺杆菌、肺炎克雷伯杆菌、肠杆菌属、沙雷杆菌属、变形杆菌、流感嗜血杆菌、不动杆菌、螺旋杆菌等有较好的抗菌作用。

第二节　磺胺类抗菌药及抗菌增效剂

磺胺类抗菌药物的发现和应用,开创了化学治疗的新纪元,使病死率极高的细菌性传染病得到了控制。这类药物从发现、应用到作用机制的建立,只用了十几年的时间。尤其是作用机制的阐明,开辟了一条从代谢拮抗寻找新药的途径,对药物化学的发展起到了重要作用。

一、发展及结构类型

1908年,德国化学家首先合成了对氨基苯磺酰胺(sulfanilamide),但当时仅被作为合成偶氮染料的中间体。1932年,Domagk在研究偶氮染料的抗菌作用时,发现磺胺类化合物百浪多息(prontosil)可以使鼠、兔免受链球菌和葡萄球菌的感染。1933年,Foerster首次使用百浪多息治疗由葡萄球菌感染引起的败血症,引起对该类化合物的注意。为克服百浪多息水溶性差、毒性较大的缺点,之后又合成得到可溶性百浪多息(prontosil soluble),取得较好的治疗效果。

对氨基苯磺酰胺

百浪多息

可溶性百浪多息

对氨基苯磺酰胺的各个位置引入多种不同的取代基,合成了大量的磺胺衍生物。至1946年共合成了5500余种磺胺类化合物,其中有20余种应用于临床,主要包括磺胺醋酰(sulfacetamide)、磺胺嘧啶(sulfadiazine)和磺胺噻唑(sulfathiazole)等。

磺胺醋酰　　　　　　　　磺胺嘧啶　　　　　　　　磺胺噻唑

20世纪40年代,青霉素开始应用于临床,使得磺胺类药物的发展受到一定影响。但之后因青霉素耐药、过敏和不稳定等缺点的出现,磺胺类药的研究再度受到重视,特别是磺胺甲氧嗪(sulfamethoxypyridazine,$t_{1/2}$37小时)等长效磺胺的发现,使得磺胺药物的研究再度出现高潮。1962年,磺胺甲噁唑(sulfamethoxazole)问世,其抗菌谱广,抗菌作用强,半衰期达11小时;当与抗菌增效剂甲氧苄啶(trimethoprim,TMP)组成复方制剂——复方新诺明时,其抗菌作用可增强数倍至数十倍。

磺胺甲氧哒嗪　　　　　　　　　　　　磺胺甲噁唑

1970年合成了磺胺乙基胞嘧啶(sulfalethylcytosine),该药物吸收迅速,抗菌活性高,溶解度大,几乎全部以原药形式排出。柳氮磺吡啶(salazosulfapyridine)可用于治疗慢性溃疡性结肠炎,疗效显著。近年来发现它可用于治疗类风湿关节炎,能改善血沉和血清球蛋白,国外已批准用于类风湿关节炎的治疗。

磺胺乙基胞嘧啶　　　　　　　　　　柳氮磺吡啶

目前,磺胺类药在细菌感染性疾病治疗方面的应用受到了一定限制,但在其他方面的应用越来越受到人们的关注。在寻找高效抑菌磺胺类药的同时,从磺胺类药在临床应用的副作用中得到启发,通过结构改造得到了一些具有利尿和降血糖作用的磺胺类药,使磺胺类药的临床应用超越了细菌感染性疾病治疗的范畴,而得到了进一步的扩展。

二、作用机制

磺胺类药的作用机制有多种学说,其中以Wood-Fields的抗代谢学说获得公认,并且得到实验证实。该学说认为磺胺类药能与细菌生长所必需的对氨基苯甲酸(*p*-aminobenzoic acid, PABA)产生竞争性拮抗,干扰了细菌酶系统对 PABA 的利用,影响了细菌的正常生长,因此产生抑菌作用。

PABA 是叶酸的组成部分,而叶酸为微生物生长的必需物质,同时是构成体内叶酸辅酶的组成部分。PABA 在二氢叶酸合成酶的催化下,与二氢蝶啶焦磷酸酯合成二氢叶酸,再在二氢叶酸还原酶的作用下还原成四氢叶酸,四氢叶酸可进一步合成为辅酶 F,辅酶 F 为 DNA 合成中所必需的嘌呤、嘧啶碱基的合成提供一碳单位。

在二氢叶酸和四氢叶酸的生物合成中,磺胺类药物由于其分子大小和电荷分布与 PABA 极为相似(图 12-1),可以取代叶酸结构中 PABA 位置,从而阻碍二氢叶酸的生物合成。抗菌增效剂 TMP 抑制了二氢叶酸还原酶的活性,因而进一步阻断了四氢叶酸的合成,形成双重阻断,使细菌的 DNA、RNA 及蛋白质的合成受到干扰,阻碍了细菌的生长繁殖。图 12-2 表明了磺胺类药与 PABA 竞争性拮抗作用的过程和 TMP 阻断四氢叶酸合成的过程。

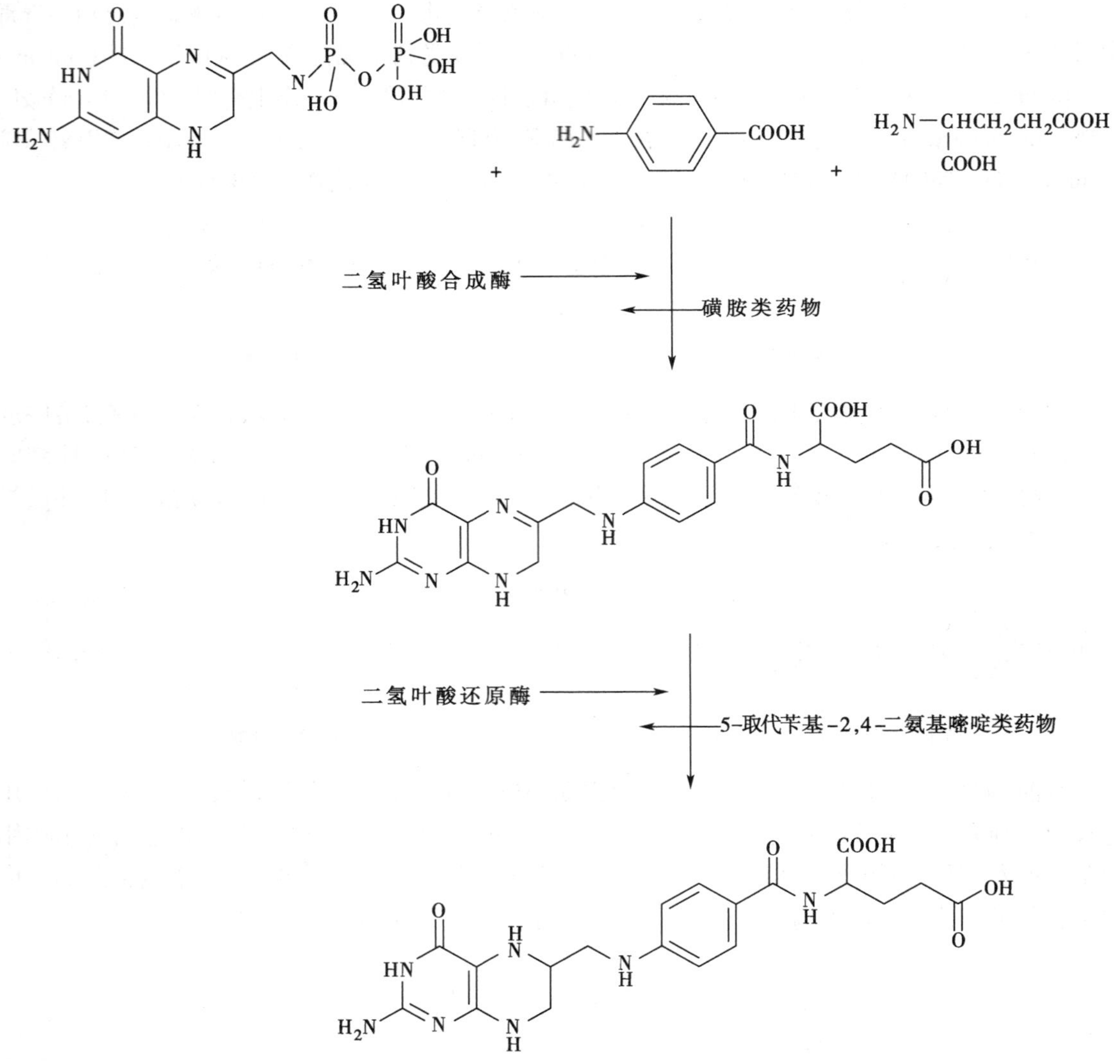

图 12-1 磺胺类药物 5-取代苄基-2,4-二氨基嘧啶类药物抑菌作用机制

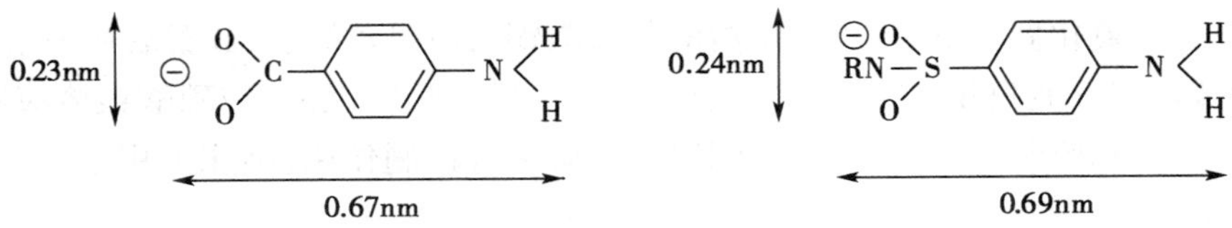

图 12-2 磺胺类药物与 PABA 分子的形状、大小及电荷分布

凡需自身合成二氢取代苄基叶酸的微生物对磺胺类药均敏感。人体可以从食物中摄取二氢叶酸,因此不会受到磺胺类药的影响。

细菌对磺胺类药可以产生抗药性。这可能是由于其遗传的影响,使二氢叶酸合成酶改变了对磺胺类药物的亲和力,而使细菌产生抗药性。

<h2>三、构 效 关 系</h2>

本类药物基本结构为对氨基苯磺酰胺,简称磺胺(sulfanilamide)。

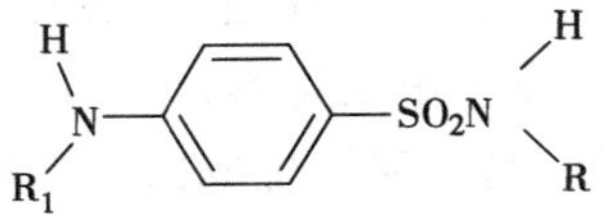

磺胺类药物的结构通式

Northey 于 1948 年通过对大量磺胺类化合物的结构与活性的研究,总结出化学结构和抑菌活性的关系。

(1)对氨基苯磺酰胺基是必需的基本结构,即苯环上的氨基与磺酰胺基必须处于对位,而邻位或间位异构体无抑菌活性。

(2)芳伯氨基上的取代基对抑菌活性有较大的影响,多数磺胺药没有取代基,如有取代基者,必须在体内易被酶分解或还原为游离的氨基才有效,如 RCONH—、R—NN—等,否则无效。

(3)磺酰胺基单取代可使抑菌作用增强,以杂环取代时抑菌作用明显增强,而双取代化合物一般丧失活性。

(4)苯环被其他芳环取代或在苯环上引入其他基团,抑菌活性降低或丧失。

<h2>四、典 型 药 物</h2>

磺胺嘧啶 sulfadiazine

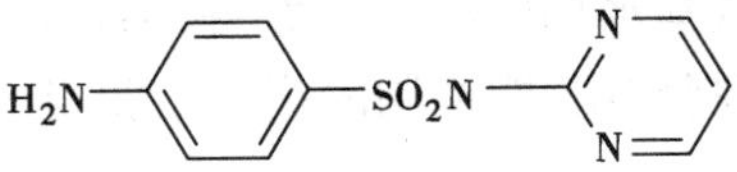

化学名为 2-(4-氨基苯磺酰胺基)嘧啶,简称 SD。

本品为白色或类白色结晶或结晶性粉末,无臭,无味,遇光色渐变暗。

本品在乙醇或丙醇中微溶,在水中几乎不溶,在氢氧化钠试液或氨试液中易溶,在稀盐酸中溶解。

本品用小火加热熔融,熔融物显红棕色,并得白色的 2-氨基嘧啶升华物;分子中具有芳伯氨基,可以发生重氮化偶合反应;钠盐水溶液与硫酸铜反应呈黄绿色,放置后变为紫色。

本品钠盐水溶液能吸收空气中的二氧化碳,析出磺胺嘧啶沉淀,与硝酸银溶液则生成磺胺嘧啶银,具有抗菌和收敛作用,特别是对铜绿假单胞菌有抑制作用,临床上用于治疗烧伤、烫伤创面的抗感染。

磺胺嘧啶有抑制细菌增殖的作用,对溶血性链球菌、脑膜炎双球菌、肺炎球菌、淋球菌的抑制作用较强,对葡萄球菌感染疗效差。其优点为血药浓度较高,血清蛋白结合率低,药物易渗入脑脊液,为预防和治疗脑炎的首选药物。

磺胺甲噁唑 sulfamethoxazole

H_2N—〔苯环〕—SO_2NH—〔异噁唑环〕—CH_3

化学名为3-(4-氨基苯磺酰胺基)-5-甲基异噁唑,简称 SMZ。

本品为白色结晶性粉末;无臭,味微苦。

本品在水中几乎不溶,在稀盐酸、氢氧化钠试液或氨试液中易溶。

本品分子中具有芳伯氨基,可以发生重氮化偶合反应生成橙红色沉淀;分子中含有磺酰胺基,其钠盐与硫酸铜生成草绿色沉淀,与硝酸银生成白色银盐沉淀。

本品口服易吸收,分布于全身组织和体液,抗菌谱与 SD 相同,但抗菌作用较强,主要用于治疗尿路感染、外伤及软组织感染和呼吸道感染等。

本品在体内乙酰化率较高(60%),因乙酰化产物易造成尿路损伤,长期服用时应与碳酸氢钠同服,以提高乙酰化物在尿中的溶解度。本品与甲氧苄啶合用时其作用增强。

柳氮磺吡啶 sulfasalazine

〔结构式〕

化学名为5-〔对-(2-吡啶胺磺酰基)苯〕偶氮水杨酸。

本品为暗黄色至棕黄色粉末,无臭。

本品在乙醇中极微溶解,在水中几乎不溶;在氢氧化钠试液中易溶。

本品属口服不易吸收的磺胺药,大部分药物吸收后,在肠微生物作用下分解成5-氨基水杨酸和磺胺吡啶。磺胺吡啶在药物分子中主要起载体作用,在肠道碱性条件下,微生物使重氮键破裂而释出有作用的药物。5-氨基水杨酸与肠壁结缔组织络合后,较长时间停留在肠壁组织中,从而起到抗菌消炎和免疫抑制作用,能抑制溃疡性结肠炎的急性发作并延长其缓解期。

五、抗菌增效剂

抗菌增效剂(antibacterial synergists)是一类与抗菌药物配伍使用时,以特定的机制增强该类抗菌药物活性的药物。

甲氧苄啶(trimethoprim,TMP)是在研究抗疟药的过程中发现的药物,能可逆性地抑制二氢叶酸还原酶,阻碍二氢叶酸还原为四氢叶酸,影响辅酶 F 的形成,从而影响微生物 DNA、RNA 及蛋白质的合成,抑制微生物的生长繁殖。甲氧苄啶对革兰阳性菌和阴性菌具有广泛的抑制作用。甲氧苄啶对磺胺类药物有增效作用,原因是磺胺类药物抑制二氢叶酸合成酶,阻断二氢叶酸的合成,而甲氧苄啶抑制二氢叶酸还原酶,阻断二氢叶酸还原成四氢叶酸,合用时可使细菌的四氢叶酸合成受到双重阻断,产生协同抗菌作用,作用可增强数倍至数十倍,故 TMP 称为磺胺增效剂。后来发现 TMP 与四环素合用时也可增强抗菌作用。

甲氧苄啶对人和动物的二氢叶酸还原酶的亲和力比对微生物二氢叶酸还原酶的亲和力弱 10 000～60 000 倍,因此对人和动物的影响很小,毒性微弱。

甲氧苄啶 4-位甲氧基取代的衍生物也具有抗菌活性,四氧普林(tetroxoprim)抗菌作用略低于 TMP,与磺胺嘧啶合用可增效并延缓微生物产生耐药性。溴莫普林(brodimoprim)对二氢叶酸还原酶的抑制作用比甲氧苄啶强 3 倍,对许多革兰阳性菌和阴性菌的抑制作用更强,在临床上治疗上呼吸道感染、严重慢性支气管炎等症。美替普林(metioprim)体外抗菌作用比甲氧苄啶强 3～4 倍,与磺胺嘧啶合用有增效作用,两者比例为 1:1 时增效最为显著。

甲氧苄啶　　　　　　　　　　　　　　四氧普林

溴莫普林　　　　　　　　　　　　　　美替普林

另一类抗菌增效剂为 β-内酰胺酶抑制剂,如克拉维酸(clavulanic acid)等,与 β-内酰胺类抗生素如青霉素类、头孢菌素类合用,可以显著增强抗菌作用,详见抗生素一章。

甲氧苄啶 trimethoprim

化学名为 2,4-二氨基-5-(3,4,5-三氧甲基苄基)嘧啶。

本品为白色结晶性粉末,味苦、微溶于水、乙醇,易溶于无机酸及冰醋酸。

本品为广谱抗菌药,与磺胺类药物及四环素和庆大霉素等抗生素合用有明显的增效作用。适用于呼吸道、泌尿道、肠道等感染,与磺胺多辛合用,可治疗疟疾。

第三节　抗结核药

结核病是由结核杆菌引起的慢性细菌感染性疾病。结核杆菌是一种有特殊细胞壁的耐酸杆菌,其细胞上富有的类脂为高亲水性物质,并且对醇、酸、碱及某些消毒剂具有高度稳定性。抗结核药是指能抑制结核分枝杆菌,用于治疗结核病并防止其传播的药物。1944 年链霉素问世,其在体内、外对结核杆菌均呈明显抑制作用,成为第一个用于临床的抗结核药。其后相继发现对氨基水杨酸、异烟肼、乙胺丁醇和利福平等具有抗结核作用的药物,目前仍为重要的抗结核药。

抗结核药物根据化学结构,可分为抗生素类抗结核药物与合成抗结核药物。

一、抗生素类抗结核药

抗生素类抗结核药主要有硫酸链霉素、卡那霉素和利福霉素类等。本节介绍利福霉素,其他见抗生素一章。

利福霉素是由链丝菌发酵产生的抗生素,其化学结构为 27 个碳原子的大环内酰胺。

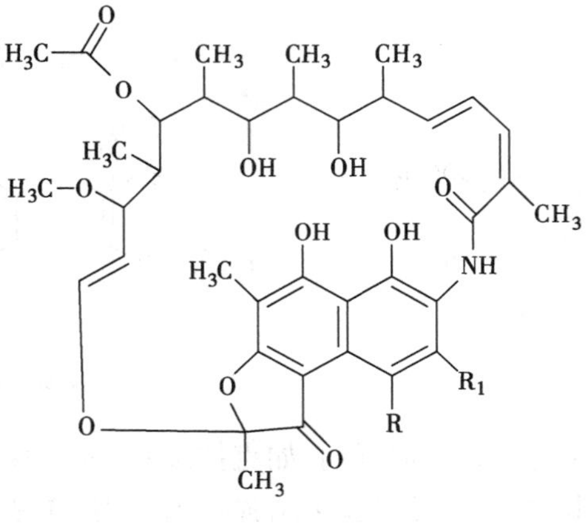

R	R$_1$	利福霉素
– OCH$_2$COOH	H	利福霉素 B
– OH	H	利福霉素 SV
– OH	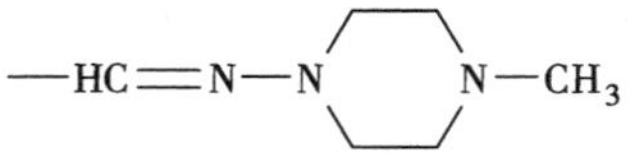 —HC＝N—N⬡N—CH$_3$	利福平
– OH	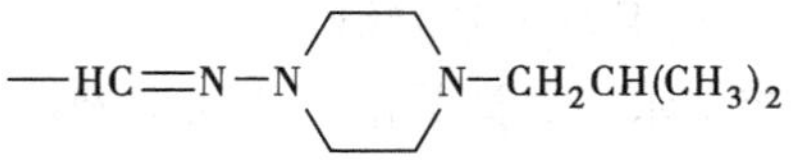 —HC＝N—N⬡N—CH$_2$CH(CH$_3$)$_2$	利福定
– OH	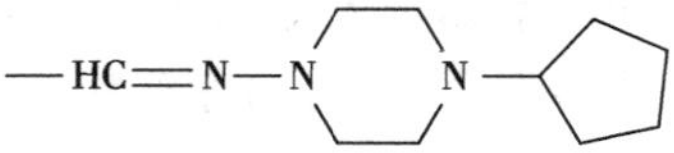 —HC＝N—N⬡N—⬠	利福喷丁

利福平 rifampicin

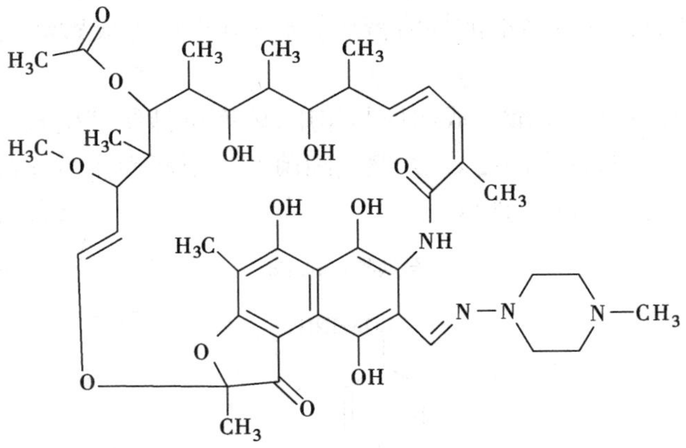

化学名为 3-[[(4-甲基-1-哌嗪基)亚氨基]甲基]利福霉素。

本品为鲜红色或暗红色结晶性粉末,无臭、无味。

本品在氯仿中易溶,在甲醇中溶解,在水中几乎不溶。其 1% 水混悬液的 pH 为 4.0~6.5。本品遇光易变质,水溶液易氧化损失效价。

利福平分子中含 1,4-萘二酚结构,在碱性条件下易氧化成醌型化合物。其醛缩氨基哌嗪在强酸中易在 CN 处分解,成为缩合前的醛基和氨基哌嗪两个化合物。故本品酸度应在 pH 4.0~6.5 范围内。

利福平体内主要代谢为 C_{21} 的酯键水解,生成脱乙酰基利福平,它虽然仍有抗菌活性,但仅为利福平的 1/8~1/10。在尿中发现去乙酰化物与葡萄糖醛酸的结合物。利福平的另一个代谢物为其水解物 3-醛基利福霉素 SV。它虽然有抗菌活性,但比利福平低。本品代谢物具有色素基团,因而尿液、粪便、唾液、泪液、痰液及汗液常呈橘红色。

利福平对结核杆菌和其他分枝杆菌(包括麻风杆菌等),在宿主细胞内、外均有明显的杀菌作用。对脑膜炎球菌、流感嗜血杆菌、金黄色葡萄糖球菌、表皮链球菌、肺炎军团菌等也有一定的抗菌作用。对某些病毒、衣原体也有效。

二、合成抗结核药

合成抗结核药主要有对氨基水杨酸钠、异烟肼、乙胺丁醇、吡嗪酰胺等。

对氨基水杨酸钠 sodium aminosalicylate

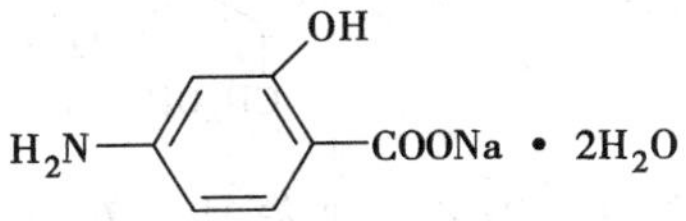

化学名为 4-氨基-2-羟基苯甲酸钠盐二水合物,又名 PAS-Na。

本品为白色或类白色结晶或结晶性粉末,无臭,味甜带咸,易溶于水,略溶于乙醇,不溶于乙醚。

本品水溶液不稳定,在酸性条件下易脱羧,生成间氨基酚。中性或偏碱性条件脱羧较慢,酸性条件脱羧较快。脱羧生成的间氨基酚,可继续被氧化生成棕色的联苯醌化合物。

本品结构中含有芳伯氨基,可进行重氮化偶合反应,生成猩红色沉淀。

本品具有酚羟基结构,在稀盐酸酸性溶液中,与三氯化铁生成紫红色络合物,放置 3 小时不产生沉淀。

本品与结核菌的对氨基苯甲酸合成起抑制作用,因而可抑制其生长。本品很少单独应用,多与链霉素、异烟肼等合用,以增加疗效,并避免细菌产生耐药性。治疗各种结核病,对肠结核和骨结核及渗出性肺结核有较好的疗效。

异烟肼 isoniazid

CONHNH₂

化学名为 4- 吡啶甲酰肼,又名雷米封。

本品为无色结晶,白色或类白色的结晶性粉末,无臭,味微甜而后苦;遇光渐变质。

本品在水中易溶,在乙醇中微溶,在乙醚中极微溶解。

异烟肼肼基上的质子可以被烷基和芳基取代,某些衍生物具有抗结核活性,另一些衍生物则无抗结核活性。

酰肼结构不稳定,在酸碱条件下,可水解生成异烟酸和肼,游离肼使毒性增大,故变质后不能供药用,光、重金属、温度、pH 等均可加速水解进行。

异烟肼与铜离子或其他重金属离子络合,形成有色的螯合物,如与铜离子在酸性条件下生成一分子的螯合物显红色,在 pH 7.5 时形成两分子螯合物。微量金属离子的存在,可使异烟肼水溶液变色,分解产生异烟酸等,故配制注射液时,应避免与金属器皿相接触。

肼基具有还原性,在酸性液中可被氧化剂如溴、碘、硝酸银、溴酸钾等氧化,生成异烟酸,放出氮气。

异烟肼含肼基,与香草醛缩合生成淡黄色异烟腙。

本品对结核杆菌有抑制和杀灭作用,特点是只影响正在分裂的细菌。疗效好,用量小,易于口服,可与对氨基水杨酸钠、链霉素、卡那霉素合用,减少耐药性的发生。主要用于各种类型活动性结核病,尤其适用于结核性脑膜炎。

盐酸乙胺丁醇 ethambutol hydrochloride

化学名为 (2R,2′R)-(+)-2,2′-(1,2- 乙二亚氨基)- 双-1- 丁醇二盐酸盐。

本品为白色结晶性粉末,略有引湿性,极易溶于水,略溶于乙醇,几乎不溶于乙醚。

本品含有 2 个构型相同的手性碳原子,有 3 个光学异构体,右旋体活性最强,是内消旋体的 12 倍,是左旋体的 200 ~ 500 倍,药用其右旋体。

本品的水溶液加硫酸铜试液摇匀,再加氢氧化钠试液生成(1:1)络合物,溶液呈蓝色。

本品与苦味酸试液反应生成苦味酸盐沉淀,mp. 193～207℃。

本品适用于与其他抗结核药联合治疗肺结核,单纯使用本品易产生耐药性。

第四节 抗真菌药

真菌感染疾病是危害人类健康的主要疾病之一。按真菌感染机体的部位,真菌感染可分为浅表真菌感染(主要侵犯皮肤、毛发指甲)及深部真菌感染(侵犯内脏器官引起炎症)。目前,抗真菌药物的发展较快,尤以抗深部真菌病的药物更为显著。临床上使用的抗真菌药物按照化学结构来分,可分为抗生素类抗真菌药、唑类抗真菌药及其他类抗真菌药。

一、抗生素类抗真菌药

抗生素类抗真菌药根据结构特点分为两种。

1. 多烯类 多烯类结构中含有 4～7 个共轭双键,如两性霉素 B、制霉菌素、曲古霉素等,主要对深部真菌感染有效(按照它们的结构分析结构特点及推测化学性质)。

2. 非多烯类 非多烯类包括灰黄霉素、西卡宁等,主要对浅表感染有效(按照它们的结构分析结构特点及推测化学性质)。

多烯类主要用于治疗深部感染,近年来临床上常见的药物有两性霉素 B(amphotericin B)和制霉菌素(nystatin)等。

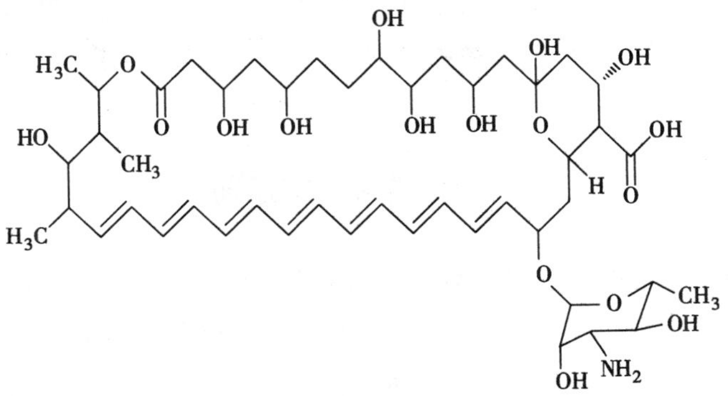

两性霉素 B

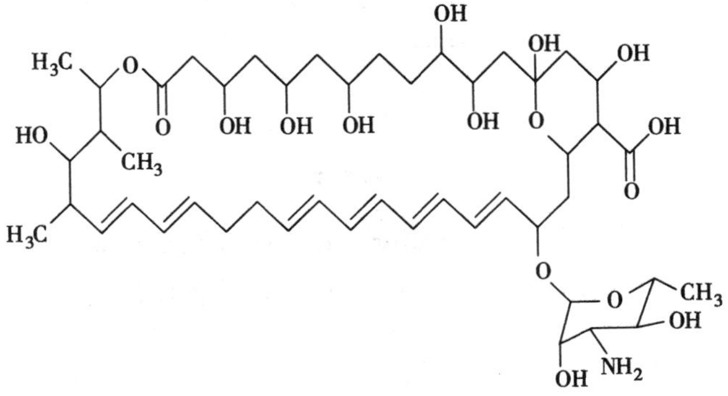

制菌霉素

两性霉素 B 自 20 世纪 50 年代问世以来,一直是治疗各种严重真菌感染的首选药物,也是唯一可供静注使用的多烯类抗生素类抗真菌药物。两性霉素 B 能与麦角甾醇结合,使真菌细胞膜产生多孔性,使细胞内液外溢而导致细胞死亡。本品对大多数真菌均具有高度抗菌活性,部分曲霉菌对本品耐药,皮肤和毛发癣菌则通常耐药。本品主要用于隐球菌、球孢子菌、荚膜组织胞浆菌、芽生菌、孢子丝菌、念珠菌、毛霉菌、曲霉菌等引起的内脏或全身感染。

制菌霉素主要用于白念珠菌感染,如消化道念珠菌病、鹅口疮、念珠菌性阴道炎及外阴炎等,但口服治疗全身性真菌感染或深部真菌感染则无效。

两性霉素 B 为庚烯抗真菌药,制霉菌素为丁烯抗真菌药。

非多烯类主要对浅表真菌有效,包括灰黄霉素(griseofulvin)、西卡宁(siccanin)等。

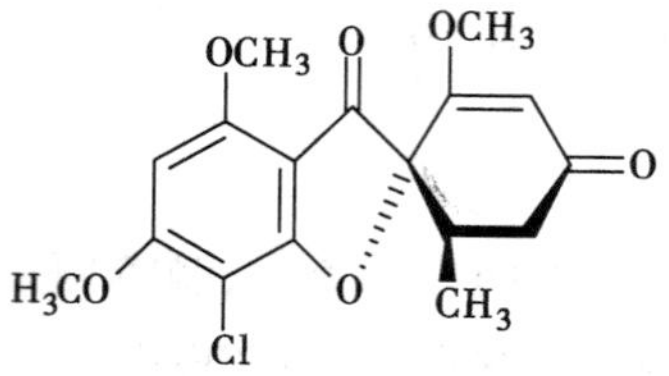

灰黄霉素 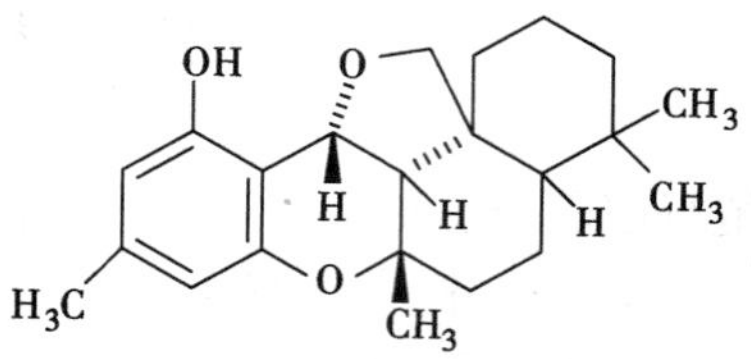　　　　　　　　　　　　　西卡宁

灰黄霉素可竞争性地抑制和干扰真菌细胞的 DNA 合成,对生长期的真菌菌丝作用更强。口服灰黄霉素后可沉积于皮肤角质层,并与皮肤毛囊及甲、爪的蛋白质相结合,防止癣菌的继续侵入,最后病原体随皮肤和毛发的自然或人工脱落而离开人体。灰黄霉素在临床上主要用于头癣、严重体股癣、手足甲癣等,对头癣的疗效明显。西卡宁用于治疗浅表真菌感染,疗效与灰黄霉素类似。

二、唑类抗真菌药

唑类抗真菌药为近年发展起来的一类合成真菌药,其中克霉唑(clotrimazole)的发现,促进了近年来咪唑类抗真菌药的迅速发展。按其结构可分为咪唑类和三氮唑类。

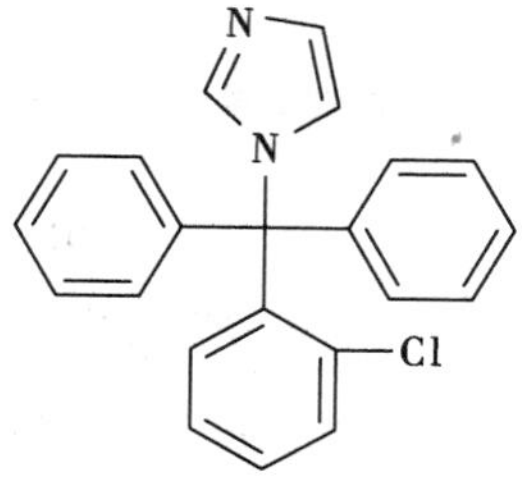

克霉唑

先后上市的咪唑类抗真菌药物有:咪康唑(miconazole)、益康唑(econazole)、噻康唑(tioconazole)、硫康唑(sulconazole)、酮康唑(ketoconazole)等。杀菌作用均较克霉唑强,用于黏膜和阴道白念珠菌、曲霉菌等深部真菌及皮肤真菌感染。

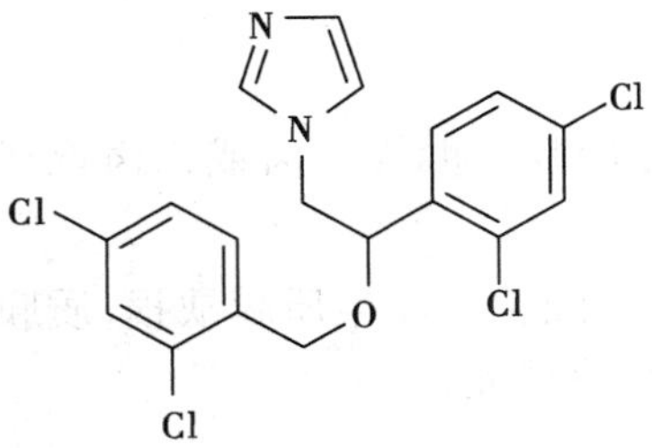

咪康唑

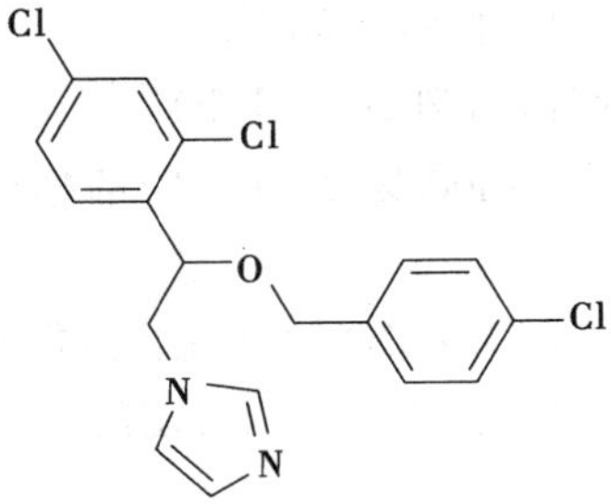

益康唑

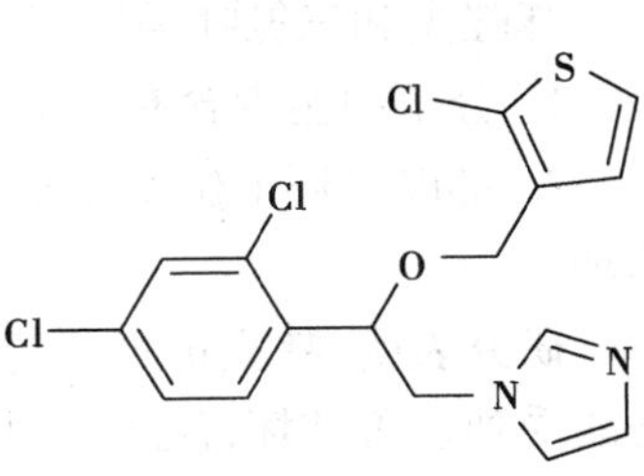

噻康唑

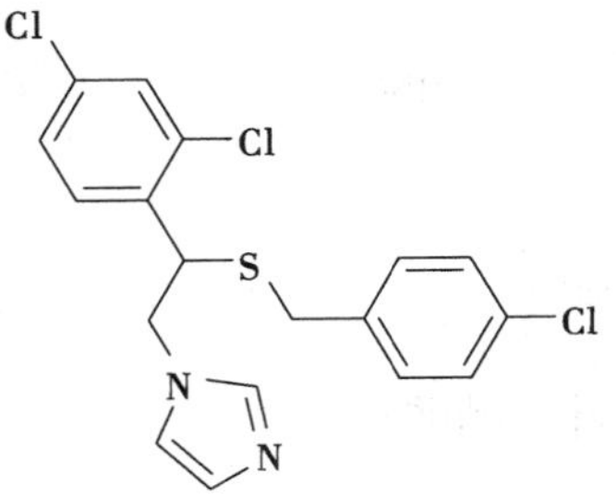

硫康唑

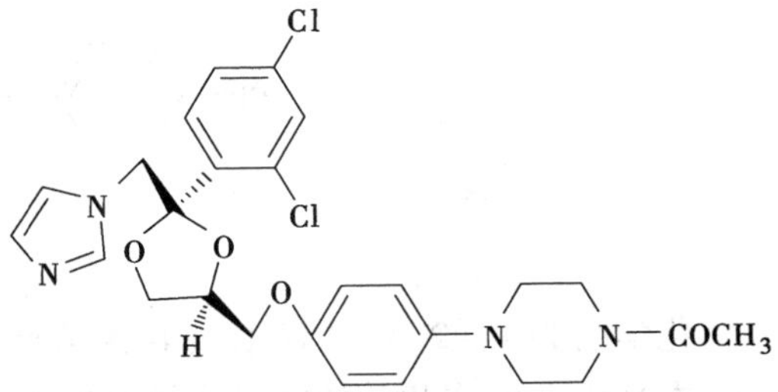

酮康唑

　　酮康唑(ketoconazole)为第一个可口服的抗真菌药物,广谱、高效、低毒,对皮肤及深部真菌感染均有效。

　　三氮唑代替咪唑环,得到三氮唑类抗真菌药物氟康唑(fluconazole)、伊曲康唑(itraconazole)、特康唑(terconazole)和伏立康唑(voriconazole)。

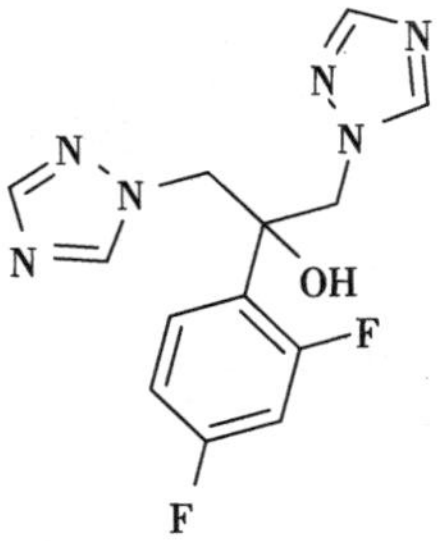

氟康唑

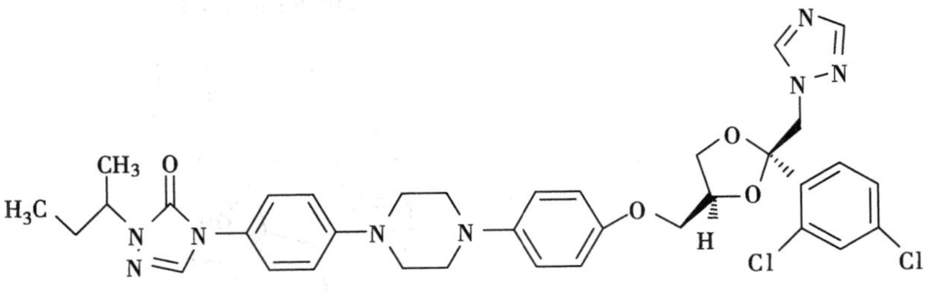

伊曲康唑

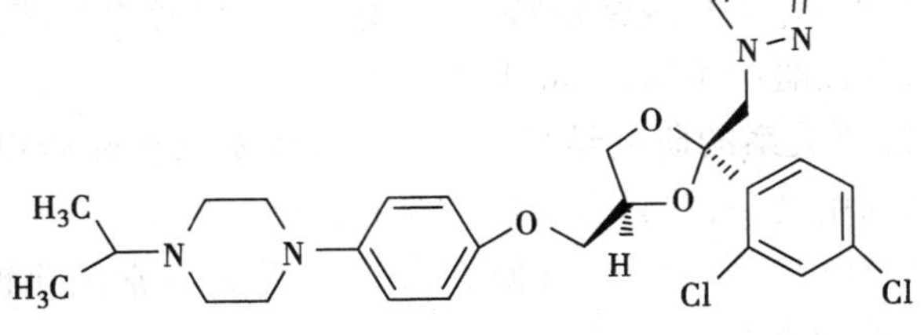

特康唑

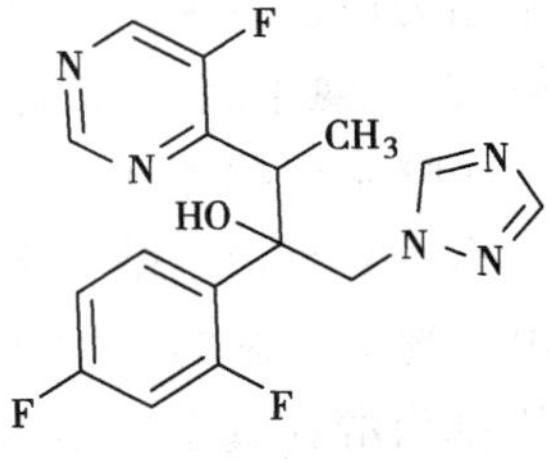

伏立康唑

咪唑类和三氮唑类抗真菌药的结构特点如下。

1. 分子中至少含有 1 个氮唑环(咪唑或三氮唑)。

2. 都以唑环 1 位氮原子通过中心碳原子与芳烃基相连,芳烃基一般为一卤或二卤取代苯环。

研究表明,唑类抗真菌药抑菌和杀菌作用的机制是:能使真菌细胞的原生质膜缺损,质膜功能受到显著破坏,使膜的通透性改变,从而抑制真菌的生长或使真菌死亡。

硝酸益康唑 econazole nitrate

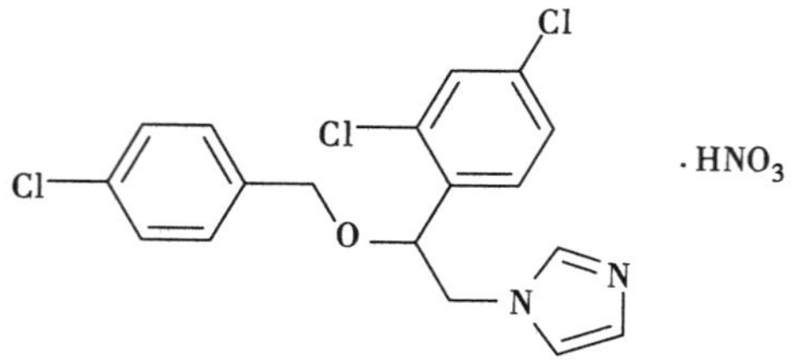

化学名为 1-[2,4-二氯-β-(4-氯苄氧基)苯乙基]咪唑硝酸盐。

本品为白色或黄色的结晶或结晶性粉末;无臭。

本品在甲醇中易溶,氯仿中微溶,在水中极微溶解。熔点:163～167℃。在乙醇及水中溶解度较咪康唑大。

益康唑为咪唑类抗真菌药物,通过抑制真菌细胞色素 P450,抑制真菌细胞内麦角甾醇的生物合成而起作用。

本品适用于念珠菌阴道炎、体癣、股癣、足癣、耳霉菌病及脂溢性皮炎等。

氟康唑 fluconazole

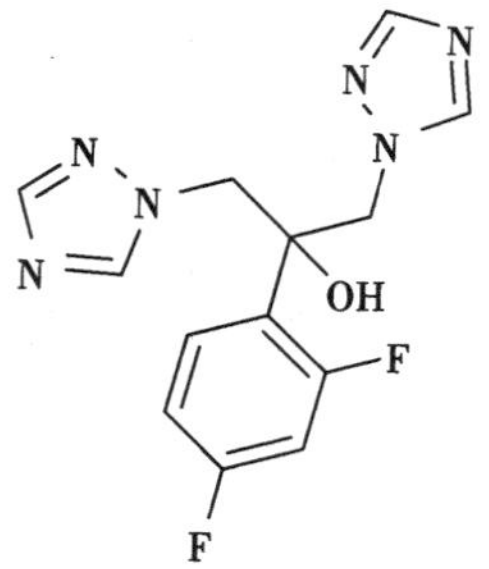

化学名为 2-(2,4-二氟苯基)-1,3-双(1H-1,2,4-三唑-1-基)-2-丙醇。

本品为白色或类白色结晶或结晶性粉末;无臭或微带特异臭,味苦,在甲醇中易溶,在乙醇中溶解,在二氯甲烷、水或醋酸中微溶,在乙醚中不溶。mp. 137～141℃。

氟康唑是根据咪唑类抗真菌药物构效关系的研究结果,以三氮唑替换咪唑环后得到的抗真菌药物。它与蛋白结合率低,且生物利用度高,并具有穿透中枢的特点。

氟康唑对真菌的细胞色素 P450 有高度选择性,它可使真菌细胞失去正常的甾醇,而使 14α-甲基甾醇在真菌细胞内蓄积,起到抑制真菌的作用。

对新型隐球菌、白念珠菌及其他念珠菌、黄曲霉菌、烟曲霉菌、皮炎芽生菌、粗球孢子菌、荚膜组织胞浆菌等均有抗菌作用。

氟康唑口服吸收良好,且不受食物、抗酸药和 H$_2$ 受体阻断药的影响。

三、其他抗真菌药物

1981 年发现的烯丙胺类化合物萘替芬(naftifine)具有广谱抗真菌活性,对皮肤真菌有杀灭作用,对马拉色菌属、念珠菌属及其他酵母菌有抑菌作用,对革兰阳性及阴性细菌也具有局部杀菌作用。局部使用萘替芬治疗皮肤癣菌病的效果优于克霉唑和益康唑,治疗白念珠菌病的效果与克霉唑相同。

通过对萘替芬进行结构改造和抗真菌活性的广泛研究,继而发现了活性高、毒性低的衍生物特比萘芬(terbinafine)和布替萘芬(butenafine)。

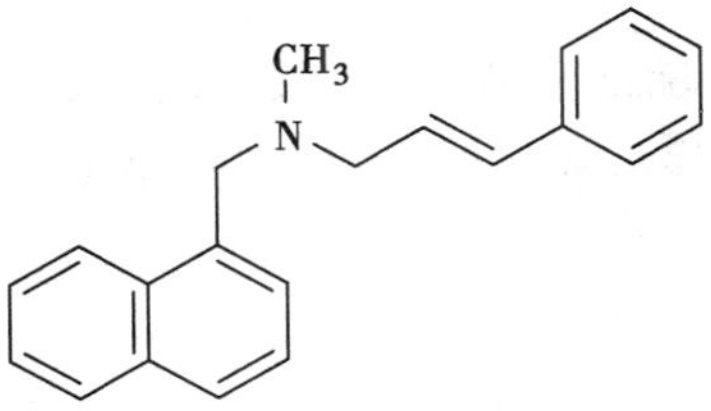

萘替芬 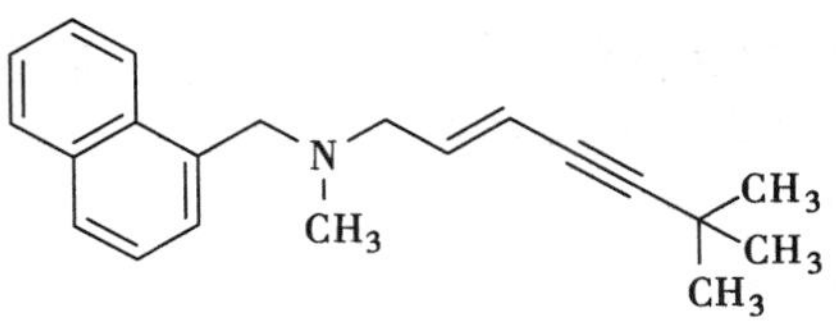　　　　　　　　　　　　　　　　特比萘芬

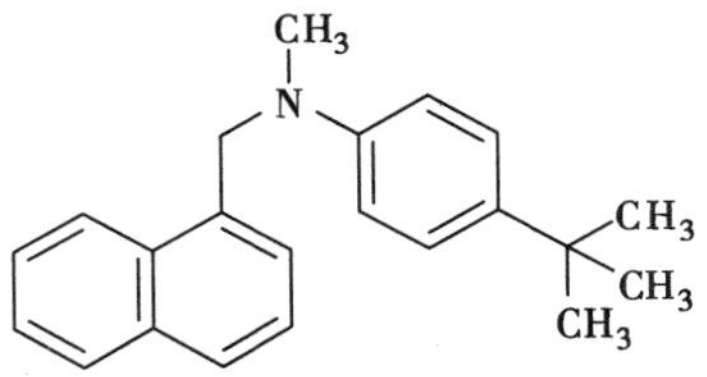

布替萘芬

托萘酯(tolnaftate)和利拉萘酯(liranaftate)属于硫代氨基甲酸类药物。托萘酯是用于治疗手足癣、体癣及股癣等皮肤浅表真菌感染的药物。利拉萘酯具有广泛的抗真菌谱,与托萘酯、克霉唑、咪康唑等相比,利拉萘酯抗菌活性更强,疗效更高,为托萘酯的 8 倍,抗皮肤癣菌的效果明显优于克霉唑,主要用于治疗皮肤局部感染,如足癣、体癣、股癣等皮肤真菌感染。

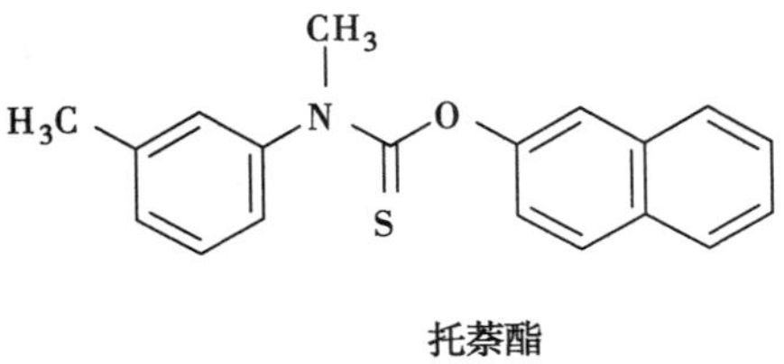

托萘酯 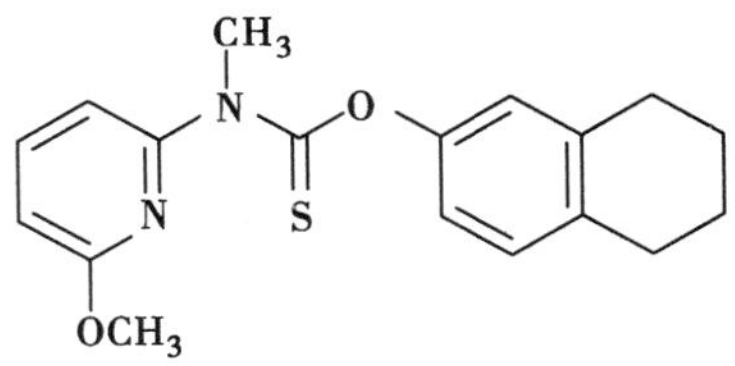　　　　　　　　　　　　　　　　利拉萘酯

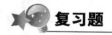 **学习小结**

本章主要介绍了喹诺酮类抗菌药、磺胺类抗菌药、抗结核药和抗真菌药。

喹诺酮类抗菌药物可以分为四代。其作用机制为选择性地抑制在 DNA 合成中起重要作用的拓扑异构酶Ⅱ和Ⅳ，从而干扰细胞 DNA 的复制、转录和修复重组。

磺胺类抗菌药一般具有对氨基苯磺酰胺基结构，对多数球菌及某些杆菌有抑制作用，可用于治疗流行性脑炎、脊髓膜炎、上呼吸道、泌尿道、肠道感染及其他细菌性感染。其作用机制是通过与细菌生长所必需的对氨基苯甲酸产生竞争性拮抗，干扰细菌的酶系统对对氨基苯甲酸的利用。

利用甲氧苄啶作为二氢叶酸还原酶抑制剂，与磺胺甲噁唑合用，使细菌的叶酸代谢受到双重阻断，抗菌作用增强。

抗结核药分为合成与抗生素类抗结核药物。常用的合成抗结核药物包括对氨基水杨酸钠、异烟肼和盐酸乙胺丁醇。常用的抗生素类抗结核药物包括链霉素、利福霉素类等。链霉素属于氨基苷类抗生素，对结核杆菌的抗菌作用很强。利福平、利福定和利福喷丁是利福霉素的衍生物。

抗真菌药按照化学结构可分为抗生素类抗真菌药、唑类抗真菌药和其他类抗真菌药。抗生素类抗真菌药物按结构可分为多烯类和非多烯类。多烯类抗生素类抗真菌药物包括两性霉素 B 和制菌霉素；非多烯类抗生素类抗真菌药物主要对浅表真菌有效，包括灰黄霉素、西卡宁等。唑类抗真菌药按结构可将其分为咪唑类和三氮唑类。其他类抗真菌药物按结构分为烯丙胺类、硫代氨基甲酸类等。

复习题

1. 写出吡哌酸、环丙沙星、依诺沙星、氧氟沙星和诺氟沙星的结构。
2. 简述喹诺酮类抗菌药物的作用机制及构效关系。
3. 喹诺酮类抗菌药物有哪些结构类型？
4. 简述磺胺类抗菌药的构效关系和抗菌作用机制。
5. 写出益康唑、酮康唑和氟康唑的结构。
6. 列出临床上常用的抗结核药物及其结构式。
7. 异烟肼在配制和服用时应注意哪些事项？

（杨伟丽）

第十三章

抗 生 素

学习目标 ▌▌▌

掌握:抗生素类药物的分类;各类抗生素的基本结构特点与化学稳定性和毒副作用之间的关系;青霉素、氨苄西林、头孢羟氨苄、头孢噻肟钠、氯霉素的化学名、结构、理化性质及临床用途;阿莫西林、哌拉西林、头孢克洛、头孢噻吩钠、头孢哌酮钠、琥乙红霉素、红霉素、罗红霉素的结构、理化性质及作用特点。

熟悉:β-内酰胺类抗生素的构效关系;克拉维酸、舒巴坦、克拉霉素、阿奇霉素的结构、作用特点及用途。

了解:β-内酰胺类抗生素、四环素类、氨基苷类、大环内酯类药物的发展及现状。

抗生素是微生物的次级代谢产物或用化学方法合成的结构类似物,在低浓度下对各种病原微生物或其他活性物质有选择性的抑制、杀灭作用,而对宿主不会产生严重的毒副作用。目前在临床上,抗生素主要作为抗感染药用于治疗大多数细菌感染性疾病。某些抗生素还用于真菌、立克次体、病毒、阿米巴原虫等感染及肿瘤的治疗等。本章主要介绍用于治疗细菌性感染的抗生素。

抗生素(尤其是结构复杂的抗生素)的主要来源仍是天然来源即生物合成(发酵);结构简单的抗生素(如氯霉素)则可用化学合成的方法得到。对生物合成的抗生素进行有目的的结构修饰和改造,可得到半合成抗生素。半合成抗生素与生物合成抗生素相比具有更多优点,如稳定性增加、毒副作用降低、抗菌谱扩大、抗菌效力增加、耐药性减少、生物利用度改善及新的给药途径等。目前,用于临床的大多数抗生素品种都是半合成抗生素。

抗生素的抑菌作用机制主要有4种。

(1)抑制细菌细胞壁的形成,导致细菌细胞破裂而死亡。如青霉素类和头孢菌素类抗生素。

(2)增加细菌胞浆膜的通透性,致使菌体内容物如氨基酸、嘧啶、嘌呤、核酸和磷脂等外逸,最后导致细菌胞浆膜破裂而死亡。如多黏菌素、两性霉素 B。

(3)干扰细菌蛋白质的合成,使细胞存活所必需的酶不能被合成。以这种方式作用的抗生素有氨基苷类、氯霉素类、四环素类和大环内酯类等,分别影响蛋白质合成的不同过程。

(4)抑制核酸的转录和复制。如利福平,新生霉素和灰黄霉素。

一直以来,抗生素都是治疗感染性疾病最强有力的武器,但不合理使用抗生素所导致的细菌耐药性问题已越来越多见。细菌耐药性的出现和蔓延,使得人类在抗感染治疗方面又面临着严峻的考验,已经引起了医药领域科学家的高度重视。

细菌对抗生素以及抗菌药的耐药机制主要有:

(1)产生灭活酶使抗菌药物失活。如β-内酰胺酶可水解青霉素或头孢菌素而使之失活。乙酰转移酶、磷酸转移酶及核苷转移酶使氨基苷类抗生素结构改变而失活。

(2)改变或修饰药物作用的靶点。如大环内酯耐药菌合成的甲基化酶可使位于核糖体上的腺嘌呤发生甲基化,导致抗菌药物不能与结合部位结合。

(3)细菌改变自身细胞膜的渗透性,使药物无法进入细胞或摄取量减少。如革兰阴性杆菌的细胞外膜对青霉素 G 等有天然屏障作用。

(4)主动外排作用,细菌基因突变可产生药泵将药物排出细胞外。如铜绿假单胞菌能将四环素、β-内酰胺抗生素和喹诺酮类药物从胞内排出胞外。

抗生素按化学结构可分为β-内酰胺类、大环内酯类、氨基苷类、四环素类和氯霉素类。

第一节　β-内酰胺类抗生素

β-内酰胺类抗生素是指分子中含有四元的β-内酰胺环母核的抗生素,可按照基本结构分为青霉素类、头孢菌素类及非经典的β-内酰胺类抗生素三大类。非经典的β-内酰胺类抗生素又包括碳青霉烯类、青霉烯类、氧青霉烷类、青霉烷砜类和单环β-内酰胺类。

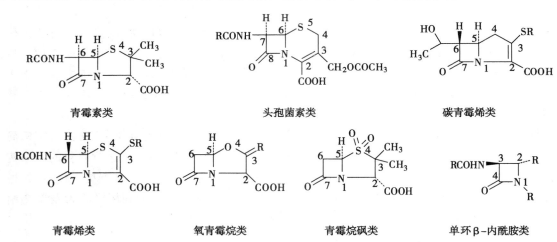

青霉素类　　　　　　　头孢菌素类　　　　　　　碳青霉烯类

青霉烯类　　　　氧青霉烷类　　　　青霉烷砜类　　　　单环β-内酰胺类

β-内酰胺环抗生素的结构特点为:①均含β-内酰胺环,并通过β-内酰胺环 N 原子和邻近的非羰基 C 原子与另一个五元或六元杂环稠合(单环β-内酰胺类除外)。②多数药物β-内酰胺环羰基的α位都连有酰胺侧链。③与β-内酰胺环稠合的杂环(2 位)上都有羧基。④β-内酰胺环为平面结构,但与噻唑环不共平面,两环沿稠合边折叠。⑤青霉素类母核含 3 个手性中心,有 8 个光学异构体,其中抗菌活性最好的绝对构型是(2S,5R,6R)。头孢菌素母核含 2 个手性中心,有 4 个光学异构体,其中抗菌活性最好的绝对构型是(6R,7R)。药物的抗菌效力不仅与母核的绝对构型有关,而且还与酰胺侧链上取代基的手性中心有关。

β-内酰胺类抗生素结构中的β-内酰胺环是发挥抗菌效力的必需结构,其作用机制是阻碍细菌细胞壁的合成。细菌细胞壁主要成分是黏肽,其合成需要黏肽转肽酶的催化。药物进入体内后,β-内酰胺环开环,与细菌黏肽转肽酶发生酰化反应,抑制黏肽转肽酶的活性,使细胞壁不能合成,导致溶菌而死亡。哺乳动物无细胞壁,不受β-内酰胺类药物的影响,因而这类药物对细菌具有选择性杀菌作用,对宿主毒性小。

一、青霉素及半合成青霉素

(一)天然青霉素

青霉素是霉菌属青霉菌所产生的一类结构相似的抗生素的总称。天然的青霉素共有7种,结构差别主要是7位酰胺侧链的不同。其中研究较多的是青霉素G和青霉素V。

青霉素G(penicillin G,又称苄青霉素或青霉素)的产量最高,药效最好,尤其对革兰阳性菌感染的治疗效果好,毒性低。缺点是抗菌谱窄,易产生耐药性,对酸、碱不稳定而口服无效,少数病人会发生严重过敏反应。

在青霉素的发酵过程中,将生物前体物质苯氧乙酸加入发酵液就得到青霉素V(penicillin V),临床用其钾盐,抗菌活性低于青霉素G,但较青霉素G稳定,不易被胃酸破坏,可口服,血中有效浓度维持时间长。青霉素V耐酶作用的发现,也为半合成青霉素的发展奠定了基础。

青霉素G   青霉素V

(二)半合成青霉素

天然青霉素类药物存在不耐酸、不耐酶,窄谱和过敏反应的缺点。人们利用从青霉菌发酵液中得到的6-氨基青霉烷酸(6-APA),对其6位酰胺基侧链进行结构修饰,得到了许多具有耐酸、耐酶或广谱性质的半合成青霉素。

1. 耐酸青霉素 青霉素V的结构与青霉素G相比,6位侧链酰胺基的α碳原子多了1个电负性较强的氧原子,由于氧的吸电子诱导效应,使羰基的电子密度降低,阻止了青霉素在酸性条件下由于电子转移而发生的分解反应,增加了药物对酸的稳定性。受此启发,以6-APA为原料,合成了一系列在酰胺基α位引入吸电性取代基的衍生物,如非奈西林(pheneticillin)、阿度西林(azidocillin)和丙匹西林(propicillin),均可口服,且口服吸收比青霉素V好。

6-APA   非奈西林

阿度西林

丙匹西林

2. 耐酶青霉素　青霉素产生耐药的原因之一是细菌在药物刺激下产生 β-内酰胺酶,使青霉素的 β-内酰胺环分解而失去活性。发现三苯甲基青霉素对 β-内酰胺酶非常稳定,具有耐酶作用。这可能是由于三苯甲基有较大的空间位阻,阻碍了化合物与酶的活性中心的结合。于是合成了一些侧链为大体积基团的半合成青霉素,如甲氧西林(meticillin)和萘夫西林(nafcillin)等,具有耐酶的性质。

甲氧西林

萘夫西林

苯唑西林(oxacillin)是第一个发现的既耐酸又耐酶的青霉素,可口服也可注射,结构特点是以异噁唑取代了甲氧西林的苯环,同时在异噁唑的 3 位和 5 位分别以苯基和甲基取代,苯环既是吸电子基团又具有空间位阻作用。同类型的药物还有氯唑西林(cloxacillin)、氟氯西林(flucloxacillin)和双氯西林(dicloxacillin),耐酸和耐酶的性质均有提高。

苯唑西林	$R_1=R_2=H$
氯唑西林	$R_1=Cl,R_2=H$
氟氯西林	$R_1=Cl,R_2=F$
双氯西林	$R_1=R_2=Cl$

3. 广谱青霉素　从头孢菌发酵液中分离出的阿地西林(adicillin),又称青霉素 N,对革兰阳性菌的作用低于青霉素 G,但对革兰阴性菌有较强的抑制作用。结构上与青霉素 G 的差别是含有 D-α-氨基己二单酰胺侧链。

受此启发,人们研究了一系列侧链带有-NH₂的半合成青霉素,其中发现的氨苄西林(ampicillin)是第一个应用于临床的广谱青霉素,可口服,也可注射给药。阿莫西林(amoxicillin)是在氨苄西林的苯环上引入了一个-OH,具有广谱、耐酸、口服吸收好的特点。后来用-COOH 和-SO₃H 代替-NH₂得到羧苄西林(carbenicillin)、磺苄西林(sulbenicillin)和替卡西林(ticarcillin)等,除对革兰阳性菌和阴性菌有效外,对铜绿假单胞菌和变形杆菌也有较强的抑制作用。

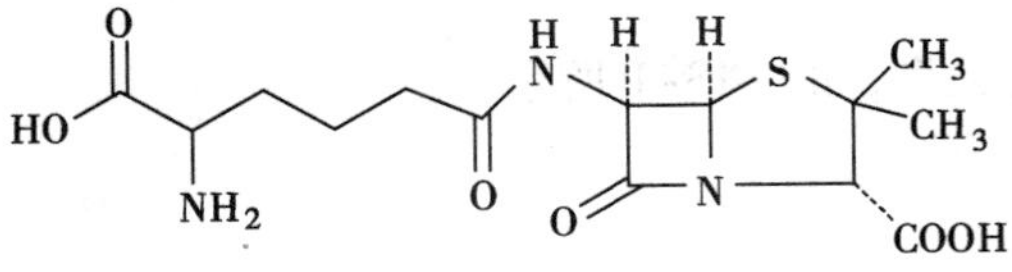

阿地西林

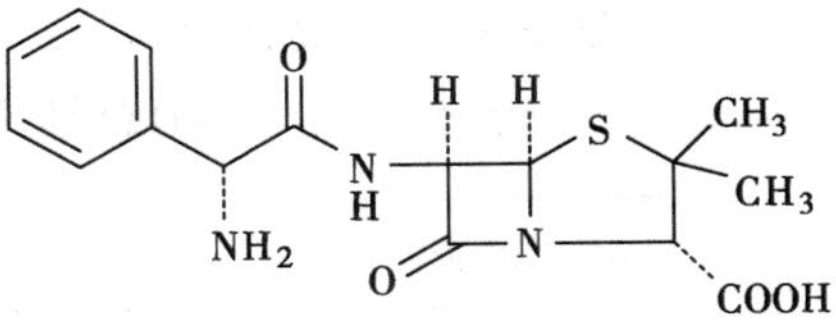

氨苄西林

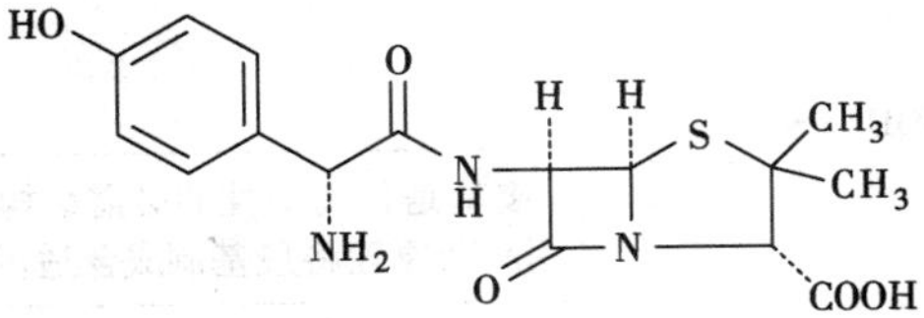

阿莫西林

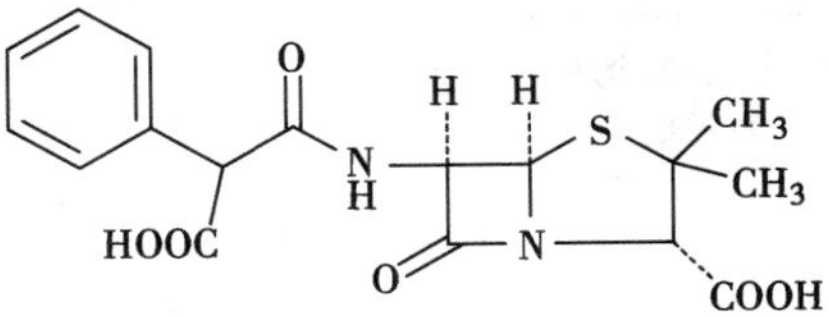

羧苄西林

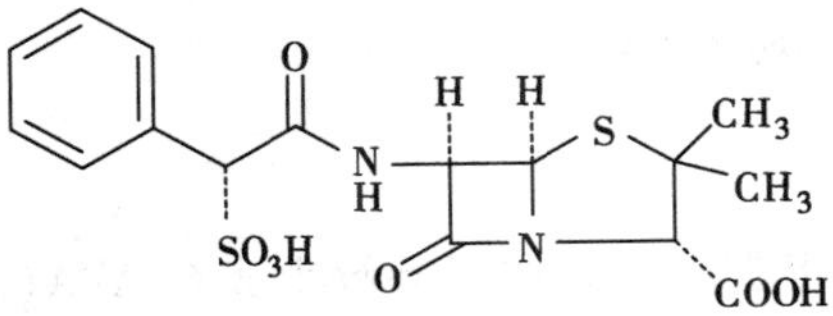

磺苄西林

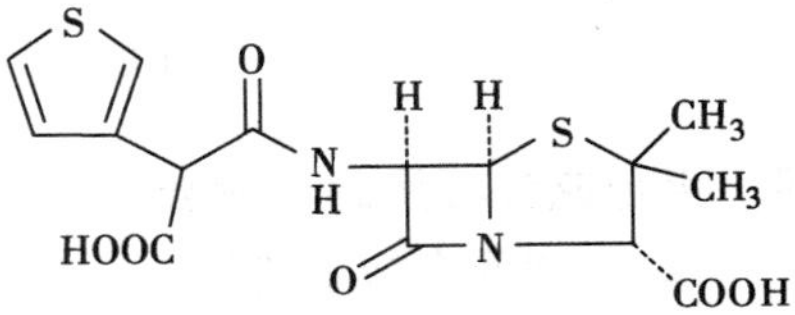

替卡西林

氨苄西林侧链的 α-氨基以杂环酸酰化可显著扩大抗菌谱,尤其对铜绿假单胞菌作用增强,如哌拉西林(piperacillin)、阿帕西林(apalcillin)和美洛西林(mezlocillin)。

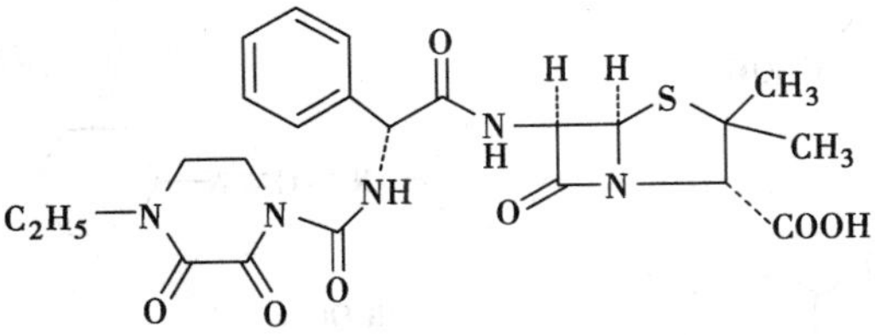

哌拉西林

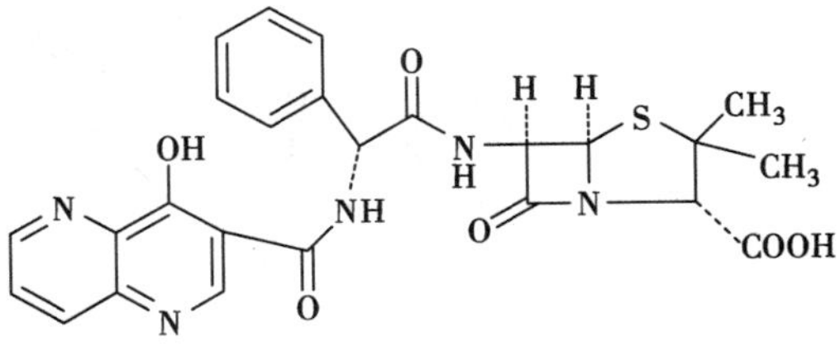

阿帕西林

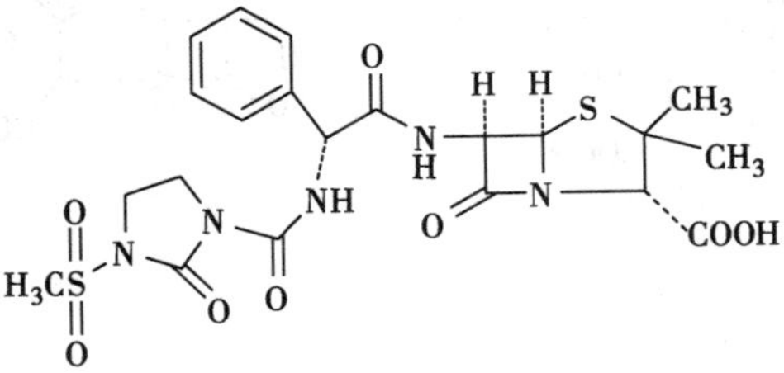

美洛西林

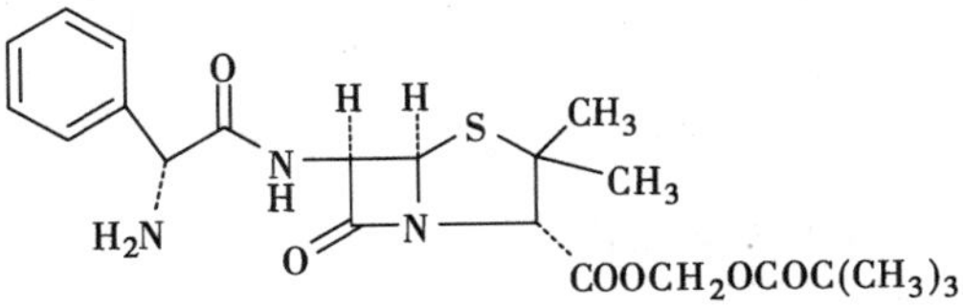

匹氨西林

为了改善半合成青霉素的口服吸收效果,提高生物利用度,可运用前药原理将其2位羧基酯化制成前药,如匹氨西林(pivampicillin)。

（三）青霉素类药物的构效关系

在寻找半合成青霉素的过程中总结出其构效关系,如图 13-1 所示。

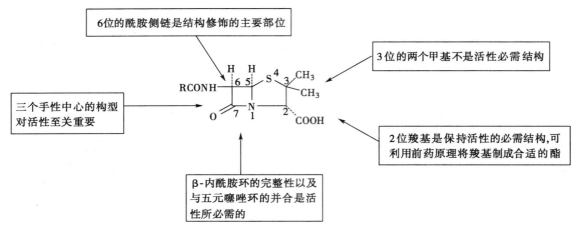

图 13-1　青霉素类药物的构效关系

（四）半合成青霉素的一般合成方法

半合成青霉素的合成通常以青霉素 G 为原料,经青霉酰化酶进行酶解生成 6-APA(Ⅰ),6-APA 是半合成青霉素的主要中间体。采用酰氯法、酸酐法或 DCC 法[即以 N,N'-二环己碳亚胺(Ⅱ)为缩合剂]在 6-APA 的-NH$_2$ 上进行酰化,就可得到不同结构的半合成青霉素。例如氨苄西林(Ⅲ)可通过 6-APA 与 D(-)-α-氨基苯乙酰(Ⅳ)氯盐酸盐反应得到。

（五）典型药物

青霉素 penicillin

化学名为(2S,5R,6R)-3,3-二甲基-6-(2-苯乙酰氨基)-7-氧代-4-硫杂-1-氮杂双环[3.2.0]庚烷-2-甲酸,又名苄青霉素(benzylpenicillin),青霉素 G。

本品具有酸性(pK_a2.65~2.70),微溶于水,可溶于有机溶剂(醋酸丁酯)。口服易被胃酸破坏失活,一般用其钠盐或钾盐制成粉针剂注射给药。

由于 β-内酰胺环张力较大,且环中羰基和氮的孤对电子不能共轭,易受亲核或亲电试剂的进攻而使 β-内酰胺环失去抗菌活性。因此青霉素对酸、碱均不稳定,金属离子、温度和氧化剂均可催化其分解反应。

室温下在弱酸性溶液中(pH 4.0),侧链上羰基氧原子上的孤对电子作为亲核试剂进攻β-内酰胺环,经分子内重排反应,生成青霉二酸(I),并进一步分解生成青霉醛(II)和青霉胺(III)。

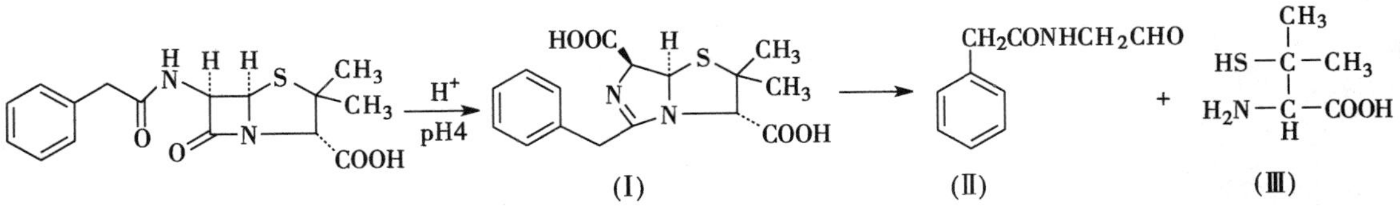

在强酸性条件或在氯化汞作用下,先生成青霉酸(I)和青霉醛酸(II),青霉醛酸不稳定,分解放出二氧化碳,生成青霉醛(III)。

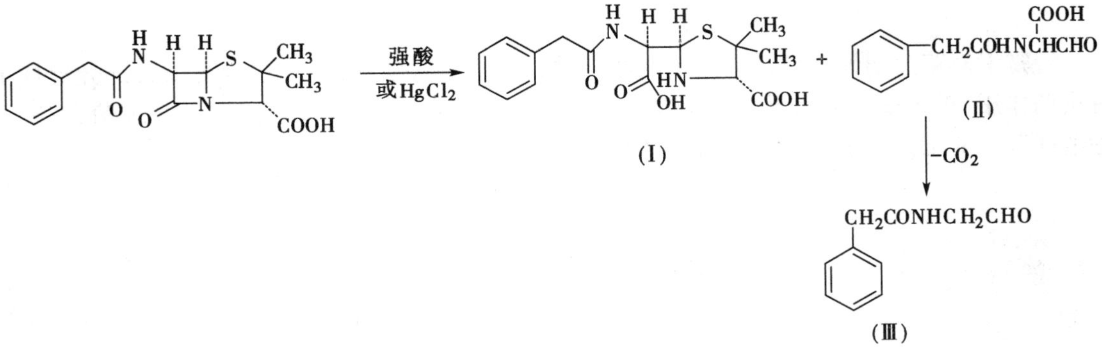

在碱性条件或在 β-内酰胺酶作用下,碱性基团或酶结构上的亲核基团向 β-内酰胺环进攻,导致 β-内酰胺环开裂生成青霉酸(I),青霉酸在加热时失去二氧化碳,生成青霉噻唑酸(II),遇氯化汞进一步分解生成青霉醛(III)和青霉胺(IV)。

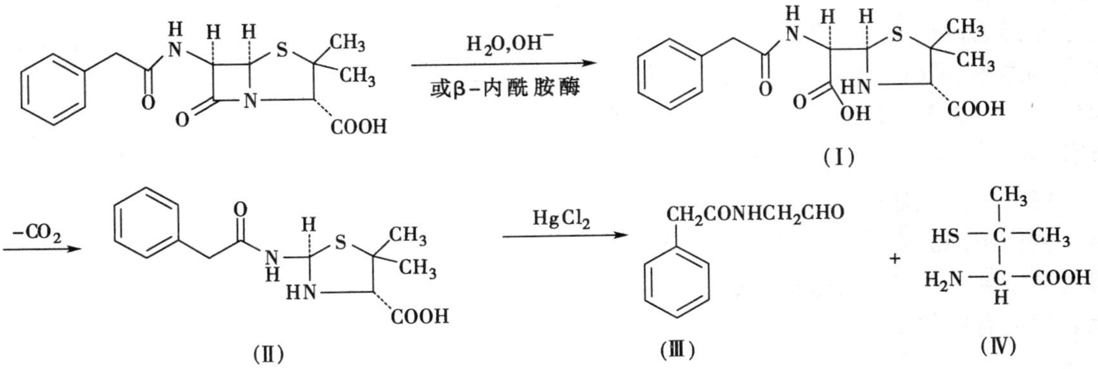

胺和醇也会作为亲核试剂向 β-内酰胺环进攻,使 β-内酰胺环开裂生成青霉酰胺和青

霉酸酯。

青霉素的钠盐和钾盐刺激性较大,并且吸收和代谢速度较快。为延长其作用时间,可将其与丙磺舒合用,延缓排泄速度;为减低刺激性,可将其与分子量较大的胺制成难溶性的盐,如普鲁卡因青霉素(procaine benzylpenicillin)和苄星青霉素(benzathine benzylpenicillin),均为长效青霉素制剂,肌内注射时吸收缓慢。普鲁卡因青霉素一日1次,苄星青霉素2~4周一次,用于治疗慢性感染性疾病。

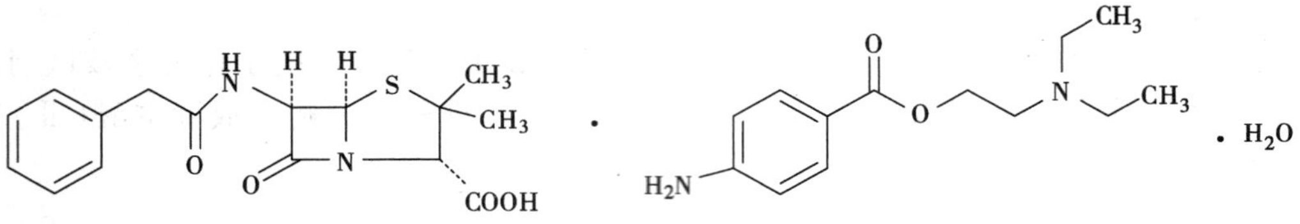

普鲁卡因青霉素

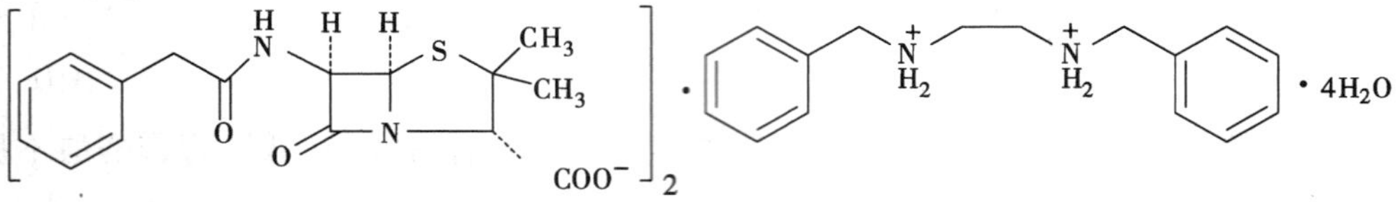

苄星青霉素

青霉素对革兰阳性球菌及革兰阳性杆菌、螺旋体、梭状芽孢杆菌、放线菌以及部分拟杆菌有抗菌作用,对大多数革兰阴性菌无效。主要用于革兰阳性球菌如链球菌、肺炎球菌、敏感的葡萄球菌等的感染。金黄色葡萄球菌对青霉素最易产生耐药性。

阿莫西林 amoxicillin

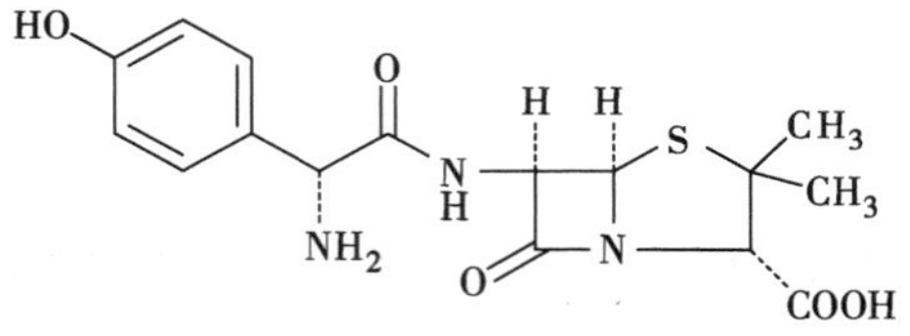

化学名为(2S,5R,6R)-3,3-二甲基-6-[(R)-(-)-2-氨基-2-(4-羟基苯基)乙酰氨基]-7-氧代-4-硫杂-1-氮杂双环[3.2.0]庚烷-2-甲酸三水合物。又名羟氨苄青霉素。

本品为白色或类白色结晶性粉末;味微苦。在水中微溶,在乙醇中几乎不溶。结构中含有酸性的羧基、弱酸性的酚羟基和碱性的氨基,pK_a分别为2.4、7.4和9.6。其中0.5%水溶液的pH为3.5~5.5。本品水溶液在pH=6时比较稳定。有3个手性中心,用的是(2S,5R,6R)异构体,水中(1mg/ml)比旋度为+290°~+310°。

结构中的氨基可作为亲核试剂进攻β-内酰胺环的羰基,引起聚合反应。聚合的速度随结构不同而不同。影响因素主要有β-内酰胺环的稳定性,游离氨基的碱性和空间位阻的影响等。其中阿莫西林的聚合速度最快,是氨苄西林的4.2倍,原因是阿莫西林结构中的酚羟基对聚合反应有催化作用。

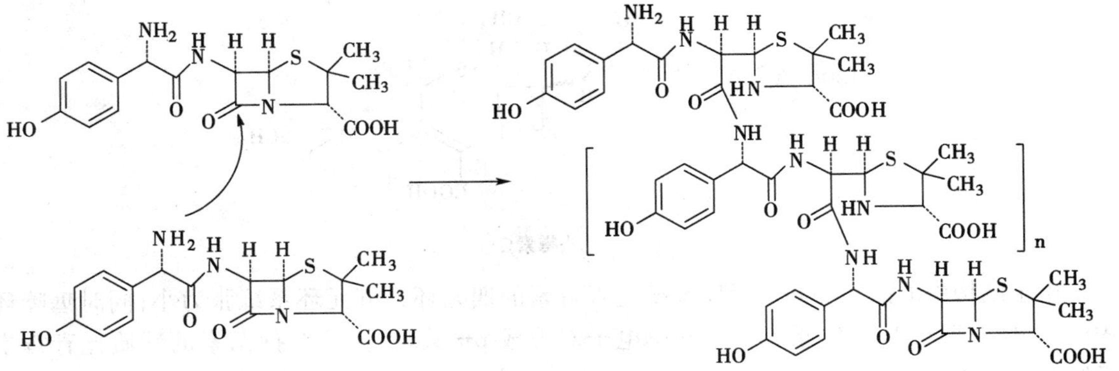

阿莫西林溶液（Ⅰ）对糖类和多元醇不稳定,如遇到葡萄糖、山梨醇、磷酸盐、硫酸锌、二乙醇胺等时会发生分子内成环反应,生成2,5-吡嗪二酮（Ⅱ）,药效丧失。使用时不宜采用葡萄糖为稀释剂,注意配伍禁忌。

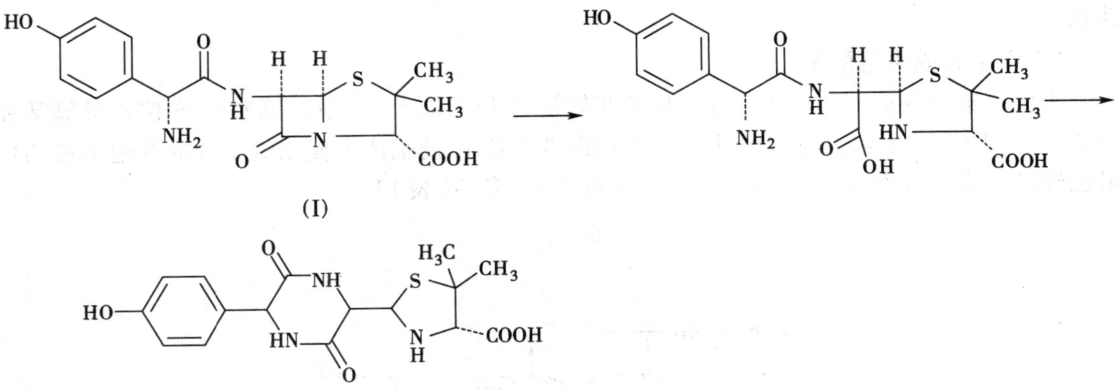

(Ⅰ)

(Ⅱ)

阿莫西林可口服,胃肠道吸收率达90%。适用于溶血链球菌、肺炎链球菌、葡萄球菌等所致的呼吸道感染,大肠埃希菌、奇异变形杆菌或粪肠球菌所致的泌尿生殖道感染和皮肤软组织感染。

二、头孢菌素类

（一）天然头孢菌素

天然头孢菌素包括头孢菌属真菌产生的头孢菌素 C（cephalosporin C）和链霉菌产生的头霉素 C（cephamycin C）,均由氢化噻嗪环与 β-内酰胺环稠合而成。

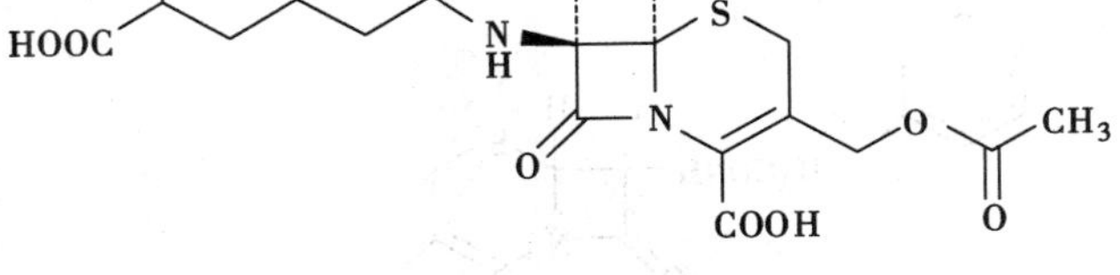

头孢菌素 C

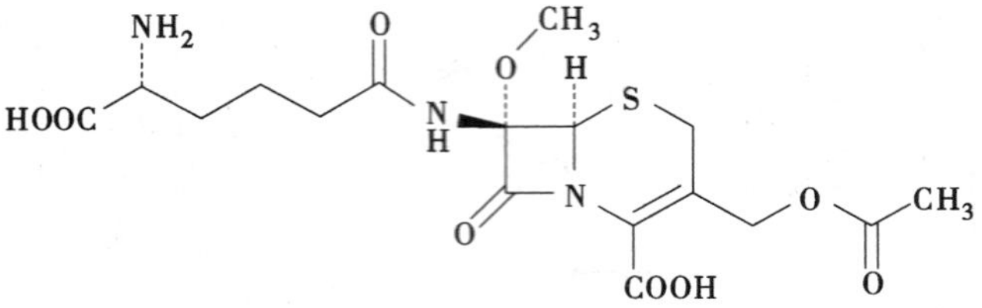

头霉素C

由于结构中的四元环并六元环系统比青霉素的四元环并五元环系统张力小;同时噻嗪环中的 C_2 位双键与1位N原子的未共享电子对形成 $p\pi$ 共轭,因此头孢菌素的性质比青霉素稳定。

天然头孢菌素抗菌活性低,在临床没有应用。但是头孢菌素C抗菌谱广,毒性较小,对酸、酶稳定,与青霉素很少或无交叉过敏反应;头霉素C对β-内酰胺酶高度稳定。因此可以它们作为先导化合物进行结构修饰,保留其优点,改善其缺点,得到高效、广谱的半合成头孢菌素类药物。

（二）半合成头孢菌素

头孢菌素可改造的部位主要为7位酰胺侧链、7位氢原子、环中的硫原子、3位乙酰氧基和2位羧基。因头孢菌素类药物可供结构修饰的部位多,因此临床上使用的半合成头孢菌素的数量也较半合成青霉素多,共有60多种,常用的有30多种(表13-1)。

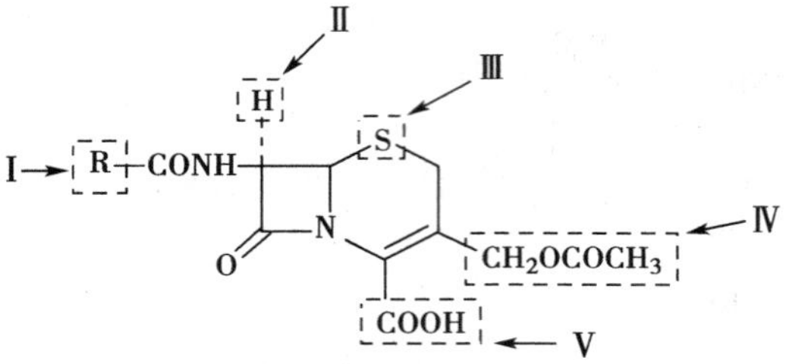

表13-1　半合成头孢菌素

药物名称	化学结构	作用特点
头孢噻吩 （cefalothin）	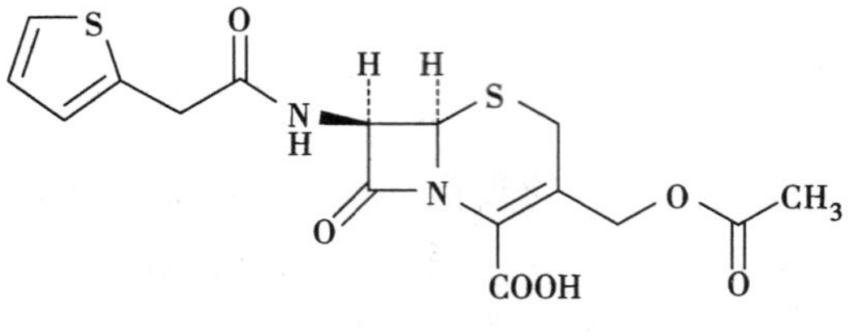	主要对革兰阳性菌作用强,耐酶,钠盐注射给药
头孢匹林 （cephapiriin）	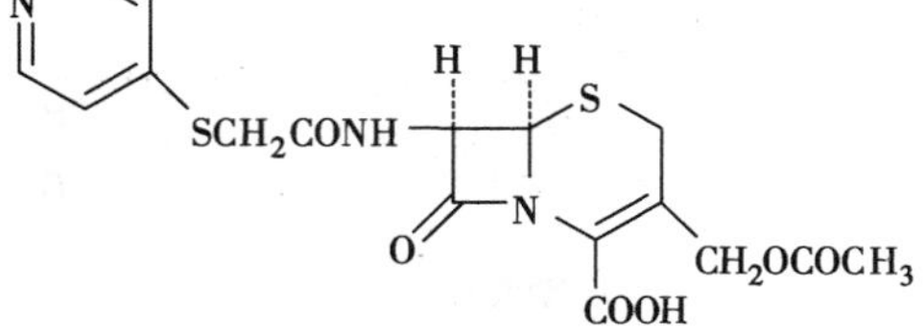	抗菌谱和头孢噻吩相似,钠盐注射给药

续表

药物名称	化学结构	作用特点
头孢噻啶 （cefaloridine）	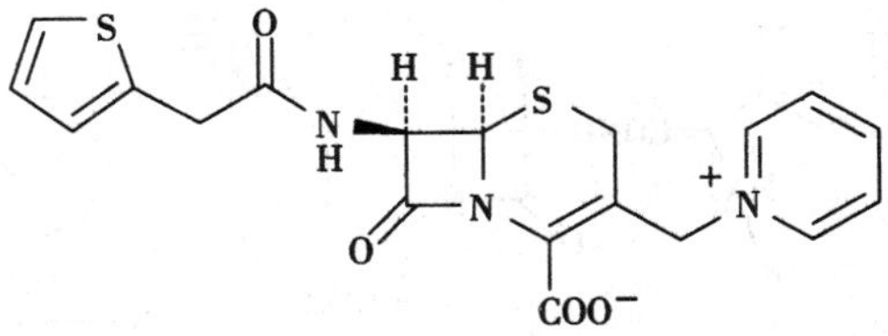	抗菌谱和头孢噻吩相似,注射给药
头孢唑林 （cefazolin）	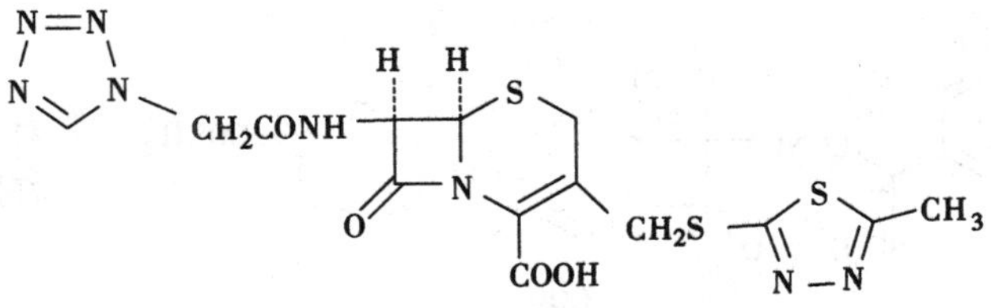	对革兰阴性菌作用较强,半衰期较长,钠盐注射给药
头孢氨苄 （cefalexin）	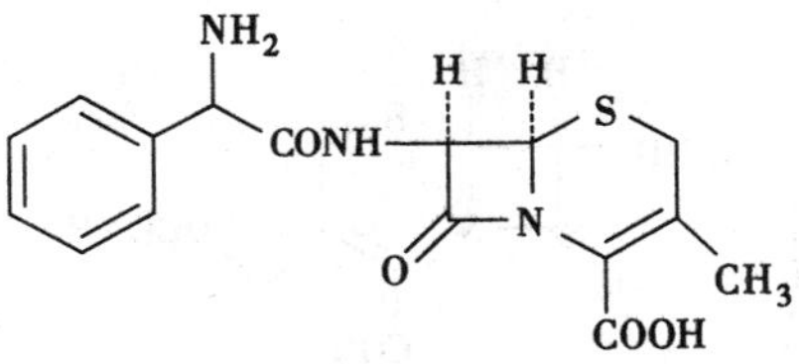	抗菌谱与头孢噻吩相仿,但其抗菌活性较后者为差。钠盐注射给药
头孢羟氨苄 （cefadroxil）	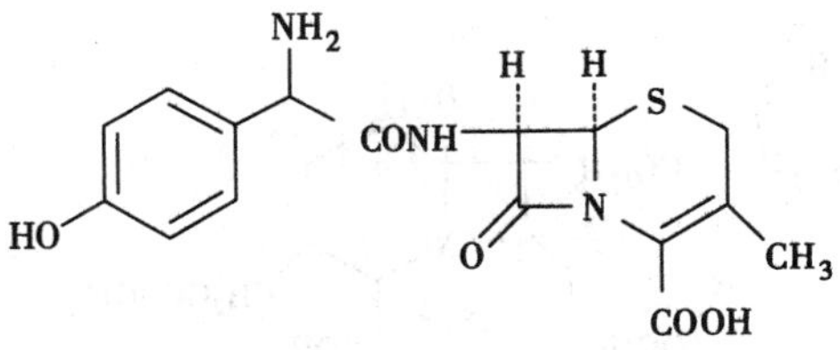	抗菌活性与头孢唑林相似,为广谱抗生素
头孢拉定 （cefradine）	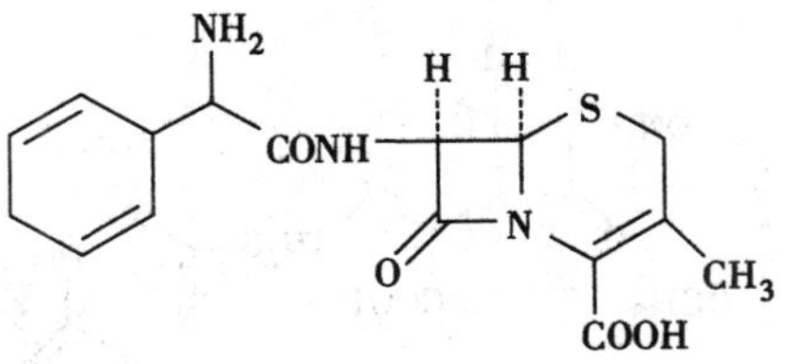	可口服或注射给药。吸收好,血药浓度较高,耐酶
头孢克洛 （cefaclor）	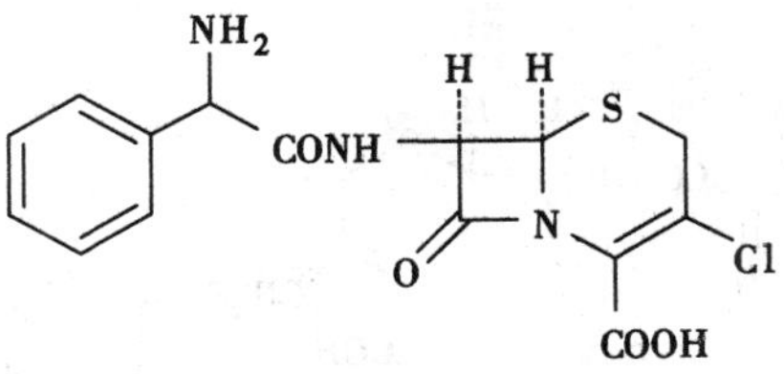	抗菌谱及抗菌活性与头孢唑林相似,口服

药物名称	化学结构	作用特点
头孢哌酮 （cefoperazone）	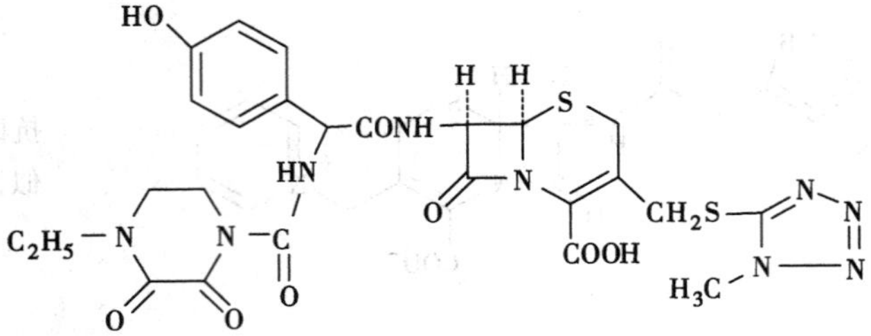	广谱半合成头孢菌素，耐酶，抗菌谱广，对革兰阳性菌及阴性菌均有作用，钠盐注射给药
头孢磺啶 （cefsulodin）	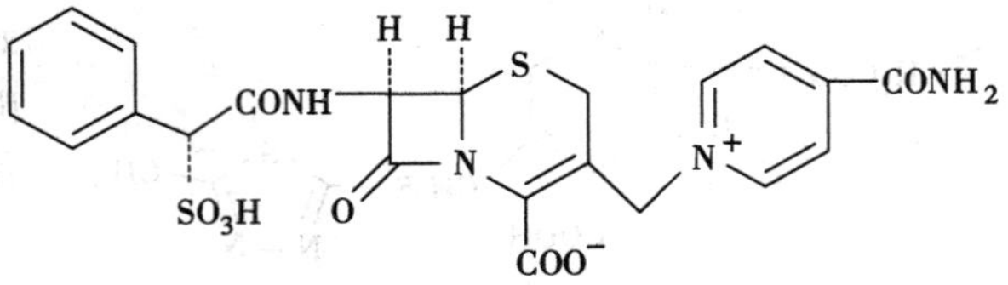	对铜绿假单胞菌有良好抗菌作用，还对肠杆菌有效，钠盐注射给药
头孢呋辛 （cefuroxime）	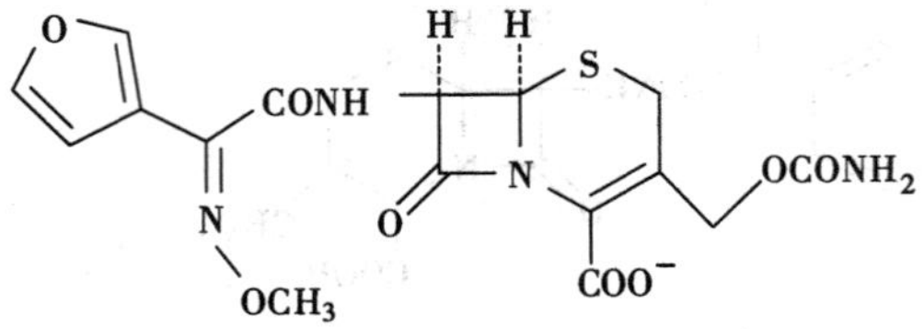	抗革兰阴性菌的作用强。注射给药
头孢噻肟 （cefotaxime）	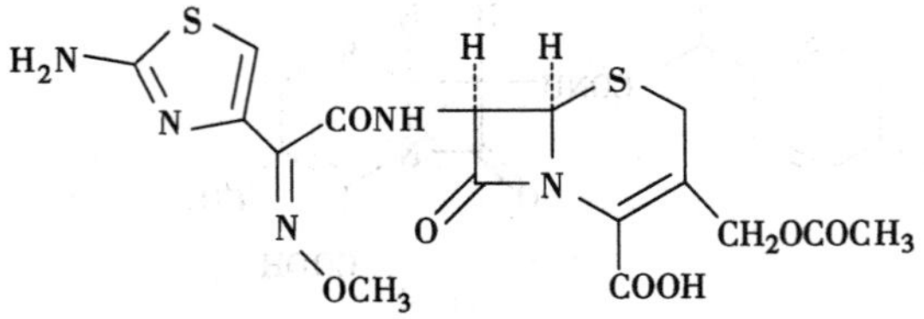	抗菌谱广，对革兰阴性菌的作用更强。钠盐注射给药
头孢曲松 （ceftriaxone）	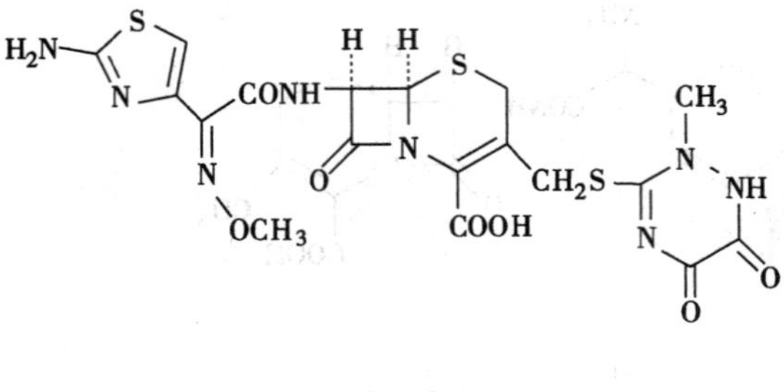	对革兰阳性菌作用中等，对阴性菌有强大抗菌活性。注射给药
头孢甲肟 （cefmenoxime）	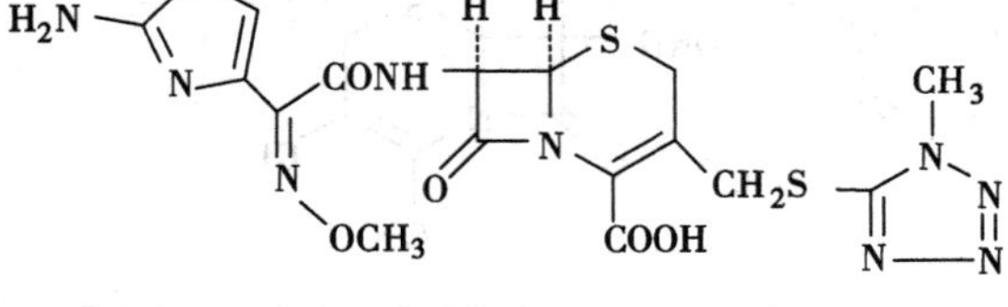	对革兰阴性菌有高效，耐酶。注射给药

续表

药物名称	化学结构	作用特点
头孢他啶 （ceftazidime）	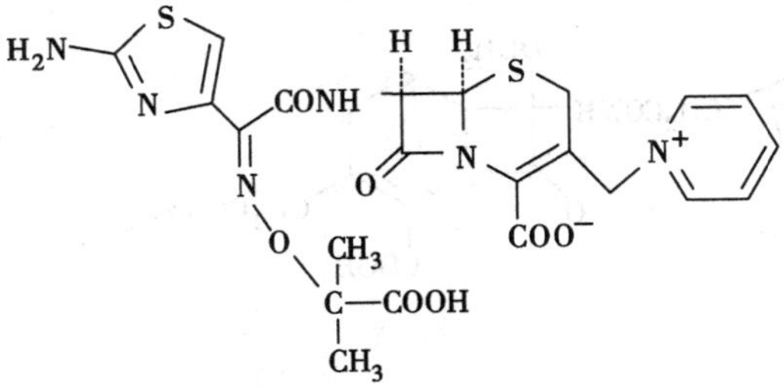	对革兰阳性菌较弱,对革兰阴性菌作用突出,对铜绿假单胞菌作用强,超过其他抗生素。注射给药
头孢克肟 （cefixime）	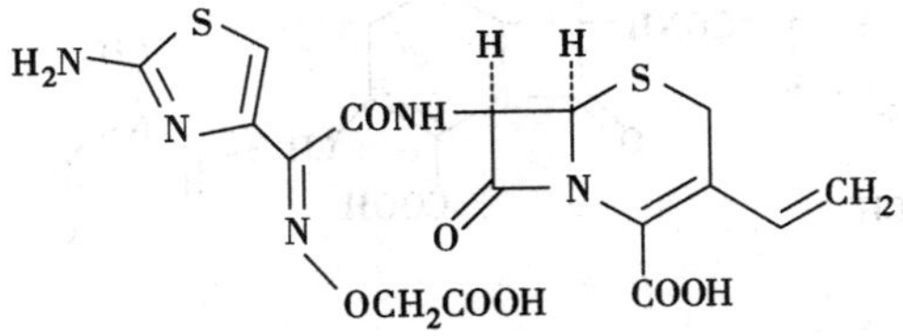	可口服,耐酶
头孢匹罗 （cefpirom）	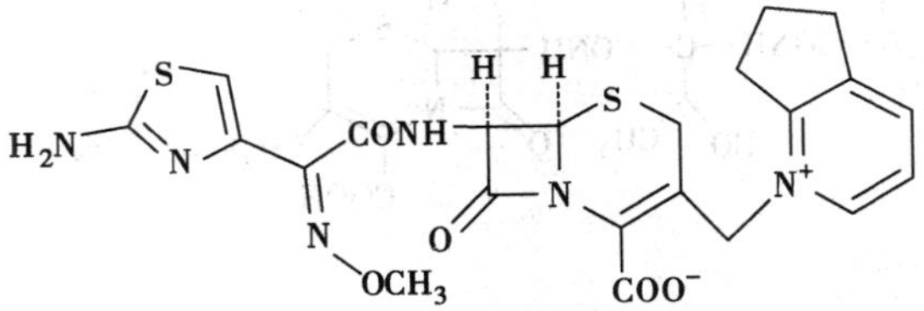	具广谱抗菌活性,对葡萄球菌、耐青霉素的肺炎球菌及肠球菌均有效,注射给药
头孢吡肟 （cefepime）	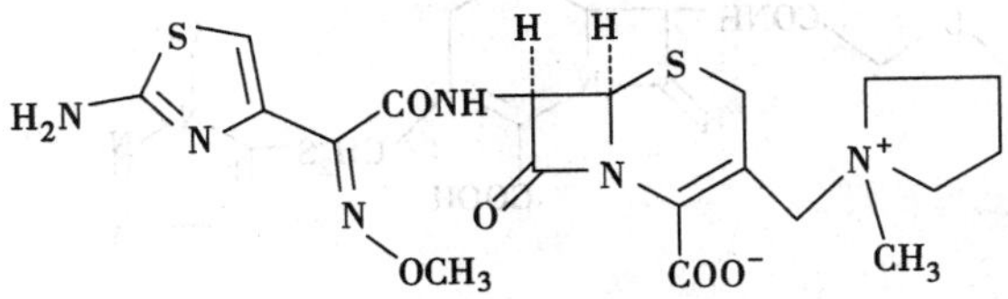	对革兰阳性菌和阴性菌均有作用,广谱,抗菌效力强,耐酶,注射给药
头孢呋辛酯 （cefuroxime axetil）	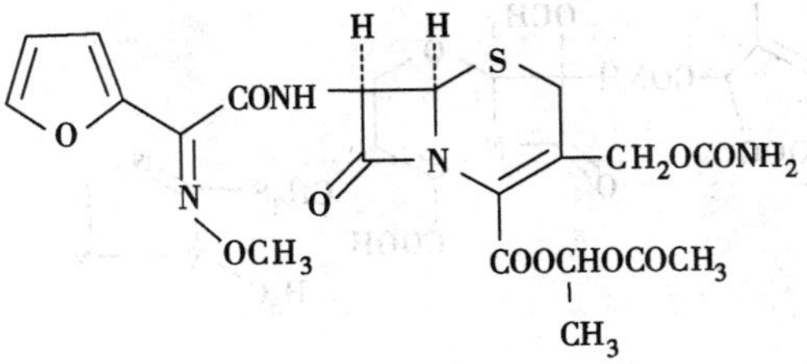	为头孢呋辛的乙酸乙酯,可口服。对革兰阳性菌、阴性菌和厌氧菌有广谱抗菌活性
头孢特仑酯 （cefteram piroxil）	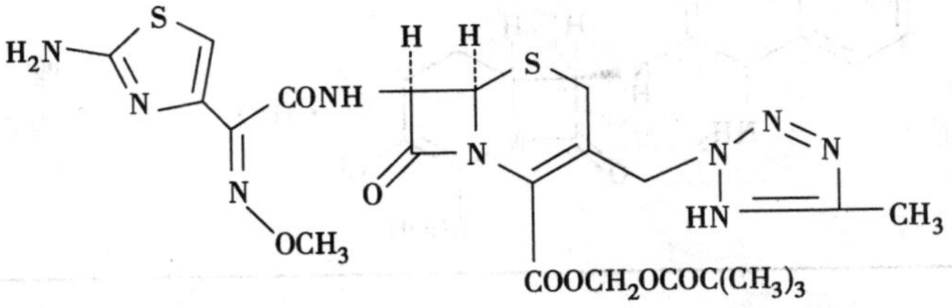	头孢特仑的酯化物,其抗菌谱广,对 β-内酰胺酶稳定

续表

药物名称	化学结构	作用特点
头孢西丁 (cefoxitin)	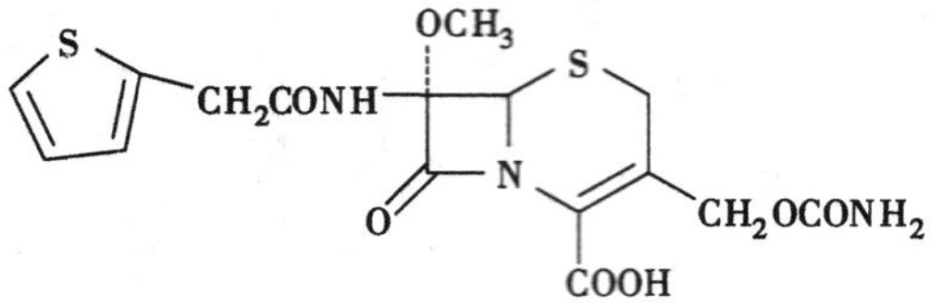	头霉素类抗生素,对革兰阳性菌的抗菌性能弱,对革兰阴性菌作用强。钠盐注射给药
头孢替坦 (cefotetan)	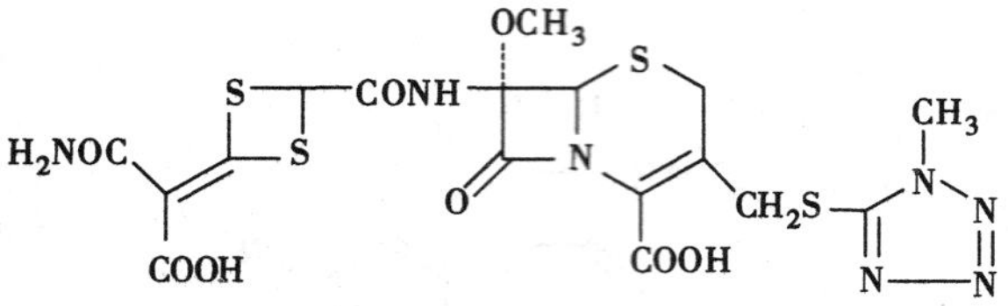	头霉素类,对产酶革兰阴性菌和厌氧菌有较好作用。钠盐注射给药
头孢拉宗 (cefbuperazone)	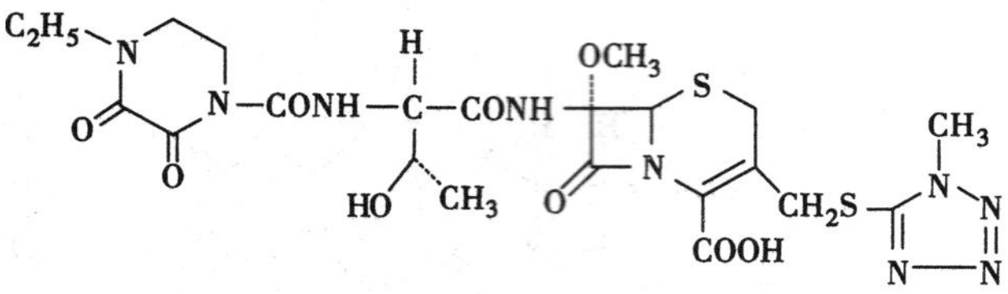	抗菌作用与头孢美唑近似,对革兰阴性菌和厌氧菌有良好抗菌作用。对铜绿假单胞菌无效。钠盐注射给药
头孢美唑 (cefmetazole)	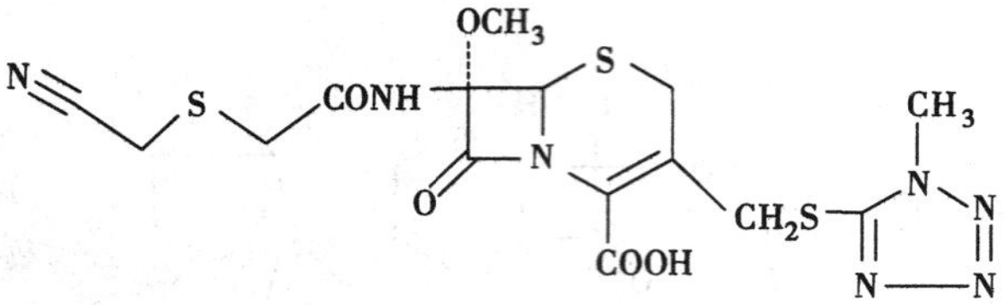	头霉素衍生物,抗菌谱包括革兰阳性、阴性菌和厌氧菌,耐酶性能强。钠盐注射给药
拉氧头孢 (latamoxef)	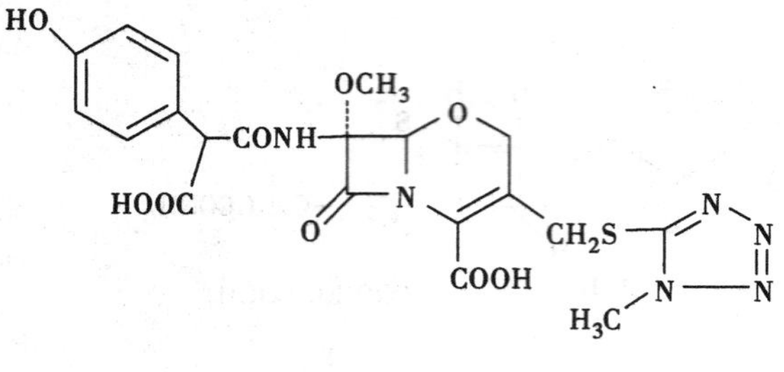	氧头孢烯类抗生素,特点是对β-内酰胺酶十分稳定,钠盐注射给药
氯碳头孢 (loracarbef)	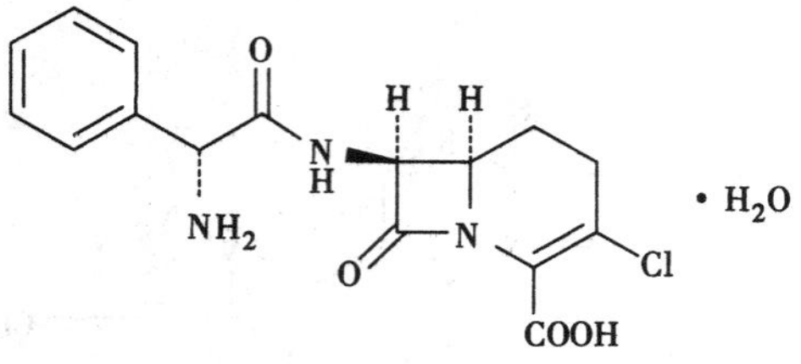	唯一的碳头孢烯类抗生素,广谱,可口服

研究认为 I 是决定抗菌谱的重要基团,改变酰胺侧链可扩大抗菌谱,提高活性;II 主要影响药物对 β- 内酰胺酶的稳定性,改变为 α- 甲氧基(如头霉素)可显著增强耐酶性质;III 对抗菌效力有影响,可变为 O 或 C;IV 的改变可提高抗菌活性,并改善药物的药动学性质;V 可酯化成为前药,改善吸收,提高生物利用度。

(1)7 位侧链上强亲水性的 D-α- 氨基己二单酰胺基侧链影响药效,引入亲脂性杂环取代基,如头孢噻吩(cefalothin)、头孢匹林(cephapiriin),抗菌效力增强。

(2)3 位乙酰氧基是导致头孢菌素抗菌效力差的主要原因。因其为强的离去基团,在亲核试剂的进攻下,C_3 位乙酰基离去的同时 β- 内酰胺环开裂,导致药效丧失;3 位乙酰氧基在血清中也很容易被酯酶水解,先形成 3 位羟基衍生物(I),进而与 2 位游离羧基形成稳定的内酯环(II)。在 β- 内酰胺类抗生素结构中,2 位游离羧基是活性必需基团,因此内酯环的形成导致头孢菌素体内活性大大降低。

(I)   (II)

结构修饰可将 3 位乙酰氧基用 $-CH_3$、$-Cl$、含氮杂环、杂环硫醚等基团取代,增强抗菌活性,并改善药物在体内的吸收、分布等药动学性质。结合 7 位的结构改造得到头孢噻啶(cefaloridine)和头孢唑林(cefazolin)等。

(3)利用半合成青霉素的成功经验,7 位酰胺侧链的羰基 α- 位引入亲水性基团 $-SO_3H$、$-NH_2$、$-COOH$,可扩大抗菌谱,得到广谱头孢菌素。同时结合 3 位的改造,不仅改进口服吸收,还扩大了抗菌谱。如头孢氨苄(cefalexin)、头孢羟氨苄(cefadroxil)、头孢拉定(cefradine)、头孢克洛(cefaclor)、头孢哌酮(cefoperazone)、头孢磺啶(cefsulodin)等。

头孢呋辛(cefuroxime)对 β- 内酰胺酶高度稳定,研究证明是甲氧肟基结构的作用。将 2- 氨基噻唑与头孢呋辛中的甲氧肟基结合,得到头孢噻肟(cefotaxime),耐酶性能增加,抗菌谱扩大。类似结构的药物还有头孢曲松(ceftriaxone)、头孢甲肟(cefmenoxime)、头孢他啶(ceftazidime)、头孢克肟(cefixime)等,结构差别只在于 3 位取代基的不同。

把具有氨噻肟结构的半合成头孢菌素继续进行结构改造,如在 3 位引入带正电荷的季铵基团,季铵与 2 位羧基形成两性离子结构的内盐,可增加药物对细胞膜的穿透力,对 β- 内酰胺酶的亲和性降低。氨基噻唑可增加药物对青霉素结合蛋白的亲和力。因此,得到的药物不仅耐酶,还扩大了抗菌谱,表现在对金黄色葡萄球菌等革兰阳性菌产生了抗菌效力。此类药物有头孢匹罗(cefpirom)、头孢吡肟(cefepime)等。

(4)2 位羧基是药效必需基团,但其极性大,导致药物口服难吸收,成酯后制成前药,就得到能口服吸收的头孢类药物,如头孢呋辛酯(cefuroxime axetil)、头孢特仑酯(cefteram pivoxil)。

(5)头霉素 C 的高度耐酶主要是由于 C_7 位上 α- 甲氧基的空间位阻作用影响了药物和 β- 内酰胺酶活性中心的结合,因此合成了大量有类似结构的化合物,用于临床的有头孢西丁(cefoxitin)、头孢替坦(cefotetan)、头孢拉宗(cefbuperazone)、头孢美唑(cefmetazole)等。

（6）头孢菌素结构中 S 原子被生物电子等排体 O 原子取代后，得到氧头孢烯类（oxacefa-losprin）结构，是一类新型结构的 β - 内酰胺抗生素。第一个上市的此类药物是拉氧头孢（lata-moxef），为强效、耐酶的广谱抗生素，血药浓度高且作用时间长。原因可能是 O 原子比 S 原子体积小，两面角小，使母环的张力增大，所以抗菌活性增强。S 原子被生物电子等排体-CH_2-取代时，称为碳头孢烯类（carbacephem），也是一类新型结构的 β - 内酰胺抗生素，不仅活性强，而且有广谱、耐酶、长效作用。如氯碳头孢（loracarbef，lorabid）是用 C 原子取代头孢克洛中 S 原子的衍生物。

（三）半合成头孢霉素的一般合成方法

与半合成青霉素类似，半合成头孢霉素的合成是以 7- 氨基头孢烷酸（7-ACA）或 7- 氨基脱氧头孢烷酸（7-ADCA）为原料，与相应侧链的酰氯或酸酐缩合得到。

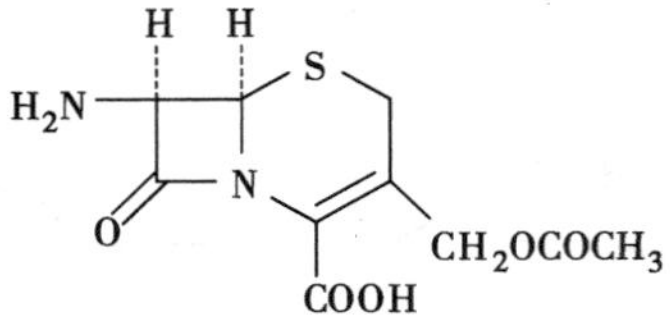

7-ACA 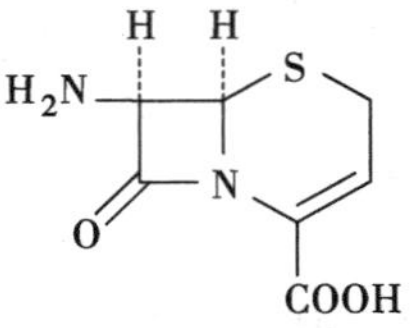   7-ADCA

如头孢噻啶的合成，7-ACA（Ⅰ）与 α- 噻吩乙酰氯（Ⅱ）反应，在 7 位引入相应的侧链得到头孢噻吩钠（Ⅲ），然后与吡啶在中性水溶液中反应制得头孢噻啶（Ⅳ）。

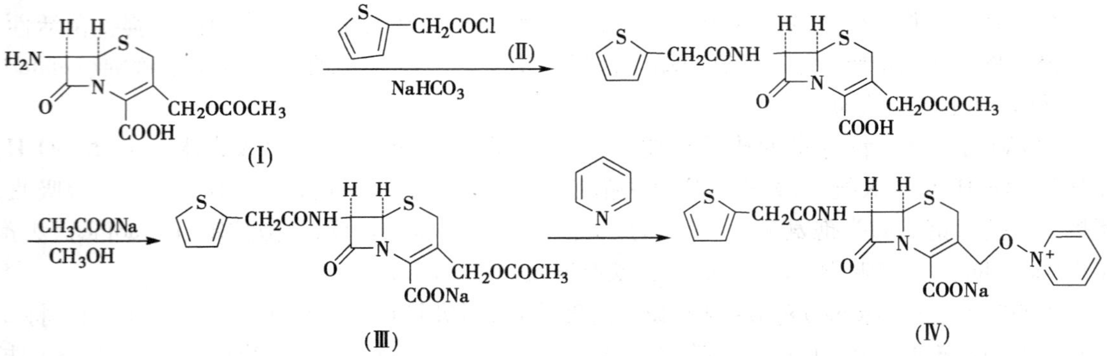

头孢氨苄的制备是将 7- ADCA（Ⅰ）的羧基转化为硅酸酯（Ⅱ），然后加入 D-(-)α- 氨基苯乙酰氯盐酸盐（Ⅲ）进行酰化，再水解成头孢氨苄（Ⅳ）。

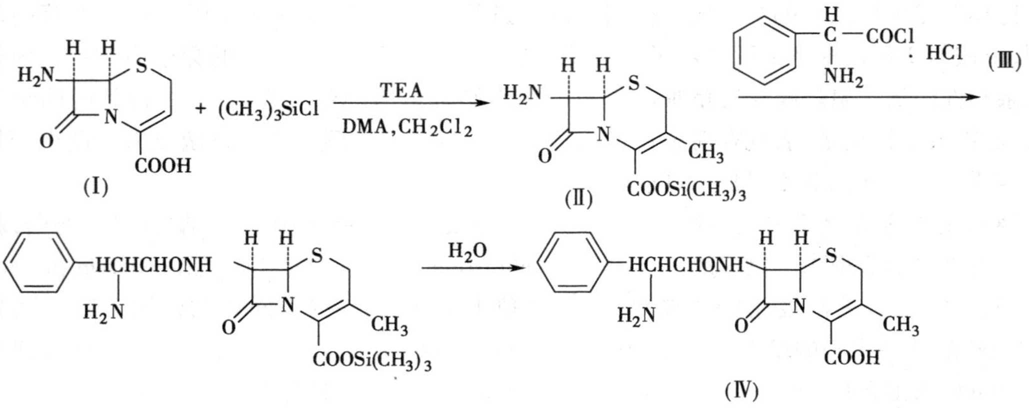

（四）典型药物

头孢噻肟钠 cefotaxime sodium

化学名为(6R,7R)-3-[(乙酰氧基)甲基]-7-[(2-氨基-4-噻唑基)-(甲氧亚氨基)乙酰氨基]-8-氧代-5-硫杂-1-氮杂双环[4.2.0]辛-2-烯-2-甲酸钠盐。

本品为白色、类白色或淡黄色结晶,无臭或微有特殊臭。易溶于水,微溶于乙醇,不溶于氯仿。水溶液(10mg/ml)$[\alpha]_D^{25}$为+56°~+64°。10%溶液的pH为4.5~6.5。稀溶液无色或微黄色,浓度高时显灰黄色。若显深黄色或棕色,则表示药物已变质。

结构中7位侧链上的甲氧肟基呈顺式构型,顺式异构体的抗菌活性强于反式异构体40~100倍。在光照下,顺式异构体向反式异构体转化,其钠盐水溶液在紫外线下照射45分钟,就有50%转化为反式异构体;4小时后,有95%转化。因此应避光保存,并制成粉针剂,临用前加注射用水溶解后立即使用。

头孢噻肟的抗菌谱包括奈瑟菌属、流感嗜血杆菌、大肠杆菌、沙门杆菌、克雷伯杆菌及奇异变形杆菌等。临床上主要用于各种敏感菌的感染。

三、非经典的 β-内酰胺类抗生素和 β-内酰胺酶抑制剂

非经典的β-内酰胺类抗生素包括碳青霉烯类、青霉烯类、氧青霉烷类、青霉烷砜类和单环β-内酰胺类。其中氧青霉烷类、青霉烷砜类结构的药物多为β-内酰胺酶抑制剂,通常与β-内酰胺类抗生素联合使用以提高疗效。

（一）碳青霉烯类和青霉烯类

碳青霉烯类抗生素为迄今抗菌谱最广、抗菌活性甚强的一类抗生素,其对β-内酰胺酶高度稳定,对头孢菌素耐药菌仍可发挥优良抗菌作用。细菌对该类药物不存在交叉耐药性,已经成为治疗严重细菌感染最主要的抗菌药物之一。

第一个被发现的碳青霉烯类抗生素是从链霉菌发酵液中分离得到的硫霉素(thienamycin),又称沙纳霉素。硫霉素有很强的β-内酰胺酶抑制作用,而且广谱、强效。但由于化学性质不稳定,在体内易受肾脱氢肽酶(PHD-1酶)的降解,水溶性差,所以未能用于临床。

硫霉素稳定性差的原因是3位侧链氨基可作为亲核试剂向β-内酰胺进攻,导致开环失活。因此,用亚胺甲基取代氨基得到亚胺培南(imipenem),具有抗β-内酰胺酶作用,为一种稳定、广谱、高效的抗菌药物。亚胺培南在体内也易受PHD-1酶的降解而失活,在临床与肾脱氢肽酶抑制剂西司他丁(cilastatin)组成复方制剂合并使用。西司他丁一方面保护亚胺培南不被肾脱氢肽酶水解,另一方面可阻止亚胺培南在肾脏的排泄,减轻药物的肾毒性。

美罗培南(meropenem)和比阿培南(biapenem)都是能单独使用的碳青霉烯类抗生素,结构特征是4位上带有甲基,对PHD-1酶稳定,因此不需合用肾脱氢肽酶抑制剂。美罗培南对革兰阳性菌和阴性菌均敏感,吸收后分布良好,且可以透过血脑屏障,无蓄积作用。比阿培南组织

穿透力更强,抗菌谱更广。

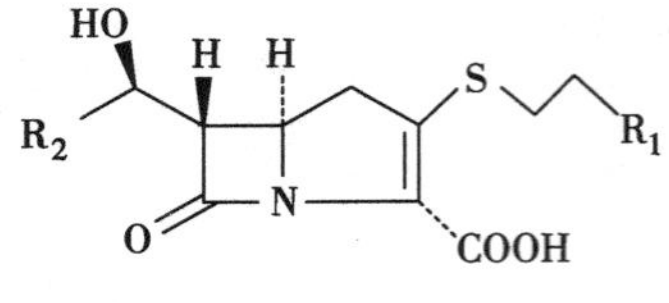

	R₁	R₂
硫霉素	–NH₂	–CH₃
亚胺培南	–NH–CH=NH	–CH₃

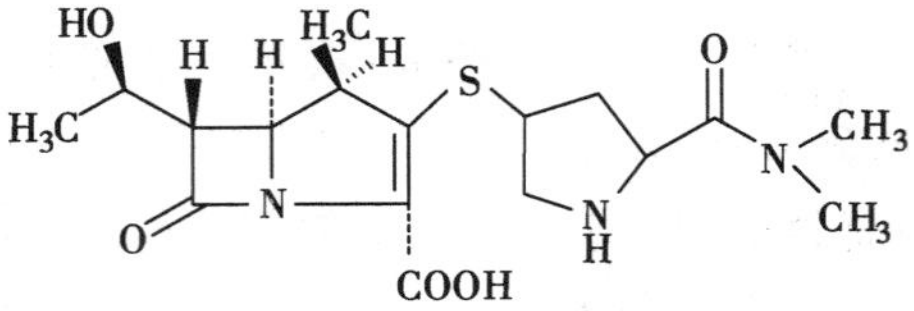

美罗培南

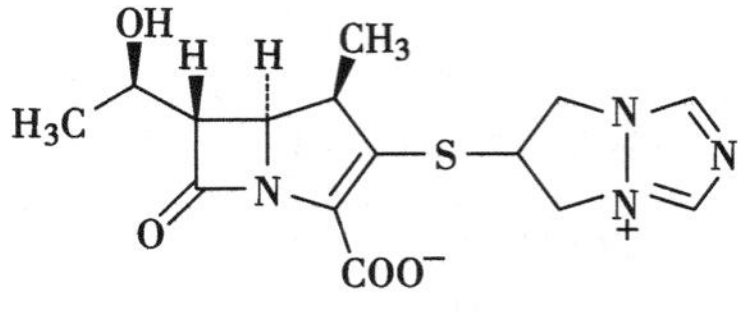

比阿培南

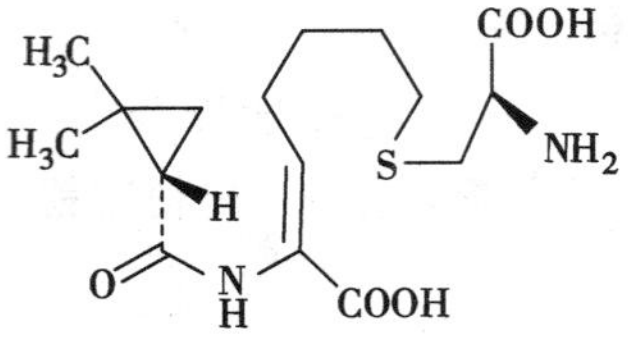

西司他丁

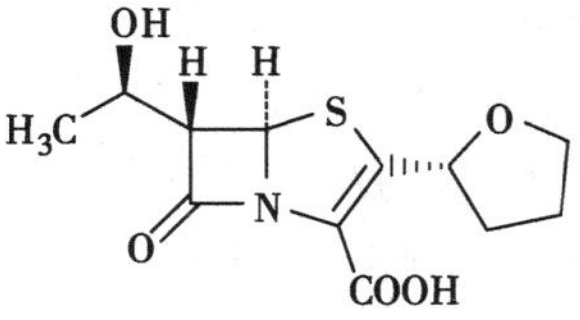

法罗培南

青霉烯类抗生素的分子结构融合了青霉素和头孢菌素的特点,是人工设计的一种全合成类似物。这类抗生素不易被 β-内酰胺酶水解,抗菌谱广,活性强。其母体化合物或酯型前药均可口服吸收,同时对 PHD-1 酶更稳定。对厌氧革兰阳性菌及多数革兰阴性菌的抗菌活性均等同于或优于头孢菌素及青霉素类抗生素。如法罗培南(faropenem),其特点是青霉烯环上的 2 位被四氢呋喃基取代,为非酯型口服吸收药物,也可形成酯型前药,生物利用度更高。

(二)氧青霉烷类β-内酰胺酶抑制剂

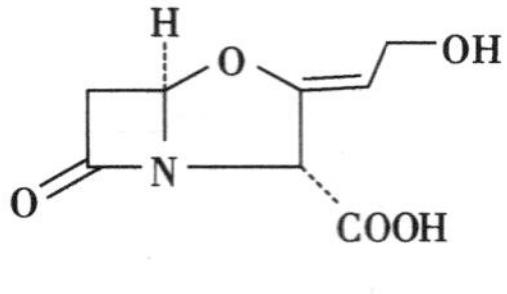

克拉维酸

1976 年从链霉菌发酵液中分离出克拉维酸(clavulanic acid),又称棒酸,是氧青霉烷类结构的抗生素。克拉维酸仅有微弱的抗菌活性,但能与多数的 β-内酰胺酶生成不可逆的结合物而产生强的抑制作用,是第一个用于临床的 β-内酰胺酶抑制剂。常与 β-内酰胺类药物配伍使用,使 β-内酰胺抗生素免受钝化,从而提高疗效。

(三)青霉烷砜类β-内酰胺酶抑制剂

舒巴坦(sulbactam)也是一个不可逆竞争性的 β-内酰胺酶抑制剂,抑酶机制为 4 位砜的氧原子与 C₆ 位 H 形成氢键,增加羰基碳原子的正电性,提高了与酶负电中心的结合力。抑酶活性较克拉维酸低,化学性质很稳定,但口服吸收效果差,一般用钠盐注射给药。为改善口服吸收,将其与特戊酸用亚甲基连接成双酯,得到舒巴坦匹酯(sulbactam pivoxyl)。舒巴坦或舒巴坦匹酯与 β-内酰胺类药物联用,可提高了其抗菌活性,也扩大了抗菌谱。

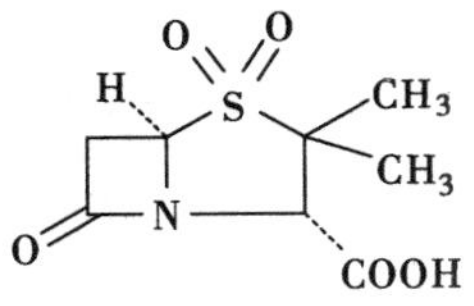

舒巴坦 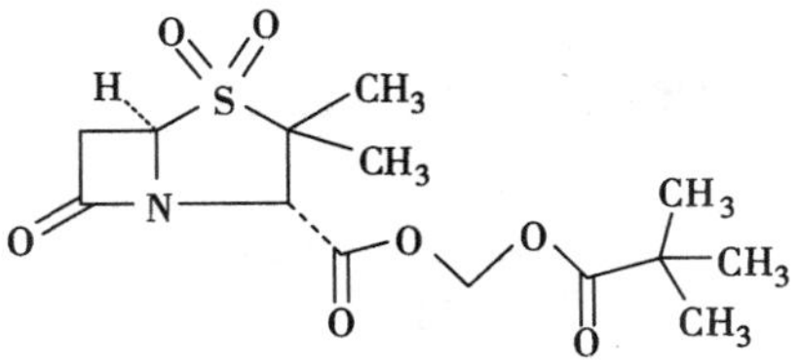　　　　　　　　　　舒巴坦匹酯 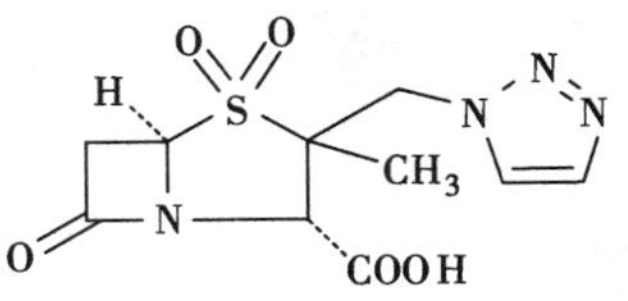　　　　　　　　　　他唑巴坦

他唑巴坦（tazobactam）是新型的青霉烷砜类 β - 内酰胺酶不可逆抑制剂,结构是在舒巴坦的基础上增加了 1 个三氮唑环,抑菌和抑酶谱优于克拉维酸和舒巴坦,稳定性高,毒性低。

（四）单环β - 内酰胺类

诺卡霉素 A(nocardicin A)是第一个天然的单环 β - 内酰胺抗生素,1976 年从 *Nocradia uniformis* 菌的发酵液中提取得到。诺卡霉素的发现证实了单环 β - 内酰胺环是决定抗菌活性的基本药效结构。虽然抗菌谱窄,抑菌活性较弱,但对酸、碱和 β - 内酰胺酶均稳定,且与青霉素类和头孢菌素类不发生交叉过敏反应,因此是很好的先导化合物。

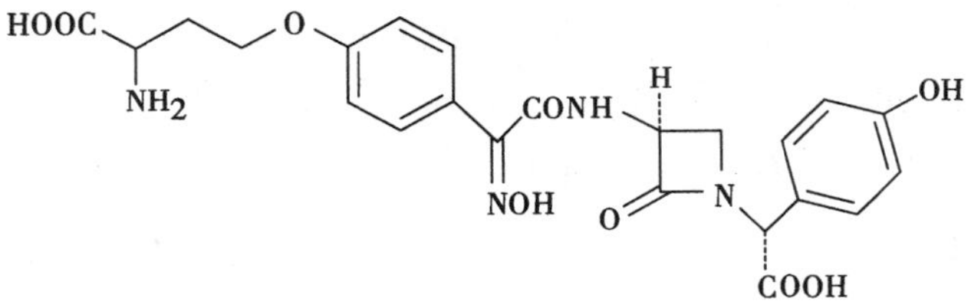

诺卡霉素 A

研究人员发现在诺卡霉素 A 结构中的 N 上引入 -SO₃H 基团,侧链改造借鉴半合成青霉素和半合成头孢菌素的方法,可增加对革兰阴性菌的活性,对酶的稳定性仍然保持。如氨曲南(aztreonam)和卡芦莫南(carumonam)。

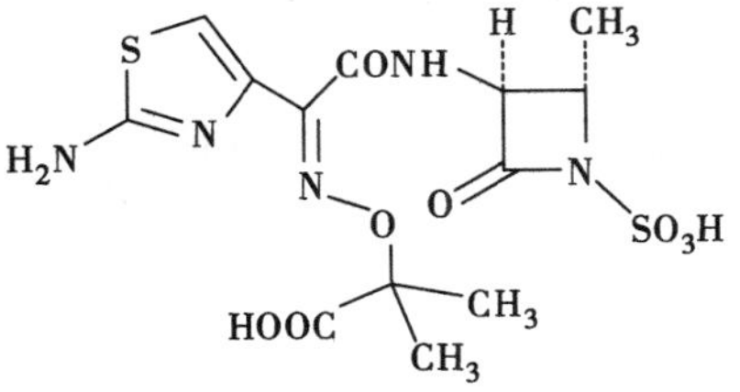

氨曲南 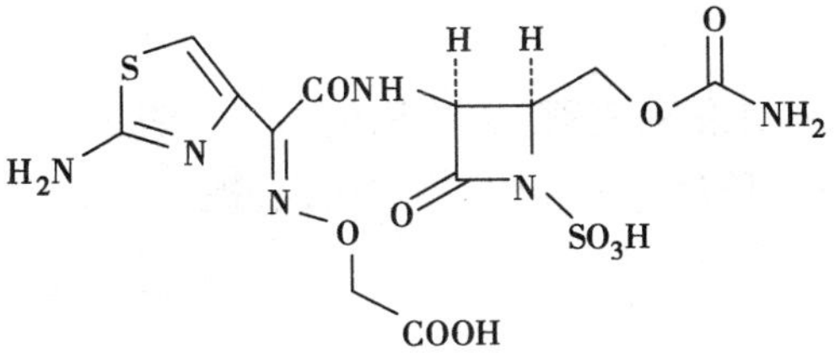　　　　　　　　　　　　　　　　**卡芦莫南**

氨曲南是第一个全合成的单环 β - 内酰胺类抗生素,对大多数需氧革兰阴性菌包括铜绿假单胞菌具有高度的抗菌活性。它不诱导细菌产生 β - 内酰胺酶,对大多数 β - 内酰胺酶高度稳定。卡芦莫南的抗菌谱和抗菌作用与氨曲南相似,对铜绿假单胞菌、黏质沙雷菌及需氧革兰阴性菌有强的抗菌活性。

（五）典型药物

克拉维酸钾 potassium clavulanate

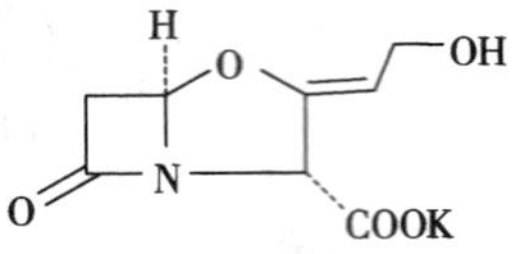

化学名(Z)-(2R,5R)-3-(2-羟亚乙基)-7-氧代-4-氧杂-1-氮杂双环-3.2.0-庚烷-2-羧酸钾。

本品为白色或微黄色结晶性粉末;微臭;极易引湿。在水中易溶,在甲醇中溶解,在乙醇中微溶,在乙醚中不溶。水溶液不稳定,易分解变色。

氢化异噁唑环中的氧连接双键,形成乙烯基醚结构,加之6位没有酰胺侧链的保护,导致环的张力大大增加。在β-内酰胺酶中的亲核基团进攻下,β-内酰胺环极易开环形成酰化产物,酰化产物中的亚胺离子与酶的活化部位如羟基、氨基发生不可逆的烷基化反应,使β-内酰胺酶彻底失活。因此,克拉维酸是β-内酰胺酶的不可逆抑制剂。

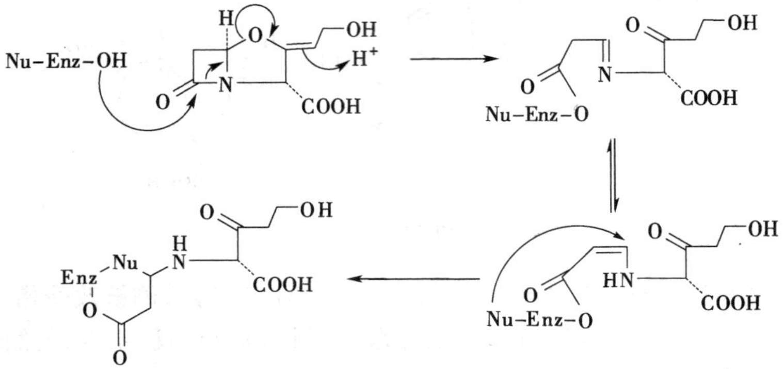

结构中羟甲基与噁唑环中的氧处于异侧的为异克拉维酸,也有抑制β-内酰胺酶的作用。

克拉维酸钾是强效、广谱的β-内酰胺酶抑制剂。单独应用无效,常与青霉素类和头孢菌素类药物联合应用,以对抗耐药性,提高疗效。

舒巴坦钠 sulbactam sodium

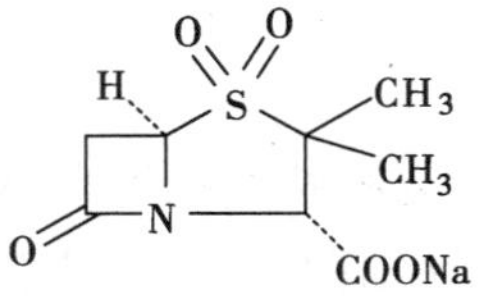

化学名(2S,5R)-3,3-二甲基-7-氧代-4-硫杂-1-氮杂双环[3.2.0]庚烷-2-羧酸钠-4,4-二氧化物。

本品为白色或类白色结晶性粉末,易溶于水,在甲醇中微溶,在乙醇中极微溶解,在丙酮或乙酸乙酯中几乎不溶。水溶液较稳定。

作用机制与克拉维酸相似,为不可逆竞争性的 β - 内酰胺酶抑制剂。舒巴坦钠口服吸收差,一般为静脉或肌内注射用药。

舒巴坦是人工合成来源的化合物,工业上以 6- APA(Ⅰ)为原料,经重氮化、溴代氧化得到 6,6- 二溴青霉烷酸(Ⅱ),再经氧化、催化氢化得到舒巴坦(Ⅲ)。

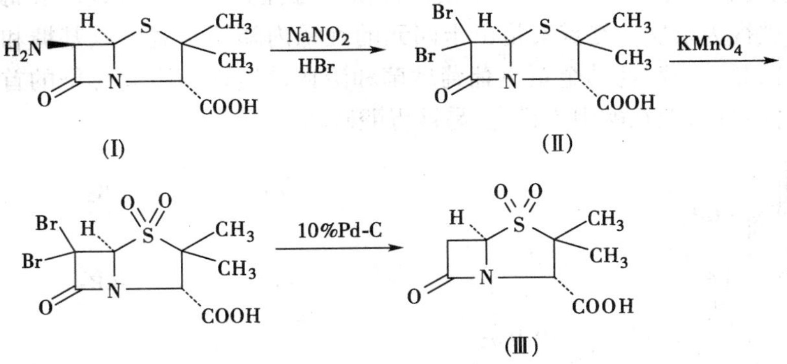

四、β - 内酰胺类抗生素的过敏反应

β - 内酰胺类抗生素在使用过程中可能会产生过敏反应,如皮疹、药物热、血管神经性水肿、血清病型反应、过敏性休克等,统称为青霉素类过敏反应,其中以过敏性休克最为严重。青霉素本身并不引发过敏反应,其过敏原有内源性和外源性两种。内源性过敏原是在生产、储存过程中产生的高聚物;外源性过敏原是在发酵过程中产生的青霉噻唑蛋白或多肽类结合物,为青霉素和蛋白多肽类杂质的结合产物。所以 β - 内酰胺类抗生素的过敏反应与产品质量有关,改进生产工艺,降低杂质含量是减少过敏反应发生的有效途径。

青霉素类药物的抗原决定簇是青霉噻唑基,由于不同侧链的青霉素都含有相同的青霉噻唑基,因此青霉素类抗生素之间能发生强烈的交叉过敏反应。

头孢菌素类药物的抗原决定簇是 β - 内酰胺环开裂后形成的 7 位侧链的衍生物,因此,只要 7 位侧链结构不同,就不容易发生交叉过敏反应。所以头孢菌素的过敏反应发生率低于青霉素类,且彼此之间的交叉过敏反应较少。

第二节 大环内酯类抗生素

大环内酯类抗生素是由链霉菌产生的一类弱碱性抗生素,具有一个十四元或十六元大环内酯结构,内酯环上的羟基与脱氧糖和氨基糖通过苷键缩合。其作用机制为与细菌细胞的核糖体结合,从而阻碍细菌蛋白质的合成。对革兰阳性菌和某些革兰阴性菌、支原体有显著抑制作用,且毒性很低。目前临床上应用仅次于 β - 内酰胺类抗生素,主要有红霉素及其结构改造衍生物、麦迪霉素类和螺旋霉素类等。

一、红霉素及其衍生物

红霉素(erythromycin)是由红色链丝菌产生的抗生素,包括红霉素 A、B、C 三种成分。A 为抗菌活性主要成分,C 的抗菌活性弱,B 不仅活性低且毒性大。通常所说的红霉素即指红霉素 A,红霉素 B、C 被视为杂质。红霉素是由十四元的红霉内酯环与脱氧氨基糖和克拉定糖结合形成的碱性糖苷,是治疗耐药的金黄色葡萄球菌和溶血性链球菌引起感染的首选药物。缺点是水溶性小,只能口服,但在酸中不稳定,易被胃酸破坏。

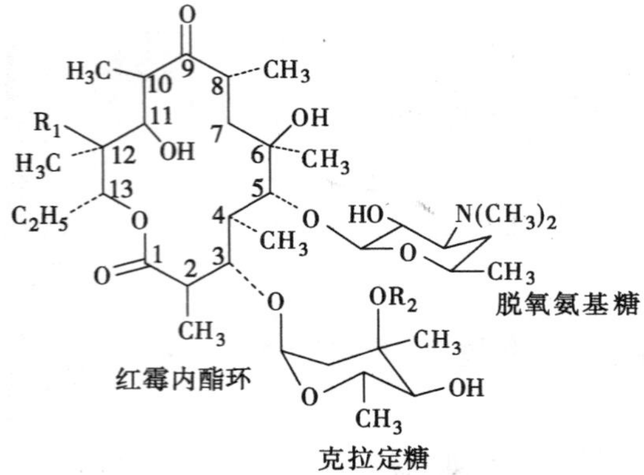

	R_1	R_2	
	–OH	–CH$_3$	红霉素A
	–H	–CH$_3$	红霉素B
	–OH	–H	红霉素C

为了增加水溶性,制成红霉素的乳糖醛酸盐,得到乳糖酸红霉素(erythromycin lactobionate)可供注射用。

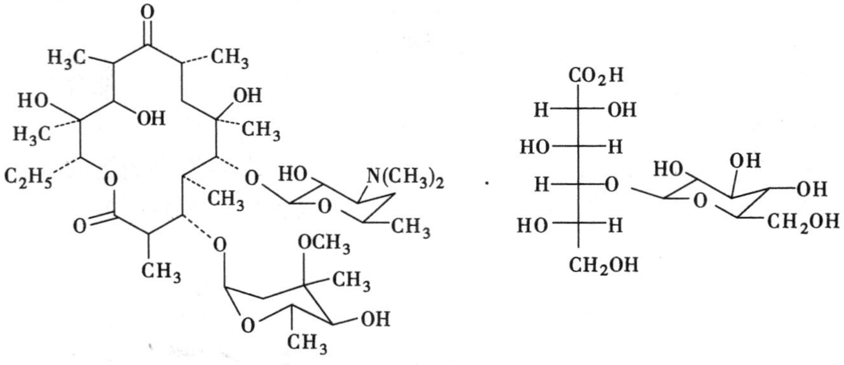

乳糖酸红霉素

为了增高药物的稳定性,可将脱氧氨基糖上的羟基形成不同的酯。如琥乙红霉素(erythromycin ethylsuccinate)是红霉素琥珀酸乙酯,为红霉素的前体药物,无苦味,在胃酸中稳定,可制成口服剂型应用;红霉素碳酸乙酯(erythromycin ethylcarbonate)可制成混悬液供儿童服用;红霉素硬脂酸酯(erythromycin stearate)无苦味,作用时间长;依托红霉素(erythromycin ethylsuccinate)是红霉素丙酸酯的十二烷基硫酸盐,可口服且血药浓度高。上述均为前体药物。

琥乙红霉素	R= -CO(CH$_2$)$_2$COOC$_2$H$_5$
红霉素碳酸乙酯	R=-COOCH$_2$CH$_3$
红霉素硬脂酸酯	R=-CO(CH$_2$)$_{16}$CH$_3$
依托红霉素	R= -COCH$_2$CH$_3$·C$_{12}$H$_{25}$SO$_3$H

红霉素结构中的 C$_9$ 酮、C$_6$ 羟基和 C$_8$ 氢参与酸降解反应,因此结构修饰主要集中在这几个部位,其中对 C$_9$ 位的改造取得较好的结果。将 9 位羰基与羟胺形成肟,可阻止 C$_9$ 酮和 C$_6$ 羟基的缩合,增加药物稳定性,再将肟的羟基取代后,可显著改善药物的生物利用度,增加口服活性,如罗红霉素(roxithromycin)的抗菌作用比红霉素强 6 倍,在组织中分布广,特别是在肺组织中的浓度较高。克拉霉素(clarithromycin)是 C$_6$ 羟基甲基化的衍生物,耐酸,血药浓度高而持久,剂量比红霉素小,对金黄色葡萄球菌、肺炎球菌和化脓性链球菌的作用比红霉素强。

罗红霉素　　　　　　　　　　　　克拉霉素

氟红霉素

氟红霉素(flurithromycin)是红霉素 C_8 位的 H 用其电子等排体 F 替换后得到的衍生物,F 的强吸电性作用使 C_9 位羰基的活性降低,药物稳定性提高。与红霉素相比,氟红霉素抗菌作用强、范围广,在血液、组织体液及细胞内药物浓度高且持久,不良反应小。

C_9 位羰基与羟胺形成肟,再经过还原得到 9-氨基红霉素,又叫红霉胺,具有较好的抗菌活性,但口服生物利用度大大降低。将红霉胺的 C_9 位氨基和 C_{11} 位羟基与 2-(2-甲氧基乙氧基)乙醛缩合成噁嗪环就得到地红霉素(dirithromycin,DRM)。地红霉素口服后被迅速吸收,通过非酶水解转化成生物活性物质红霉胺,其绝对生物利用度约 10%,每日服用 1 次。

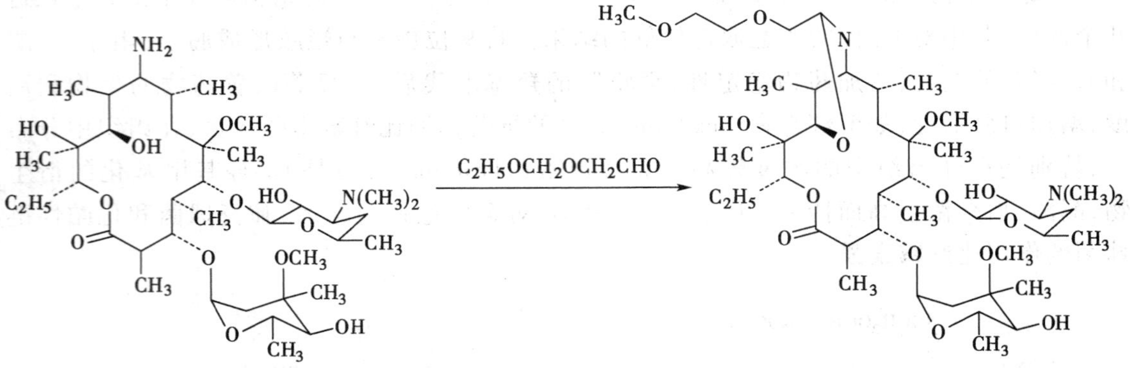

红霉胺   地红霉素

阿奇霉素(azithromycin)是将红霉素的 C_9 羰基成肟(Ⅰ),再经 Beckmann 重排(Ⅱ),再经过脱水、还原(Ⅲ)、N-甲基化(Ⅳ)得到的扩环产物,为第一个新型含 N 的十五元大环内酯结构红霉素类药物。其优点是对酸非常稳定,半衰期长,有较高的生物利用度,组织浓度高,能抑制多种革兰阳性球菌、支原体、衣原体及嗜肺军团菌,对一些重要的革兰阴性杆菌如流感嗜血杆菌等具有良好的抗菌活性。

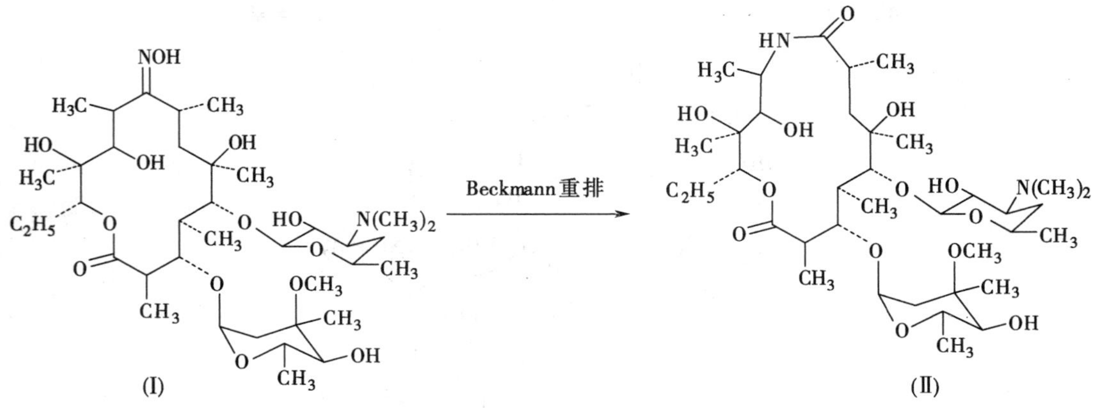

(Ⅰ)   (Ⅱ)

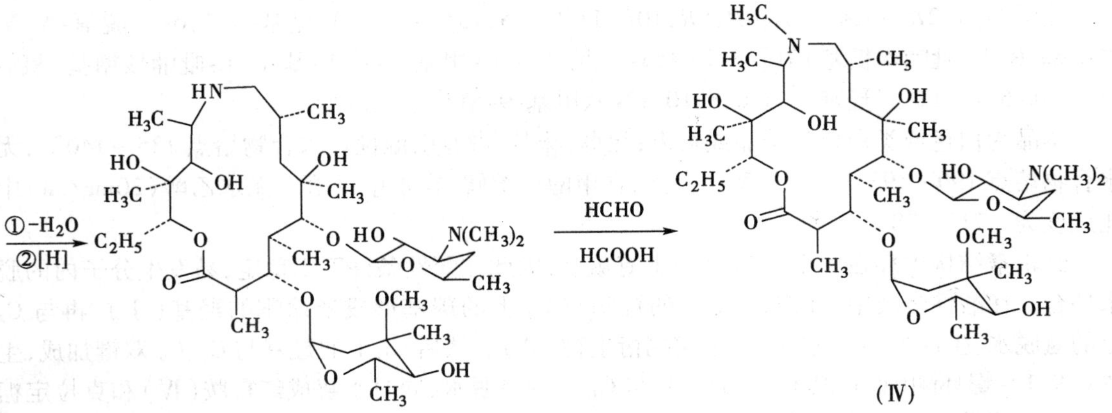

（Ⅲ）

（Ⅳ）

对红霉素的构效关系研究表明，C_3 位克拉定糖不仅不是维持抗菌活性的必需基团，而且还是诱导细菌产生耐药性的关键基团。人们将红霉素的克拉定糖通过酸水解去掉，再将 C_3 位羟基氧化为酮基，C_{11} 位和 C_{12} 位的两个羟基形成环状的氨基甲酸酯，得到了泰利霉素（telithromycin），是一个全新结构的十四元大环内酯类抗生素衍生物，又称为酮内酯类。泰利霉素口服吸收良好，抗菌谱与红霉素类似，抗菌作用比阿奇霉素强，对其他大环内酯类耐药的细菌也有较强活性，且不良反应少。

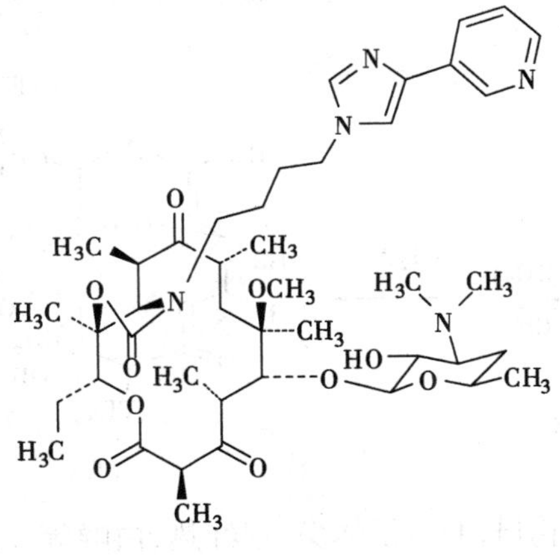

泰利霉素

红霉素 erythromycin

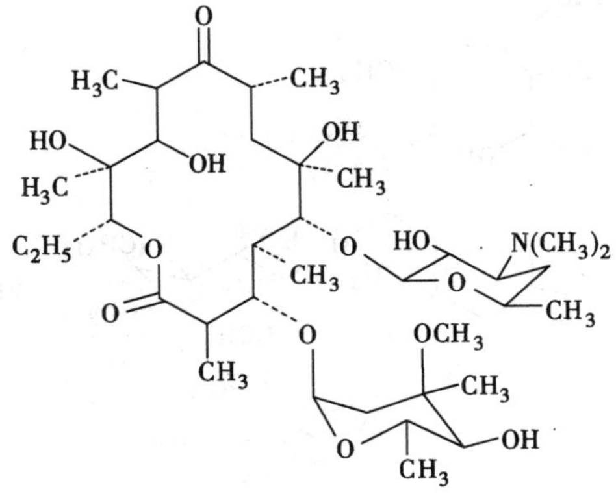

化学名为(2R,3S,4S,5R,6R,8R,10R,11R,12S,13R)-5-[(3-氨基-3,4,6-三脱氧-N,N-二甲基-β-D-吡喃木糖基)氧]-3-[(2,6-二脱氧-3-C-甲基-3-O-甲基-α-L-吡喃核糖基)氧]-13-乙基-6,11,12-三羟基-2,4,6,8,10,12-六甲基-9-氧代十三内酯。

本品为白色或类白色的结晶或粉末;无臭,味苦;微有引湿性。水合物熔点135~140℃,无水合物熔点190~193℃。在乙醇中易溶,在甲醇中溶解,在水中微溶。无水乙醇(20mg/ml)中比旋度为-71°~78°。

红霉素结构中存在多个羟基,9位上有羰基,因此在酸性条件下不稳定,易发生分子内的脱水环合。在酸性溶液中,红霉素C₆上的羟基与C₉上的羰基形成半缩酮的羟基(Ⅰ),再与C₈上的氢脱水,生成8,9-脱水-6,9-半缩酮衍生物(Ⅱ)。然后C₁₂上的羟基与C₈、C₉双键加成,生成6,9,12-螺环酮(Ⅲ);其C₁₁上的羟基与C₁₀上的氢脱水,同时水解成红霉胺(Ⅳ)和克拉定糖(Ⅴ)。这种降解反应使红霉素失去活性。

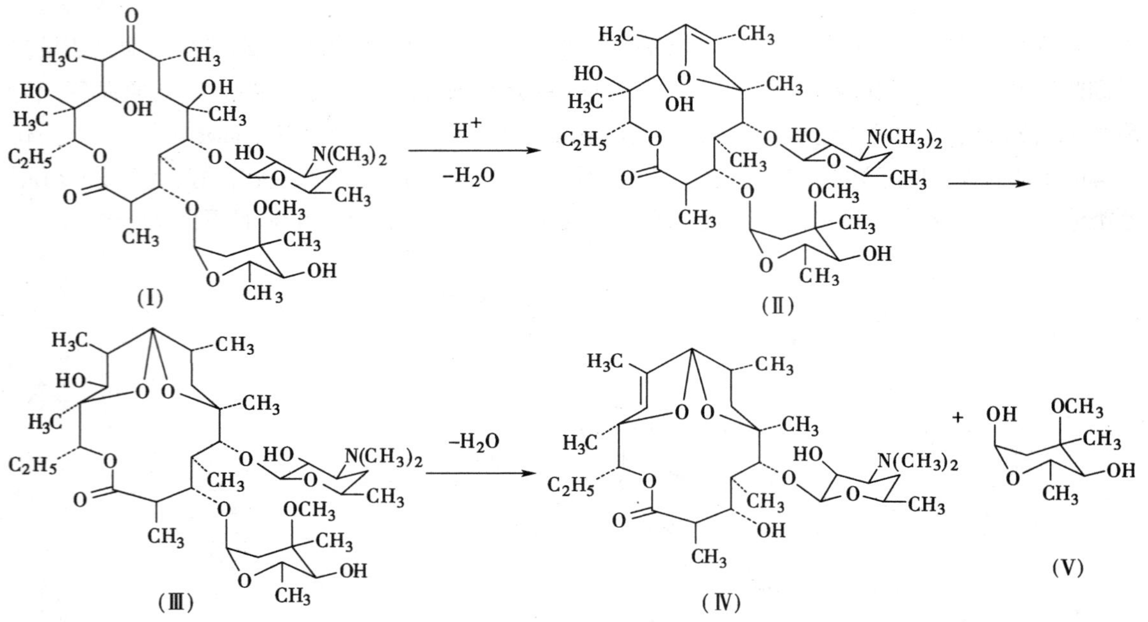

红霉素主要应用于链霉菌引起的扁桃体炎、猩红热、白喉等。对于军团菌肺炎和支原体肺炎可作为首选药。

阿奇霉素 azithromycin

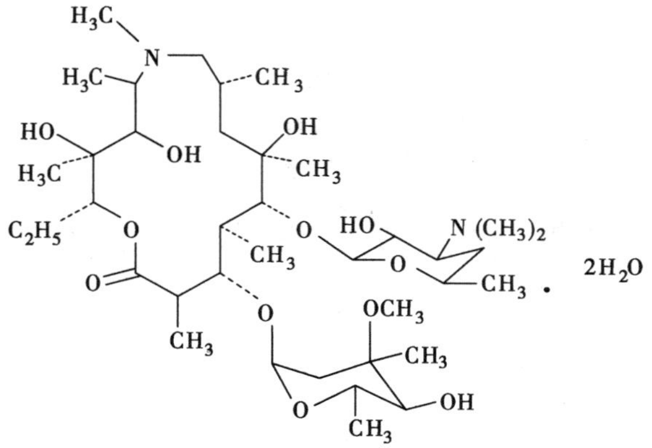

化学名为(2R,3S,4R,5R,8R,10R,11R,12S,13S,14R)-13-[(2,6-二脱氧-3-C-甲基-3-O-甲基-α-L-吡喃核糖基)氧]-2-乙基-3,4,10-三羟基-3,5,6,8,10,12,14-七甲基-11-[[3,4,6-三脱氧-3-(二甲氨基)-β-D-吡喃木糖基]氧]-1-氧杂-6-氮杂环十五烷-15-酮二水合物。

本品为白色或类白色结晶性粉末;无臭,味苦;微有引湿性。在甲醇、乙醇、丙酮、氯仿和稀盐酸中易溶,在水中几乎不溶。对酸稳定。在无水乙醇(20mg/ml)中的比旋度为 −45° ~ −49°。

结构中没有8位羰基,无法形成半缩酮,因此耐酸性和稳定性大大提高。9位的甲氨基使药物的碱性增强。

口服后迅速吸收,生物利用度40%,分布广泛。抗菌谱与红霉素相似,作用较强,用于敏感菌所致的呼吸道、皮肤和软组织感染。

二、麦迪霉素类

麦迪霉素(midecamycin)是米加链霉菌产生的抗生素,含麦迪霉素 A_1、A_2、A_3、A_4 四种成分。麦迪霉素 A_1 为主要成分,是十六元环内酯与碳霉糖和碳霉胺糖结合形成的碱性糖苷。对球菌引起的各种感染有效率达90%,对衣原体也有较好的抗菌作用,主要用于治疗敏感菌所致的呼吸道感染和皮肤软组织感染。

麦迪霉素 A_1 R_1=OH, R_2=COC$_2$H$_5$

麦迪霉素 A_2 R_1=OH, R_2=COC$_3$H$_7$

麦迪霉素 A_3 R_1==O, R_2=COC$_2$H$_5$

麦迪霉素 A_4 R_1==O, R_2=COC$_3$H$_7$

三、螺旋霉素类

螺旋霉素(spiramycin)是由螺旋杆菌产生的抗生素,含有螺旋霉素 Ⅰ、Ⅱ、Ⅲ 三种成分。国产螺旋霉素以螺旋霉素 Ⅱ、Ⅲ 为主;进口螺旋霉素以螺旋霉素 Ⅰ 为主。其结构特点是有双烯结构的十六元环大环内酯,内酯环的 9 位与脱氧氨基糖形成糖苷。

螺旋霉素对酸不稳定,口服吸收不好,且味苦。乙酰螺旋霉素(acetylspiramycin)为螺旋霉素的乙酰化前药,也有相应的 3 种成分,对酸稳定,口服吸收比螺旋霉素好,在胃肠道吸收后转化为螺旋霉素而发挥作用,抗菌谱与螺旋霉素相似。

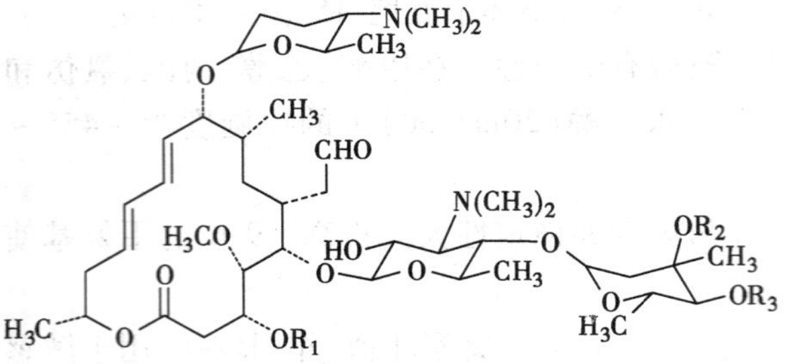

螺旋霉素Ⅰ	R_1=H,R_2=H,R_3=H
螺旋霉素Ⅱ	R_1=COCH$_3$,R_2=H,R_3=H
螺旋霉素Ⅲ	R_1=COC$_2$H$_5$,R_2=H,R_3=H
乙酰螺旋霉素Ⅰ	R_1=H,R_2=H,R_3=COCH$_3$
乙酰螺旋霉素Ⅱ	R_1=COCH$_3$,R_2=H, R_3=COCH$_3$
乙酰螺旋霉素Ⅲ	R_1=COC$_2$H$_5$,R_2=H, R_3=COCH$_3$

第三节　氨基苷类抗生素

　　天然的氨基苷抗生素主要有链霉素、庆大霉素、卡那霉素、新霉素等,结构是由氨基糖(单糖或双糖)与氨基环己醇形成的苷,在临床上使用的多是水溶性较大的结晶性硫酸盐或盐酸盐,注射给药。主要用于敏感需氧革兰阴性杆菌所致的全身感染,抑菌机制为干扰细菌蛋白质合成过程,阻碍蛋白的释放,使细菌细胞膜通透性增加而导致一些重要物质的外漏,引起细菌死亡。

　　此类药物绝大多数在体内不经代谢,而是以原药形式经肾排出,产生肾毒性。另一个突出的缺点是对第八对脑神经的损害作用,可引起眩晕,不可逆性耳聋等。

　　氨基苷类抗生素在使用过程中也出现耐药性的问题,这是由于耐药菌产生了钝化酶,分别在氨基糖的羟基和氨基上进行乙酰化、核苷化和磷酸化,生成无效的产物。

一、链　霉　素

　　链霉素(streptomycin)是第一个用于临床的氨基苷类抗生素,1944 年从灰链霉菌(*Streptomyces griseus*)发酵液中分离得到。链霉素由一分子链霉胍和一分子链霉双糖胺结合而成,链霉双糖胺由链霉糖和 *N*-甲基葡萄糖胺组成。

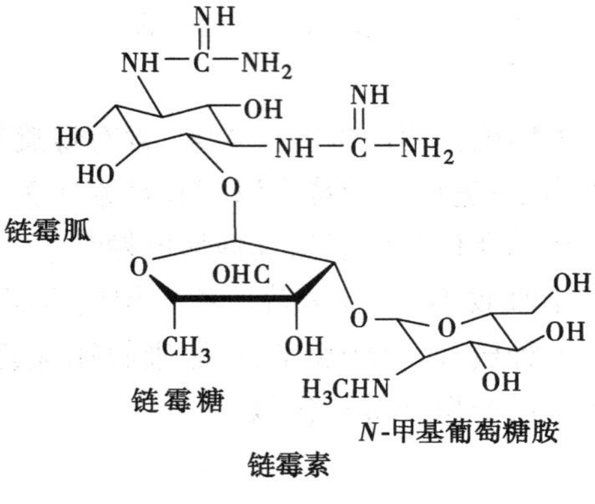

链霉胍

链霉糖

N-甲基葡萄糖胺

链霉素

链霉素分子中含有两个碱性基团胍基和一个甲氨基,可与酸成盐,临床用的有硫酸链霉素(streptomycin sulfate)。

链霉素对酸、碱不稳定,在酸性条件下可水解成链霉胍和链霉双糖胺,进一步水解可得到 N-甲基-L-葡萄糖胺。在弱碱性时水解也可得到链霉胍和链霉双糖胺,链霉糖部分(Ⅰ)可重排为麦芽酚(Ⅱ)。水解生成的麦芽酚,在微酸性溶液中与 Fe^{3+}(硫酸铁铵试液)反应生成紫红色络合物(Ⅲ),这是链霉素的特有反应,可用于鉴别。

链霉素加氢氧化钠试液水解生成的链霉胍,可与8-羟基喹啉及次溴酸钠反应显橙红色。

链霉素对结核杆菌抑制作用很强,主要用作抗结核药,常与异烟肼等联用,以减少耐药性。

二、卡那霉素及其衍生物

卡那霉素(kanamycin)是卡那霉素链霉菌(*Streptomyces kanamyceticus*)产生的抗生素,1957年分离得到。其是由卡那霉素 A、B、C 组成的混合物,市售的以卡那霉素 A 为主,含有少量的 B 和 C。化学结构中含有两个氨基糖和一个氨基醇,具有碱性。供药用的硫酸卡那霉素是由单硫酸卡那霉素或卡那霉素加一定的硫酸制得,为广谱抗生素,对革兰阴性杆菌、阳性菌、阴性菌及结核杆菌都有效,临床用于治疗败血病、心内膜炎、呼吸道感染、肠炎、菌痢和尿路感染等。化学性质很稳定,但细菌易对其产生耐药性。

卡那霉素 A	$R_1=OH, R_2=NH_2$
卡那霉素 B	$R_1=NH_2, R_2=NH_2$
卡那霉素 C	$R_1=NH_2, R_2=OH$

为减少耐药性的产生,对卡那霉素易被钝化的部位进行了结构改造,如阿米卡星(amikacin)和阿贝卡星(arbekacin)。前者又称丁胺卡那霉素,是卡那霉素 A 的 C_3 位氨基酰化的产物,利用酰化基团的空间立体障碍,使药物对钝化酶的结构适应性降低。酰胺侧链的构型对抗菌活性影响较大,L-(-)型活性强于 D-(-)型;后者是阿米卡星的 C_3'、C_4' 的脱羟基产物,酰化基团的构型与阿米卡星相反,耐酶性均得到增强,属于半合成氨苷类抗生素。

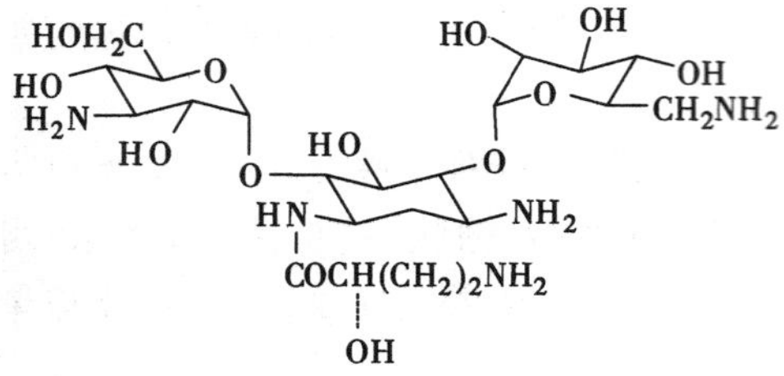

阿米卡星

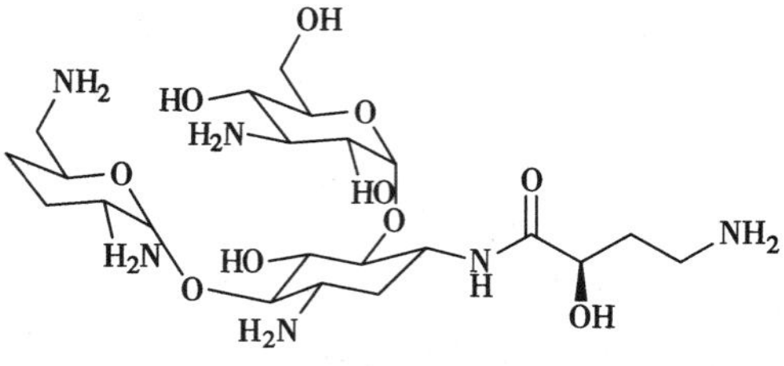

阿贝卡星

三、庆大霉素及其类似物

庆大霉素(gentamicin)是由小单孢菌产生的抗生素,1963 年分离得到。其为庆大霉素 C_1、C_{1a}、C_2 的混合物,三者的抗菌活性和毒性相似,临床用其混合物的硫酸盐,比例为 $6:3:1$。主要用于大肠杆菌、痢疾杆菌、铜绿假单胞菌等革兰阴性菌引起的系统或局部感染。对听觉和肾的毒性比卡那霉素小。可被庆大霉素乙酰转移酶和庆大霉素腺苷转移酶酰化而失去活性,从而产生耐药性。β-内酰胺类抗生素也可将庆大霉素 1-位羟基酰化而使其失去活性,因此两者不能混合使用。

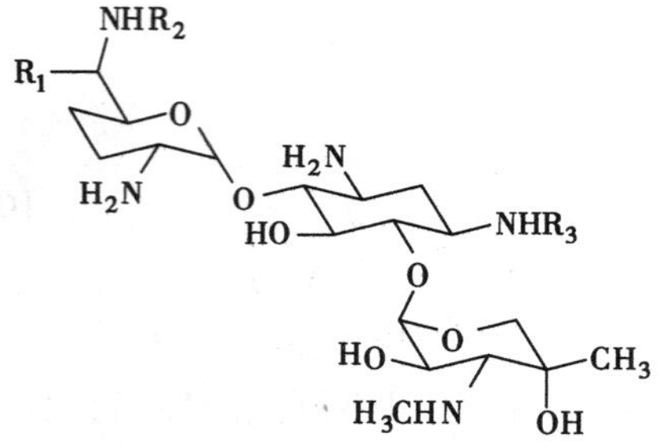

	R_1	R_2	R_3
庆大霉素C_1	CH_3	CH_3	H
庆大霉素C_{1a}	H	H	H
庆大霉素C_2	CH_3	H	H
小诺米星	H	CH_3	H
依替米星	H	H	CH_2CH_3

小诺米星(micronomicin)又称沙加霉素,结构与庆大霉素相似,是庆大霉素 6'-氨基甲基化的产物。抗菌谱也相似,作用强,排泄快,对听觉和肾的毒性小是其优点。

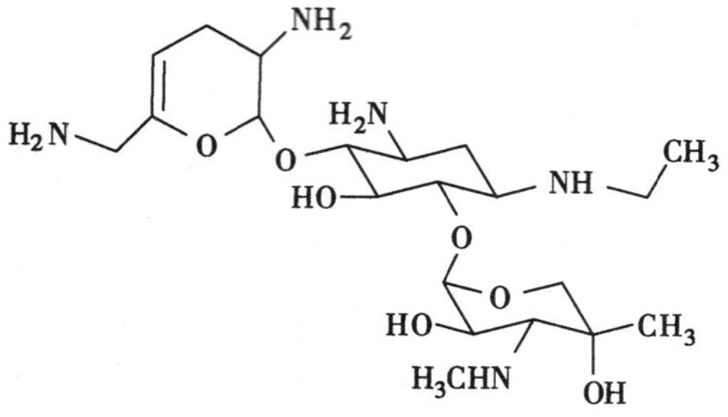

奈替米星

依替米星(etimicin)和奈替米星(netilmicin)都是是庆大霉素 C_{1a} 的衍生物。前者是我国自主研发的一种新型水溶性广谱半合成抗生素,抗菌谱广,对多种病原菌有较好抗菌作用,对部分庆大霉素、小诺米星和头孢唑林耐药的金黄色葡萄球菌、大肠埃希菌有活性;后者是依替米星的脱氢产物,适用于敏感细菌所引起各年龄患者严重或危及生命的细菌感染性疾病的短期治疗。

<h1 style="text-align:center">第四节　氯霉素及其衍生物</h1>

氯霉素(chloramphenicol)是由委内瑞拉链霉菌(*Streptomyces venezuelae*)产生的一种广谱抗生素,由于结构简单,1948年即可全合成,是第一个应用于临床的全合成抗生素。其抗菌作用机制是抑制细菌的蛋白合成,对伤寒杆菌和百日咳杆菌的作用比其他抗生素强,主要用于伤寒、副伤寒等的治疗。缺点是长期或多次使用时损害骨髓造血系统,可引起再生障碍性贫血及新生儿灰婴综合征,这些毒副作用限制了氯霉素的临床应用。

琥珀氯霉素(chloramphenicol succinate)为氯霉素的丁二酸单酯,其钠盐溶于水,适合注射用药。棕榈氯霉素(chloramphenicol palmitate)是氯霉素的棕榈酸酯,口服无味,又称无味氯霉素,适于儿童服用。二者均为前药,作用与氯霉素相同,进入体内经酯酶水解,释放出氯霉素发挥作用。

氯霉素	R=H
琥珀氯霉素	R=COCH₂CH₂COOH
棕榈氯霉素	R=COC₁₅H₃₁

氯霉素苯环上的硝基用强吸电子基甲基砜取代后抗菌效力增强,如甲砜霉素(thiamphenicol)和甲砜霉素甘氨酸酯盐酸盐(thiamphenicol glycinate hydrochloride)。前者又名硫霉素,抗菌谱与氯霉素相似,临床用于呼吸道感染、尿路感染、败血症、脑炎和伤寒等,副作用较少。后者为甲砜霉素的注射剂,其在体内能迅速水解释放出甲砜霉素而发挥抗菌活性。

甲砜霉素	$R_1=SO_2CH_3, R_2=H$
甲砜霉素甘氨酸酯盐酸盐	$R_1=SO_2CH_3$, $R_2=COCH_2NH_2 \cdot HCl$

氯霉素 chloramphenicol

化学名为D-苏式-(-)-N-[α-(羟基甲基)-β-羟基-对硝基苯乙基]-2,2-二氯乙酰胺。

本品为白色或微带黄绿色的针状、长片状结晶或结晶性粉末,味苦。mp. 149～153℃。在甲醇、乙醇、丙酮或丙二醇中易溶,在水中微溶。在无水乙醇中 $[\alpha]_D^{25}$ +18.5°～+21.5°;在乙酸乙酯中 $[\alpha]_D^{25}$ -25.5°。

分子结构中含有两个手性碳原子,有4个旋光异构体,其中仅D-(-)-苏阿糖型具有抗菌活性,为临床使用的氯霉素。

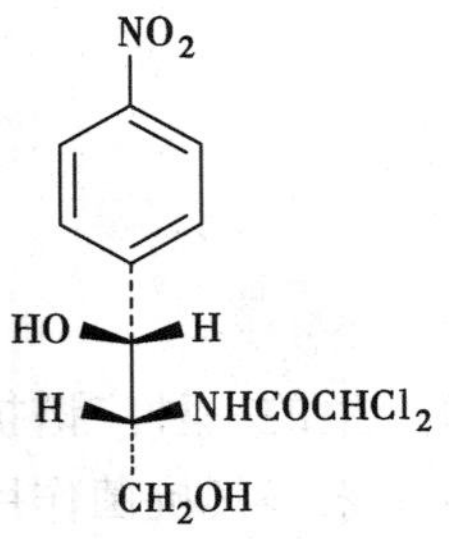

D-(−)-苏阿糖型	L-(+)-苏阿糖型	D-(+)-赤藓糖型	L-(−)-赤藓糖型
$1R,2R(−)$	$1S,2S(+)$	$1S,2R(+)$	$1R,2S(−)$

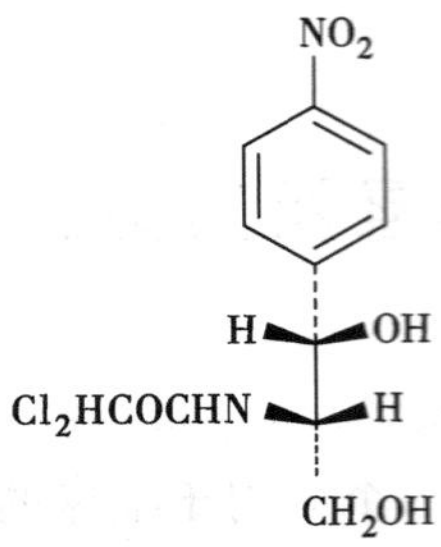

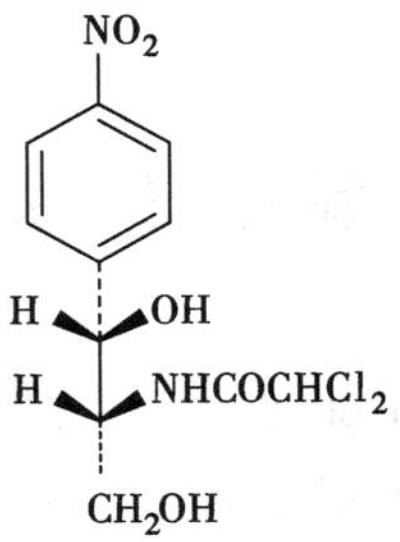

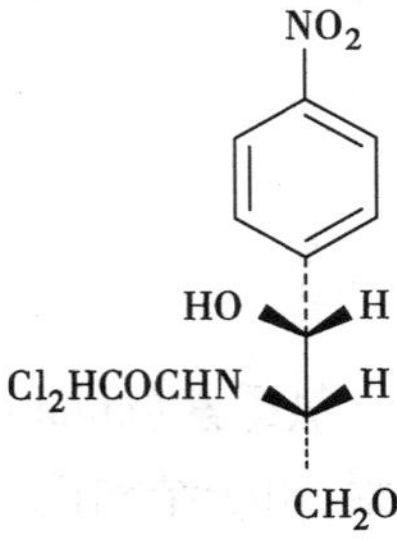

氯霉素性质稳定,干燥品可保持活性 5 年以上,水溶液可冷藏几个月,煮沸 5 小时亦不会影响抗菌活性。在中性或弱酸性(pH 4.5~7.5)较稳定,但在强碱性(pH>9)或强酸性(pH<2)溶液中能发生水解而失效,水解的部位在酰胺键和二氯键上。

酸水解后生成的对硝基苯基-2-氨基-1,3-丙二醇(Ⅰ)与过碘酸作用,氧化生成对硝基苯甲醛(Ⅱ);再与 2,4-二硝基苯肼缩合,生成苯腙(Ⅲ)。

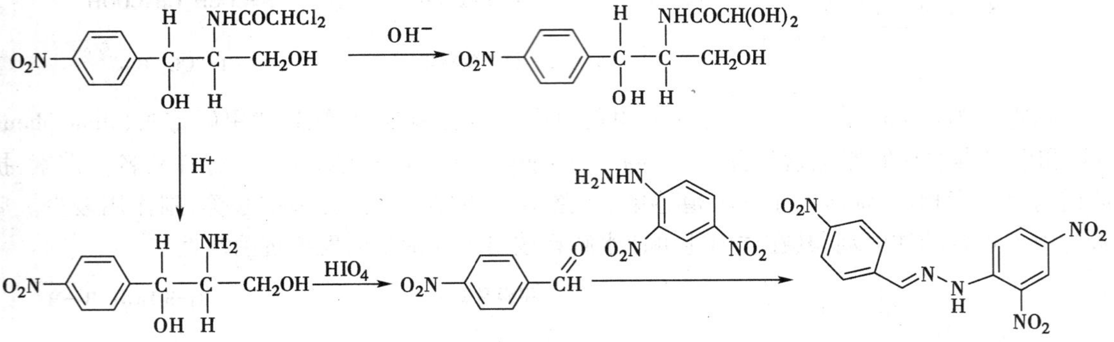

本品分子中的硝基经锌粉还原成羟胺衍生物(Ⅰ),在乙酸钠存在下与苯甲酰氯进行苯甲酰化(Ⅱ),再在弱酸性溶液中与高铁离子生成紫红色的络合物(Ⅲ)。

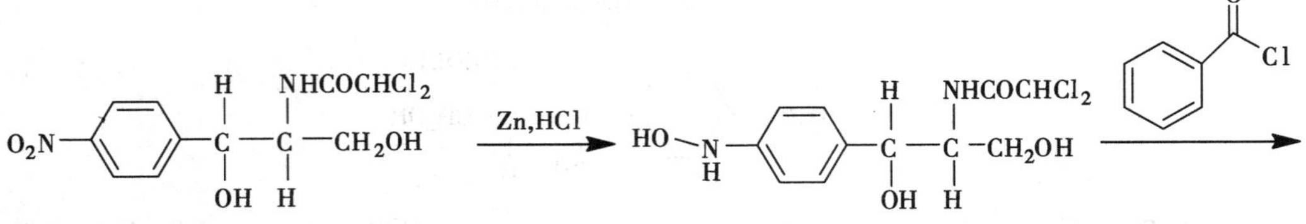

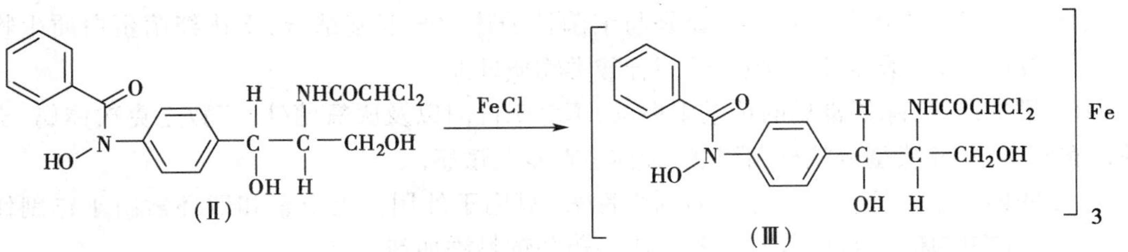

氯霉素的合成以对硝基苯乙酮为原料,经溴化、水解、乙酰化、羟乙基化、还原、脱乙酰基反应,得外消旋体氨基物,用交叉诱导结晶法进行拆分,得左旋体氨基物,最后进行二氯乙酰化即得。

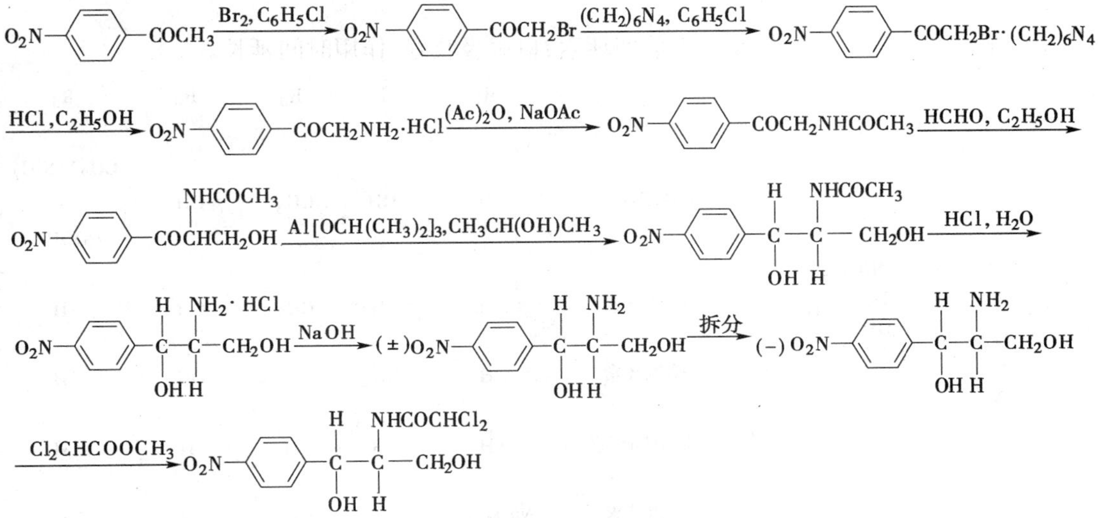

交叉诱导结晶法的过程是在(±)氨基醇消旋体的饱和水溶液中,先加入 D-(-)-氨基醇结晶作为晶种,适当冷却,析出 D-(-)-氨基醇结晶,迅速过滤,得 D-(-)-氨基醇产品。滤液再加入(±)氨基醇消旋体使成饱和溶液,适当冷却,析出 L-(+)-氨基醇结晶,过滤后得L-(+)-氨基醇产品。滤液再加入(±)氨基醇消旋体,适当冷却,又析出 D-(-)-氨基醇结晶。如此交叉循环拆分多次,就得到两种纯的对映异构体。这种拆分方法属于物理拆分法,是手性药物拆分的重要方法之一。

第五节 四环素类抗生素

四环素类抗生素是放线菌产生的一类口服广谱抗生素,包括天然的金霉素(chlortetracycline)、土霉素(oxytetracycline)、四环素(tetracycline)及半合成四环素类。都有共同的氢化并四苯的基本结构,区别仅在环上有不同的取代基。

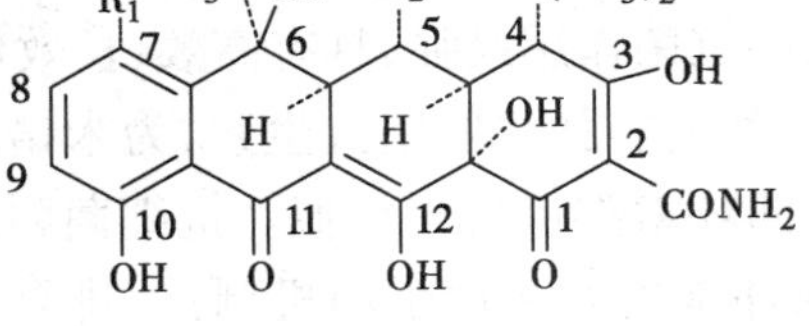

金霉素	R₁=Cl, R₂=H
土霉素	R₁=H, R₂=OH
四环素	R₁=R₂=H

257

四环素类抗生素的作用机制主要是与细菌核糖体 30S 亚基结合,干扰细菌蛋白质生物合成;改变细胞膜的通透性,使细胞内的核苷酸类物质外泄。

为广谱抑菌剂,除了常见的革兰阳性菌、革兰阴性菌以及厌氧菌外,多数立克次体属、支原体属、衣原体属、非典型分枝杆菌属、螺旋体也对本品敏感。

天然的四环素类抗生素中金霉素因毒性大,只用于外用。土霉素和四环素由于毒副作用和耐药性,现在临床上也已少用,主要用作兽药和饲料添加剂。

一、半合成四环素

半合成四环素的抗菌活性高于天然四环素,口服吸收好,作用时间延长。

	R_1	R_2	R_3	R_4	R_5
甘氨四环素	H	OH	CH_3	OH	CH_2NHCH_2 $COOH$
多西环素	H	H	CH_3	OH	H
美他环素	H	$=CH_2$	/	OH	H
脱氧四环素	H	H	H	H	H
米诺环素	$N(CH_3)_2$	H	H	H	H
地美环素	Cl	OH	H	H	H

氢化并四苯是活性必需的基本结构,环上 C_1-C_4 位取代基及 C_{10}-C_{12} 位的双酮不能变动,否则抑菌作用显著降低或无活性。C_2 酰胺基是抗菌必要基团,在酰胺基上引入取代基不影响抗菌作用,还可增加药物的水溶性和血药浓度,提高药物的生物利用度,如注射用甘氨四环素(glycocycline)。

C_6 羟基的存在降低了药物的脂溶性,影响体内吸收,又易发生消去反应生成无效产物。将 C_6 羟基除去,可增强稳定性、提高脂溶性和抗菌活性,如多西环素(doxycycline)和美他环素(methacycline)。多西环素又名强力霉素,与土霉素的差别仅在于 6 位去除了羟基,使化学稳定性增加,亲脂性增加,口服吸收良好,作用时间长。美他环素又名甲烯土霉素,活性高于四环素而低于多西环素,口服长效。

C_6 甲基对活性无影响。去掉金霉素结构中的 C_6 甲基得到地美环素(demeclocycline),又名去甲金霉素,抗菌活性较四环素强,吸收较好。四环素去掉 C_6 羟基和 C_6 甲基得到脱氧四环素(methacycline),在脱氧四环素的 7-位引入二甲氨基得到米诺环素(minocycline),又名二甲胺四环素,抗菌谱与四环素相近,在四环素类抗生素中抗菌作用最强,具有高效、长效作用。

替加环素(tigecycline)是一种新型的甘氨酰四环素类静脉注射用抗生素,为米诺环素衍生物,区别在于 9 位上引入了甘氨酰氨基,作用机制与四环素类抗生素相似。抗细菌耐药性的能力优于其他四环素类药物。替加环素能克服限制四环素类的两种耐药机制:外排泵和核糖体保护,其他类抗生素的耐药机制也不会影响其活性,因此替加环素广谱,活性强,不易产生耐药性,适用范围更广。

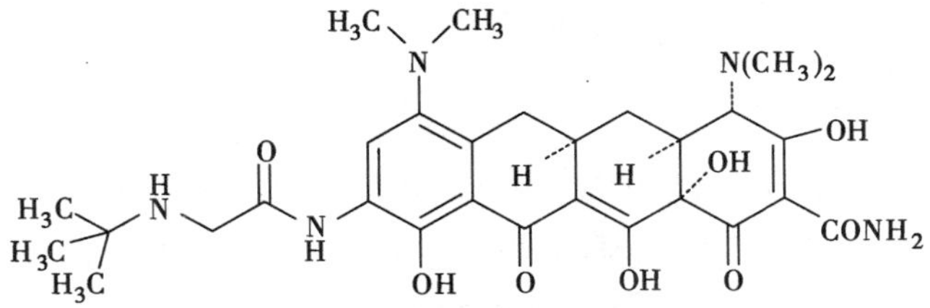

替加环素

二、四环素类抗生素的稳定性

四环素类抗生素有相似的化学结构,因而具有相似的理化性质。结构中含有弱碱性的二甲氨基和弱酸性的酚羟基及烯醇基,均为酸碱两性化合物,可与酸、碱成盐,一般用盐酸盐。盐酸盐多为黄色或淡黄色结晶或粉末,在干燥条件下比较稳定,但遇光易变色。在酸性、碱性条件下均不稳定,失去活性。

在酸性条件(pH < 2)下,C_6 上的羟基与 $C_{5\alpha}$ 上的氢发生反式消除反应,生成无活性的橙黄色脱水物。如四环素(Ⅰ)变成脱水四环素(Ⅱ)。

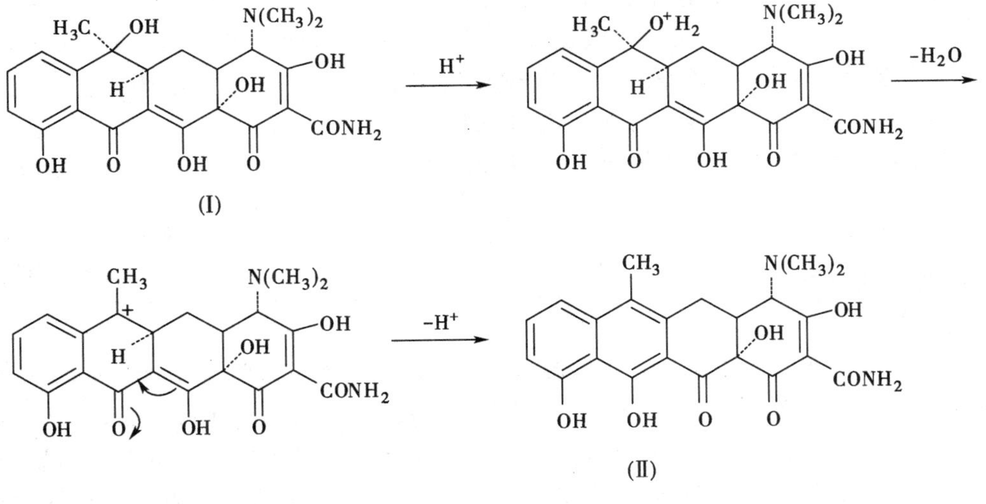

在碱性条件下,C_6 上的羟基形成氧负离子,向 C_{11} 上的羰基发动分子内亲核进攻,导致 C 环破裂,生成具有内酯结构的异构体,如金霉素(Ⅰ)异构化生成异金霉素(Ⅱ)。

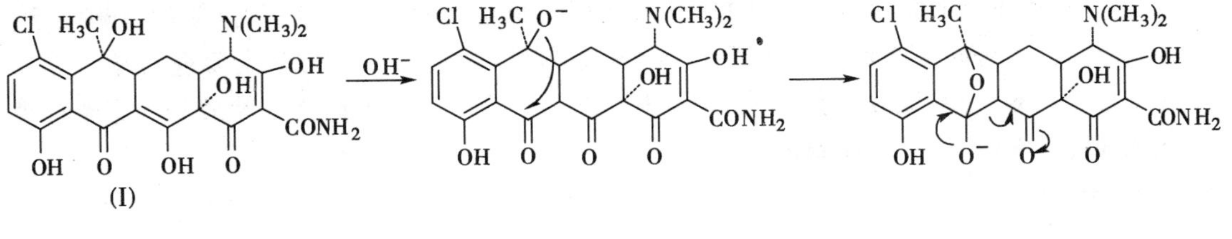

$$(II)$$

多西环素和米诺环素不存在 C_6 羟基,所以不发生上述脱水和开环反应。

在 pH 2~6 的条件下,C_4-二甲氨基易发生可逆性的差向异构化反应,生成无效而毒性较大的差向异构体。某些阴离子如磷酸根、枸橼酸根、醋酸根离子可加速这种异构化反应的进行。四环素与其差向异构体是以动态平衡共存的,所以各国药典都对其含量进行控制。

金霉素的 C_7 氯原子有空间排斥作用,差向异构化反应比四环素容易。土霉素的 C_5 羟基与 C_2 二甲氨基能形成氢键,4 位差向异构化比四环素困难。米诺环素存在 C_7 二甲氨基,为对氨基酚结构,对氧敏感,容易发生自动氧化。多西环素既无 C_6 羟基,又有 C_5 羟基,因而稳定性高,半衰期可达 20 小时。

此类药物分子中有多个酚羟基、烯醇基和羰基,在近中性条件下能与多种金属离子形成不溶性的盐类或络合物。如与钙或镁离子形成不溶性的钙盐或镁盐;与铁离子形成红色络合物,与铝离子形成黄色络合物。上述金属络合物的形成使药物吸收阻滞,药效降低。与钙离子形成的黄色络合物,在体内可沉积在骨骼和牙齿上,导致牙齿变黄,影响婴幼儿骨骼正常发育,且此类药物易通过胎盘和进入乳汁,因此孕妇、哺乳期妇女和儿童均禁忌使用。

学习小结

抗生素按化学结构可分为 β-内酰胺类、大环内酯类、氨基苷类、氯霉素类和四环素类。β-内酰胺类抗生素主要包括青霉素类、头孢菌素类及非典型的 β-内酰胺类抗生素。结构中含有 β-内酰胺环,是发挥抗菌效力的必需结构,作用机制是抑制胞壁黏肽合成酶阻碍细胞壁形成。对天然青霉素 6 位酰胺基侧链进行结构改造,可得到具有耐酸、耐酶或广谱性质的半合成青霉素。耐酸青霉素的酰胺侧链 α 位引入了吸电子基;耐酶青霉素侧链为大体积基团取代;广谱青霉素侧链带有 -NH₂、-COOH、-SO₃H 等,或将侧链的 α-氨基以杂环酸酰化。头孢菌素的结构较青霉素稳定,以天然头孢菌素作为先导化合物进行结构改造,可得到高效、广谱的半合成头孢菌素类。非典型的 β-内酰胺类抗生素主要包括碳青霉烯类、氧青霉烷类、青霉烷酸砜类和单环 β-内酰胺类。氧青霉烷类的克拉维酸和青霉烷砜类的舒巴坦,具有对 β-内酰胺酶的抑制作用。

大环内酯类抗生素为十四元或十六元大环内酯结构,内酯环通过苷键与糖缩合,作用机制为阻碍细菌蛋白质的合成。主要有红霉素及其结构改造衍生物、麦迪霉素和螺旋霉素等。通过成盐和成酯可得到水溶性增高的衍生物和可口服的红霉素衍生物。对红霉素 C_9 酮和 C_6 羟基的结构修饰得到了作用更强的、可口服的红霉素衍生物,如将 9 位羰基与羟胺形成肟得到罗红霉素;C_6 羟基甲基化得到克拉霉素,C_9 羰基成肟后再经 Beckmann 重排后得到扩环产物阿奇霉素。

氨基苷类抗生素是由氨基糖与氨基环己醇形成的苷,抑菌机制为干扰细菌蛋白质合成过程。用于临床的氨基苷抗生素主要有链霉素、阿米卡星等。肾毒性和对第八对脑神经的损害引起不可逆耳聋是其主要缺点。

氯霉素是伤寒、副伤寒等治疗的首选药,其作用机制是抑制细菌的蛋白合成。缺点是损害骨髓造血系统,可引起再生障碍性贫血。结构中含有两个手性碳原子,有 4 个旋光异构体,其中仅 D-(-)-苏阿糖型具有抗菌活性。

四环素类抗生素具有氢化并四苯的基本结构,其作用机制为干扰细菌蛋白质生物合成。天然四环素由于毒副作用比较多,以及耐药性的产生使临床应用受到限制。半合成四环素主要有 6 位去除了羟基的衍生物和去掉 6-甲基得到的衍生物,抗菌活性得到改善。

 复习题

1. 抗生素按化学结构可分为哪几类?
2. 头孢菌素类与青霉素类在化学结构上有何不同,稳定性有何不同?
3. 简述耐酸、耐酶、广谱青霉素的化学结构特点。
4. 举例说明如何用结构修饰的方法改善红霉素的缺点。
5. 简述氨基苷类抗生素的基本结构特征及代表性药物。
6. 四环素类药物的代表药物有哪些,有何结构特点,影响其稳定的因素有哪些?
7. 写出氯霉素的结构和化学命名,并指出临床使用的光学异构体的构型。

(徐丹丹)

第十四章

抗 病 毒 药

学习目标 ▮▮

掌握：抗病毒药物的分类及主要代表药；利巴韦林、阿昔洛韦的化学名、结构、理化性质及用途。

熟悉：奥司他韦、阿德福韦酯的结构、作用机制和用途；抗 HIV 药物的分类及各类的作用机制和代表药物。

了解：抗 HIV 药物的最新进展。

病毒(virus)是病原微生物中最小的一种，可以感染所有的具有细胞的生命体，传染性和危害性极强。其结构极为简单，是一种核酸颗粒，外壳是蛋白质，按照病毒中心核酸的化学组成，可将病毒分为 DNA 病毒和 RNA 病毒两类。病毒多数缺乏酶系统，只能依赖宿主细胞复制其核酸和蛋白质，然后装配成病毒颗粒而增殖。

病毒感染引起多种疾病，如流行性感冒、腮腺炎、脊髓灰质炎、带状疱疹、乙型肝炎、艾滋病等。近二三十年来，一些强致病性病毒的不断出现，危害人类健康并造成巨大经济损失。如 20世纪 80 年代发现的人类免疫缺陷病毒(HIV)引起的艾滋病、2003 年暴发的 SARS 病毒引起的非典型肺炎、2005 年暴发的禽流感病毒和 2009 年暴发的甲型 H1N1 流感病毒引起的流感疫情。此外，病毒还是导致癌症发生的原因之一。如人类乳头瘤病毒(HPV)持续感染是子宫颈癌和阴茎癌的成因，肝炎病毒可以诱发肝脏慢性病毒感染，从而导致肝癌等。

病毒在宿主细胞内增殖(即自我复制)。从病毒感染宿主细胞到子代病毒从细胞中释放为一繁殖周期，可分为吸附、侵入、脱壳、生物合成、组装和释放六步。

首先，病毒体与细胞表面的受体结合吸附，这是决定病毒感染成功与否的关键。随后迅速侵入细胞内，在胞内脱去蛋白质外壳。病毒脱壳必须有酶的参与，脱壳酶来自宿主细胞，有的为病毒基因编码。脱壳后释放出感染性核酸，进入无感染性的生物合成期。病毒借助宿主细胞提供的原料、能量和场所，合成病毒的核酸和蛋白质(包括核酸的复制，转录与蛋白质合成)，期间所需的多数酶也来自宿主细胞。最后新合成的核酸与新合成的衣壳蛋白质在细胞核内或细胞质内装配成新的成熟病毒颗粒，向细胞外释放，病毒颗粒进入新的宿主细胞继续进行感染。

病毒的结构和增殖方式不同于细菌，它们缺乏自身繁殖的酶系统，必须寄生在宿主细胞内，借助于宿主细胞的酶系统合成其自身的核酸和蛋白质才能生长繁殖，这就使得抗病毒药物在对病毒产生作用的同时,也可杀伤宿主的正常细胞,对人体产生毒副作用。理想的抗病毒药物必须能够高度选择性地作用于细胞内病毒的代谢过程,并对宿主细胞无明显损害。现有的药物远不能满足临床的需要。目前使用的药物抗病毒谱较窄,只对一种或几种病毒有效,远不能满足临床的需要。因此,寻找新的抗病毒药仍是当前迫切而重要的任务。

抗病毒药可按照结构可分为三环类、核苷类和非核苷类,通过作用于病毒繁殖周期的不同环节,抑制病毒的繁殖。

第一节 三 环 类

金刚烷胺(amantadine)是美国批准的第一种抗病毒药,国内于1971年开始生产,为对称的三环胺结构,临床使用的是盐酸盐。其作用机制是多方面的,可阻止病毒颗粒侵入宿主细胞,也可阻断脱壳及核酸向宿主细胞的释放,抑制病毒的早期复制等。能有效预防和治疗所有甲型流感病毒引起的感染,尤其是亚洲甲-Ⅱ型流感病毒所引起的呼吸道感染。另外,对德国水痘病毒、乙型流感病毒、一般流感病毒、呼吸合胞体病毒和某些RNA病毒也有一定的活性。在胃肠道吸收迅速且完全,吸收后分布于唾液、鼻腔分泌液中,并可通过血脑屏障,90%以上药物以原形经肾小球滤过,随尿排出。

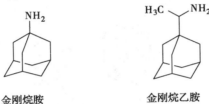

金刚烷胺   金刚烷乙胺

金刚烷乙胺(rimantadine)是金刚烷胺的类似物,也是以盐酸盐形式用药。对甲型流感病毒的作用强于金刚烷胺,而且中枢副作用小于金刚烷胺。该药通过抑制特异病毒蛋白的释放而干扰病毒的脱壳,能抑制逆转录酶而发挥抗病毒活性或抑制病毒特异性RNA的合成,但却不影响病毒的吸附和穿入,该药在肾排泄前被代谢掉。

金刚烷胺和金刚烷乙胺也可抑制甲型流感病毒H5N1亚型毒株(一般称禽流感病毒)的复制,早期应用可能有助于阻止病情发展,改善预后。

第二节 核 苷 类

利用抗代谢原理将天然底物的结构加以细微改变,掺入到代谢过程中去,产生酶抑制作用,影响正常代谢反应或者生成伪生物大分子导致"致死合成",这种方法被广泛用于抗肿瘤药的开发中,同样也适用于抗病毒药的研究。

可将天然核苷的结构进行修饰后,得到具有拮抗作用的人工合成核苷,进入细胞内抑制病毒复制所需的关键酶(如RNA聚合酶、DNA聚合酶、逆转录酶、整合酶、蛋白酶等),或者参与到病毒复制过程中产生无活性的核酸,干扰病毒DNA或RNA的合成,杀灭病毒。选择性差导致的对宿主细胞的毒性和副作用是这类药物的共同缺点。

第一个上市的有效的核苷类抗病毒药是碘苷(idoxurdine),是胸腺嘧啶脱氧核苷结构中的甲基被碘取代的衍生物。可与胸腺嘧啶脱氧核苷竞争性地抑制 DNA 聚合酶;同时也能代替胸腺嘧啶核苷掺入病毒核酸,形成无感染力的 DNA,使病毒繁殖异常或失去活性。碘苷体外无活性,体内在胸腺嘧啶核苷激酶(TK)的作用下转化为三磷酸碘苷而发挥作用。疱疹病毒编码的 TK 催化活性高于细胞内的酶,因此,碘苷在被病毒感染细胞中的浓度高于正常细胞,使其抗病毒作用具有选择性。对单纯疱疹性病毒等 DNA 病毒有效,对流感病毒等 RNA 病毒无效。用于疱疹性角膜炎及其他疱疹性眼病,全身用药导致肝损害和骨髓抑制,只能局部应用。

碘苷   三磷酸碘苷

曲氟尿苷   阿糖胞苷   阿糖腺苷

曲氟尿苷(trifluridine,又名三氟胸苷)结构与碘苷相似。对单纯疱疹病毒(HSV-1 和 HSV-2)作用最强,对腺病毒、牛痘病毒、巨细胞病毒(CMV)、带状疱疹病毒亦具一定作用,对阿昔洛韦耐药的疱疹病毒有效。其三磷酸衍生物可结合进入 DNA,并与三磷酸胸腺嘧啶脱氧核苷竞争性地抑制 DNA 多聚酶。对病毒 DNA 和宿主细胞的 DNA 无选择性。适用于单纯疱疹性角膜炎、结膜炎及其他疱疹性眼病。疗效优于碘苷,对碘苷无效或过敏者可试用本品。也有骨髓抑制副作用,只能局部使用。

阿糖胞苷(cytarabine)是胞嘧啶与阿拉伯糖形成的糖苷化合物,是 DNA 聚合酶的竞争性抑制剂,抑制体内 DNA 生物合成。主要用于治疗急性白血病,也有明显抗病毒作用。进入体内后,在脱氧胞苷激酶的作用下转化为活性的三磷酸阿糖胞苷发挥作用。主要抑制 DNA 病毒,对 RNA 病毒无作用。阿糖胞苷口服吸收不完全(仅约 20%),且吸收后很快在肝、肠组织中代谢,因此只能注射用药。

阿糖腺苷(vidarabine,vira-A)属嘌呤核苷,为重要的抗病毒药物。对疱疹病毒及带状疱疹病毒作用最强,对水痘-带状疱疹病毒、牛痘病毒、乙肝病毒次之,对腺病毒、伪狂犬病毒和一些 RNA 肿瘤病毒有效。对大多数 RNA 病毒无效。抗病毒活性主要由三磷酸阿糖腺苷所引起,三磷酸阿糖腺苷可与三磷酸脱氧腺苷竞争性抑制病毒的 DNA 多聚酶,并结合进入病毒的 DNA

链;三磷酸阿糖腺苷也抑制核糖核苷酸还原酶,从而抑制病毒 DNA 的合成。有抗 HSV-1 和 HSV-2 的作用,用于治疗单纯疱疹病毒性脑炎,也用于治疗免疫抑制病人的带状疱疹和水痘感染,对巨细胞病毒无效。

将核苷类抗病毒药物结构中的核糖环打开,就得到无环核苷类药物,成为一大类具有抗疱疹病毒作用的洛韦类药物。如阿昔洛韦(aciclovir)和更昔洛韦(ganciclovir)是有效的抗病毒药物,可视为 2′-脱氧鸟苷的开环简化产物,分别缺少 2′,3′-碳或 2′-碳原子。

阿昔洛韦　　　　　　　更昔洛韦

阿昔洛韦对单纯疱疹病毒作用最强,抗病毒的作用机制是首先被病毒所特有的胸苷激酶(TK)催化转化为一磷酸阿昔洛韦,所以,凡是该酶编码的病毒(如 HSV-1、HSV-2、VZV)都对其敏感。一磷酸阿昔洛韦继之被细胞内的核苷二磷酸激酶催化生成二磷酸阿昔洛韦和三磷酸阿昔洛韦,三磷酸阿昔洛韦作为 dGTP 的竞争性抑制剂,低浓度下即可有效抑制病毒的 DNA 聚合酶,由于未被病毒感染的细胞对阿昔洛韦磷酸化程度小,故对病毒有较好的选择性。

更昔洛韦是用阿昔洛韦的羟甲基化产物,比阿昔洛韦更容易被人巨细胞病毒(HCMV)感染的细胞一磷酸化,三磷酸化后,对 CMV DNA 聚合酶的抑制作用强于三磷酸阿昔洛韦。因此,更昔洛韦的抗病毒谱广于阿昔洛韦,临床上主要用于治疗 CMV 引起的严重感染,缺点是毒性较大。

其他的无环核苷类抗病毒药物见表 14-1。

表 14-1　无环核苷类抗病毒药物

药物名称	化学结构	主要药理用途及特点
喷昔洛韦(penciclovir)		对 HSV-1、HSV-2、VZV 和 EB 病毒有抑制活性,体外对 1 型和 2 型单纯疱疹病毒有抑制作用。在病毒胸苷激酶的作用下,生成单磷酸酯,经细胞酶进一步磷酸化,生成活性代谢产物喷昔洛韦三磷酸酯(PCV-TP)。口服难吸收,常制成软膏外用
泛昔洛韦(famciclovir)		是喷昔洛韦的二乙酰酯化物,本身并无抗病毒作用,口服在肠壁吸收后,迅速经去乙酰化和氧化成为喷昔洛韦而起作用。抗病毒谱与阿昔洛韦相似,均有良好的抗单纯疱疹及水痘-带状疱疹病毒活性

续表

药物名称	化学结构	主要药理用途及特点
地昔洛韦 （desciclovir）		为阿昔洛韦的前体药物，较阿昔洛韦水溶性增大，口服吸收好，毒副作用小。进入体内经黄嘌呤氧化酶转化为阿昔洛韦而发挥作用
伐昔洛韦 （valaciclovir）		是阿昔洛韦的缬氨酸酯前体药物，对单纯性疱疹病毒 1 型和 2 型及水痘-带状疱疹病毒有很高的疗效，对动物宿主细胞毒性很低。盐酸伐昔洛韦口服生物利用度高，抗病毒活性优于阿昔洛韦

上述抗疱疹病毒药物的治疗作用依赖于由病毒编码的胸苷激酶（thymidine kinase，TK），需经过 TK 活化生成活性的三磷酸酯衍生物，才能发挥抗病毒作用。但是由于三磷酸酯的负电性导致细胞膜穿透力较差，而且有些病毒体内没有胸苷激酶，因此需要对 5′-位进行磷酸酯化改造。一方面解决不能磷酸化的问题；另一方面，合成中性磷酸酯可增加药物的脂溶性，促进药物的吸收。

西多福韦（cidofovir）是阿糖胞苷的开环产物经磷酸酯化改造后得到的，只需经非特定病毒激酶催化的 2 步磷酸化，即可转化为活性形式。其代谢不依赖于特定的病毒细胞激酶，因此可以杀灭 TK 缺乏的疱疹病毒变种。对 CMV 有高度的抑制活性，可用于免疫功能低下患者 CMV 感染的预防和治疗。对单纯疱疹病毒、带状疱疹病毒、人类乳头瘤病毒等也有很强的活性。与其他抗 CMV 药物相比，疗效显著且持久，开始使用头两周每周给药一次，此后每两周只需给药一次，使用方便。缺点是生物利用度差，只能静注，还有较严重的不可逆肾毒性。

西多福韦　　　　　　　阿德福韦　　　　　　　阿德福韦酯

阿德福韦（adefovir）为腺嘌呤非环状核苷类似物，阿德福韦酯（adefovir dipivoxil）为阿德福韦的口服制剂。经细胞内非特定激酶磷酸化形成有活性的二磷酸盐，该活性代谢产物可竞争性地抑制乙肝病毒（HBV）DNA 多聚酶，从而抑制病毒复制，阿德福韦也可进入病毒 DNA 链，链合成随之终止。临床用于治疗慢性乙型肝炎，副作用主要体现在肾毒性方面。

逆转录酶（reverse transcriptase，RT）是在人类免疫缺陷病毒从 mRNA 转录 DNA 过程中起主要作用的酶，又称 RNA 指导的 DNA 聚合酶，是以 RNA 为模板合成 DNA 的酶。其功能是将病毒的单链 RNA 合成为双链 DNA。此 DNA 双链螺旋作为前病毒整合入宿主细胞染色体,再经转录成为 RNA 基因组,建立起病毒自身的蛋白质,所以逆转录酶是病毒复制过程中的关键所在,因此也是抗病毒药物设计的主要靶点。核苷类似物为最早发现的 HIV-RT 抑制剂,目前常用的抗 HIV 病毒药物如齐多夫定(zidovudine,AZT,叠氮胸苷)、扎西他滨(zalcitabine,ddC,双脱氧胞苷)和去羟肌苷(didanosine,ddI)等,均为核苷类逆转录酶抑制剂(nucleoside reverse transcriptase inhibitor,NRTI)。

齐多夫定　　　　　　　扎西他滨　　　　　　　去羟肌苷

该类药物的结构特点为分子中均含有碱基和类似五元糖环的结构单元,都属于二脱氧核苷类抑制剂,可模拟天然二脱氧核苷底物,经过一系列磷酸化成为 5′-三磷酸核苷衍生物后,可以作为 RT 的底物或其竞争性抑制剂。由于这些药物不具有 DNA 链进一步合成所需的 $C_3′$-羟基,所以它们被整合到 DNA 链中后,阻止在该位点磷酸二酯键的形成,从而中止病毒 DNA 链的继续增长。1964 年合成的 AZT,最初被用作抗肿瘤药。1984 年发现其有抗 HIV 作用,于 1987 年被批准成为第一个用于治疗 HIV 感染的药物,因其疗效确切,成为"鸡尾酒"疗法最基本的组合成分。

在 AZT 的 2′,3′位引入双键的产物司他夫定(stavudine,D4T)也是一个有效的 RT 抑制剂,对酸稳定,口服吸收迅速,生物利用度高,用于对 AZT 和 ddC 不能耐受或治疗无效的艾滋病及其相关综合征。阿巴卡韦(abacavir,ABC)是一个新的碳环 2′-脱氧鸟苷核苷类药物,其口服生物利用度高,易渗入中枢神经系统。阿巴卡韦于 1999 年上市,与其他抗艾滋病药物联合应用,治疗 HIV 感染的成年患者及 3 个月以上儿童患者。

司他夫定　　　　　　　阿巴卡韦　　　　　　　拉米夫定

将糖环中的氧原子转移到别的位置或被其他杂原子取代,得到的核苷类似物为杂环核苷。如拉米夫定(lamivudine,3TC)是天然核苷脱氧胞苷 DC 的类似物,3′位被 S 取代,是 HBV-DNA 聚合酶的有效抑制剂,用于乙型肝炎病毒所致的慢性乙型肝炎,但长期使用易产生耐药性。

天然核苷酸的糖苷键构型是 β-D 型,容易被酶、酸水解。这是很多核苷类化合物抗病毒效价低的原因之一。将 β-D 型糖苷键改造为 β-L 型、α-D 型、α-L 型,不但可改变糖苷键的稳定性,还可改变药物对靶酶的亲和性和抑制作用。如拉米夫定具有与天然核苷构型相反的 β-L 构型,为左旋体,比其右旋的对映体的毒性更低、活性更强。ddC 和 FddC 的 β-L 型改造产物与 ddC 和 FddC 相比,抑制活性中等,但毒性大为降低。

能否有效地抑制具有抗药性的 HIV-1 毒株复制,是研制新一代核苷类逆转录酶抑制剂的一个重要衡量指标。恩曲他滨(emtricitabine,FTC)于 2003 年 7 月在美国上市,对 HIV-1 和 HBV 有强大的抗病毒作用,并且耐药率很低;SPD754 是 FTC 的同分异构体,已进入 Ⅱ 期临床试验,体外和体内试验中均显示了很好的活性,并对由多种药物如 AZT、FTC 和某些蛋白水解酶抑制剂导致的变异病毒菌株均有很强的抑制作用,而自身似乎不易产生抗药性。二者在体内具有较长的作用时间,病人可每天服药一次。

恩曲他滨

SPD754

替诺福韦

替诺福韦酯

替诺福韦(tenofovir)是磷酸化的逆转录酶抑制剂(NRTI-p),越过了体内的单磷酸化过程。但口服不吸收,通常将其酯化、成盐,不但水溶性增加,而且进入体内可迅速吸收,可显著提高药物的生物利用度。如替诺福韦酯(tenofovir disoproxil)为前药,一旦被细胞所摄入,单磷酸核苷(NRTI-p)会被很快地释放出来,进而代谢为活性物质 NRTI-ppp,美国 FDA 批准用于治疗 HIV,耐药性较小。

阿昔洛韦 acyclovir

化学名为 9-(2-羟乙氧甲基)鸟嘌呤,又名无环鸟苷。

本品为白色结晶性粉末,微溶于水,略溶于冰乙酸或热水。钠盐易溶于水,5% 溶液的 pH

为 11,pH 降低可析出沉淀。

阿昔洛韦的合成是以鸟嘌呤(Ⅰ)为原料,与硅烷化试剂在高温和无水条件下反应得硅烷化保护的鸟嘌呤(Ⅱ),再与乙酰氧乙氧卤代甲烷在 9 位烷基化,经乙醇脱保护基得 9-乙酰氧乙氧甲基鸟嘌呤(Ⅲ),经水解得阿昔洛韦。

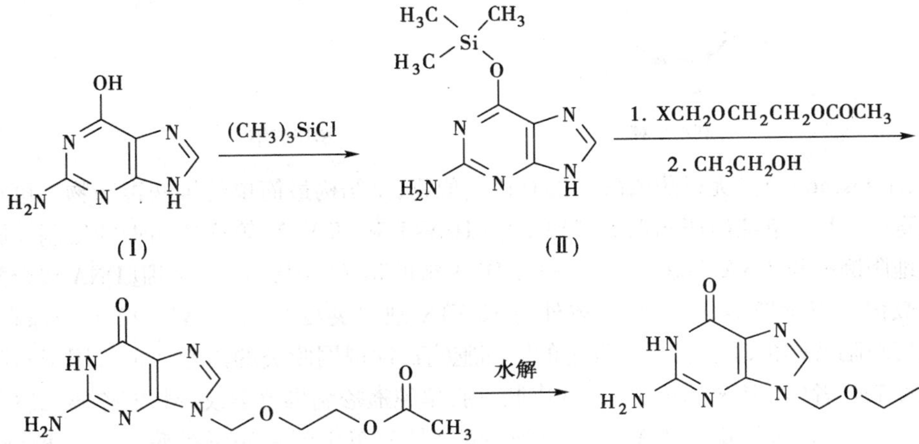

阿昔洛韦主要对抗疱疹病毒,特别是对单纯疱疹病毒(HSV-1 及 HSV-2)作用最强,对带状疱疹病毒的作用则较差。为治疗 HSV 脑炎的首选药物,减少发病率及降低病死率均优于阿糖腺苷。安全范围大,耐受性好,缺点是口服吸收差,多为外用和静注给药。

阿德福韦酯 adefovir dipivoxil

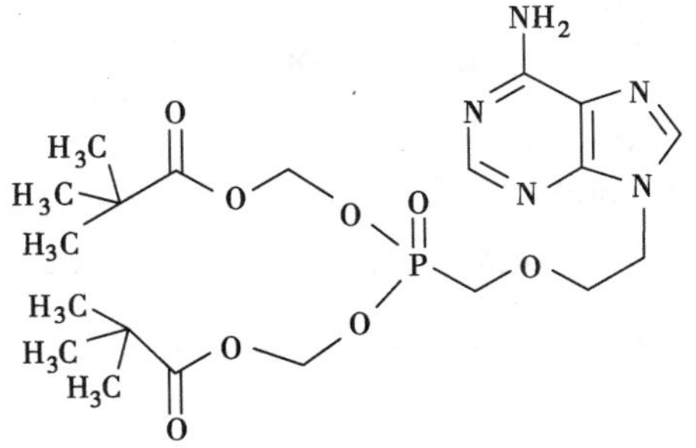

化学名为 9-[2-[双(特戊酰氧甲氧基)磷酰甲氧基]乙基]腺嘌呤。

阿德福韦酯是阿德福韦的前药,口服后经过体内非特异性酯酶水解,迅速转化为阿德福韦,随之被细胞内非特异性激酶磷酸化生成二磷酸阿德福韦。二磷酸阿德福韦通过两个途径抑制 HBV,一是与天然底物脱氧腺苷三磷酸(dATP)竞争多聚酶结合位点,抑制 DNA 多聚酶;二是掺入病毒 DNA 链,终止 DNA 链合成,抑制病毒复制。临床上用于慢性乙型肝炎的治疗。

第三节 非 核 苷 类

利巴韦林(ribavirin)是一个广谱抗病毒药物,于 1972 年合成,在细胞内被磷酸化后产生作用,既可抗 DNA 病毒又可抗 RNA 病毒,对流感病毒和麻疹病毒等有抑制作用。

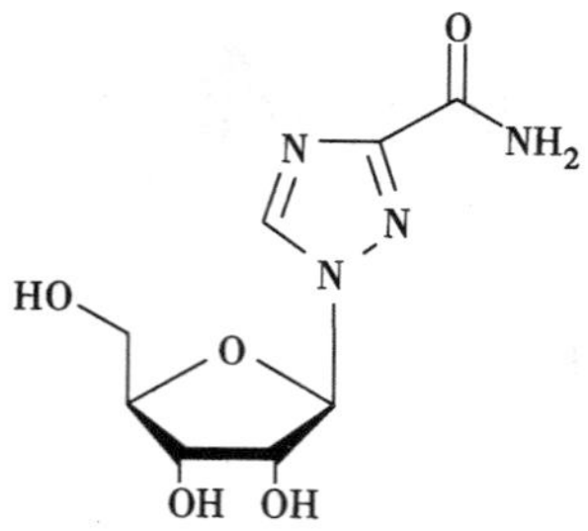

利巴韦林 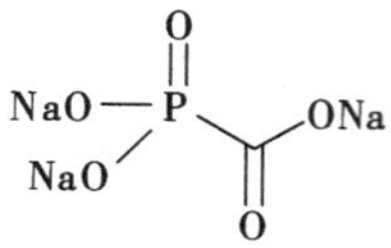   膦甲酸钠

膦甲酸钠(foscarnet)是无机焦磷酸盐的有机类似物,是结构最简单的抗病毒药物。可抑制包括巨细胞病毒(CMV)、单纯疱疹病毒1型和2型(HSV-1和HSV-2)等疱疹病毒的复制。膦甲酸钠非竞争性地阻断病毒DNA多聚酶,阻止病毒DNA链的延长,不影响宿主细胞DNA聚合酶。优点是不需要被宿主细胞磷酸化,因此在体外对HSVTK缺失突变株和CMVUL97突变株有活性。主要用于免疫缺陷者(如艾滋病患者)发生的巨细胞病毒性视网膜炎的治疗。也可用于对阿昔洛韦耐药的免疫缺陷者(如HIV感染患者)的皮肤黏膜单纯疱疹病毒感染或带状疱疹病毒感染。

神经氨酸酶(neuraminidase,NA,又称唾液酸酶)是分布于流感病毒被膜上的一种糖蛋白,是流感病毒复制过程中的关键酶。神经氨酸酶抑制剂(neuraminidase inhibitors)的研究是抗病毒尤其是抗流感病毒药物研究的一个新领域,目前已用于临床的药物见表14-2。

表14-2 神经氨酸酶抑制剂类抗流感病毒药物

药物名称	化学结构	主要药理用途及特点
扎那米韦 (zanamivir)	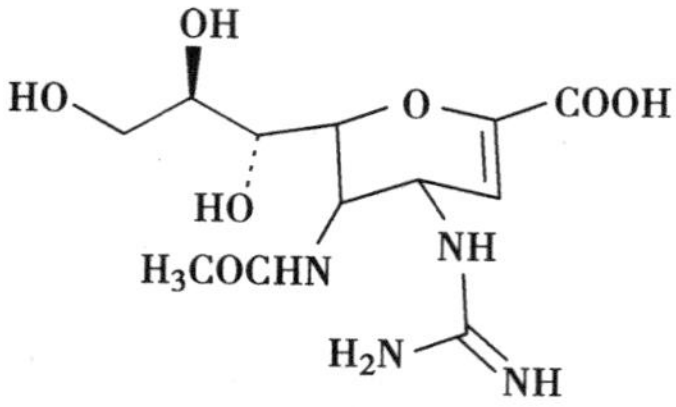	是第一个上市的神经氨酸酶抑制剂,抑制流感病毒在感染细胞内的聚集和释放,对甲、乙型多种病毒株均有极强活性。由于水溶性很大,不能从消化道吸收,只能制成鼻腔喷剂、滴鼻液或吸入剂
奥司他韦 (oseltamivir)	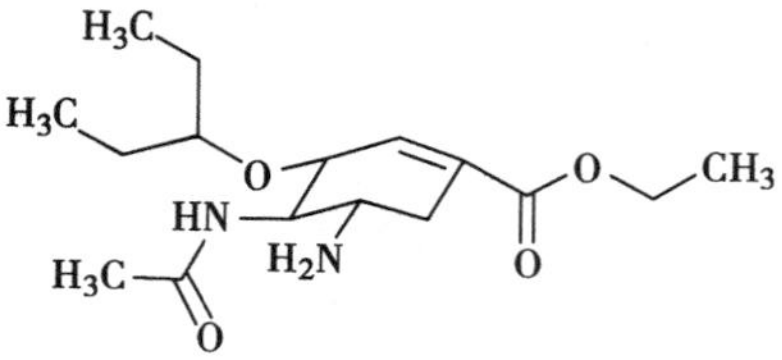	是扎那米韦的结构改造产物,为前药,活性代谢物是奥司他韦酸。干扰病毒从被感染的宿主细胞中释放。是非常有效的口服流感治疗用药,也是公认的抗禽流感、甲型H1N1病毒最有效的药物之一
帕拉米韦 (peramivir)	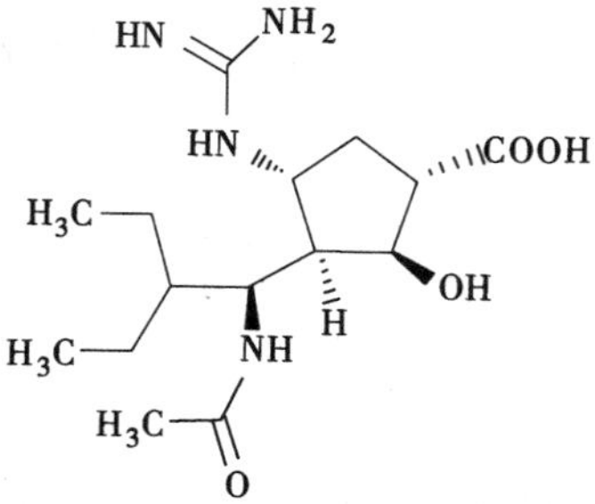	新型环戊烷类抗流感病毒药物,能有效抑制各种流感病毒株的复制和传播过程,具有耐受性好、毒性小的优点

核苷类 HIV-1 逆转录酶抑制剂(NRTI)是最早获准用于 AIDS 治疗的药物,但由于此类药物的不良反应和耐药性问题的出现,使临床应用受到了一定限制。而非核苷类逆转录酶抑制剂(non-nucleoside reverse transcriptase inhibitor,NNRTI)不需先转化为磷酸盐形式,并且不影响细胞聚合酶的活性,因此比核苷类逆转录酶抑制剂有更好的安全性和耐受性;加之对逆转录酶有非常强的抑制活性及与其他药物的协同作用等特性,一直是寻找新的抗艾滋病毒药物的重要方向之一。目前临床上用于治疗 HIV-1 感染的 NNRTI 有 4 个,见表 14-3。

表 14-3　NNRTI 类抗 HIV 药物

药物名称	化学结构	主要药理用途及特点
奈韦拉平 (nevirapine)		二吡啶并二氮杂草酮类衍生物,1996 年上市。用于预防 HIV-1 的母婴传播。单用易产生耐药性。不良反应主要有严重的皮肤反应和肝毒性
地拉韦啶 (delavirdine)		双哌嗪衍生物,与其他 NNRTI 相比,抗 HIV 活性较弱,一般不推荐作为初始治疗方案
依法韦仑 (efavirenz)		苯并噁嗪酮类化合物,是抑制 HIV-1 RT 活性最强并较稳定的化合物,1998 年上市,特点是长效,日服 1 次,与其他机制药物联用治疗 HIV 感染
利匹韦林 (rilpivrine)		新型 NNRTI,用于艾滋病的治疗。于 2011 年上市,具有易合成、抗病毒活性强、口服生物利用度高、安全性好等特点

蛋白酶(protease,PR)也是病毒复制过程中的关键酶,其作用是将基因表达产生的前体蛋白裂解,变成病毒成熟所需要的结构蛋白和酶等。蛋白酶抑制剂(protease inhibitor,PI)能阻止蛋白酶的功能,使细胞内产生不成熟和不具传染性的子代病毒,从而阻止病毒的进一步感染。蛋白酶抑制剂与逆转录酶抑制剂不易产生交叉耐药性,因为两者的靶酶不同。蛋白酶抑制剂多数为拟肽类结构,药物种类较多,见表 14-4。

表 14-4　蛋白酶抑制剂类抗病毒药物

药物名称	化学结构	主要药理用途及特点
沙奎那韦 （saquinavir）	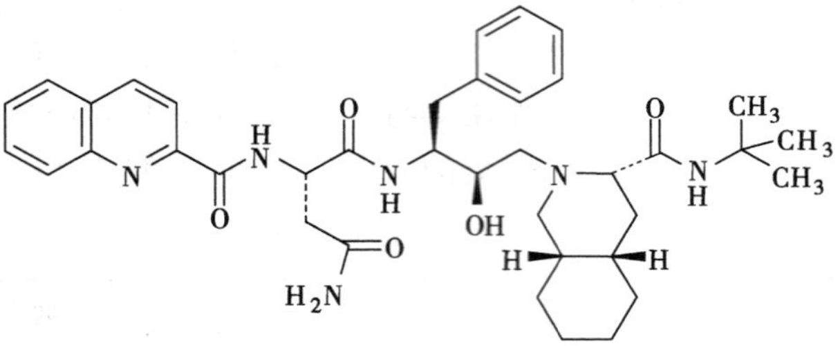	第一个上市的治疗艾滋病的蛋白酶抑制剂,和利托那韦及其他抗逆转录病毒药物联合,治疗HIV感染。直接抑制HIV蛋白酶活性而抑制病毒的复制,对人蛋白酶毒性较小
奈非那韦 （nelfinavir）	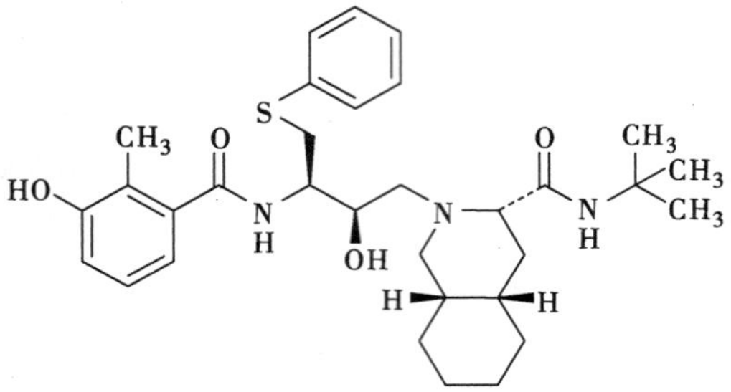	可抑制HIV颗粒内gagP55的前体蛋白转化为P24的过程,对HIV蛋白酶的抑制具选择性,效果好
利托那韦 （ritonavir）	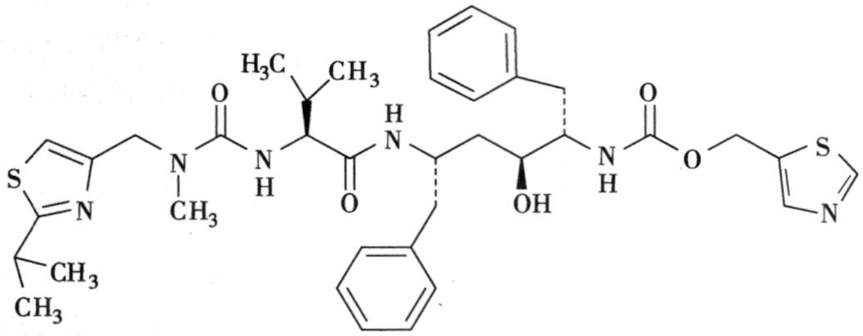	HIV-1和HIV-2蛋白酶抑制药。通过抑制HIV蛋白酶,使其不能合成gag-pol多蛋白质前体,而生成不具感染性的HIV颗粒,作用于HIV复制晚期
茚地那韦 （indinavir）	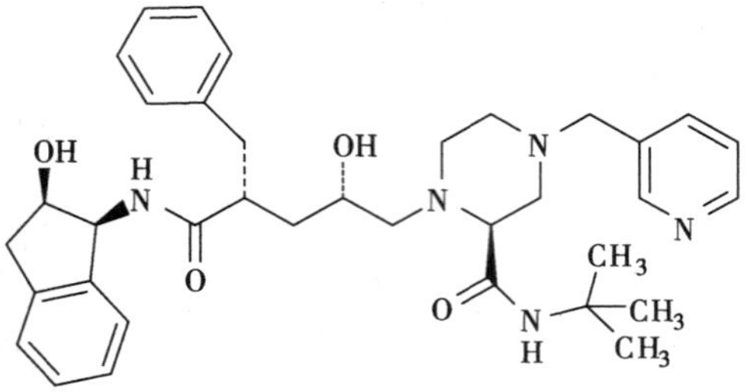	对HIV作用强度与利托那韦类似,和其他逆转录病毒抑制剂合用,用于治疗成人及儿童HIV感染
安普那韦 （amprenavir）	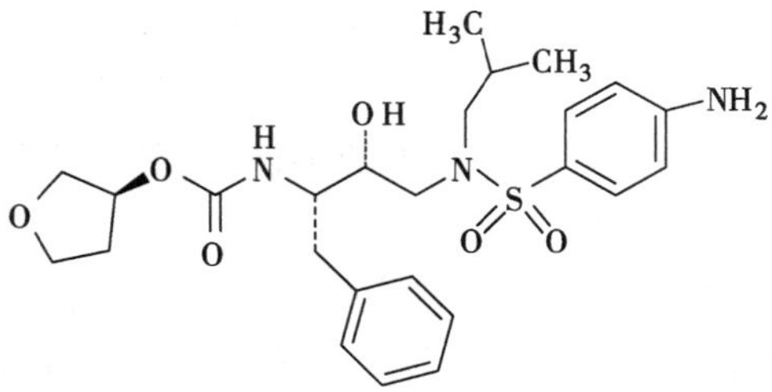	抗HIV感染,具有强的活性和良好的耐受性,半衰期长,但水溶性差

续表

药物名称	化学结构	主要药理用途及特点
福沙帕那韦 (fosamprenavir)	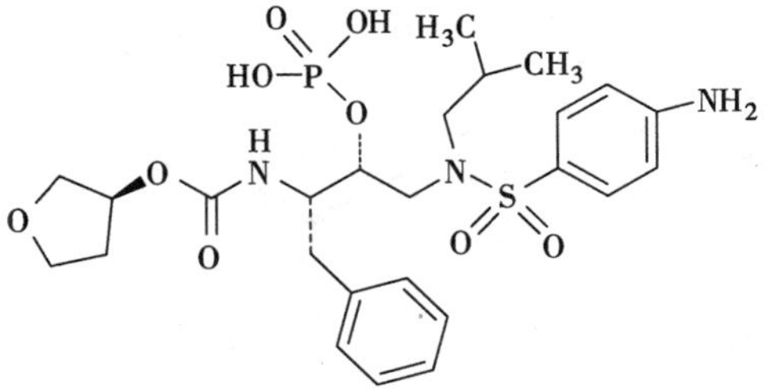	是安普那韦的磷酸酯,易溶于水,在体外无抗病毒活性,口服后在胃上皮细胞磷酸酯酶的作用下迅速转化为安普那韦而发挥作用
洛匹那韦 (lopinavir)	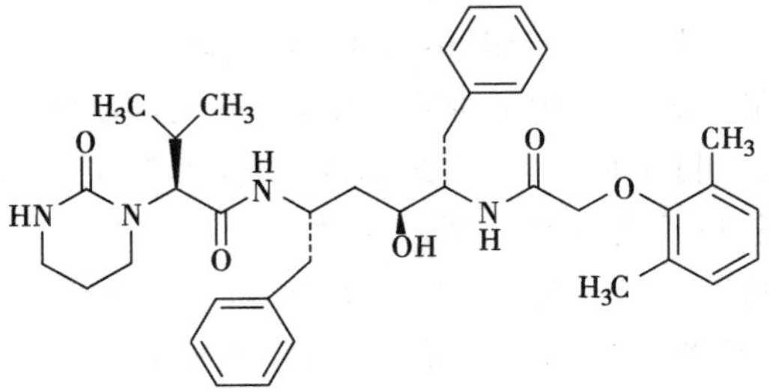	能有效抑制 HIV 蛋白酶,并可高效抑制耐利托那韦的 HIV,与奈非那韦组成的复方制剂于 2000 年上市
阿扎那韦 (atazanavir)	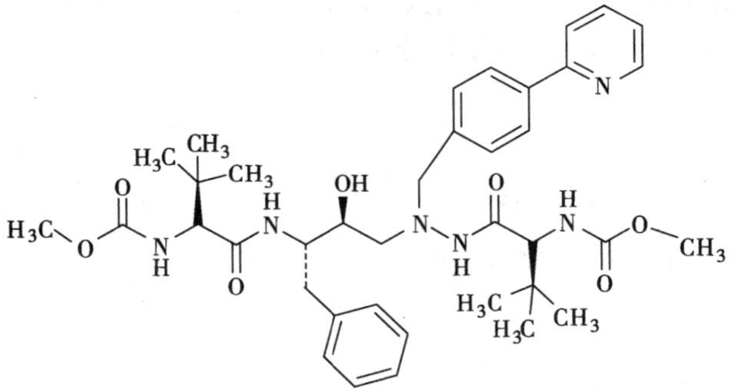	口服生物利用度高,又具优异的抗 HIV 作用,对变异株也有效,2003年上市
替拉那韦 (tipranavir)	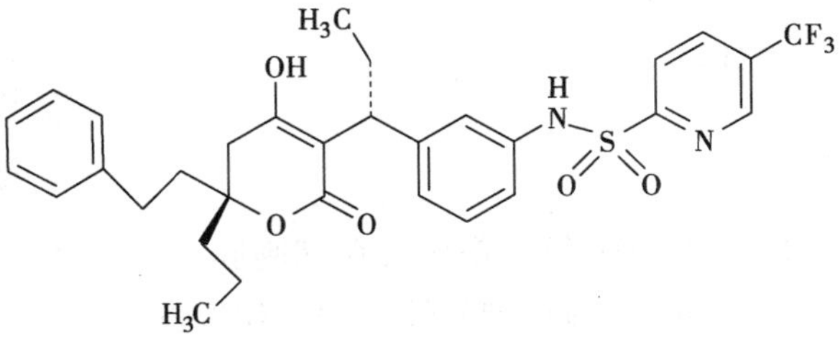	首个非肽类蛋白酶抑制剂,2005 年上市。可进入受 HIV 感染的免疫细胞,能抑制对其他蛋白酶抑制剂耐药的 HIV 病毒株,与利托那韦联合用药可达到最大疗效
波普瑞韦 (boceprevir)	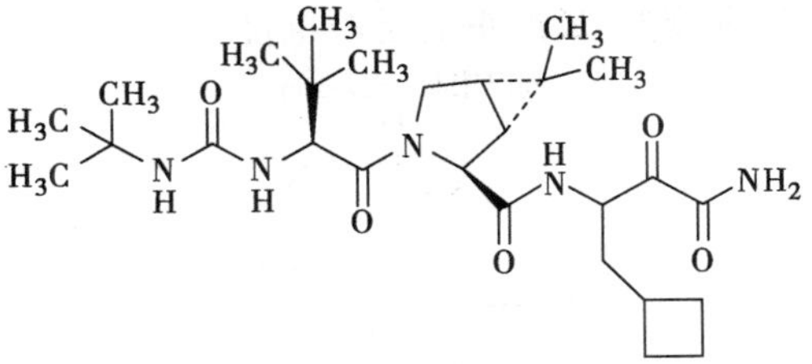	2011 年上市的口服 HCV(丙肝病毒)蛋白酶抑制剂,与聚乙二醇干扰素 α 和利巴韦林联用治疗成人慢性丙型肝炎

续表

药物名称	化学结构	主要药理用途及特点
替拉瑞韦 （telaprevir）	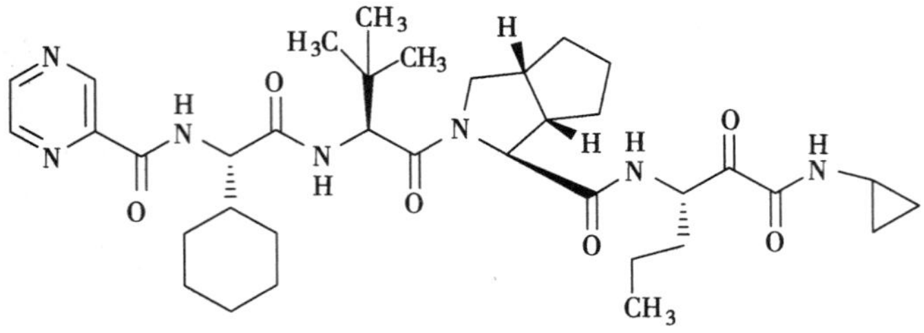	2011 年上市的口服 HCV 蛋白酶抑制剂，与聚乙二醇干扰素 α 和利巴韦林联合使用，用于治疗未经干扰素为基础抗感染药物治疗的患者或对此类治疗反应不佳的患者

　　HIV-1 融合酶抑制剂（inhibitor of viral fusion）是继逆转录酶和蛋白酶抑制剂后的新一类抗 HIV 感染药物。药物通过阻断病毒与靶细胞膜的融合，从而抑制病毒进入靶细胞，在感染的初始环节切断 HIV-1 的传播。目前唯一有效的 HIV 融合抑制剂是恩夫韦地（enfuvirtide），于 2003 年上市，是人工合成的 36 个氨基酸组成的多肽。

　　病毒需依赖整合来保持其有效复制，只有在整合酶（integrase，IN）的作用下，病毒 DNA 才能进入宿主的基因组中；一旦整合酶的活性受到抑制，HIV-1 病毒就不再具有感染性。因此，整合酶靶向药物已成为抗 HIV 药物研究的重要设计方向之一。雷特格韦（raltegravir）是目前唯一的整合酶抑制剂，于 2007 年上市，用于治疗 HIV-1 感染。

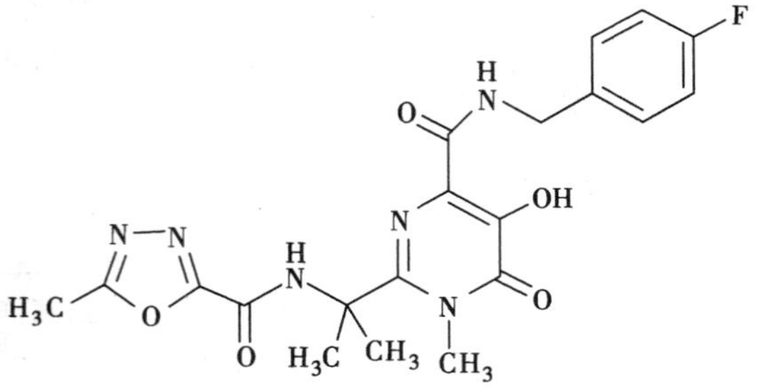

雷特格韦

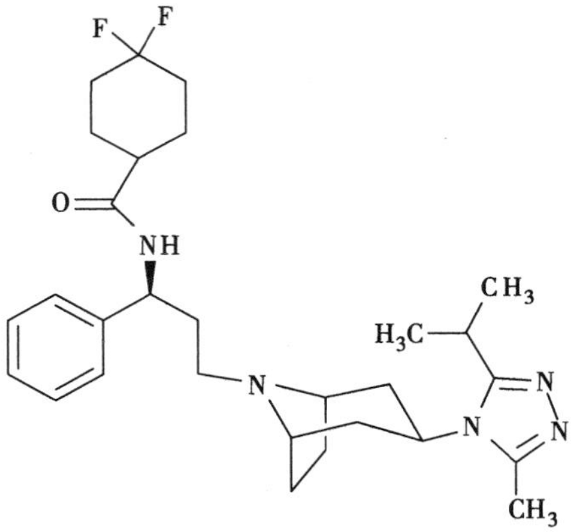

马拉维若

　　HIV-1 主要攻击 CD4+ T 细胞，CD4 分子是病毒在细胞膜上的受体，但这一过程还需要宿主细胞的趋化因子 CCR5 和 CXCR4 作为辅助受体介导，CCR5 受体也成为抗 HIV 药物研究的新靶点。马拉维若（maraviroc）是目前 FDA 唯一批准上市的 CCR5 抑制剂，只用于 R5HIV-1 阳性患者，须联合用药。不良反应较多，最严重的是肝毒性。

利巴韦林 ribavirin

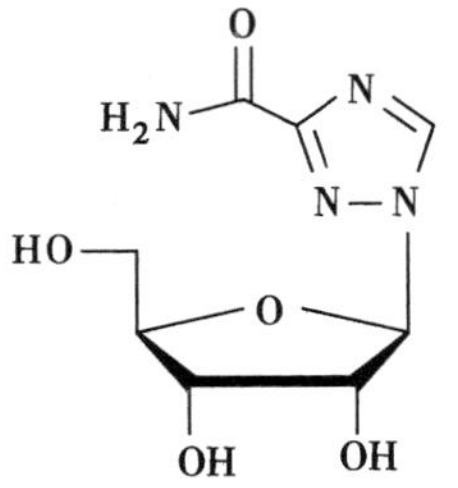

化学名为 1-β-D-呋喃核糖基-1H-1,2,4-三唑-3-甲酰胺,又名三氮唑核苷,病毒唑。

白色结晶性粉末,无臭、无味。溶于水,微溶于乙醇、氯仿、乙醚等,mp. 166～168℃。

从化学结构看,利巴韦林可视为一磷酸腺苷(AMP)和一磷酸鸟苷(GMP)的生物合成前体氨基咪唑酰胺核苷(AICAR)的类似物。X-晶体学研究表明,利巴韦林与鸟苷和腺苷的空间结构有很大的相似性,容易被细胞内的嘌呤核苷激酶一磷酸化,继之三磷酸化。一磷酸利巴韦林可抑制单磷酸肌苷脱氢酶,因而抑制了 GMP 的生物合成;三磷酸利巴韦林抑制 mRNA 的 5′-末端鸟嘌呤化和末端鸟嘌呤的 N_7-甲基化,并与三磷酸鸟苷(GTP)和三磷酸腺苷(ATP)竞争,抑制 RNA 聚合酶。

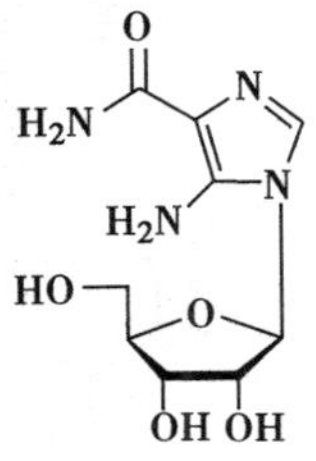

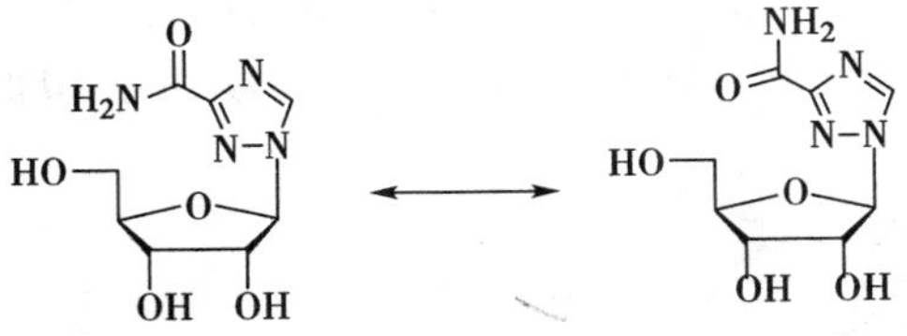

利巴韦林的合成是以肌苷(Ⅰ)为起始原料,经乙酰化生成 1,2,3,5-O-四乙酰-β-D-呋喃核糖(Ⅱ),然后与三氮唑甲酸酯(Ⅲ)在双(对硝基苯基)磷酸酯催化下缩合得 1-(β-D-呋喃核糖)-1,2,4-三氮唑-3-羧酸甲酯(Ⅳ),再经氨解得利巴韦林。

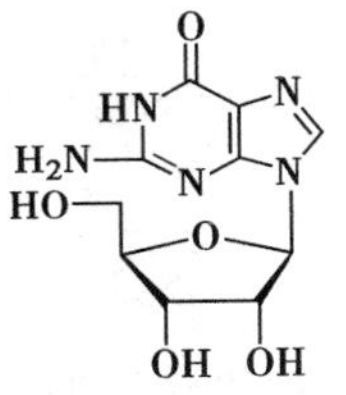

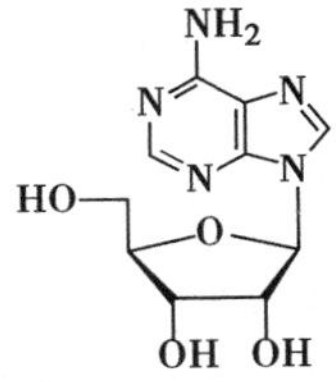

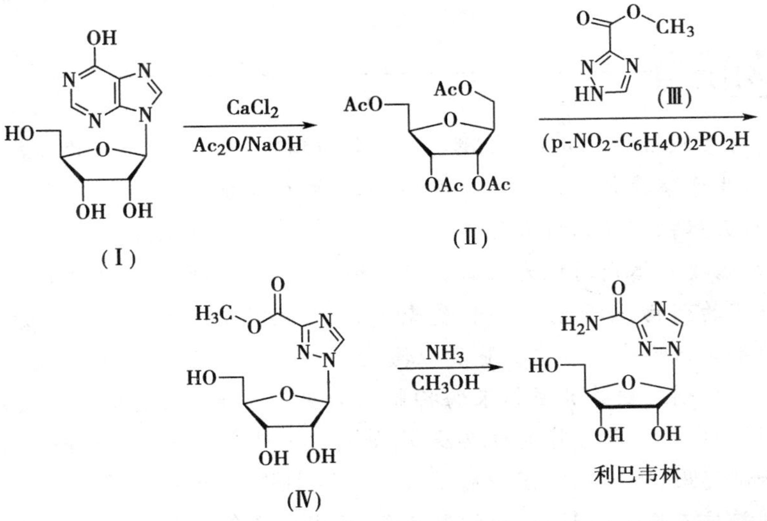

利巴韦林为广谱抗病毒药,口服吸收迅速,在肝脏代谢,代谢产物为利巴韦林单磷酸、利巴韦林二磷酸、利巴韦林三磷酸和 1,2,4-三氮唑-3-羧酰胺,均有活性。对多种病毒如呼吸道合胞病毒、流感病毒、单纯疱疹病毒等有抑制作用,对流行性出血热有效。也可抑制 HIV 感染者出现的艾滋病前期症状。最主要的毒性是溶血性贫血和心肌损害。

磷酸奥司他韦 oseltamivir phosphate

化学名为(3R,4R,5S)-4-(乙酰氨基)-5-氨基-3-(1-乙基丙氧基)-1-环己烯-1-羧酸乙酯磷酸盐,又名达菲。

磷酸奥司他韦是其活性代谢产物的药物前体,其活性代谢产物奥司他韦羧酸盐是选择性的流感病毒神经氨酸酶抑制剂,有效抑制病毒颗粒释放,阻止甲、乙型流感病毒的传播。

奥司他韦　　　　　　　　　　　　　奥司他韦酸

口服给药后,磷酸奥司他韦在胃肠道被迅速吸收,经肝脏或肠壁酯酶迅速转化为活性代谢产物,可进入气管、肺泡、鼻黏膜及中耳等部位。超过99%的活性代谢产物由肾脏排泄,少于20%的药物由粪便排泄,$t_{1/2}$为6～10小时。

磷酸奥司他韦在临床上用于预防和治疗甲、乙型流感病毒导致的流行性感冒,是预防和治疗 H5N1 型禽流感的首选药物。

学习小结

　　抗病毒药可按照结构可分为三环类、核苷类和非核苷类。三环类的代表是金刚烷胺和金刚烷乙胺,作用于病毒复制的早期阶段,可抑制甲型流感病毒。核苷类抗病毒药是利用抗代谢原理,将天然核苷的结构进行修饰后得到的。代表药有碘苷、阿糖胞苷等,主要用于抗疱疹病毒,均需要在体内转化为三磷酸衍生物才能发挥作用。无环核苷类是一大类具有抗疱疹病毒作用的药物,如阿昔洛韦和更昔洛韦等,也需转化为三磷酸酯衍生物才能发挥作用。阿德福韦为腺嘌呤非环状核苷类似物,临床用于治疗慢性乙型肝炎;阿德福韦酯为阿德福韦的口服制剂。核苷类逆转录酶抑制剂为抗 HIV 药物,包括司坦夫定、拉米夫定、恩曲他滨、替诺福韦等。非核苷类种类较多,如利巴韦林是广谱抗病毒药,对流感病毒和麻疹病毒都有抑制作用;膦甲酸钠可抑制巨细胞病毒、HSV-1 和 HSV-2 等的复制。还有神经氨酸酶抑制剂类抗流感病毒药物,如扎那米韦、奥司他韦等。非核苷类逆转录酶抑制剂也是抗 HIV 的主要药物,比核苷类逆转录酶抑制剂有更好的安全性和耐受性,如奈韦拉平、利巴韦林等。蛋白酶抑制剂药物种类较多,大部分为抗 HIV 药物,如拟肽类的沙奎那韦、奈非那韦等以及非肽类的替拉那韦。波普瑞韦和替拉瑞韦均为口服 HCV 蛋白酶抑制剂,用于治疗丙型肝炎。此外,HIV-1 融合酶抑制剂、HIV-1 整合酶抑制剂和 CCR5 抑制剂,都是抗 HIV 药研究的重要方向。

复习题

1. 抗病毒药物如何分类,各类的作用机制和代表药物是什么?
2. 简述抗流感病毒药的代表药、结构特点和作用特点。
3. 简述抗疱疹病毒药的代表药、结构特点和作用特点。
4. 简述抗 HBV、HCV 药物的代表药和作用靶点。
5. 逆转录酶抑制剂类抗 HIV 药的分类和代表药有哪些?
6. 除了逆转录酶外,抗 HIV 药还有哪些作用靶点?

(徐丹丹)

第十五章

抗 肿 瘤 药

学习目标 ▮▮▮

掌握：抗肿瘤药的结构类型，代表药物环磷酰胺、白消安、顺铂、氟尿嘧啶、巯嘌呤、甲氨蝶呤的化学名、结构、理化性质、用途。

熟悉：美法仑、异环磷酰胺、塞替派、卡莫司汀、卡铂、盐酸阿糖胞苷、米托蒽醌、多柔比星、羟喜树碱、硫酸长春新碱、紫杉醇结构特征、作用特点和用途。

了解：抗肿瘤药物发展、现状和天然抗肿瘤药物。

肿瘤是一种常见病，严重威胁人类健康，因恶性肿瘤而死亡的人数在我国已跃居首位。目前对肿瘤的病因和发病机制尚未完全阐明，大多数恶性肿瘤还缺乏满意的预防和治疗方法。抗肿瘤药是指抗恶性肿瘤的药物，又称抗癌药。自 1943 年氮芥用于治疗恶性淋巴瘤后，几十年来化学治疗已经有了很大的进展，并日益受到重视。目前临床上对肿瘤的治疗多采用手术、放疗和化疗及免疫治疗的联合方案，可明显延长病人的存活期。随着肿瘤病因学和发病规律、致癌因素、癌变过程和药物构效关系等的深入研究，将会不断发现新的药物，肿瘤的化学治疗将取得更大的进展。

根据作用机制、结构特征和来源，现有的抗肿瘤药可分为生物烷化剂、抗代谢物、抗肿瘤天然药物及基于肿瘤生物学机制的新型抗癌药物等类型。

第一节　生物烷化剂

生物烷化剂（bioalkylating agent）是一类在体内可形成碳正离子或其他亲电性活性基团的化合物。其活性基团能够与 DNA 反应而形成共价键，或与 DNA 双螺旋链交联后干扰 DNA 的复制或转录，从而抑制迅速增殖的恶性肿瘤细胞的生长。但由于该类药物对肿瘤细胞和正常细胞的选择性差，因此易产生许多严重的毒副作用。

一、生物烷化剂的结构类型

（一）氮芥类

该类药物为双 β- 氯乙胺类化合物，其结构通式为：

$$R-N\begin{cases}CH_2CH_2Cl\\CH_2CH_2Cl\end{cases}$$

结构式中,双 β-氯乙胺部分又称为烷基化部分,是抗肿瘤活性的功能基;R 为载体部分,该部分的功能为改善该类药物在体内的吸收、分布和稳定性,提高选择性,从而提高抗肿瘤活性,降低毒性。因此,对氮芥类抗肿瘤药物的结构改造主要是载体部分的修饰。在这类药物中,早期用于临床的有盐酸氮芥(mechlorethamine hydrochloride)和盐酸氧化氮芥(nitromin),两者对肿瘤细胞选择性差、毒性大。

$$H_3C-N\begin{cases}CH_2CH_2Cl\\CH_2CH_2Cl\end{cases}\cdot HCl$$

盐酸氮芥

$$H_3C-\underset{\downarrow O}{N}\begin{cases}CH_2CH_2Cl\\CH_2CH_2Cl\end{cases}\cdot HCl$$

盐酸氧化氮芥

为了降低毒性,将氨基酸和尿嘧啶作为载体引入分子中,用于临床的有美法仑(melphalan)和乌拉莫司汀(uramustine),为手术后联合用药的口服药物,对卵巢癌、乳腺癌、淋巴肉瘤和多发性骨髓瘤等恶性肿瘤有较好的疗效。但其选择性仍不高。我国在改造美法仑和合成氨基酸氮芥的过程中发现一系列新的苯丙氨酸氮芥衍生物,其中氮甲(formylmerphalan)的适应证与美法仑基本相同,对睾丸精原细胞瘤的疗效较为显著而且毒性小。异溶肉瘤素(isosarcolysin)用于治疗精原细胞瘤和慢性粒细胞白血病,疗效较好。抗瘤新芥(ocaphan)对癌性胸腔积液、肺癌、乳腺癌和绒毛膜癌等有效,但毒性较大。

	R_1	R_2
美法仑	NH_2	H
氮甲	NHCHO	H
异溶肉瘤素	H	NH_2

乌拉莫司汀

抗瘤新芥

苯丁酸氮芥(chlorambucil)主要用于治疗慢性淋巴细胞白血病,可口服给药,其钠盐水溶性好,易由胃肠道吸收。

苯丁酸氮芥

皮质激素能被肿瘤细胞选择性摄取,故将泼尼松龙 C_{21} 上的羟基与苯丁酸氮芥进行酯化得到泼尼莫司汀(prednimustine);雌二醇分子中引入氮芥得到磷酸雌莫司汀(estramustine phosphate)。两者选择性好,前者用于恶性淋巴瘤和慢性淋巴细胞白血病;后者主要用于前列腺癌的治疗。

为了提高氮芥的选择性和疗效,降低毒性,运用前药原理设计前体药物,得到环磷酰胺(cyclophosphamide)和异环磷酰胺(ifosfamide),成为一类临床最常用的氮芥类抗肿瘤药。异环磷酰胺较环磷酰胺的治疗指数高,毒性小,与其他烷化剂无交叉耐药性,用于卵巢癌、乳腺癌、睾丸肿瘤和软组织肉瘤等。

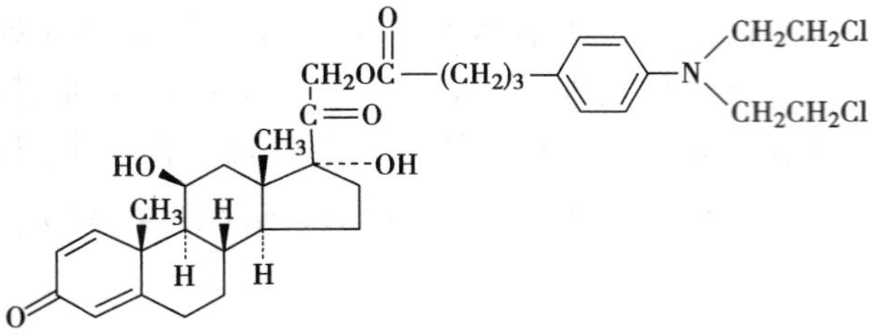

泼尼莫司汀

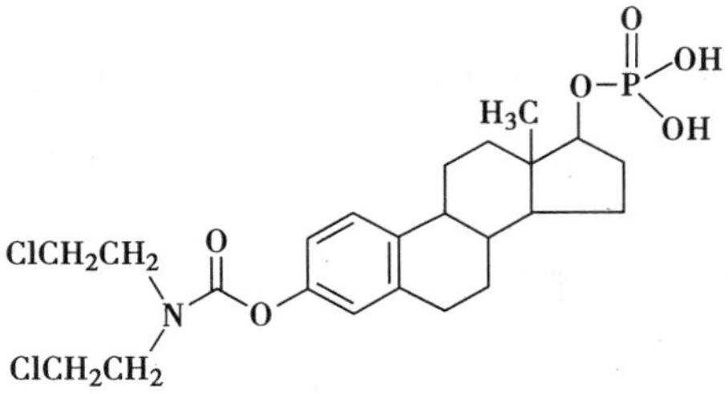

磷酸雌莫司汀

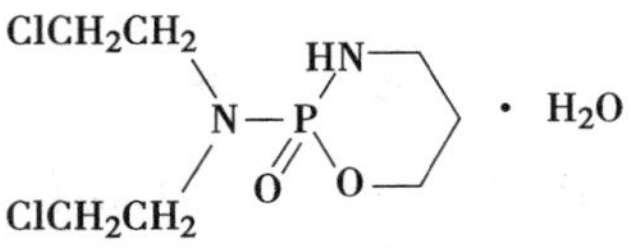

环磷酰胺

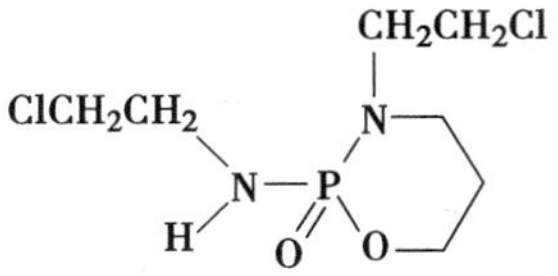

异环磷酰胺

（二）乙撑亚胺类

在研究氮芥类药物作用机制的过程中,发现其转化为乙撑亚胺离子发挥作用,因此合成了一系列乙撑亚胺衍生物。曲他胺(tretamine)为临床上常用的药物,治疗作用和毒性与盐酸氮芥相似。

乙撑亚胺的磷酰亚胺衍生物中,用于临床的主要有替派(TEPA)和塞替派(thiotepa)。塞替派为治疗膀胱癌的首选药物,直接注入膀胱,效果较好。

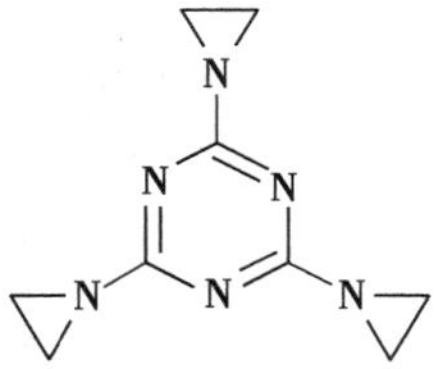

曲他胺

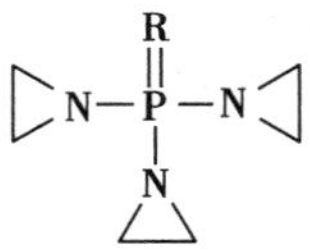

替派   R=O
塞替派   R=S

苯醌类化合物可干扰酶系统的氧化-还原过程,能抑制肿瘤细胞的有丝分裂,因此合成了苯醌与乙撑亚胺结合的化合物,用于临床的主要有亚胺醌(paraziridon)、三烯胺醌(triaziquone)和卡波醌(carboquone)。

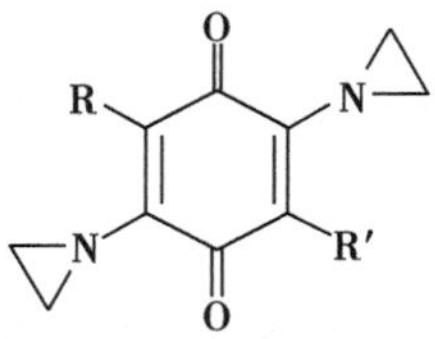

	R	R′
亚胺醌	$OCH_2CH_2OCH_3$	$OCH_2CH_2OCH_3$
三烯胺醌	H	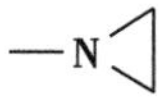 —N◁
卡波醌	CH_3	—CH(ONH_3)—CH_2OCONH_2

（三）磺酸酯类及卤代多元醇类

磺酸酯具有很强的烷基化性能,临床应用的有白消安(busulfan)和1,6-二甲基磺酸甘露醇酯(mannosulfan)。

$$CH_2CH_2OSO_2CH_3$$
$$|$$
$$CH_2CH_2OSO_2CH_3$$

白消安

$$H_3CO_2SOH_2C-\overset{OH}{\underset{H}{C}}-\overset{OH}{\underset{H}{C}}-\overset{H}{\underset{OH}{C}}-\overset{H}{\underset{OH}{C}}-CH_2OSO_2CH_3$$

1,6-二甲基磺酸甘露醇酯

卤代多元醇在体内代谢转化为烷化能力很强的环氧化合物而起到抗肿瘤的作用。该类药物有二溴甘露醇(dibromomannitol)和二溴卫矛醇(dibromodulcitol)。二溴卫矛醇在弱碱条件下(pH=8)或与人血清接触后生成双脱水卫矛醇(dianhydrogalactitol),对白血病 L1210 的效果比二溴卫矛醇强 3 倍,并且能通过血脑屏障。

$$BrCH_2-\overset{OH}{\underset{H}{C}}-\overset{OH}{\underset{H}{C}}-\overset{H}{\underset{OH}{C}}-\overset{H}{\underset{OH}{C}}-CH_2Br$$

二溴甘露醇

$$BrCH_2-\overset{OH}{\underset{H}{C}}-\overset{H}{\underset{OH}{C}}-\overset{H}{\underset{OH}{C}}-\overset{OH}{\underset{H}{C}}-CH_2Br$$

二溴卫矛醇

双脱水卫矛醇

(四)亚硝基脲类

该类药物是一类 β-氯乙基亚硝基脲类化合物,具有广谱的抗肿瘤活性,是典型的烷化剂,通过形成异氰酸酯抑制 DNA 的修复。亚硝基脲类有很多明显、独特的性质,如脂溶性大,易透过血脑屏障,有利于治疗某些中枢神经系统的肿瘤;骨髓抑制滞后,用药 6~8周后对骨髓的毒性才达到最大。目前临床上广泛应用的有卡莫司汀(carmustine)和洛莫司汀(lomustine)等。

$$ClCH_2CH_2N-CONHR$$
$$|$$
$$NO$$

卡莫司汀   R= —CH₂CH₂Cl

洛莫司汀   R=

该类药物中对骨髓、肺和肾毒性较小的药物有链脲佐菌素(streptozotocin)、雷莫司汀(ranimustine)、牛磺莫司汀(tauromustine)和盐酸尼莫司汀(nimustine hydrochloride)。

(五)金属铂络合物

1969 年首先发现顺式二氯二氨合铂具有抗肿瘤活性,1971 年临床证实顺铂(cisplatin)对人体的某些肿瘤细胞具有强烈的抑杀作用,引起了人们对金属化合物抗肿瘤研究的重视,从而使铂络合物已成为抗肿瘤药物研究中的活跃领域。

研究证实,顺铂与肿瘤细胞的 DNA 结合,干扰 DNA 的复制,从而抑制肿瘤细胞的分裂。该药治疗膀胱癌、前列腺癌、肺癌、颈部癌等都具有较好疗效,但缺点是其毒副作用严重,常见恶心、呕吐以及腹泻等症状,而且易引起肾损伤和骨髓抑制。针对顺铂进行的构效关系研究,以期在保持抗肿瘤活性的基础上,通过引入不同的配位体获得高效、低毒的新型抗肿瘤铂类药物。目前已上市的铂类药物很多,如卡铂(carboplatin)、奥沙利铂(oxaliplatin)、异丙铂(iproplatin)和 4′-羧基邻苯二甲酸-1,2-环己胺合铂(DACCP)等。

卡铂治疗小细胞肺癌的效果比顺铂好,但对膀胱癌和颈部癌则不如顺铂。卡铂和顺铂之间没有交叉抗药性,毒性比顺铂低得多。药动学的研究表明:服药后 4 小时在血浆中未结合的卡铂仍以原药存在,在体内药物积蓄很少。主要毒性是骨髓抑制,肾毒性很低。异丙铂和奥沙利铂的特点是水溶性好,抗癌活性与卡铂相似而肾毒性比顺铂低。

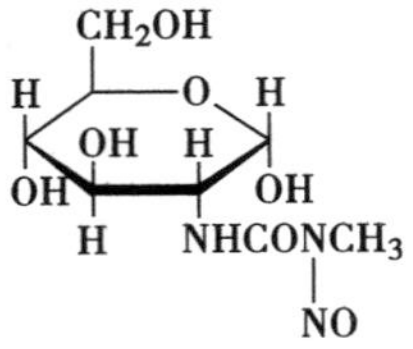

链脲佐菌素

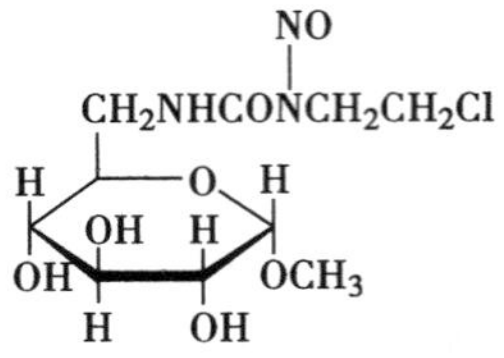

雷莫司汀

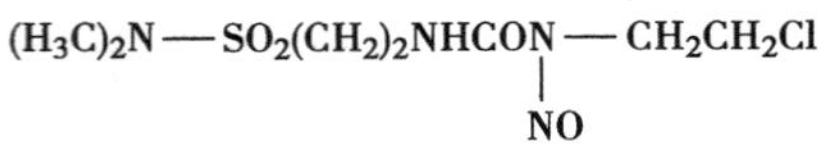

$(H_3C)_2N$ —$SO_2(CH_2)_2NHCON$—CH_2CH_2Cl

牛磺莫司汀

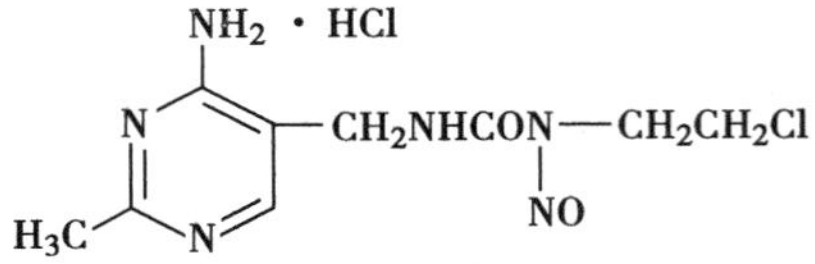

盐酸尼莫司汀

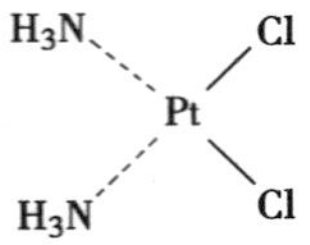

顺铂

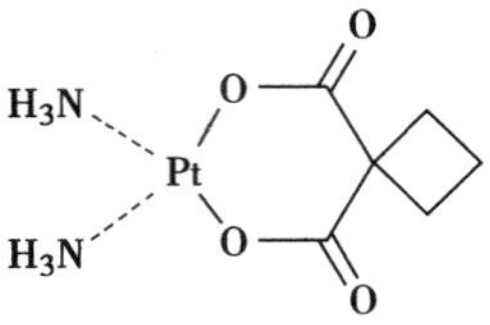

卡铂

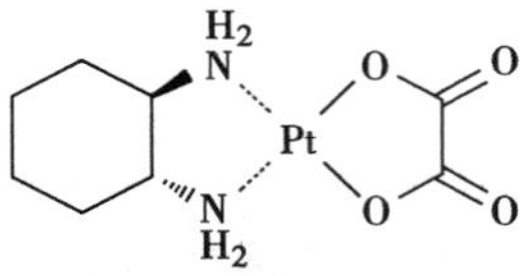

奥沙利铂

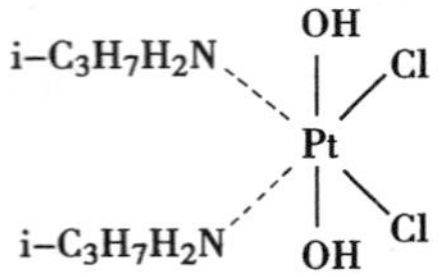

异丙铂

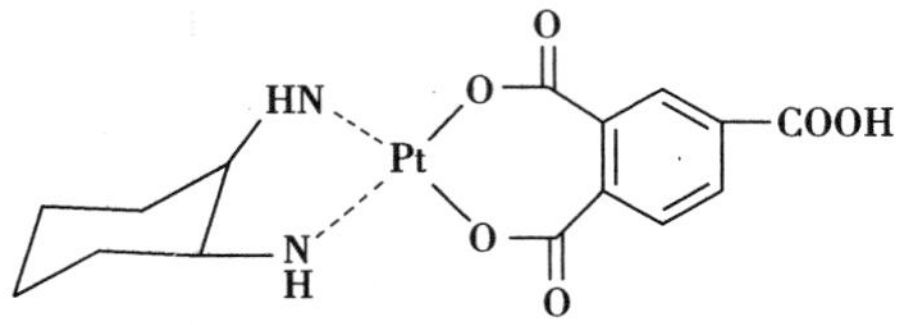

DACCP

二、典型药物

环磷酰胺 cyclophosphamide

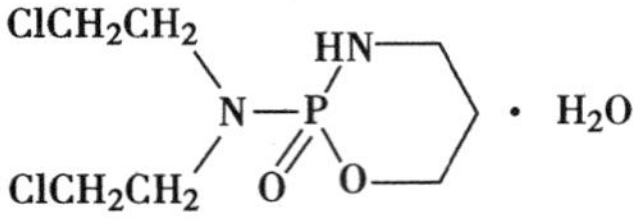

化学名 N,N-双(β-氯乙基)-四氢-2H-1,3,2-氧氮磷六环-2-胺-2-氧化物一水合物。

本品为白色结晶性粉末,含一分子结晶水,无臭味微苦,mp. 49～53℃,失水后成油状物。本品易溶于水,2%水溶液 pH 4.0～6.0。水溶液不稳定,易水解脱氯,形成水不溶物而产生浑浊。加热更易分解。

本品的合成首先由二乙醇胺在无水吡啶中与过量的三氯氧磷反应,同时进行氯化和磷酰化,直接转化为氮芥磷酰二氯。再在二氯乙烷中以三乙胺为催化剂,与3-氨基丙醇缩合即成油状的无水物,加一定量的蒸馏水使成水合物即得本品。

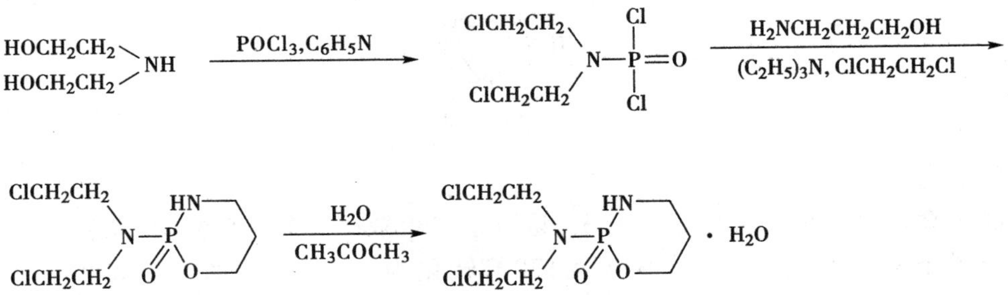

环磷酰胺分子中氮芥基连在吸电子的磷酰基上,降低了氯原子的活性,在体外无抗肿瘤活性,在肝脏内经 CYP450 酶转化,生成4-羟基环磷酰胺(Ⅰ),再经两条途径代谢。第一种代谢途径是4-羟基环磷酰胺可经酶促反应转化为无毒的4-酮环磷酰胺(Ⅱ)和羧基环磷酰胺(Ⅲ)。第二种途径是4-羟基环磷酰胺开环水解成醛磷酰胺(Ⅳ),该中间体可经非酶促反应分解成磷酰氮芥(Ⅴ)和丙烯醛(Ⅵ)。磷酰氮芥也可水解为具有烷化剂作用的去甲氮芥(Ⅶ)。

其中,第一种代谢途径需要的酶催化反应可在正常组织中进行,得到无毒的代谢产物。由于肿瘤细胞中因缺乏正常组织所具有的酶,不能进行上述转化。因此常通过第二种代谢途径的非酶促反应生成有较强烷化作用的代谢产物(Ⅴ),(Ⅵ)和(Ⅶ)(图15-1)。

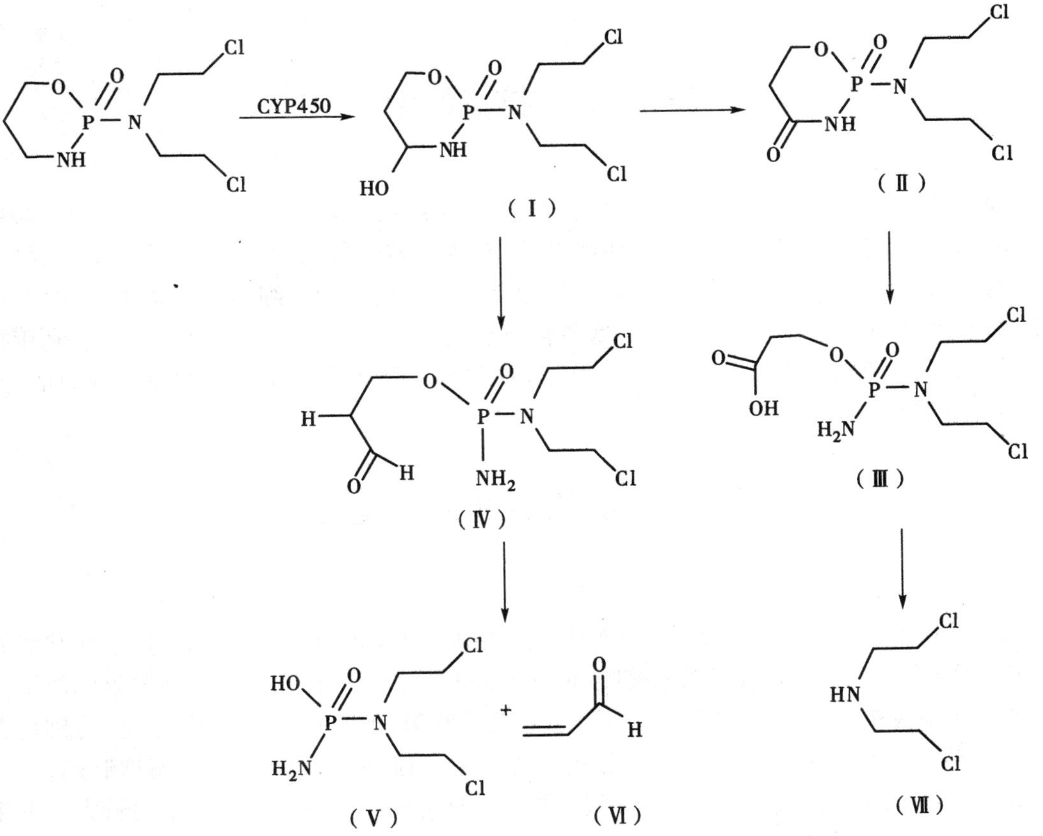

图 15-1 环磷酰胺的体内代谢活化过程

顺铂 cisplatin

$$H_3N \diagdown \underset{Cl}{\overset{Cl}{Pt}} \diagup$$

化学名为顺式二氯二氨合铂。

本品为亮黄色或橙黄色结晶性粉末,易溶于二甲亚砜,微溶于水,不溶于乙醇。本品在室温条件下对光和空气稳定,加热至170℃转化为反式,继续加热至270℃分解成金属铂。

本品的顺式构型对活性影响非常关键,反式构型无效。

顺铂在甘露醇、葡萄糖和苯甲醇中稳定,在水溶液中不稳定,经水化作用生成水合物形式,进一步水解成生抗肿瘤作用且有毒性的低聚物。外加氯化物到顺铂溶液中可降低顺铂的分解速率,在0.9%的氯化钠溶液中顺铂低聚物不稳定,可迅速转化为顺铂,因此顺铂注射剂中一般需要加入氯化钠。顺铂除水化作用外,其水溶液中还能与强的亲核试剂发生取代反应,如亚硫酸氢钠能与顺铂迅速反应,顺铂的制剂中不能应用亚硫酸氢钠为抗氧剂。

本品口服无效,供药用者是含有甘露醇和氯化钠的冷冻干燥粉。顺铂目前被公认为治疗睾丸癌和卵巢癌的一线药物。

第二节 抗 代 谢 药

抗代谢药(antimetabolite)也称为抗代谢物,其化学结构与涉及DNA和RNA合成的某些代谢物相似。抗代谢物可通过与正常代谢物竞争,减少正常代谢物参与DNA或RNA生物合成的机会,导致细胞生长或增殖停滞,因此对细胞有毒害作用。肿瘤细胞与正常细胞相比,增殖非常迅速,因此肿瘤细胞急需通过从头途径合成嘧啶、嘌呤及DNA等遗传性物质。利用抗代谢物干扰肿瘤细胞自身合成叶酸、嘌呤、嘧啶等物质的过程,能够杀死更多肿瘤细胞,而对正常细胞则影响较小。

一、抗代谢药的结构类型

(一)嘧啶类

尿嘧啶掺入肿瘤组织的速度较其他嘧啶快,利用生物电子等排原理,以卤原子代替氢原子合成的卤代尿嘧啶衍生物中,以氟尿嘧啶(fluorouracil)的抗肿瘤作用最好。由于氟的原子半径与氢的原子半径相近,氟化物的体积与原化合物几乎相等,加之C—F键的稳定性,特别是在代谢过程中不易分解,能在分子水平上代替正常代谢物,因此是胸腺嘧啶合成酶抑制剂,干扰脱氧胸腺嘧啶核苷酸的形成。本品是治疗实体肿瘤的首选药物,疗效确切,但毒性较大。近年来为了提高疗效,降低毒性,采用前药原理设计了大量氟尿嘧啶衍生物,效果较好的有氟尿嘧啶脱氧核苷(floxuridine)、替加氟(tegafur)、双嘧氟啶(tegadifur)、卡莫氟(carmofur)和去氧氟尿苷(doxifluridine)等。

在深入研究尿嘧啶的结构改造时,发现4-位的氧被氨基取代的胞嘧啶或5-位碳被氮取代的5-氮杂胞嘧啶的衍生物有较好的抗肿瘤活性。盐酸阿糖胞苷(cytarabine hydrochloride)是嘧啶核苷拮抗剂,抑制脱氧胸腺嘧啶三磷酸核苷酸掺入 DNA 中去,干扰 DNA 的合成。但在体内被一种激酶迅速脱氨,成为一种没有活性的阿糖尿嘧啶核苷,从尿中排出,所以使用时必须静脉给药,连续滴注才能有较好的治疗效果。临床用于治疗急性白血病,特别是对急性粒细胞白血病效果较显著。环胞苷(cyclocytidine)是阿糖胞苷的前体药物,与阿糖胞苷比较,在体内代谢较慢,作用时间较长,副作用也较轻。临床用于治疗各种类型的急性白血病,亦用于治疗单纯疱疹性角膜炎和虹膜炎。5-氮杂胞苷(5-aza-cytidine)在体内转化为氮杂胞嘧啶核苷酸掺入 RNA 和 DNA 中,形成非功能性的氮杂 RNA 和 DNA,影响核酸的转录过程,并能抑制蛋白质的合成,临床用于治疗急性粒细胞白血病。为了减少阿糖胞苷体内代谢失活而设计的依诺他滨(enocitabine)和 N-棕榈酰阿糖胞苷(N-palmitoyl-arac),抗肿瘤效果比阿糖胞苷好,已用于临床。

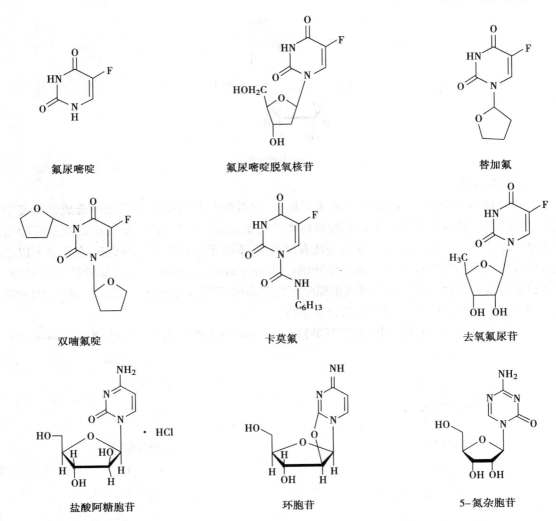

氟尿嘧啶　　　　　　　氟尿嘧啶脱氧核苷　　　　　　　替加氟

双喃氟啶　　　　　　　　卡莫氟　　　　　　　　　去氧氟尿苷

盐酸阿糖胞苷　　　　　　环胞苷　　　　　　　　5-氮杂胞苷

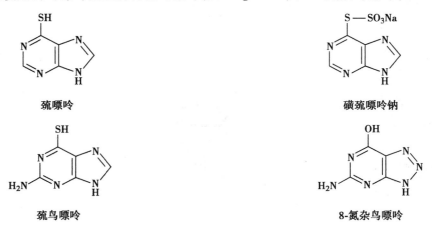

依诺他滨　　　　　　　　　　　　　　　　　　　　　　N-棕榈酰阿糖胞苷

盐酸吉西他滨(gemcitabine hydrochloride)是一个细胞周期特异性抗代谢类药物,主要作用于 DNA 合成期的肿瘤细胞,即 S 期细胞。在一定条件下,可以阻止 G_1 期向 S 期的进展;它对各种培养的人及鼠肿瘤有明显的细胞毒活性。临床主要用于局部晚期或已转移的非小细胞肺癌;局部晚期或已转移的胰腺癌。

盐酸吉西他滨

(二)嘌呤类

腺嘌呤和鸟嘌呤是 DNA 和 RNA 的主要组分,次黄嘌呤是腺嘌呤和鸟嘌呤合成的重要中间体。嘌呤类抗代谢物主要是次黄嘌呤和鸟嘌呤的衍生物,最早应用于抗肿瘤的次黄嘌呤衍生物是巯嘌呤(mercaptopurine)。该化合物有耐药性,不溶于水和显效慢的缺点,在巯基上以二硫键引入水溶性的磺酸基合成了磺巯嘌呤钠(sulfomercaprine sodium),为巯嘌呤的前体药物。在体内遇酸或巯基化合物均易分解成巯嘌呤而发挥作用,可能对肿瘤有一定的选择性,因肿瘤组织的 pH 比正常组织低,巯基化合物含量也高。

临床上使用的鸟嘌呤衍生物有巯鸟嘌呤(6-thioguanine)和 8-氮杂鸟嘌呤(8-azaguanine)。

巯嘌呤　　　　　　　　　　　　　　　　　　　　　　磺巯嘌呤钠

巯鸟嘌呤　　　　　　　　　　　　　　　　　　　　　　8-氮杂鸟嘌呤

（三）叶酸类

叶酸(folic acid)是核酸生物合成的代谢物,临床用作抗贫血药。叶酸缺乏时白细胞减少,因此叶酸的拮抗剂可用于缓解急性白血病。目前临床使用的叶酸拮抗剂主要是二氢叶酸还原酶抑制剂,如氨基蝶呤(aminopterin)和甲氨蝶呤(methotrexate)效果较好。氨基蝶呤主要用于银屑病的治疗。

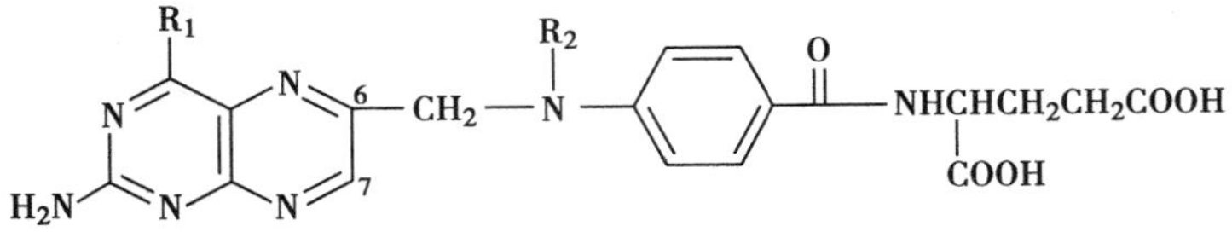

	R₁	R₂
	R_1	R_2
叶酸	OH	H
氨基蝶呤	NH_2	H
甲氨蝶呤	NH_2	CH_3

甲氨蝶呤与二氢叶酸还原酶的结合几乎是不可逆的,从而阻止 DNA 合成和动物细胞复制所需的四氢叶酸辅酶的形成。甲氨蝶呤主要用于治疗绒毛膜上皮癌和恶性葡萄胎,有显著的疗效。

叶酸拮抗剂三甲曲沙(trimetrexate)与甲氨蝶呤相似,为二氢叶酸还原酶抑制剂,对甲氨蝶呤敏感性细胞系和耐甲氨蝶呤的细胞系使用该药均有效。临床用于治疗非小细胞性支气管癌、乳腺癌、急性白血病和头颈部肿瘤等。

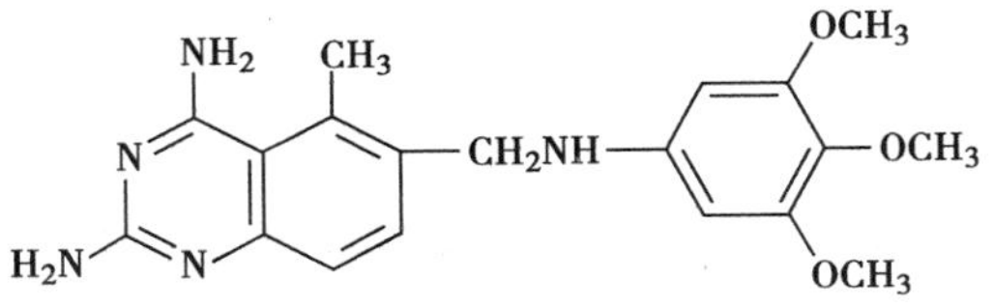

三甲曲沙

二、典型药物

氟尿嘧啶 fluorouracil

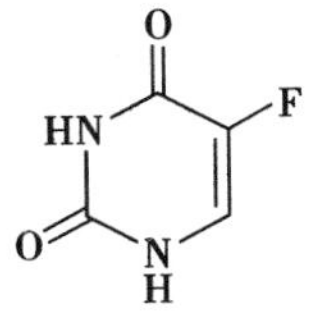

化学名为 5-氟-2,4(1H,3H)-嘧啶二酮。

本品为白色或类白色结晶或结晶性粉末,mp. 281~284℃（分解）。本品略溶于水,微溶于乙醇,不溶于氯仿。

本品在空气和酸性溶液中稳定,但在碱性溶液中易发生水解。氟尿嘧啶在亚硫酸氢钠的水溶液中不稳定,原因是其结构中的 α,β-不饱和酮易与亲核性试剂(亚硫酸氢根负离子)发生 Michael 加成反应。因此,本品注射剂的处方中不应加入亚硫酸氢钠。本品结构中的双键可与溴加成,使溴水褪色。

氯乙酸乙酯在乙酰胺中与无水氟化钾作用,进行氟化得氟乙酸乙酯(Ⅰ)。在甲苯中,以甲醇钠为缩合剂,与甲酸乙酯缩合得氟代甲酰乙酸乙酯烯醇型钠盐(Ⅱ)。再与甲基异脲缩合得

2- 甲氧基 -4- 羟基 -5- 氟嘧啶(Ⅲ)。再用稀盐酸水解得本品。

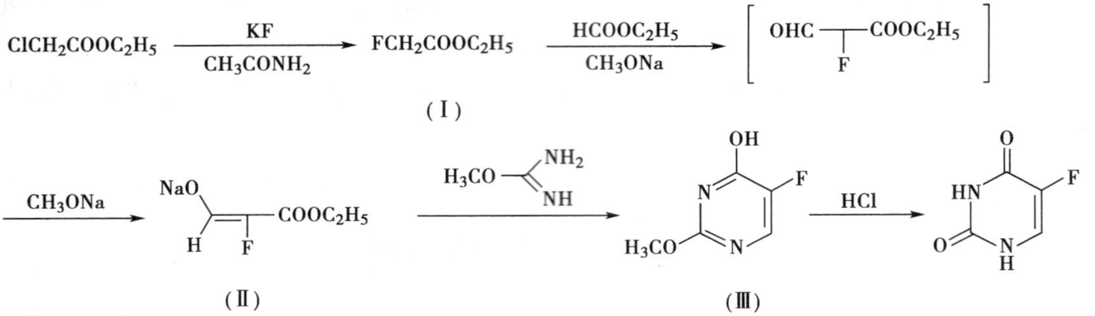

（Ⅰ）

（Ⅱ）   （Ⅲ）

本品抗肿瘤谱较广,对绒毛膜上皮癌及恶性葡萄胎有显著疗效,对结肠癌、直肠癌、胃癌和乳腺癌等有效。

巯嘌呤 6- mercaptopurine

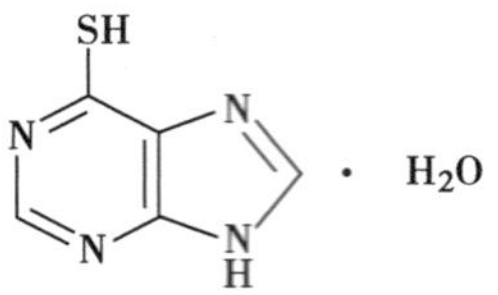

化学名为 6- 巯基嘌呤一水合物。

本品为黄色结晶性粉末,无臭,味微甜,极微溶于水和乙醇,几乎不溶于乙醚,遇光易变色。

本品的乙酸液与乙酸铅作用,生成黄色的巯嘌呤铅沉淀。本品具巯基,可被硝酸氧化生成 6- 嘌呤亚磺酸,进一步氧化生成黄色的 6- 嘌呤磺酸,再与氢氧化钠作用生成黄棕色的 6- 嘌呤磺酸钠。本品分子中的巯基可与氨反应生成铵盐而溶解,遇硝酸银试液生成不溶于热硝酸的巯嘌呤银的白色沉淀。

本品临床用于绒毛膜上皮癌、恶性葡萄胎和白血病。也常用作免疫抑制剂,治疗血小板减少性紫癜、红斑狼疮和器官移植。

甲氨蝶呤 methotrexate

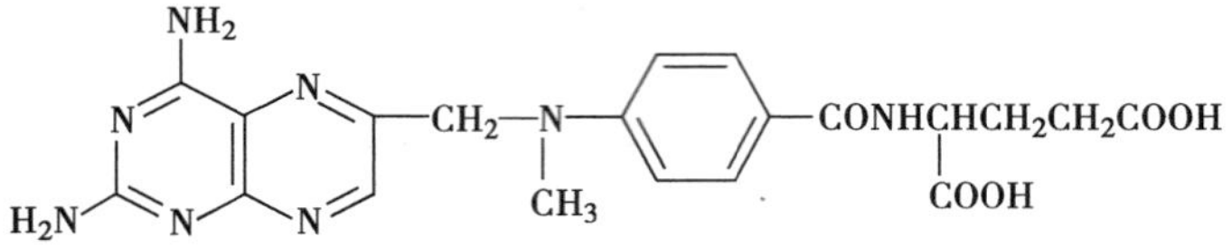

化学名为 4- [4[[(2,4- 二氨基 -6- 蝶啶)- 甲基]- N- 甲基氨基]- 苯甲酰基]- L- 谷氨酸。

本品为橙黄色结晶性粉末,mp. 185 ~ 204℃（分解）,在水、乙醇、氯仿或乙醚中几乎不溶,易溶于稀碱。

本品在强酸性溶液中不稳定,可发生水解生成谷氨酸和蝶呤酸。临床使用甲氨蝶呤时,若出现剂量过大引起中毒的情况,可应用亚叶酸钙(leucovorin calcium)解救。亚叶酸钙可提供四氢叶酸,与甲氨蝶呤联合使用可降低毒性。

本品在临床上主要用于治疗急性白血病,绒毛膜上皮癌和恶性葡萄胎;对头颈部肿瘤、宫颈癌、乳腺癌、消化道癌和恶性淋巴癌也有一定的效用。

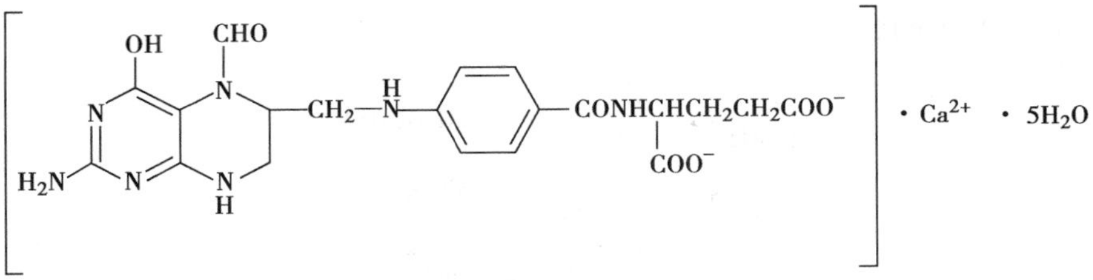

亚叶酸钙

第三节　抗肿瘤天然药物

一、抗肿瘤抗生素

许多抗生素有抗肿瘤活性,它们多直接作用于 DNA 或嵌入 DNA 干扰模板的功能。常用的抗肿瘤抗生素有多肽类和蒽醌类。

（一）多肽类抗生素

放线菌素 D（dactinomycin,更生霉素）是由 L-苏氨酸、D-缬氨酸、L-脯氨酸、N-甲基甘氨酸、L-N-甲基缬氨酸组成的两个多肽酯环与母核 3-氨基-1,8-二甲基-2-吩嗪酮-4,5-二甲酸通过羧基相连。各种放线菌素的差异主要是多肽侧链中的氨基酸及其排列顺序的不同。放线菌素 D 可逆地与 DNA 强烈结合,干扰 RNA 的合成,同时干扰蛋白质的合成。放线菌素 D 通过插入的方式与 DNA 结合,插入碱基对之间并垂直于碱基对的螺旋主轴。放线菌素 D 的吩嗪部分为平面刚性芳香结构,能与 DNA 的两个碱基连续以共价键结合,使 DNA 伸长。该药对绒毛膜上皮癌和恶性葡萄胎有明显效果。

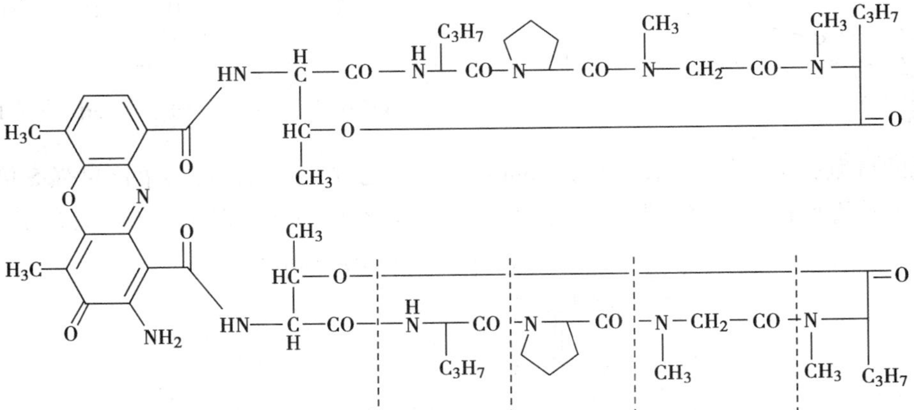

L-苏氨酸　　D-缬氨酸　　L-脯氨酸　　N-甲基甘氨酸　　L-N-甲基缬氨酸

放线菌素D

（二）醌类抗生素

丝裂霉素 C（mitomycin C）是从放线菌培养液分离出的一种抗生素。我国发现的自力霉素经证明与其为同一化合物。与大多数抗生素不同,丝裂霉素 C 在体内酶的作用下首先醌还原成氢醌,再脱去一分子甲醇生成双功能的烷化剂,与 DNA 的鸟嘌呤和胞嘧啶碱基结合导致

DNA 交联,抑制 DNA 的合成和功能。

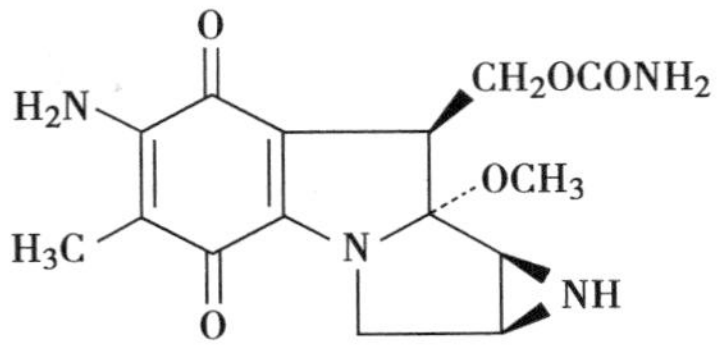

丝裂霉素C

　　丝裂霉素 C 为紫色结晶,结晶状态稳定,水溶液不稳定,酸、碱、高温都能加速其分解。本品对各种腺癌(胃、胰腺、直肠、乳腺等)有效,通常与其他抗癌药合用治疗胃癌。

　　多柔比星(adriamycin,阿霉素)、柔红霉素(daunorubicin,正定霉素)和表柔比星(epirubi-cin)是蒽醌类药物的代表。柔红霉素是治疗急性淋巴细胞白血病和骨髓性白血病的重要药物。多柔比星为柔红霉素的 C_{14} 位羟基取代物,抗瘤谱广。除用于白血病外,还用于乳腺癌、肺癌、甲状腺和卵巢等实体瘤及软组织瘤的治疗。表柔比星抗癌作用与多柔比星相似,但具有分布在心脏的浓度低和排泄快的特点,所以骨髓抑制和心脏毒性都较轻。这类抗生素的主要作用是蒽醌环平面插入 DNA 双螺旋长轴;氨基糖通过 DNA 糖磷酸酯骨架连接,增加稳定性。这种 DNA 联结对抑制肿瘤细胞的核酸合成、细胞毒性和抗肿瘤活性必不可少;同时能引起单键 DNA 的断裂和影响 DNA 的修复。

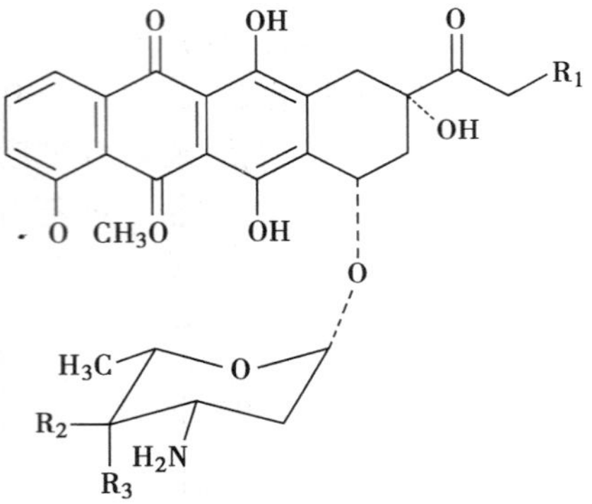

	R_1	R_2	R_3
多柔比星(阿霉素)	OH	H	OH
柔红霉素	H	H	OH
表柔比星	OH	OH	H

　　在合成的蒽醌类衍生物中,米托蒽醌(mitoxantrone)的抗肿瘤活性比多柔比星强 5 倍,其心脏毒性和非血液毒性比多柔比星低很多,易为病人所耐受,可与许多常用抗肿瘤药合用。

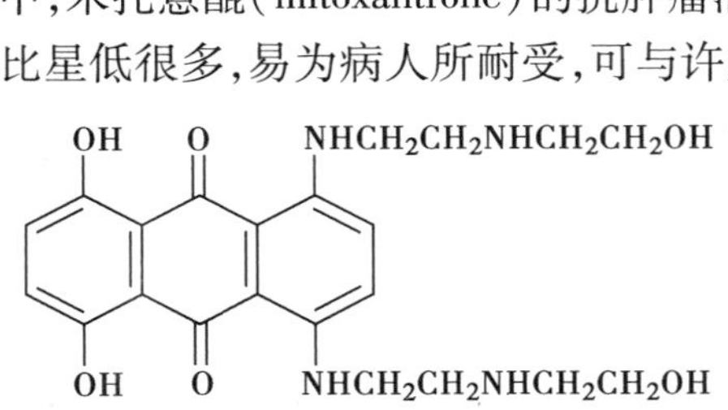

米托蒽醌

二、抗肿瘤生物碱

(一)长春花生物碱
　　夹竹桃植物长春花全草中含有 60 多种生物碱,其中长春碱(vinblastine)和长春新碱(vin-

cristine)对淋巴细胞白血病有较好的治疗作用。长春地辛(vindesine)抗肿瘤活性远优于长春碱和长春新碱,毒性也小。该类药物作用于细胞增殖周期的有丝分裂期,破坏纺锤体,使有丝分裂停止于中期,主要用于恶性淋巴肿瘤、急性淋巴细胞白血病及绒毛膜上皮癌。

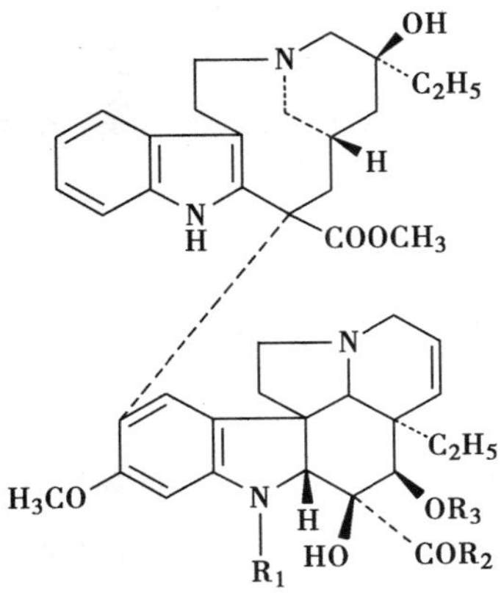

	R_1	R_2	R_3
长春碱	-CH₃	-OCH₃	-COCH₃
长春新碱	-CHO	-OCH₃	-COCH₃
长春地辛	-CH₃	-NH₂	H

(二)喜树生物碱

喜树含有多种生物碱,从中分离出喜树碱(camptothecine)、羟喜树碱(hydroxycamptothecine)和甲氧基喜树碱(methoxycamptothecine),对消化系统肿瘤如胃癌,结、直肠癌等有效,对白血病、葡萄胎和绒毛膜上皮癌也有一定作用。但毒性较大,水溶性较差。20世纪80年代后期发现喜树碱新的作用机制,即作用于DNA拓扑异构化酶Ⅰ,而使DNA的复制、转录等受阻,最终导致DNA的断裂。此发现重新引起对喜树碱的重视,设计、合成了一些水溶性较大的衍生物,如拓扑替康(topotecan)、鲁比替康(rubitecan)、伊立替康(irinotecan)。

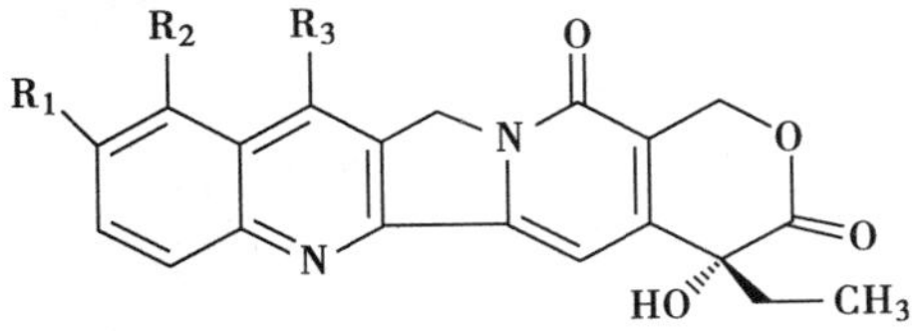

	R_1	R_2	R_3
喜树碱	H	H	H
羟喜树碱	OH	H	H
甲氧基喜树碱	OCH₃	H	H
拓扑替康	OH	(CH₃)₂NCH₂-	H
鲁比替康	H	-NO₂	H
伊立替康	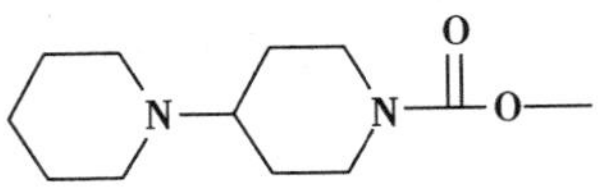	H	-CH₂CH₃

（三）鬼臼生物碱

鬼臼毒素（podophyllotoxin）是喜马拉雅鬼臼和美鬼臼根茎中的主要生物碱，是一种有效的抗肿瘤成分，由于毒性反应严重不能用于临床。经结构改造得到鬼臼酰乙基肼（podophyllic acid ethyl hydrozide），临床用于治疗宫颈癌、皮肤癌和阴茎乳状瘤等；依托泊苷（etoposide）对单核细胞白血病有效，完全缓解率也高，对小细胞肺癌有显著疗效，为小细胞肺癌化疗的首选药物；替尼泊苷（teniposide）脂溶性高，可通过血脑屏障，为脑瘤首选药物。

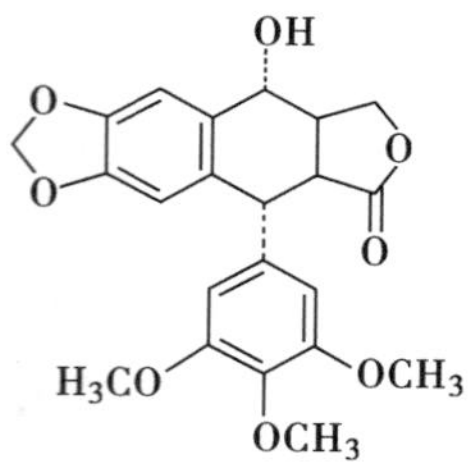

鬼臼毒素 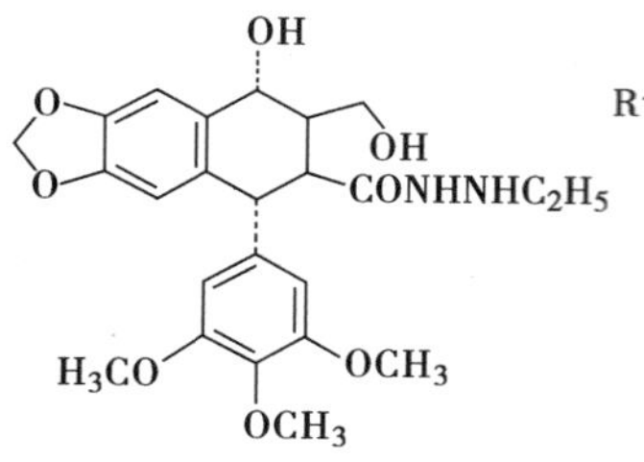　　　　　鬼臼酰乙基肼 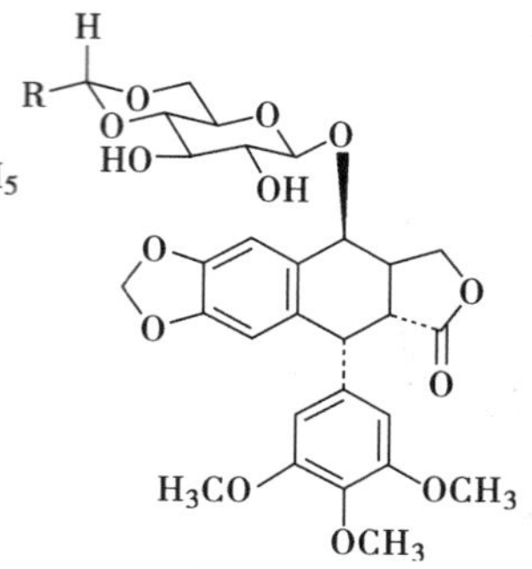　　　　　　　　　　　R=Me　依托泊苷
　　　　　　　　　　　　　　　　　　　　　　　　　　　　　　替尼泊苷 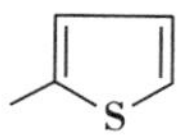

三、紫杉醇类抗肿瘤药

紫杉醇（paclitaxel，taxol）是最初从美国西海岸短叶红豆杉（*Taxus brevifolia*）树皮中发现的一类具有紫杉烯环的二萜类化合物。经证实，该药属于有丝分裂的微管抑制剂，可使肿瘤细胞微管束的正常动态再生受阻，导致其在有丝分裂过程中不能形成正常的有丝分裂纺锤体，从而抑制肿瘤细胞分裂增殖。

紫杉醇在天然红豆杉属植物中含量很低（最高约 0.02%），且这些植物生长缓慢，树皮剥去后不能再生，导致紫杉醇的来源受到限制。另一方面，该药的水溶性很差（0.03mg/ml），难以制成合适制剂。

多西他赛（docetaxel）是 10-去乙酰基浆果赤霉素Ⅲ进行半合成得到的新型紫杉醇类抗肿瘤药物。该药与紫杉醇相比疗效相当，但水溶性和生物利用度更好且毒性较小。目前多西他赛主要用于治疗乳腺癌、卵巢癌、前列腺癌和非小细胞肺癌。

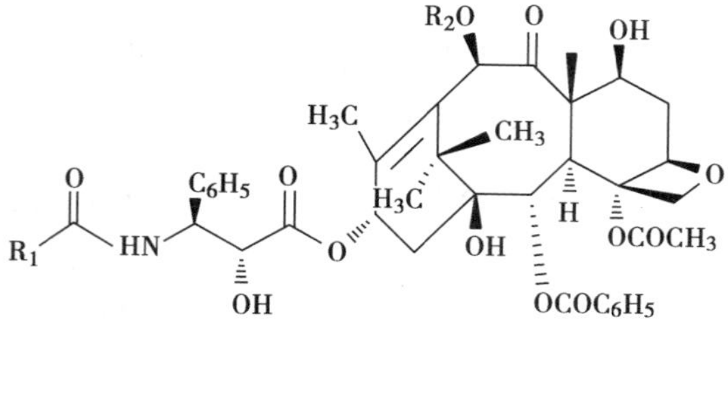

	R_1	R_2
紫杉醇	C_6H_5	CH_3CO
多西他赛	$(CH_3)_3CO$	H

第四节 基于肿瘤生物学机制的新型抗癌药物

上述 3 种不同作用机制的抗肿瘤药物都是通过影响 DNA 的合成和细胞有丝分裂而发挥作用。它们多属于非特异性细胞毒药物,常因缺乏选择性而出现严重的毒副作用。随着医学和生物技术的发展,肿瘤发生发展过程的机制和信号通路逐渐被人类所认识。目前基于肿瘤生物学作用机制,应用药物分子干扰或阻断与肿瘤相关的信号通路已成为抗肿瘤药物研究的最新前沿领域。特别是蛋白酪氨酸激酶抑制剂是近 10 年来基于肿瘤细胞信号传导途径中研究最多的抗肿瘤药物,已有多个药物应用于临床治疗。

蛋白酪氨酸激酶(protein tyrosine kinases,PTK)是一组催化蛋白质酪氨酸残基磷酸化的酶,能催化 ATP 上的磷酸基团转移到许多重要的酪氨酸残基上。蛋白酪氨酸激酶在细胞内的信号转导中起着十分重要的作用,它参与正常细胞的调节、信号传递和发育,也与肿瘤细胞的增殖、分化、迁移和凋亡密切相关。蛋白酪氨酸激酶功能的失调,会导致其下游信号途径激活,引起细胞增殖调节紊乱,进而导致肿瘤形成。

目前已上市或临床研究的酪氨酸激酶抑制剂的结构种类较多。其中甲磺酸伊马替尼(imatinib mesylate)是由瑞士诺华公司研发的 2-苯氨基嘧啶类的 Bcr-Abl 酪氨酸激酶抑制剂,于 2001 年首次在美国上市。本品可通过竞争结合 ATP 位点,特异性地阻止酪氨酸激酶受体自身磷酸化,影响细胞信号转导,抑制细胞增殖,临床主要用于治疗慢性粒细胞白血病。但是在治疗中发现,一些病人逐渐出现了对伊马替尼的耐药性。针对这种耐药性,近年来人们开发了第二代 Bcr-Abl 酪氨酸激酶抑制剂,可用于治疗伊马替尼无效或不能耐受的成人慢性髓细胞和费城染色体阳性的急性淋巴细胞白血病等疾病。

在各类酪氨酸激酶抑制剂中,苯胺基喹唑啉类是目前发现的活性最高、选择性最好的一类,其主要的作用靶点为表皮生长因子受体(EGFR)酪氨酸激酶。目前已有数个此类药物上市,如吉非替尼(gefitinib)可用于非小细胞肺癌的治疗。索拉非尼(sorafenib)是第一个口服的多靶点酪氨酸激酶抑制剂,属双芳基脲类。本品于 2005 年经 FDA 批准上市,主要用于治疗晚期肾癌,对晚期非小细胞癌、肝细胞癌、黑色素瘤也有较好疗效。

甲磺酸伊马替尼

吉非替尼

索拉非尼

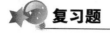 学习小结

　　抗肿瘤药物是一类重要的化学治疗药物,主要包括生物烷化剂、抗代谢物、抗肿瘤天然产物和基于肿瘤生物学机制的新型抗肿瘤药物等类型。抗肿瘤药物目前多数都是细胞毒类药物,毒副作用较大,选择性较差。因此抗肿瘤药的结构修饰通常是以降低毒副作用、提高选择性为目的。

　　生物烷化剂是最早的抗肿瘤药物,其结构类型包括氮芥类、乙撑亚胺类、亚硝基脲类、磺酸酯类和金属铂络合物。通过结构改造,减少生物烷化剂碳正离子的形成,可降低毒副作用。

　　抗代谢物的化学结构一般与天然代谢物结构相似,可分为嘧啶类、嘌呤类和叶酸类。它们与正常底物竞争 DNA 或 RNA 生物合成中的一些关键酶,最终导致肿瘤死亡。

　　来源于天然产物的抗肿瘤药包括蒽醌类抗生素类、喜树碱类、长春碱类和紫杉醇类。这些天然产物的作用机制各不相同,但多数水溶性较差,通过结构改造可进一步提高水溶性或生物利用度。

复习题　　　　　　　　　　　　　　　　　　　　　　●○○○

1. 按药理作用分类,抗肿瘤药大致可分为几类?
2. 按化学结构,可将烷基化剂分为哪四类?
3. 环磷酰胺为什么有抗肿瘤活性,在体内时是否对正常组织无毒而对肿瘤组织有毒?
4. 金属铂类配合物的结构有何特征?
5. 抗代谢抗肿瘤药分为哪些结构类型?
6. 氟尿嘧啶的结构有何特征?
7. 常用的天然抗肿瘤药物有哪些结构类型?

（方　浩）

第十六章

甾类药物

学习目标 ▮▮

掌握：甾体类药物的分类和命名；孕激素和肾上腺素皮质激素的构效关系；重点药物雌二醇、己烯雌酚、丙酸睾酮、苯丙酸诺龙、炔诺酮、醋酸地塞米松的化学结构、性质及用途；丙酸睾酮、己烯雌酚的合成路线。

熟悉：醋酸氢化可的松、泼尼松、甲地孕酮、米非司酮、黄体酮的化学结构和用途；雄激素和雌激素的构效关系。

了解：甾体药物的发展概况

甾体激素（steroid hormones）是在研究哺乳动物内分泌系统时发现的内源性物质，在维持生命、调节机体生长发育、计划生育控制、免疫调节及治疗皮肤疾病等方面起着重要作用。在 20 世纪 30 年代，人们从动物的腺体中获得雌二醇、睾酮及皮质酮等甾体激素的结晶，阐明了其复杂的化学结构，从此开创了甾体化学和甾类药物的研究领域。甾类药物是指甾体激素及其类似物，研究发明以薯蓣皂苷为原料，运用半合成的方法和微生物法可以制备甾体药物，使工业化生产规模不断扩大，降低成本，该类药物的发现和研究推动了整个药学向前发展。尤其是甾体口服避孕药的研究成功，使人类生育控制达到了新水平。

第一节　甾类的化学

甾体是由我国著名有机化学家黄鸣龙命名的"steroid"中文名称，形象而生动地向我们显示了这类化合物的结构，四个相连的环加上三个取代基，即此类化合物的共同特点是由 A、B、C、D 四个环稠合而成的环戊烷多氢菲的基本母核，并且在甾环的 10 位、13 位及 17 位一般含有侧链。

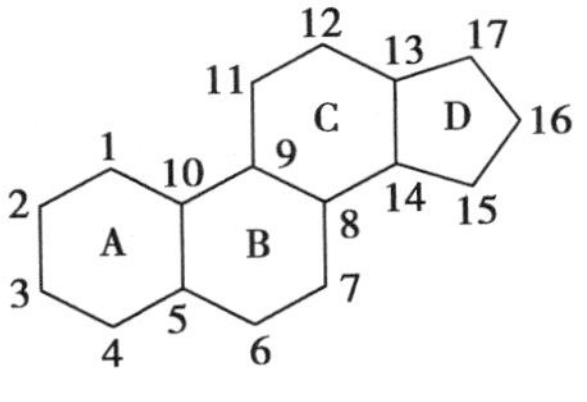

环戊烷多氢菲

一、甾类的结构和立体化学

甾类药物是四环脂烃类化合物,甾环中有 6 个手性碳原子(C_5、C_8、C_9、C_{10}、C_{13}、C_{14}),理论上可有 $64(2^6)$ 种稠合方式,由于许多方式能量高,不稳定,而且四环连并在一起,难以转动和翻转,所以实际存在的稠合方式并不多,主要表现为 A/B 环有顺式和反式两种稠合,其特点是 5 位氢的取向,即 5α-H 和 5β-H,甾类化合物由此分为 5α-系和 5β-系两大类型。

在 5α-系中,A/B 环的稠合边为 C_5 和 C_{10} 键,5α-H 和 10β-CH_3 方向相反,因此 A/B 环为反式稠合,B/C 环和 C/D 环也是反式稠合,A/C 环的空间取向称为反型,B/D 环亦为反型,如雄性激素(androgenic hormone)的母核以反-反-反型的形式存在。5β-系由于 5β-H 的存在,A/B 环以顺式稠合,如胆甾烷类的胆汁酸(biliary acid)母核以顺-反-反型的形式存在,见表 16-1。

表 16-1 5α-系和 5β-系的结构式与构象式比较

分类	结构式	构象式
5α-系		
5β-系		

甾环的立体化学与活性有着密切关系。几乎所有的天然甾类都是 5α-系。本章介绍的甾类药物均以最稳定的反-反-反式(5α-H)稠合成结构平展的刚性甾核而存在,其中 A、B、C 环一般以椅式构象存在,D 环以半椅式构象存在。

二、结构分类和命名

根据甾核 10 位、13 位、17 位取代基的不同,甾体激素类药物从化学结构上可分为雌甾烷、雄甾烷及孕甾烷类化合物。甾核 C-13 位有角甲基的为雌甾烷(estrane),C-10、C-13 都有角甲基的为雄甾烷(androstane),若同时还在 C-17 位含有侧链的则为孕甾烷(pregnane)。甾类药物按药理作用的不同进行分类,又可分为性激素和皮质激素。

雌甾烷   雄甾烷   孕甾烷

甾类药物命名时,首先根据药物的结构选择一个适当母核,然后在母核名称的前后分别加上取代基的位置、构型及名称,处于甾环平面上方的原子或基团为 β 构型,用实线表示;处于甾环平面下方的原子或基团为 α 构型,用虚线表示;构型未定者,用波纹线表示;由于此类化合物角甲基一般均为直立键,因此其他键在空间的伸展方向与角甲基平行时为 a 键(直立键);与角甲基约成 109.5°夹角时为 e 键(平伏键);用"去甲基"或"降"(nor)来表示比原化合物减少 1 个甲基或缩环时减少 1 个碳原子;用"高(homo)"表示扩环或侧链增加而比原化合物多 1 个碳原子;有些甾体药物要用其类似的甾核作母体,命名时用氢化(hydro)或去氢(dehydro)来表示增加或失去氢原子;表明双键的位置除用阿拉伯数字外,亦可用"Δ(delta)"来表示,如 $\Delta^{1,4}$-3-酮就表示在环戊烷多氢菲 A 环的 1,2 位和 4,5 位有两个双键,3 位有酮羰基。

第二节 性 激 素

性激素包括雌激素、雄激素和孕激素,对动物的生长发育起着重要的作用,与动物的性器官发育和性功能等有密切关系,缺乏时将会导致各种疾病。

一、雌 激 素

雌激素为雌甾烷类药物,是雌性动物卵巢中分泌的激素之一,具有促进雌性动物第二性征的发育和性器官的成熟,还与孕激素一起完成性周期、妊娠、授乳等方面的作用。雌性激素类药物临床用于治疗雌激素欠缺症、性周期障碍及乳腺癌;另外,近年来研究发现还有降低胆固醇的作用。

(一)发展历史

20 世纪 30 年代,首先从孕妇尿中分离出雌酮(estrone),不久又从妊娠哺乳动物尿中发现雌三醇(estriol),最后才把活性更高的雌二醇(estradiol)分离出来,进一步发现它们在体内可相互转化(图 16-1)。其中雌二醇的活性最强,雌酮及雌三醇的活性分别是它的 1/3 和 1/10。这些内源性雌激素是 A 环芳香化的雌甾烷化合物,3 位有酚羟基,17 位有羰基或羟基,雌三醇在 16 位有 α-羟基。临床用的雌激素类药物主要是它们的衍生物。

雌二醇是活性最强的内源性雌激素,它与雌激素受体有很高的亲和力,三者在肠道大部分被微生物降解,虽有少量在肠道被迅速吸收,但在肝脏又被迅速代谢,若以内源性雌激素为药物,口服给药几乎无效。因而以雌二醇为先导化合物进行结构改造,其主要目的往往不是为了提高活性,而是为了能够改变给药途径或延长疗效。

为了延长半衰期,对雌二醇的两个羟基进行酯化,如雌二醇的 3-苯甲酸酯(苯甲酸雌二醇,

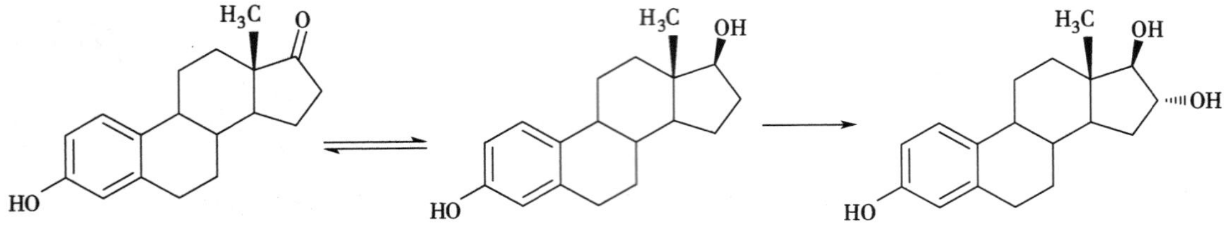

图 16-1 雌酮、雌二醇、雌三醇在体内的转化

estradiol benzoate)、17-戊酸酯(戊酸雌二醇,estradiol valerate)等,都可在体内缓慢水解释放出雌二醇而延长疗效。

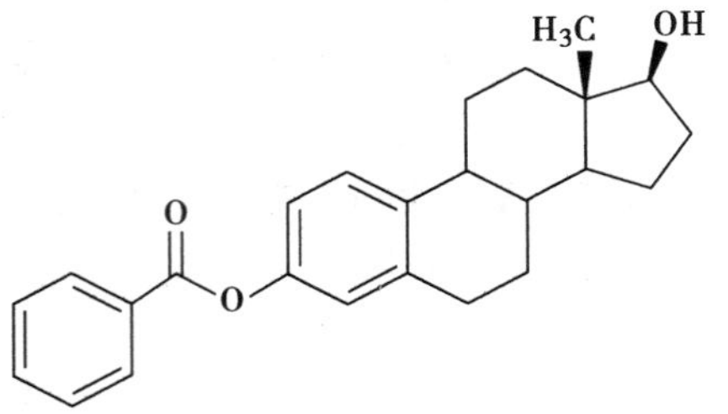

苯甲酸雌二醇

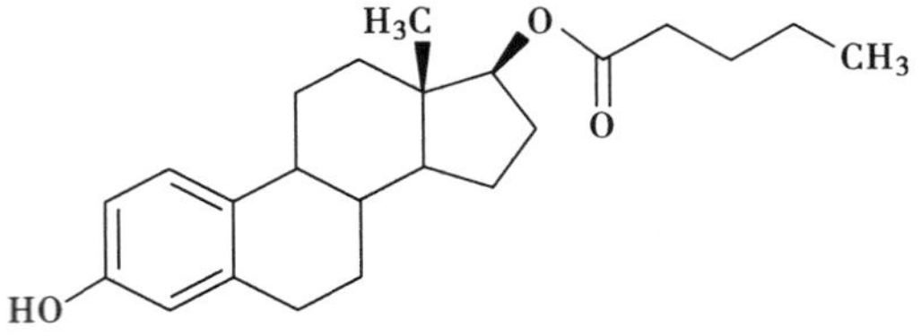

戊酸雌二醇

此外,在雌二醇 17α-位引入乙炔基得到炔雌醇(ethinylestradiol),因增大了空间位阻,减少了 17β-羟基的氧化代谢及硫酸酯化而成为口服有效药物。在炔雌醇 3 位引入环戊基得到炔雌醚(quinestrol),由于五元酯环的引入,增加其在人体脂肪中的溶解度,口服后可储存在脂肪组织中并缓慢释放,代谢为炔雌醇而生效,作用可维持 1 个月以上。乙炔雌三醇的 3 位引入环戊基得到的尼尔雌醇(nilestriol)也是长效口服雌激素。

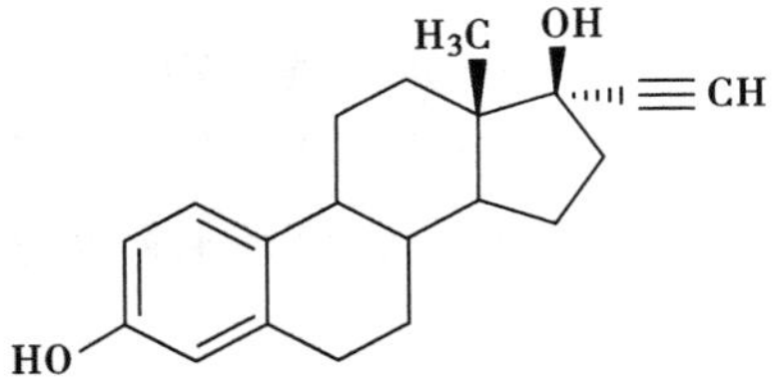

炔雌醇

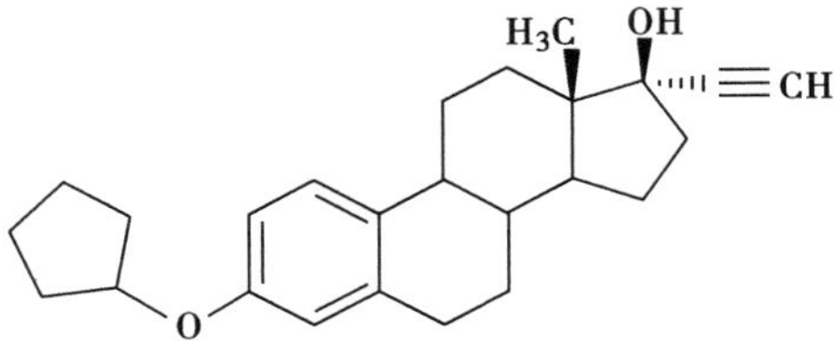

炔雌醚

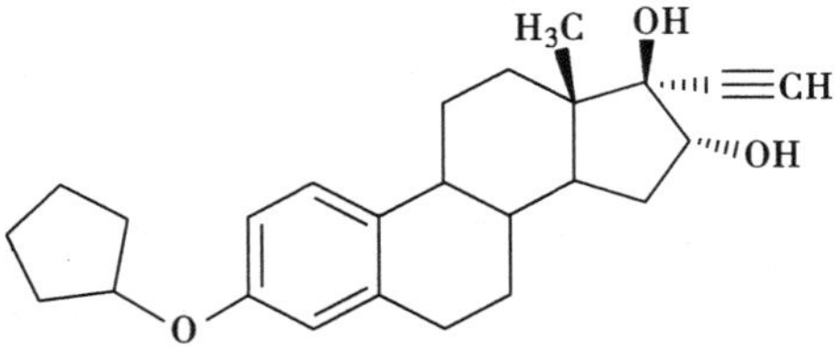

尼尔雌醇

从 Δ^4-3-酮型甾体转化为芳香化 A 环的过程非常复杂,使雌激素来源受到限制,促使人们

寻找结构简化、制备方便的合成代用品。这种相对较难合成的 A 环芳香雌甾烷类激素,其药理活性的结构专一性不强,在新药开发过程中经筛选,至少有 30 类以上、1000 多种化合物显示有雌激素活性,它们都符合 1946 年 Schueler 提出的雌激素活性的基本要求(分子中在一刚性母核两端的富电子基团之间的距离应在 1.45nm,分子的宽度应为 0.388nm,见图 16-2)。反式己烯雌酚符合这个条件,是这类非甾体化合物中上市最早、典型的代表药物。而顺式己烯雌酚的立体结构与天然雌激素相差较远,活性很低。

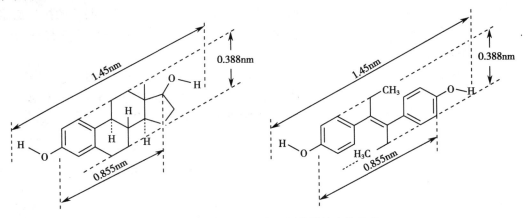

图 16-2　雌二醇和反式己烯雌酚的立体结构

(二)构效关系

雌激素的结构专属性很小,有些没有正常甾核的物质如己烯雌酚也具有雌激素活性。分子药理学研究表明,雌二醇与受体形成的复合物最稳定,而雌三醇与核染色质结合的半衰期较雌二醇为短,但口服时雌三醇活性最强。不论天然存在的雌二醇还是人工合成的炔雌醇、己烯雌酚,均可与雌激素受体结合,产生雌激素样作用。而 3-环戊醚炔雌醇及雌酚酮则作用慢而持久,需在体内还原成炔雌醇和雌二醇才有效。雌激素类药物的构效关系见图 16-3。

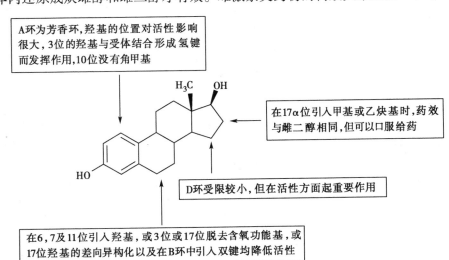

图 16-3　雌激素类药物的构效关系

雌激素的骨架特点是 A 环为芳香环,没有 C-10 的角甲基,同时 3 位上有羟基。在 17 位上必须具有含氧功能基,以 17β - 羟基效力最强,α 位的效力仅为 1/100 ~ 1/200,雌酮效力则为 1/5 ~ 1/10。

（三）选择性雌激素受体调节剂

选择性雌激素受体调节剂(selective estrogen receptor modulators,SERMs)是一类结构多样的化合物,可与雌激素受体结合,在不同的靶组织依据细胞种类和激素环境的不同,表现为雌激素激动或拮抗作用,如在乳腺或子宫能阻断雌激素的作用,又能作为雌激素样分子保持骨密度,降低血浆胆固醇,呈现组织特异性地活化和抑制雌激素受体的双重活性。

最早发现二苯乙烯和三苯乙烯类化合物仅有很弱的雌激素活性,却有明显的抗雌激素活性。由其构效关系研究入手,发现了三苯乙烯类衍生物氯米芬(clomifene)、他莫昔芬(tamoxifene)能够对雌激素受体产生拮抗作用。

氯米芬的靶器官是生殖器官,因对卵巢的雌激素受体具有较强的亲和力,促进排卵,临床用于治疗不孕症。他莫昔芬的靶器官是乳腺,它对卵巢雌激素受体亲和力较小,而对乳腺中的雌激素受体具有较大的亲和力。因此主要用于治疗雌激素依赖性乳腺癌。

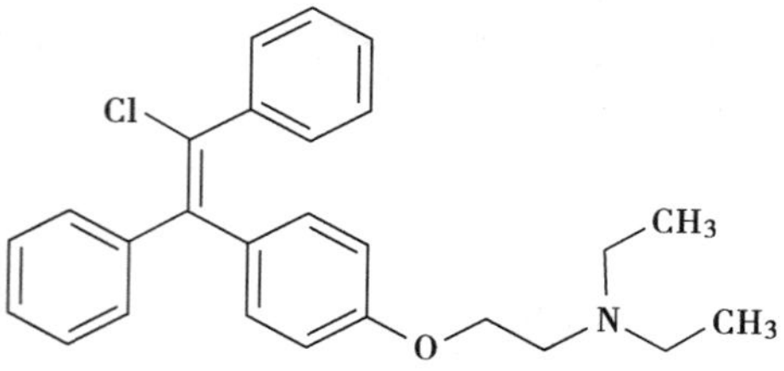

氯米芬 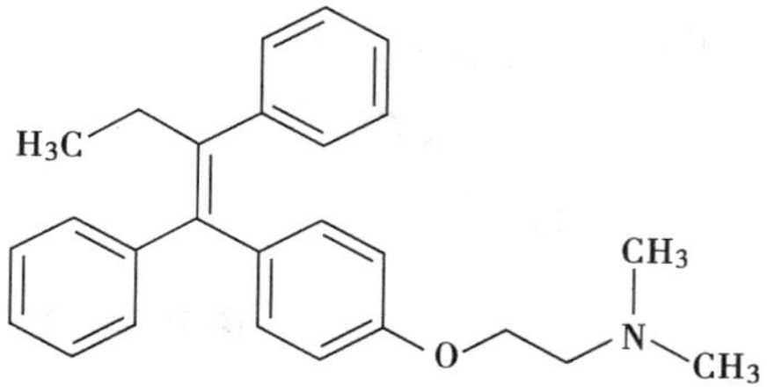　　　　　　　　　　　　　　他莫昔芬

雷洛昔芬(raloxifene)是近年发现的抗雌激素类药物,亦可看成三苯乙烯类化合物,但有更好的刚性,没有几何异构的问题。雷洛昔芬的靶器官是骨骼,它对卵巢、乳腺雌激素受体均有拮抗作用,但对骨骼雌激素受体则产生激动作用,故在临床上用于治疗骨质疏松。此外,雷洛昔芬在心血管系统亦为雌激素受体激动剂,可降低冠心病的发病率。

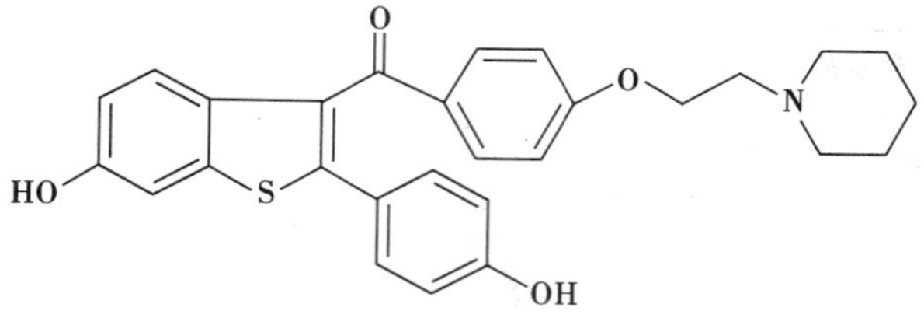

雷洛昔芬

（四）典型药物

雌二醇 estradiol

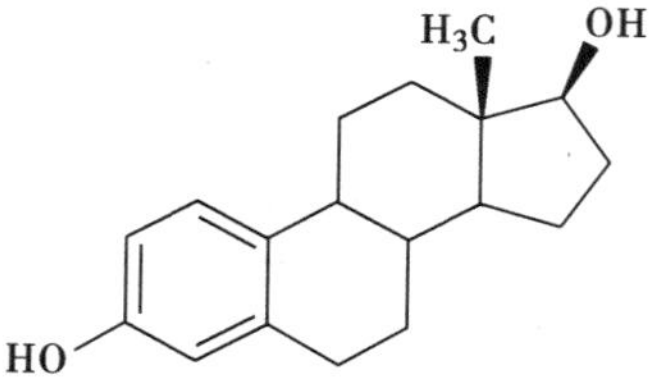

化学名为 1,3,5(10) - 三烯-3,17β - 二醇。

本品为白色或乳白色结晶或结晶性粉末,在空气中稳定,无味,有吸湿性,难溶于水,在植物油中亦可部分溶解,$[\alpha]_D^{25}$ +75° ~ +82°,mp. 175 ~ 180℃。

本品为天然雌激素,用于卵巢功能不全或卵巢激素不足引起的各种症状,临床用于治疗功能性子宫出血、原发性闭经、绝经期综合征及前列腺癌等。本品做成霜剂或透皮贴剂通过皮肤吸收,也可通过制成栓剂用于阴道经黏膜吸收。

己烯雌酚 diethylstilbestrol

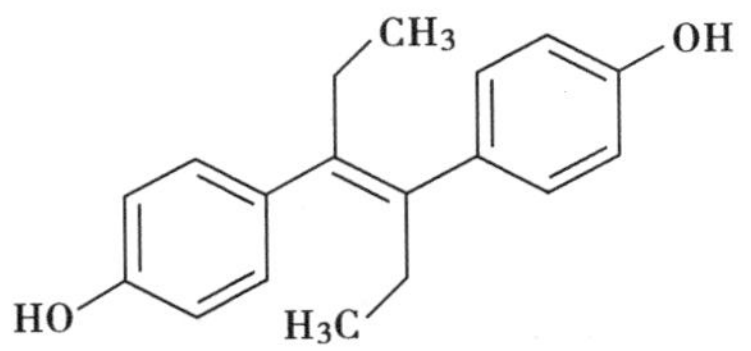

化学名为(E)-4,4'-(1,2-二乙基-1,2-亚乙烯基)双苯酚。

本品为白色结晶性粉末,在乙醇、氯仿、乙醚及脂肪油中溶解,在水中几乎不溶,溶于氢氧化碱溶液。mp. 169 ~ 172℃(顺式 mp. 79℃)。

本品可以很快从胃肠道吸收,在肝中失活很慢,口服有效,可制成口服片剂,也有将它溶解在植物油中制成油针剂。代谢物主要以与葡萄糖醛酸结合的形式排出体外。临床主要用于乳腺癌和前列腺癌的姑息治疗,也可经阴道给药治疗绝经后萎缩性阴道炎。

本品分子中含有两个酚羟基,与 $FeCl_3$ 能发生颜色反应。这两个酚羟基还是活性官能团,可利用其制备各种衍生物,目前临床最常用的是己烯雌酚丙酸酯(diethylstilbestrol dipropionate)及己烯雌酚磷酸酯(diethylstilbestrol diphosphate)及其钠盐。后者主要用于治疗前列腺癌,考虑到癌细胞中磷酸酯酶较多,药物进入体内后在癌细胞中更易被水解而释放出己烯雌酚,提高了药物的选择性。

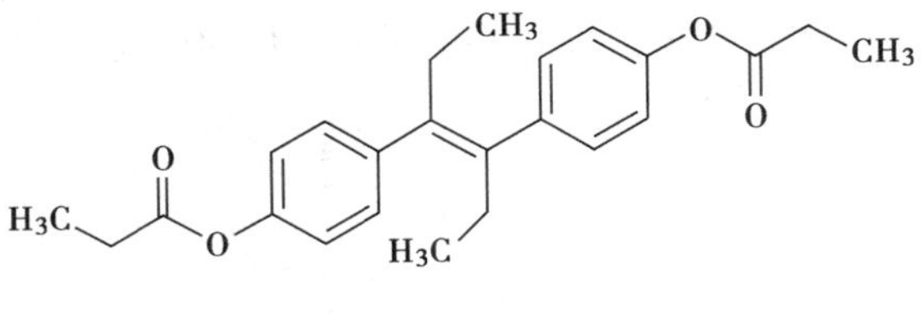

己烯雌酚丙酸酯 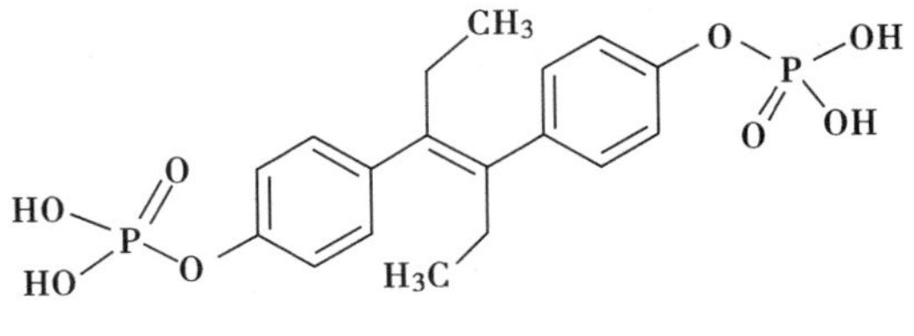　　　　　　　　　　　　　　　　己烯雌酚磷酸酯

本药以对甲氧基苯甲醛为原料,经安息香缩合得 2-羟基-1,2-二-(4-甲氧基苯基)乙酮(Ⅰ),用锌粉还原得 1,2-二-(4-甲氧基苯基)乙酮(Ⅱ),再经烷基化、加成、脱水、脱甲基而制得。

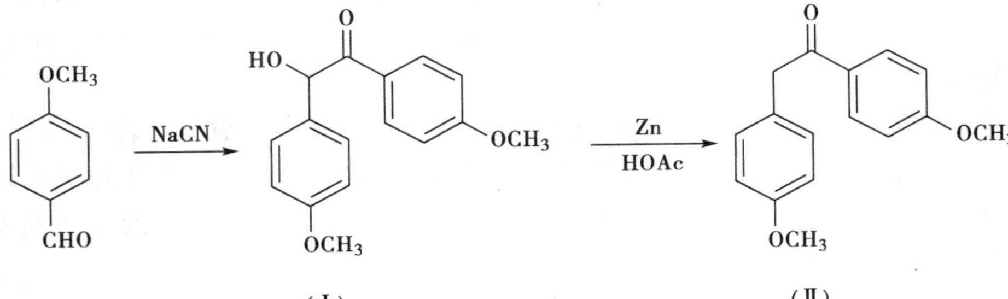

301

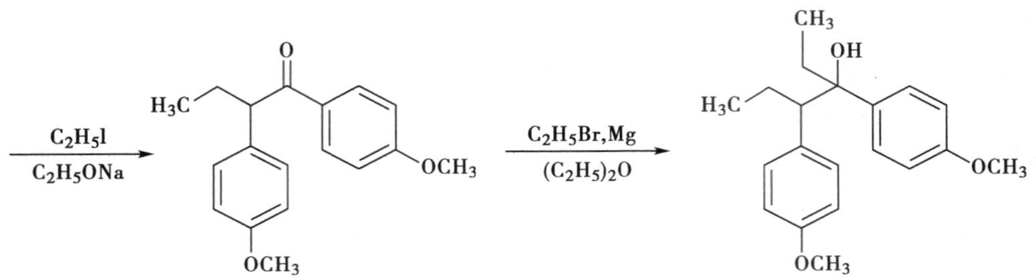

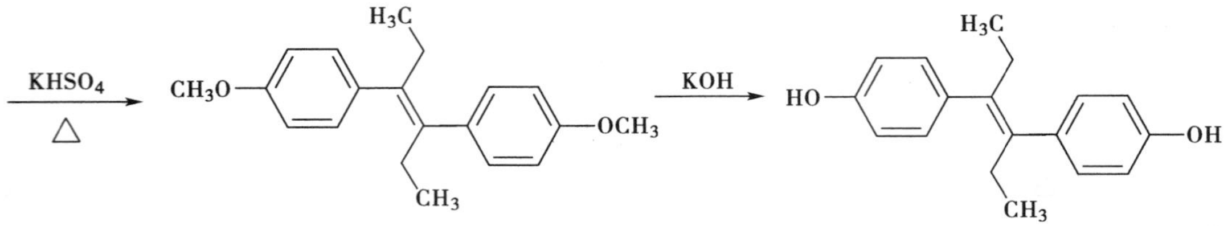

二、雄激素和蛋白同化激素

雄激素是维持雄性生殖器官发育及促进第二性征发育的物质,在临床上可用于内源性激素分泌不足的补充疗法,还具有蛋白同化活性,能够促进蛋白质的合成,抑制蛋白质的代谢,具有使肌肉生长发达,骨骼粗壮的作用。

(一)发展历史

1931 年从动物尿中提取得到雄酮(androsterone),为第一个具有雄激素作用的物质,但效力太弱,无使用价值。1935 年又从动物睾丸中分离得到作用较强的睾酮(testosterone,又称睾丸素、睾丸酮),作用是雄酮的 7~10 倍,现已证明睾酮是睾丸分泌的原始激素,雄酮是它的代谢产物。

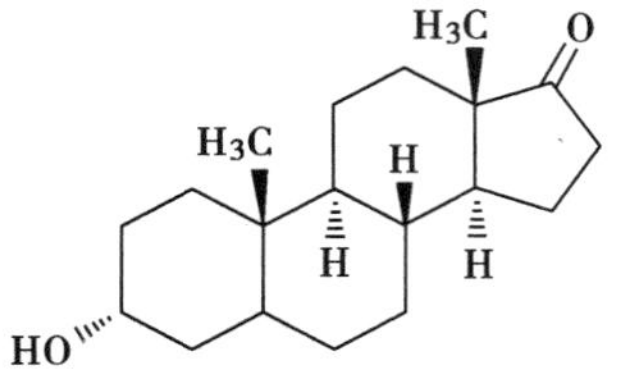

雄酮 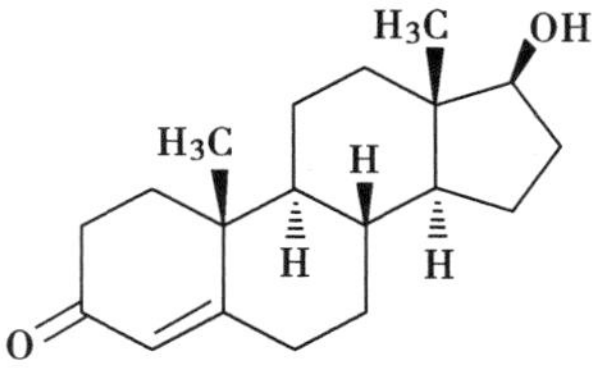   睾酮

睾酮在消化道易被破坏,因此口服无效。为增加其作用时间,将 17 位的羟基进行酯化,可增加脂溶性,减慢代谢速度,如睾酮的丙酸酯、戊酸酯及十一烷酸酯。考虑到睾酮的代谢易发生在 C_{17} 位,因此在 17α 位引入甲基得甲睾酮(methyltestosterone),因为空间位阻使代谢受阻,故可以口服用药。

有些睾酮的衍生物雄性激素的作用很弱,却能促进蛋白质的合成,抑制蛋白质的代谢,人们称之为蛋白同化激素,用于治疗病后虚弱和营养不良。由于至今尚不能把雄性作用和蛋白同化作用完全分开,所以雄性激素具有蛋白同化作用的副作用,而蛋白同化激素亦具有雄性作用的副作用。

对雄性激素化学结构改造的主要目的是获得蛋白同化激素。雄性激素的活性结构专一性很强,对睾酮的结构稍加变动(如 19- 去甲基、A 环取代、A 环骈环等修饰)就可使雄性激素活性降低,蛋白同化活性增加。如在睾酮的结构中引入卤素的氯司替勃(clostebol)和除去 19- 角甲基得到的苯丙酸诺龙(nandrolone phenylpropionate),以及对甲睾酮 A 环进行改造得到的羟甲烯龙(oxymetholone,又称康复龙)、司坦唑醇(stanozolol,又称康力龙)和达那唑(danazo),都是临床常用的蛋白同化作用药物。

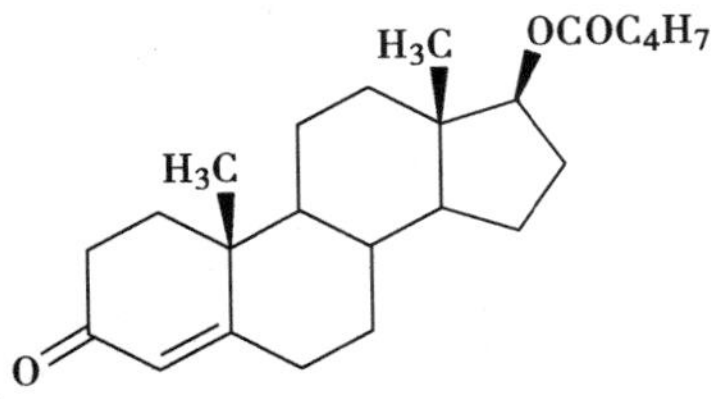

戊酸睾酮

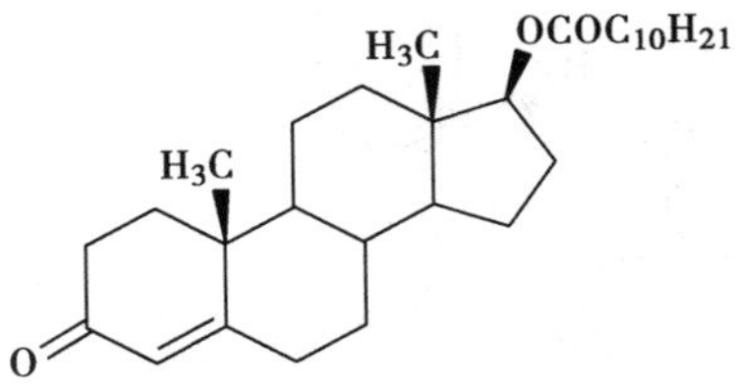

十一酸睾酮

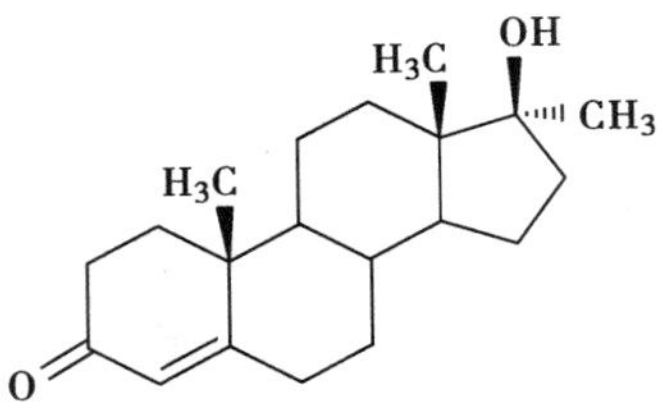

甲睾酮

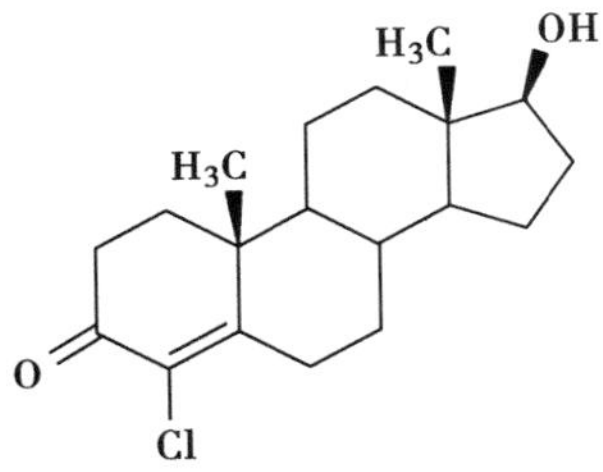

氯司替勃

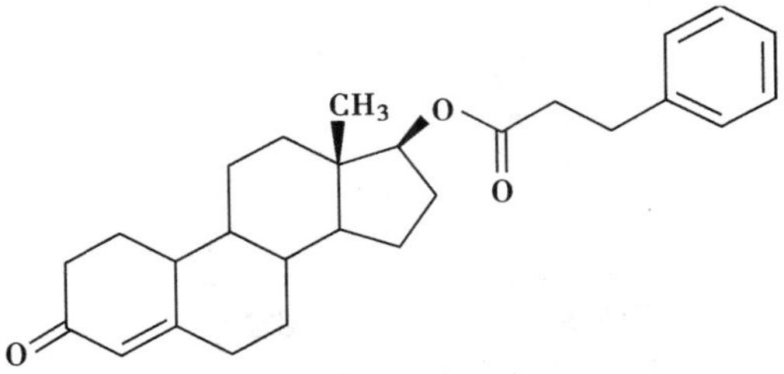

苯丙酸诺龙

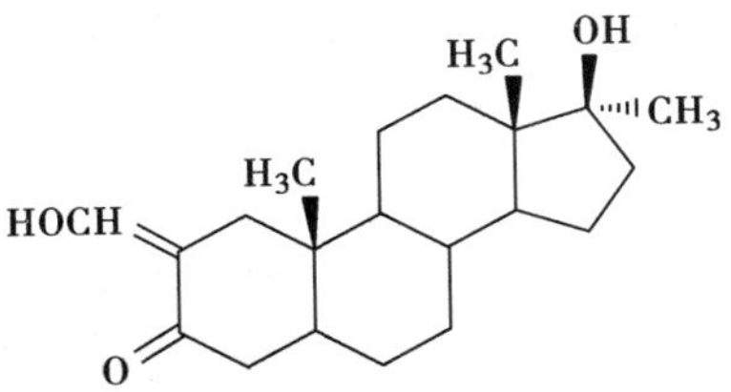

羟甲烯龙

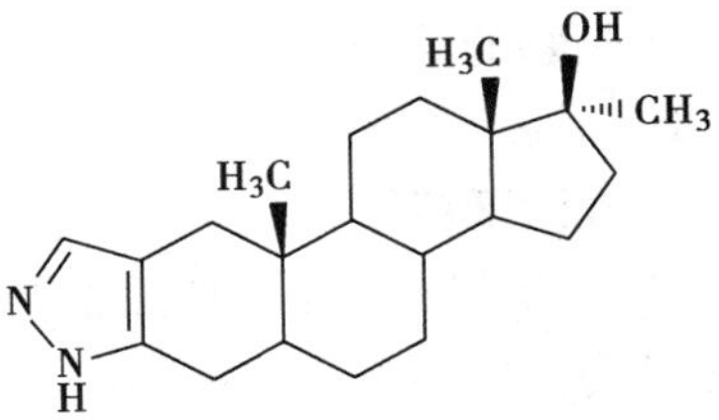

司坦唑醇

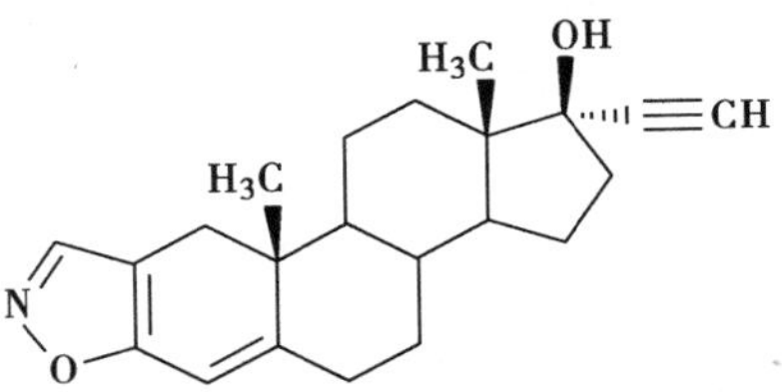

达那唑

福美司坦（formestane）是 Ciba-Geigy 公司开发的芳构化酶抑制剂，为治疗早期前列腺肥大的药物，它能阻断睾酮在细胞内代谢为活性更高的二氢睾酮。美国 Stering winthrop 公司开发的扎诺特隆（zanoterone）为口服雄激素受体拮抗剂，用于治疗良性前列腺肥大及前列腺癌。

福美司坦   扎诺特隆

（二）构效关系

雄激素类药物的构效关系如图 16-4 所示。

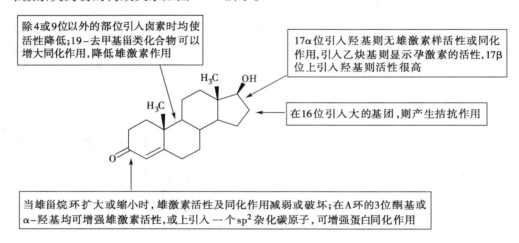

图 16-4　雄激素类药物的构效关系

雄激素类药物的结构专一性很强，具有雄激素活性的药物必须是 5α-雄甾烷类，其结构特点为在 C_{10} 及 C_{13} 位上有角甲基。

（三）抗雄激素药物

抗雄激素药物是一类通过抑制雄激素作用来治疗晚期或者转移性前列腺癌的药物。从化学结构上可分为甾体和非甾体抗雄激素药物；按作用机制又分为 5α-还原酶抑制剂和雄激素受体拮抗剂两类。

5α-还原酶是使睾酮转化为活性的二氢睾酮的重要酶。人前列腺腺体中主要存在 I 型和 II 型两种 5α-还原酶同工酶。I 型 5α-还原酶仅存在于前列腺上皮中，而 II 型 5α-还原酶存在于前列腺上皮和基质中。研究发现 5α-还原酶与前列腺癌发生、发展有密切关系；近年来对 5α-还原酶抑制剂进行了研究开发。上市的有非那雄胺（finasteride）和度他雄胺（dutasteride），前者为选择性 II 型 5α-还原酶抑制剂，后者是双向型 5α-还原酶抑制剂，目前均已应用于临床，用于治疗良性的前列腺增生。

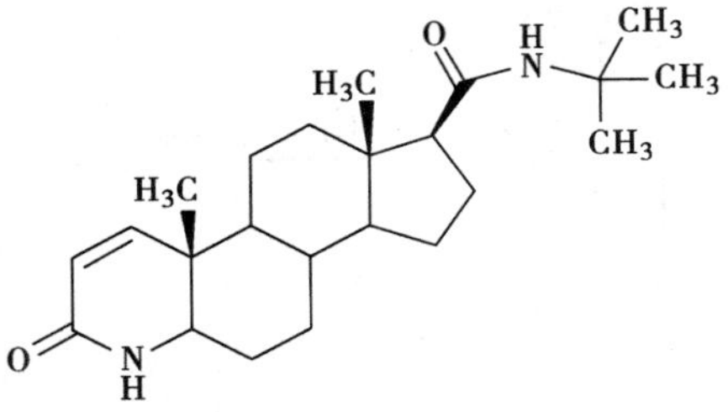

非那雄胺

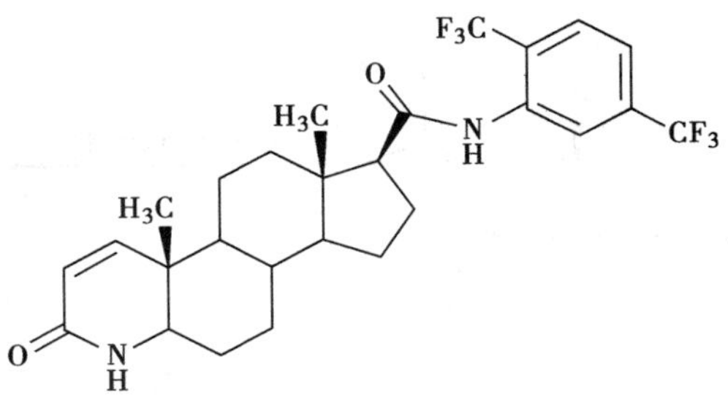

度他雄胺

雄激素受体拮抗剂能与二氢睾酮竞争受体,阻断或减弱雄激素在其敏感组织的效应。如非甾体抗雄激素药物氟他胺(flutamide)临床用于治疗痤疮、前列腺增生和前列腺癌;比卡鲁胺(bicalutumide,又称康士得)是 1982 年由英国 ICI 制药公司研制,1995 年在英国、美国以 Casodex 同时上市。它是一种强效、耐受性好的抗雄激素药物,主要用于治疗晚期前列腺癌,疗效是氟他胺的 5 倍。

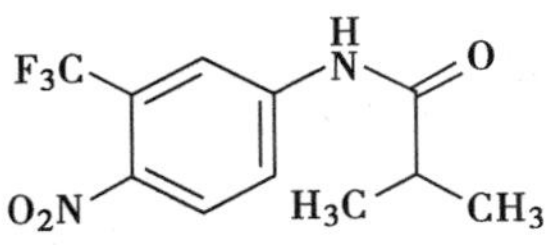

氟他胺

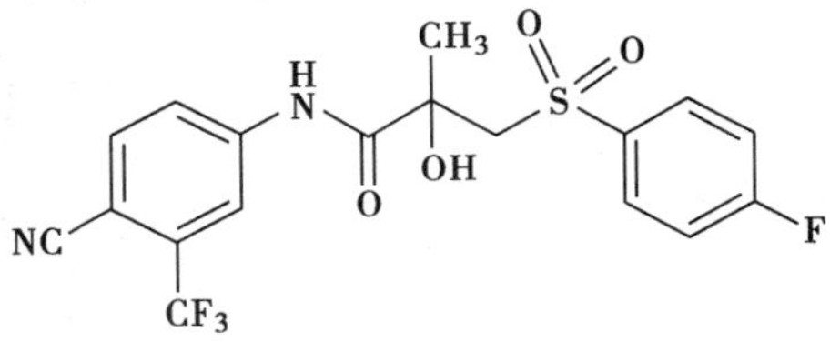

比卡鲁胺

(四)典型药物

丙酸睾酮 testosterone propionate

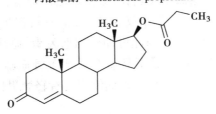

化学名为 17β-羟基雄甾-4-烯-3-酮丙酸酯,又称丙酸睾丸素。

本品为白色结晶或结晶性粉末,无臭,易溶于氯仿,溶于乙醇,不溶于水。$[\alpha]_D^{25}$ +84° ~ +90°(c = 0.01,乙醇),mp. 118 ~ 123℃。

本品在氢氧化钾乙醇溶液中可水解为睾丸素,还可与羟胺生成肟。

本品为睾酮的长效衍生物,注射一次可维持药效 2 ~ 4 天,其作用与甲睾酮相同,适用于内源性雄激素缺乏替代治疗、功能性子宫出血、再生障碍性贫血、老年性骨质疏松等。

本品可以用去氢表雄酮(Ⅰ)为原料,经 Oppenauer 氧化及 KBH₄ 还原,得到双氢睾酮(Ⅱ)及睾酮(Ⅲ)的混合物,其中(Ⅱ)经 MnO₂ 氧化可得(Ⅲ),再用相应的醋酐或酰氯酯化(Ⅲ)即可得到。

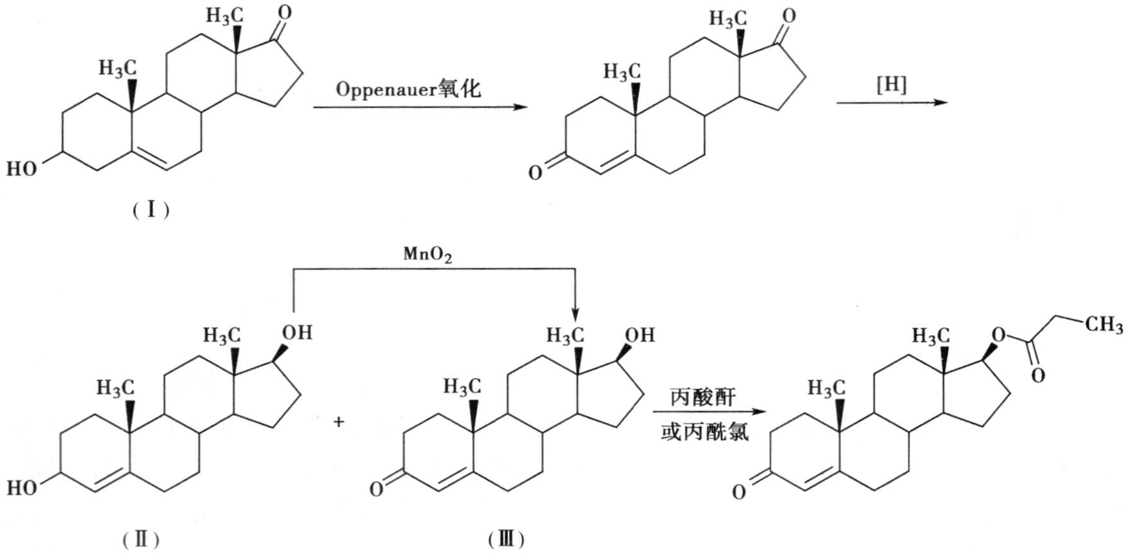

苯丙酸诺龙　nandrolone phenylpropionate

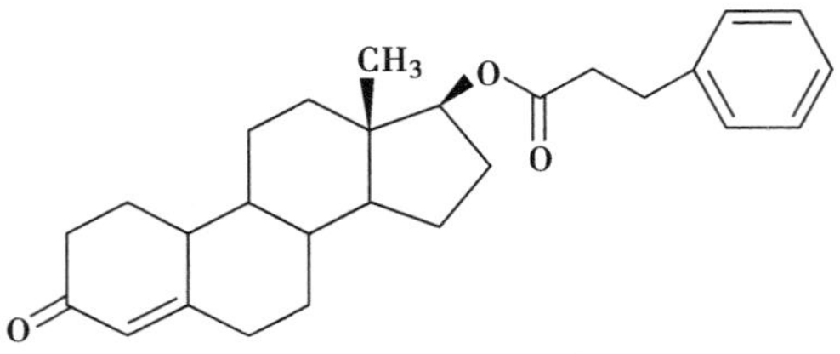

化学名为 17β-羟基-雌甾-4-烯-3-酮-3-苯丙酸酯。

本品为白色或类白色结晶性粉末,略有异臭,几乎不溶于水。$[\alpha]_D^{25}$ +48°～+51°,mp. 93～99℃。

本品为 19 位失去角甲基的雄激素类药物,雄激素活性降低,蛋白同化激素活性增强,其同化作用为丙酸睾酮的 12 倍,而雄性化作用仅为其 1/2。它可促进蛋白质合成并抑制蛋白质异生,同时能使钙、磷、钾、硫和肌酸积蓄,因此可使骨骼肌发育,临床适用于慢性消耗性疾病、严重灼伤、恶性肿瘤患者手术前后、骨折后不易愈合或严重骨质疏松、早产儿、生长发育显著迟缓、侏儒症和其他严重消耗性疾患的治疗。长期使用时有轻微男性化倾向及肝毒性。

三、孕　激　素

孕激素主要由卵巢的黄体分泌,妊娠后逐渐改由胎盘分泌。其结构特征为 A 环具有 Δ^4-3-酮基,17 位有甲酮基。孕激素临床用于预防先兆流产、治疗子宫内膜异位症等妇科疾病。孕激素还能抑制脑垂体促性腺素的分泌,从而阻滞了排卵,因而也是女用甾体口服避孕药的主要成分。天然孕激素如黄体酮(progesterone),又称孕酮,1934 年首次从孕妇尿中分离得到,随后确定其化学结构是具有 Δ^4-3-酮的 C-21 甾体。从化学结构来看,黄体酮与睾酮甾核 Δ^4-3-酮的结构一样,仅 17β 位不同,前者是乙酰基,后者是羟基。

(一)孕激素的分类

由于天然孕激素黄体酮口服易代谢失活,只能肌内注射给药。为了获得口服、长效的孕激素,对黄体酮做了大量的结构改造工作,现在用于临床的孕激素类药物按化学结构可分为孕酮和睾酮类。

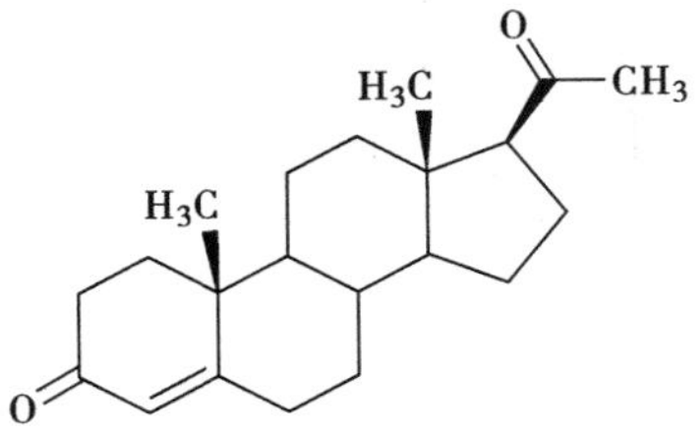

黄体酮

1. 孕酮类孕激素　造成孕酮类化合物失活的主要因素为 6 位羟基化,16 位和 17 位氧化或 3,20-二酮被还原成二醇,因而结构修饰主要在 C-6 及 C-16 位上进行,即在 6 位引入烷基、卤素、双键或在 17 位引入乙酰氧基等。如 17α- 乙酰氧基黄体酮的 6α- 甲基衍生物(醋酸甲羟孕酮,medroxyprogesterone acetate)、Δ^6-6-甲基衍生物(醋酸甲地孕酮,megestrol acetate)及 Δ^6-6-氯衍生物(醋酸氯地孕酮,chlormadinone acetate),它们都是强效口服孕激素,其活性分别是炔诺酮的 20、12 及 50 倍,均为目前常用的孕激素药物。

从化学角度分析,6 位取代基占有 α 位是热力学稳定结构,这是由于 19 位角甲基的位阻关系,在合成时,α 位取代产物是优势产物。

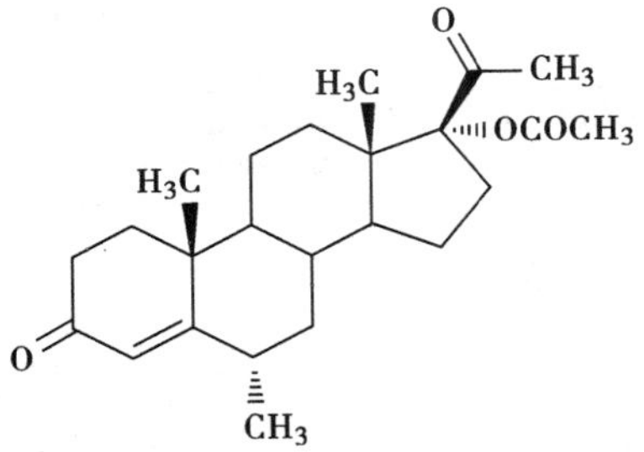

醋酸甲羟孕酮

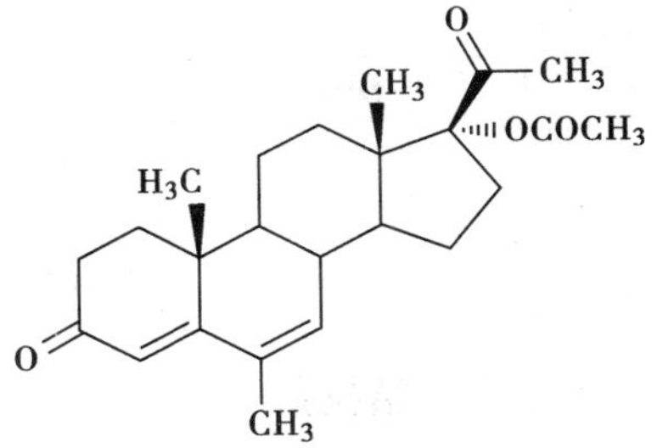

醋酸甲地孕酮

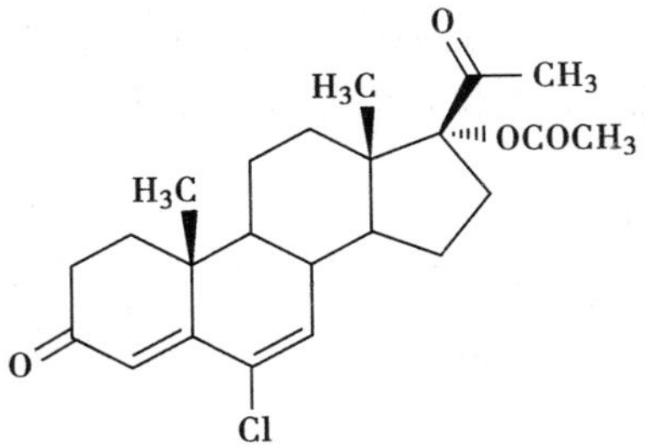

醋酸氯地孕酮

2. 睾酮类孕激素　在睾酮的 C-17 位引入乙炔基,得到乙炔基睾酮,其雄激素活性很弱,但出现较强孕激素活性,称为妊娠素(ethisterone);若将 19-甲基去掉,则得到孕激素活性为妊娠素 5 倍的炔诺酮(norethisterone),而且可口服,其庚酸酯的植物油剂为更长效的避孕药。在此基础上进一步研究开发了一批口服避孕药,如在炔诺酮 18 位增加 1 个甲基得到左炔诺孕酮(levonorgestrel),孕激素活性增强 20 倍。

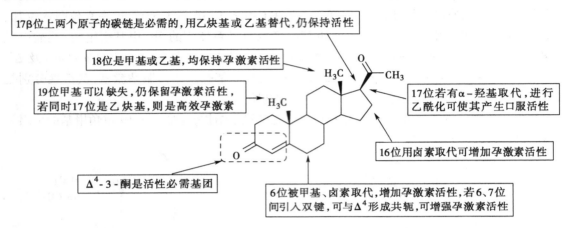

妊娠素　　　　炔诺酮　　　　左炔诺孕酮

（二）构效关系

与雌激素不同，孕激素的结构专属性很高，稍微将黄体酮的结构改变，活性即消失或下降，构效关系见图16-5。

17β位上两个原子的碳链是必需的，用乙炔基或乙基替代，仍保持活性

18位是甲基或乙基，均保持孕激素活性

19位甲基可以缺失，仍保留孕激素活性，若同时17位是乙炔基，则是高效孕激素

17位若有α-羟基取代，进行乙酰化可使其产生口服活性

16位用卤素取代可增加孕激素活性

Δ⁴-3-酮是活性必需基团

6位被甲基、卤素取代，增加孕激素活性，若6、7位间引入双键，可与Δ⁴形成共轭，可增强孕激素活性

图16-5　孕激素类药物的构效关系

（三）孕激素拮抗剂

抗孕激素药物（antiprogestins）也称孕激素受体拮抗剂。在20世纪80年代之前对抗孕激素已有许多研究，终因没有找到恰当的适应证，研究工作停滞不前。1982年，法国Roussel-Uclaf公司推出米非司酮（mifepristone）做为抗早孕药物，不仅促进了抗孕激素及抗皮质激素药物的发展，而且在甾体药物研究历史上起着里程碑的作用，它使得已经变得不甚活跃的甾体药

米非司酮　　　　奥那司酮

物研究领域重新燃起了新的希望。米非司酮是以19-失碳化合物炔诺酮为先导化合物，在C-11β位引入二甲氨基苯基，导致由孕激素转变为抗孕激素的主要原因，C-17α位由丙炔基代替乙炔基使其更加稳定，引入Δ⁹则使其母核共轭性增加。米非司酮的主要作用是抗早孕，它与

前列腺素制剂合并用药,完全流产率高,副作用低。后来,上市的奥那司酮(onapristone)为口服抗孕酮药,临床用于终止妊娠,还可用于治疗子宫内膜异位及激素依赖性肿瘤,作用强度为米非司酮的 3 ~ 10 倍。

（四）避孕药

1956 年,Pincus 首先利用 19-去甲基雄甾烷衍生物异炔诺酮(norethynodrel)作为口服甾体避孕药,它的研制成功是人类控制生育的重大突破。口服甾类避孕药优于其他避孕方法,成功率约为 99.6% ,副作用较低,安全性较高。该避孕药在合成过程中总是混有少量炔雌醇甲醚,临床试用的样品是一种混合物。有趣的是,当纯的异炔诺酮用于临床时,效果反有下降,长期服用后子宫内膜退化。后来人们就有意识地在孕激素中加入少量雌激素,结果与最初的试验一致,因而发明了这种复合避孕药。

甾体避孕药是指主要成分为孕激素、雌激素或两者混合物组成的制剂。由于妇女的排卵、受孕、妊娠等规律易于识别和控制,所以目前行之有效的计划生育措施都侧重于干扰排卵、阻断精子与卵子的结合及成长、抗着床或抗早孕等环节,这些措施都与干扰妇女体内雌激素、孕激素的正常水平相关。

甾体激素避孕药物按照其作用于生殖过程中卵细胞的产生、成熟、排卵、受精、着床及胚胎发育等不同环节而分为抑制排卵、抗着床、抗早孕等类型,如双炔失碳酯(anorethindrane dipropionate)是具有抗着床作用的避孕药。

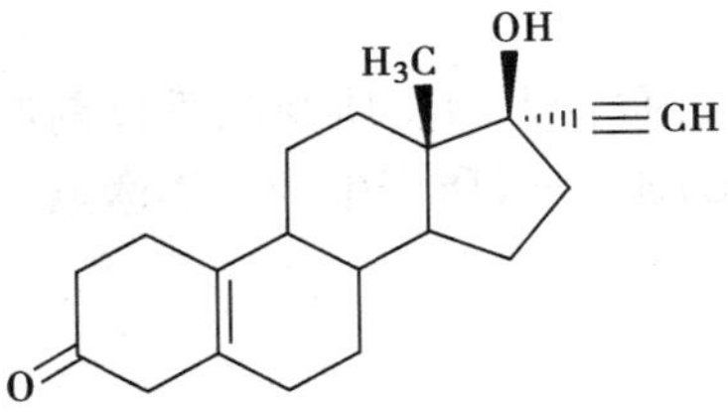

异炔诺酮 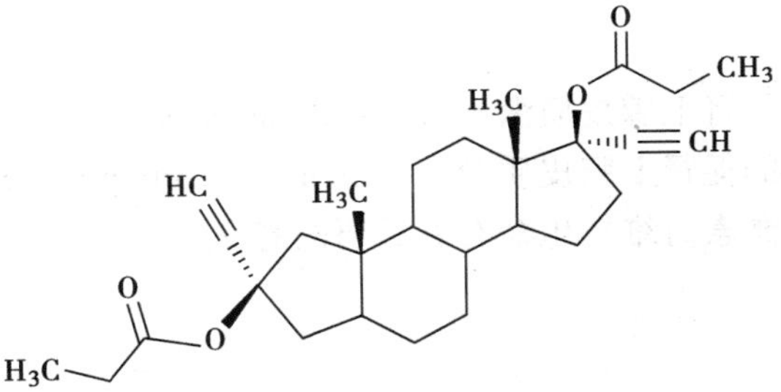　　　　　　　　双炔失碳酯

（五）典型药物

醋酸甲地孕酮　megestrol acetate

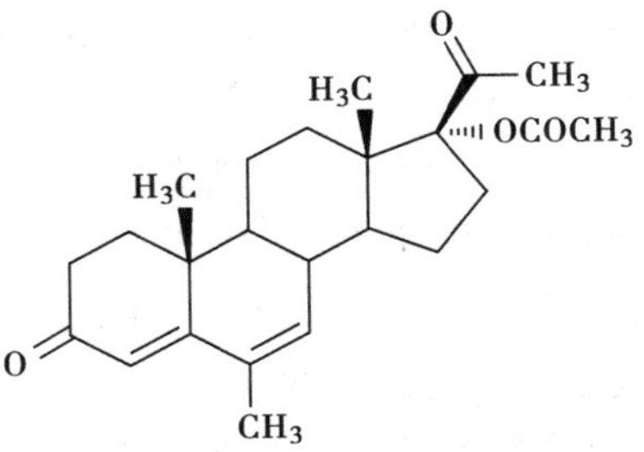

化学名为 6-甲基-17α-羟基孕甾-4,6-二烯-3,20-二酮-17-醋酸酯。

本品为白色或淡黄色结晶或结晶性粉末,无臭,在甲醇、乙醇、苯、丙酮、氯仿中溶解,不溶于水。mp. 216 ~ 219℃。

本品由于 6 位甲基的取代,口服后 6 位不易被羟基化而失活,为强效口服孕激素。注射也有效,并可通过皮肤、黏膜吸收,常常是各种长效、缓释、局部使用的避孕药的主药。无雌激素、雄激素或同化激素活性。

炔诺酮 norethisterone

化学名为17β-羟基-19-去甲-17α-孕甾-4-烯-20-炔-3-酮。

本品为白色或类白色的结晶性粉末,无臭,味微苦。溶于氯仿,微溶于乙醇,略溶于丙酮,不溶于水。$[\alpha]_D^{25} - 22° \sim -28°(c = 0.01, 氯仿)$,mp. $202 \sim 208℃$。

本品用于功能性子宫出血、痛经、子宫内膜异位症等。口服生物利用度较好,进入体内后80%与血浆蛋白结合,分布全身。在3α-还原酶的作用下,3位羰基被还原成羟基后,经硫酸酯化或葡萄糖醛酸酯化后经尿及粪便排出体外。

第三节　肾上腺皮质激素

肾上腺皮质激素(adrenal cortex hormone)亦称类皮质激素,是肾上腺皮质受脑垂体前叶分泌的促肾上腺皮质激素(adrenocorticortropic hormone, 简称 ACTH)刺激所产生的一类激素。这类激素对维持生命有着重要的意义。

一、概　　述

1927 年,人们发现肾上腺皮质的提取物对切除肾上腺皮质的动物有延长生命的作用,激起了对肾上腺皮质化学的研究。随后从肾上腺皮质的提取物中分离到 40 多种甾醇类物质,其中活性较强的化合物有可的松(cortisone)、氢化可的松(cortisol,又称皮质醇)、皮质酮(corticoster-one)、醛固酮(aldosterone)、11-去氢皮质酮(11-dehydrocorticosterone)及 17α-羟基-11-脱氧皮质酮(17α-hydroxy-11-deoxycorticosterone)。

按其生理作用特点,这些肾上腺皮质激素可分为盐皮质激素(mineral corticoids)和糖皮质激素(gluco corticoids)。前者主要调节机体水、盐代谢和维持电解质平衡;后者主要与糖、脂肪、蛋白质代谢和生长发育有关。天然的糖皮质激素以可的松和氢化可的松为代表;盐皮质激素则以醛固酮和去氧皮质酮为代表。两者的结构区别为:若在 11 位和 17α 位均有含氧取代基时为糖皮质激素,仅有其中之一或均没有者为盐皮质激素。

盐皮质激素基本无临床使用价值,只限于治疗慢性肾上腺皮质功能不全。而糖皮质激素在临床上却有极为重要的应用,如治疗肾上腺皮质功能紊乱及自身免疫性疾病、变态反应性疾病等,并且其治疗适应证还在不断扩大,如抗癌药、麻醉药、胆石溶解药、老年骨质疏松治疗药、抗放射性药物及减肥药等。

可的松

氢化可的松

皮质酮

醛固酮

11-去氢皮质酮

17α-羟基-11-去氧皮质酮

二、糖皮质激素

糖皮质激素类药物或多或少还保留有影响水、盐代谢的作用,使钠离子从体内排出困难而发生水肿;另外,还可诱发精神症状、骨质疏松等并发症。因此,糖皮质激素化学结构修饰的主要目的集中在如何将糖、盐皮质激素的活性分开以减少副作用。1953年偶然发现9α-氟氢化可的松的抗炎活性为氢化可的松的11倍,没有达到祛除副作用的目的,但引起药物工作者对其进行结构改造。1955年,在可的松和氢化可的松的1,2位引入双键,分别得到泼尼松(prednisone)和泼尼松龙(prednisolone),二者的抗炎作用较母体提高3~4倍,副作用减少。

1956年以后,相继发现在C6α位引入甲基或卤素、C9α位引入卤素、C16α位引入羟基或甲基,均可增强抗炎和去除钠潴留作用。如6α-氟氢化泼尼松的抗炎作用增加3~4倍,没有钠潴留作用,适宜长期服用。其缩丙酮醋酸酯称为醋酸曲安西龙(triamcinolone acetonide acetate),抗炎作用较氢化可的松强20~40倍,几乎无钠潴留作用,适用于类风湿关节炎、急性扭伤等症。在其6α位再引入氟原子的衍生物为醋酸氟轻松(fluocinolone acetonide acetate),抗炎作用比氢化可的松大100倍,为治疗各种类型皮炎和银屑病的优良药物。

在16α-甲基衍生物中,以地塞米松(dexamethasone)效果最好,作用比氢化可的松大28~40倍,副作用小,为优良的抗炎药物。将地塞米松16α-甲基转换为16β-甲基,为倍他米松(betamethasone),作用比地塞米松强2.5倍。

近年来研制的肾上腺皮质激素类药物的局部作用与全身作用有较好的分离。如Schering-Plough及Essex Chemie公司研制的新药糠酸莫米松(mometasone),已有外用制剂(软膏、乳剂、涂剂)上市,用于抗过敏,可治疗肾上腺皮质激素应答性皮肤病。特戊酸硫氢化可的松(tixocortol pivalate)是由法国Jouveinal等3家公司开发的21-硫代甾体激素,作为局部抗炎药,该药即使在高剂量的情况下也无类皮质激素效应。

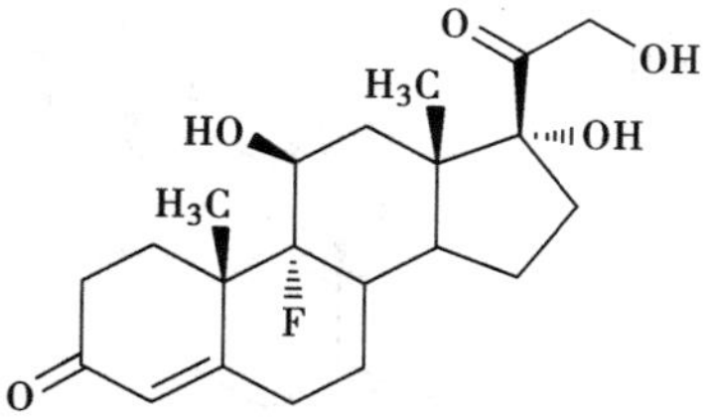

9α-氟氢化可的松

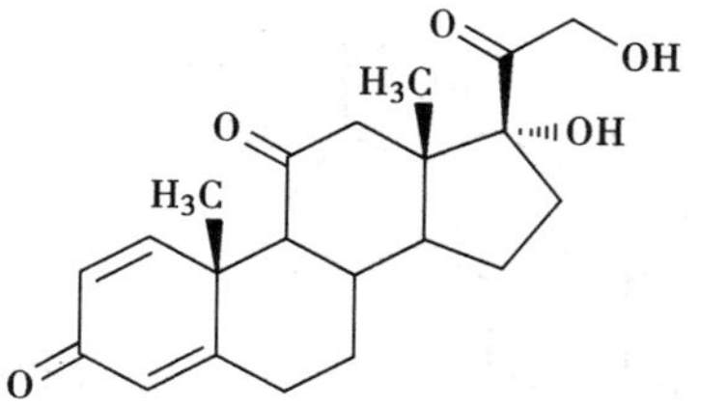

泼尼松

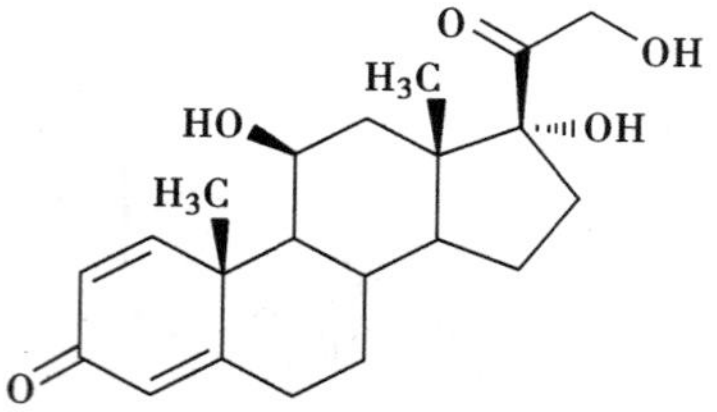

泼尼松龙

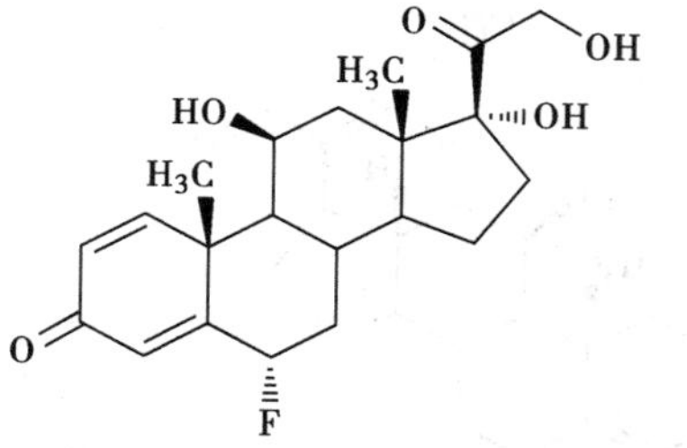

6α-氟氢化泼尼松

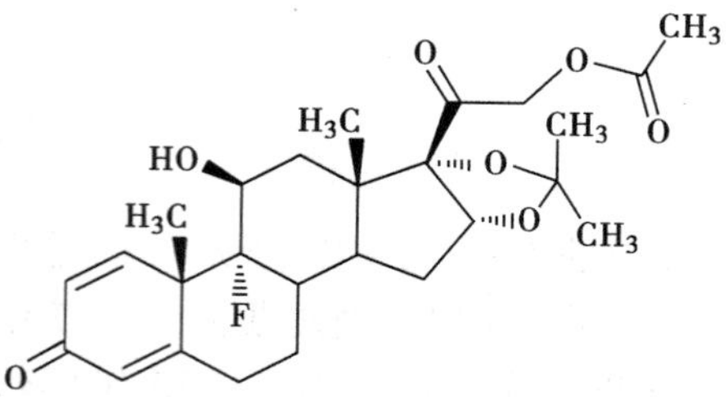

醋酸曲安西龙

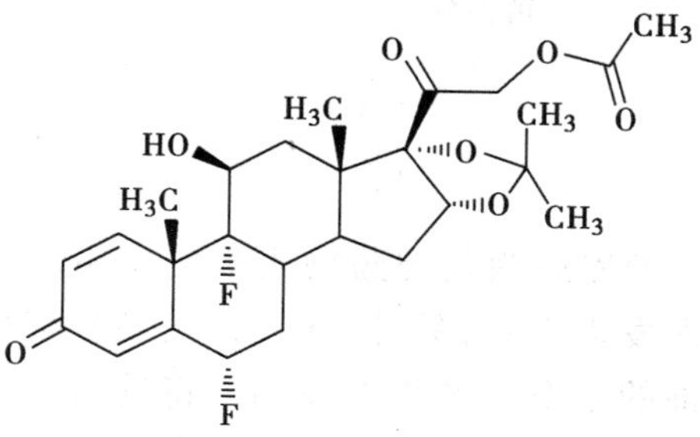

醋酸氟轻松

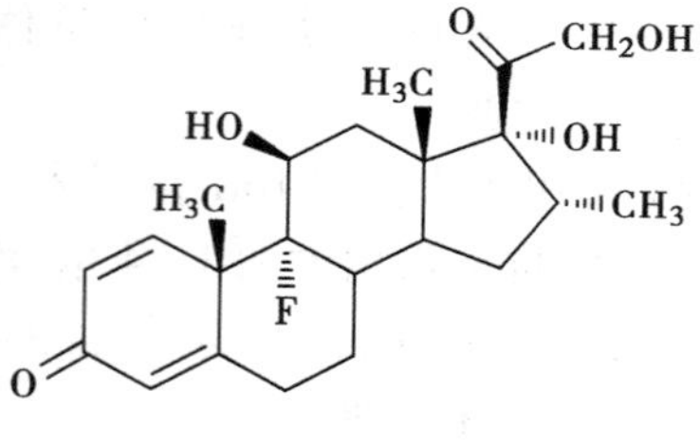

地塞米松

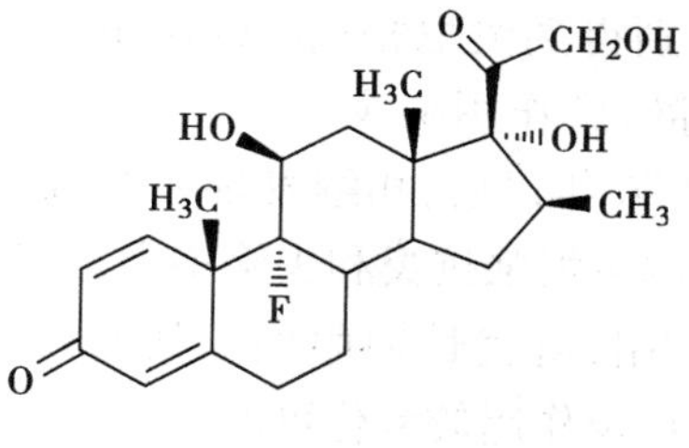

倍他米松

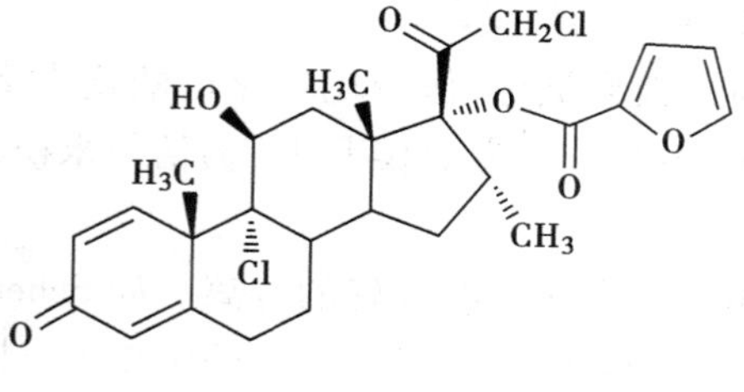

糠酸莫米松

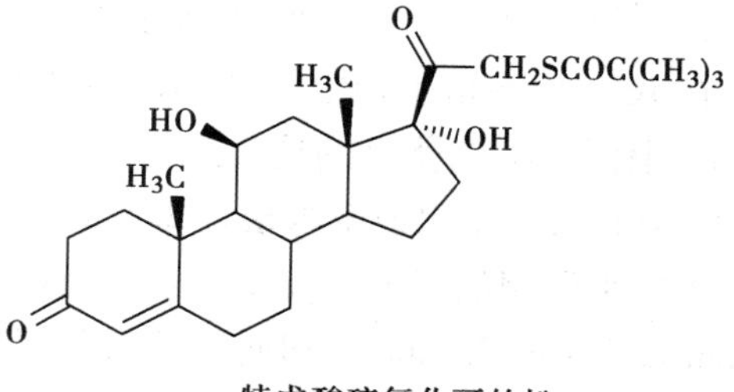

特戊酸硫氢化可的松

三、构 效 关 系

肾上腺皮质激素的生理作用有较高的结构专属性,骨架全反式对活性是必需的。结构特点一般 17 位均有 1 个羟甲基酮基,并在 A 环上具有 Δ^4-3-酮基(图 16-6)。

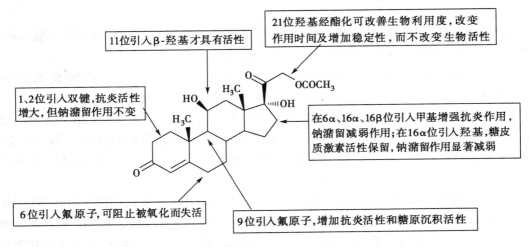

11位引入β-羟基才具有活性

21位羟基经酯化可改善生物利用度,改变作用时间及增加稳定性,而不改变生物活性

1、2位引入双键,抗炎活性增大,但钠潴留作用不变

在6α、16α、16β位引入甲基增强抗炎作用,钠潴留减弱作用;在16α位引入羟基,糖皮质激素活性保留,钠潴留作用显著减弱

6位引入氟原子,可阻止被氧化而失活

9位引入氟原子,增加抗炎活性和糖原沉积活性

图 16-6 肾上腺皮质激素类药物的构效关系

四、肾上腺皮质激素拮抗剂

　　肾上腺皮质激素拮抗剂主要有抗盐皮质激素(antimineralocorticoids)和抗糖皮质激素(antiglucocorticoids)。前者是以利尿药螺内酯(spironolactone)及其类似物为代表,它们与肾的醛固酮受体结合,促进钠离子和保留钾离子,导致利尿作用;黄体酮在 10^{-4} mol/L 水平时也显示抗盐皮质激素活性。后者有 19-去甲睾酮的衍生物如米非司酮(mifepristone),它还是一个重要的抗孕激素药物。还有一类是肾上腺素皮质激素生物合成的抑制剂,如甲双吡丙酮(metyrapone)和曲洛司坦(trilostane)等药物。

甲双吡丙酮

曲洛司坦

五、典型药物

醋酸氢化可的松 hydrocortisone acetate

化学名为 11β,17α,21-三羟基孕甾-4-烯-3,20-二酮-21-醋酸酯,又称可的索、皮质醇(cortisol)。

本品为白色或几乎白色的结晶粉末,无臭,遇光变质,不溶于水,略溶于丙酮、二氧六环,微溶于乙醇,易溶于氯仿。$[\alpha]_D^{25}$ +158° ~ +165°,mp. 216~224℃。

本品为一种天然糖皮质激素,现已人工合成,具有抗炎、抗病毒、抗休克和免疫抑制作用,用于肾上腺皮质功能不足的补充替代疗法及自身免疫性疾病和过敏性疾病。

本品口服吸收迅速完全,在肝脏、肌肉及红细胞中代谢。首先通过 5α 或 5β 还原酶的催化使 Δ^4 被还原,进一步在 3α 或 3β-酮基还原酶的作用下,将 3-酮还原成醇,其中大部分 C-20 侧链断裂形成 C-19 甾体。再经葡萄糖醛酸酯化或单硫酸酯化成水溶性盐后,从尿及胆汁中排出。

本品以薯蓣皂苷元(Ⅰ)为起始原料,经开环、氧化和消除反应生成醋酸孕甾双烯酮(Ⅱ),经氧化、酰化、开环和消除反应生成 17α-羟基醋酸孕甾-5-烯醇酮(Ⅲ),再水解、碘化及置换反应生成 3β,17α-二羟基-21-乙酰氧基-5-孕甾烯-20-酮(Ⅳ),最后经 Oppenouer 氧化和犁头霉菌生物氧化制得本品。

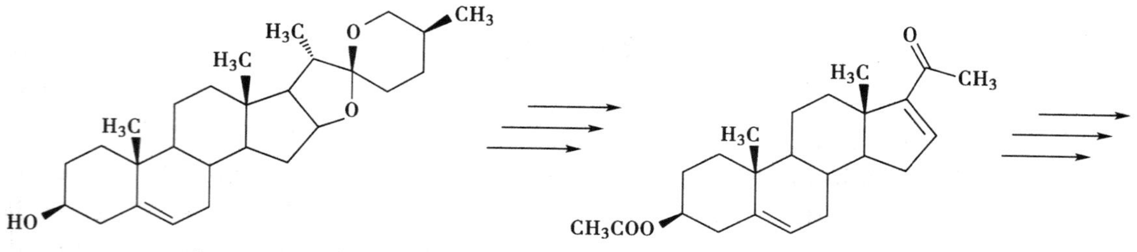

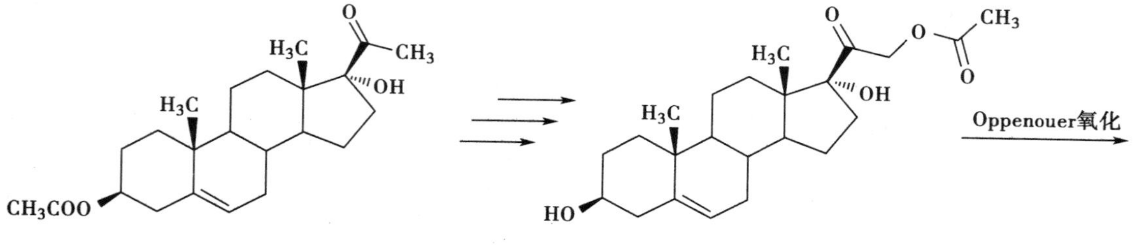

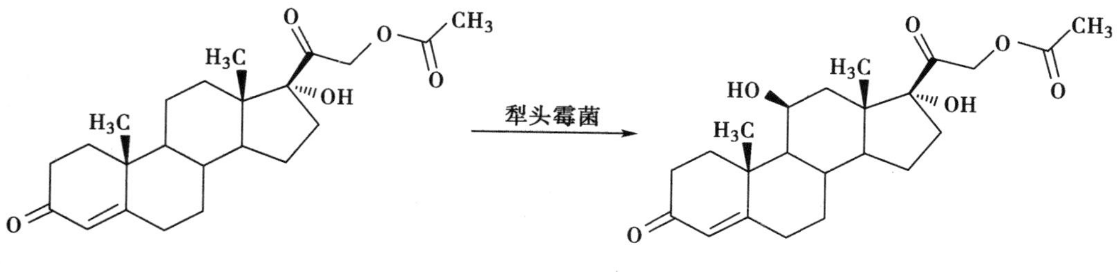

醋酸地塞米松 dexamethasone acetate

化学名为 16α-甲基-11β,17α,21-三羟基-9α-氟-孕甾-1,4-二烯-3,20-二酮-21-醋酸酯,又名醋酸氟美松。

本品为白色或类白色结晶性粉末,易溶于丙酮,溶于甲醇或无水乙醇,略溶于氯仿,不溶于水。无臭,味微苦。$[\alpha]_D^{25}$ +82° ~ +88°(二氧六环),mp. 223~233℃。本品在空气中稳定,但需避光保存。

本品的糖代谢作用和抗炎作用比氢化可的松强 30 倍。盐皮质激素活性极弱,主要用于抗炎、抗过敏,如活动性风湿病、类风湿关节炎、全身性红斑狼疮等胶原性疾病,严重支气管哮喘、皮炎等各种过敏性疾病等。

学习小结

甾类药物从化学结构上可分为雌甾烷、雄甾烷和孕甾烷类化合物,按生理活性可分为雌激素、雄激素、孕激素、糖皮质激素和盐皮质激素。甾类药物命名时,首先根据药物结构选择一个适当母核,加上取代基的位置、构型及名称,有些甾体药物要用其类似的甾核作母体,用氢化或去氢来表示增加或失去氢原子;表明双键的位置除用阿拉伯数字外,亦可用"Δ"来表示,如 $\Delta^{1,4}$-3-酮表示 1,2 位和 4,5 位有两个双键,3 位有酮羰基。

雌激素的结构专属性很小,很多化合物包括没有正常甾核的物质如己烯雌酚也具有雌激素活性。雌激素类药物和受体的结合,需要药物分子两端均有羟基;雌激素的骨架特点是 A 环为芳香环,没有 C_{10} 的角甲基,同时 3 位上均有 1 个酚性羟基。在 17 位上必须具有含氧功能基,以 17β-羟基效力最强。主要药物有雌二醇和己烯雌酚等。

雄性激素还具有蛋白同化活性,对天然雄性激素化学结构改造的主要目的是获得蛋白同化激素。雄性激素的活性结构专一性很强,对睾酮的结构稍加变动就可使雄性激素活性降低,蛋白同化活性增加。主要药物有丙酸睾酮和苯丙酸诺龙等。

孕激素类药物按化学结构分为孕酮和睾酮类,其结构特征为 A 环具有 Δ^4-3-酮基,17 位有甲酮基。孕激素的结构专属性很高,稍微将黄体酮的结构改变,生理活性即消失或下降;临床使用的一些避孕药的主要成分是孕激素和雌激素。主要药物有黄体酮、炔诺酮、醋酸甲地孕酮。

肾上腺皮质激素具有较高的结构专属性,骨架全反式对活性是必需的。结构特点一般17 位均有 1 个羟甲基酮基,并在 A 环上具有 Δ^4-3-酮基,11-羟基化合物是体内的活性形式。由于糖皮质激素在临床的广泛应用,具有抗感染、抗过敏、抗病毒和抗休克的作用,用于治疗风湿、心血管、淋巴细胞白血病、皮肤病、抗肿瘤和抢救危重病人,主要药物有醋酸氢化可的松和醋酸地塞米松等药物。

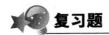 **复习题** ◦ ◦ ◦

1. 甾体药物可分为哪几类？叙述各类药物的结构特点。

2. 雌激素类药物的空间立体结构有什么共同的特点？

3. 在雄甾烷母核中不同的部位引入不同的基团可增强或减弱雄激素的活性，请举例说明。

4. 可的松和氢化可的松有哪些副作用？改进情况如何？

5. 糖皮质激素和盐皮质激素在结构和作用上有哪些异同？

6. 叙述地塞米松和倍他米松的结构有何不同，其用途是什么？

7. 简述孕激素和肾上腺素皮质激素类药物的构效关系。

8. 写出己烯雌酚的合成路线。

9. 写出丙酸睾酮的合成路线。

（张秋荣）

第十七章

维 生 素

学习目标 ▮▮

掌握:维生素 A、D_2、D_3、B_1、B_2、B_6、C 的化学结构特征、理化性质和药理作用。

熟悉:维生素 E、K、B_{12}、烟酸和烟酰胺、生物素的化学结构特征和用途。

了解:叶酸、泛酸和维生素 U、P 的用途。

1912 年以来,人们陆续发现夜盲、脚气病、坏血病、软骨病等疾病是由于饮食中缺乏一些微量的有机物质而引起的,这类物质被称为维生素。维生素在生理上既不是构成各种组织的原料,也不是体内能量的来源,而是调节和维持人体正常代谢功能所必需的物质。已知许多维生素参与辅酶的组成,在代谢中起到重要的作用。当人体缺乏某种维生素时,正常的代谢便受到影响,可以发生各种维生素缺乏症。

维生素的命名,目前常用的按其发现顺序用拉丁字母命名,如:A、B、C、D 等;也有按化学组成命名,如维生素 B_1 又称盐酸硫胺;按作用命名,如维生素 C 又称抗坏血酸。维生素因种类较多,生理功能各异,其化学结构又缺少共性,故分类多依据溶解性质分为脂溶性和水溶性两大类,脂溶性维生素有维生素 A、D、E、K 等;水溶性维生素有维生素 B 族、C、P、U 等。

第一节　脂溶性维生素

脂溶性维生素包括维生素 A、D、E、K 等。它们在食物中常与脂类共存,因此在体内的吸收也与脂类的吸收密切相关。当人体对脂类吸收不良时(如长期腹泻),脂溶性维生素的吸收大为减少,可能引起缺乏;而摄取过多,则会因为排泄缓慢引起蓄积中毒。

一、维　生　素　A

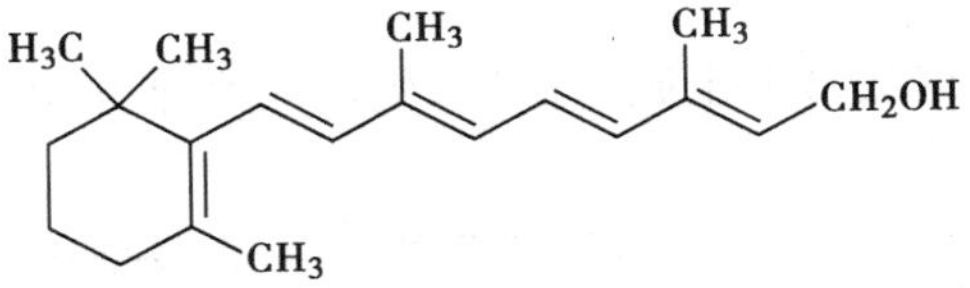

化学名为(全反式)-3,7-二甲基-9-(2,6,6-三甲基-1-环己烯-1-基)-2,4,6,8-壬四烯-1-醇。

维生素 A(vitamin A)一般指维生素 A_1,存在于乳酪、蛋黄、鱼类和哺乳动物的肝脏中,尤其以海洋鱼类的鱼肝油中含量最为丰富。存在于淡水鱼肝油中的是维生素 A_2,结构与维生素 A_1 相似,仅在 3′,4′-位上多 1 个双键,但其生物效价仅为维生素 A_1 的 30% ~ 40%。由于其稳定性问题,市售的维生素 A_1 多制备成稳定性较好的维生素 A 醋酸酯(vitamin A acetate)。

维生素 A_1 · 维生素 A_2

维生素A醋酸酯

维生素 A 具有多烯结构,侧链上有 4 个双键,理论上有 16 个顺反异构体。但由于空间障碍,目前发现有 6 种异构体。天然维生素 A 主要为全反型,活性最高。

存在于植物中的胡萝卜素有 α、β、γ 等异构体,其中含量高而重要的 β-胡萝卜素(β-carotene),能在动物体内小肠酶的作用下转变为两分子维生素 A,称为维生素 A 原(provitamin A)。

β-胡萝卜素

维生素 A 为淡黄色结晶,mp. 62 ~ 64℃。维生素 A 醋酸酯为黄色棱形结晶,mp. 57 ~ 58℃。不溶于水,易溶于乙醇、氯仿和乙醚。其化学稳定性比维生素 A 高,临床上通常将其溶于植物油中。

维生素 A 对紫外线不稳定,且易被空气中氧所氧化,可在环己烯母环和侧链生成环氧化合物。加热、紫外线和重金属等可加速其氧化。生成的环氧化物对酸不稳定,可重排生成呋喃型氧化物,其生物活性消失。维生素 A 纯品应贮存于铝制容器,充氮气,封闭,置阴凉干燥处保存。存在于天然食物中的维生素 A 稳定,这可能与极易被氧化的维生素 E 同时存在有关系。

维生素 A 属丙烯醇型,遇酸易发生脱水反应,生成脱水维生素 A,其生物活性只有维生素 A 的 0.4%。

维生素 A 在体内被氧化成维生素 A 醛(视黄醛),视黄醛是构成视觉细胞的感光物质,参与视紫质的合成,增强视网膜的感光力。维生素 A 醛可进一步氧化生成维生素 A 酸(视黄酸),维生素 A 酸为维生素 A 的又一个活性代谢产物,在防癌和抗癌方面有较好的作用。

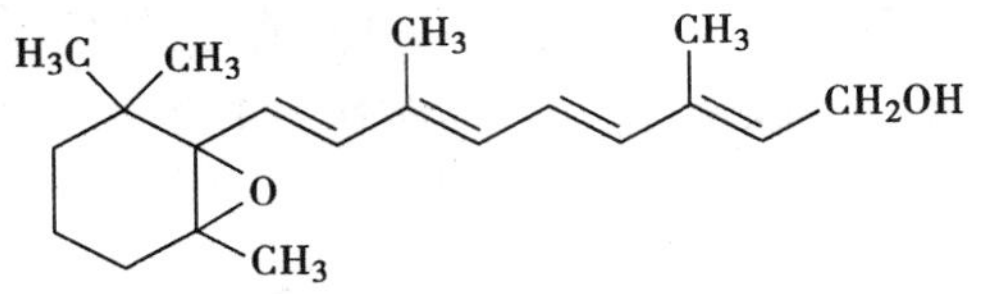

母环环氧化合物 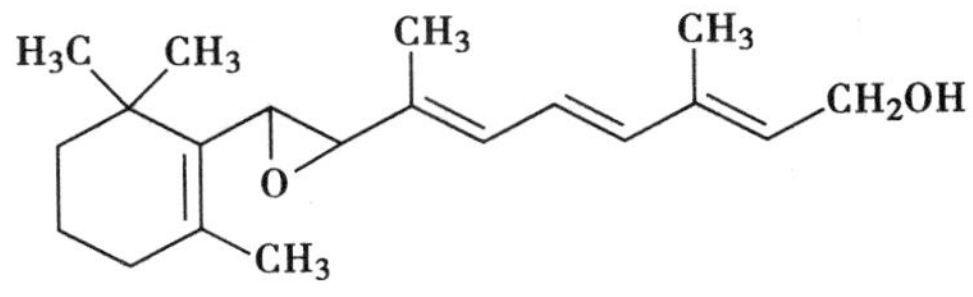   侧链环氧化合物

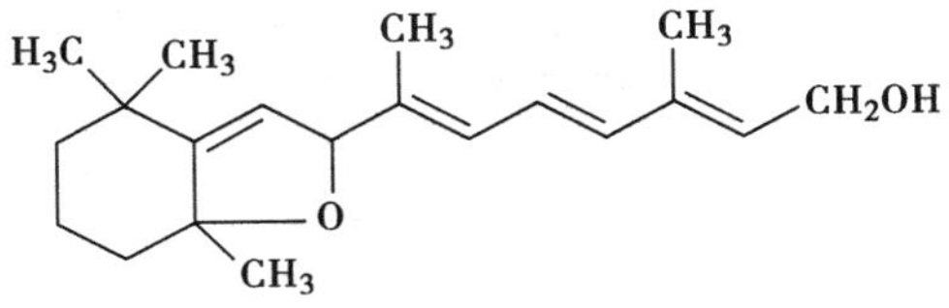

呋喃型氧化物

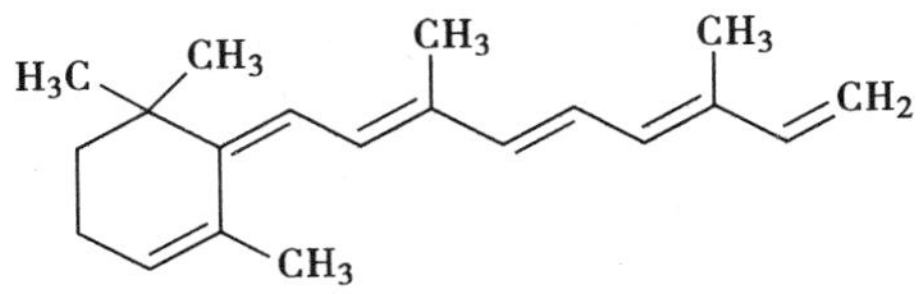

脱水维生素A

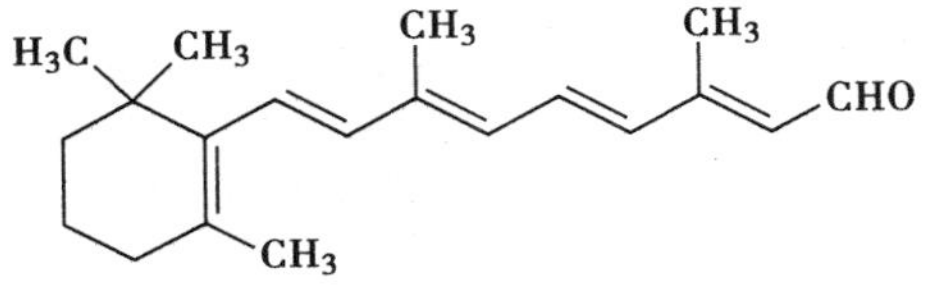

维生素A醛 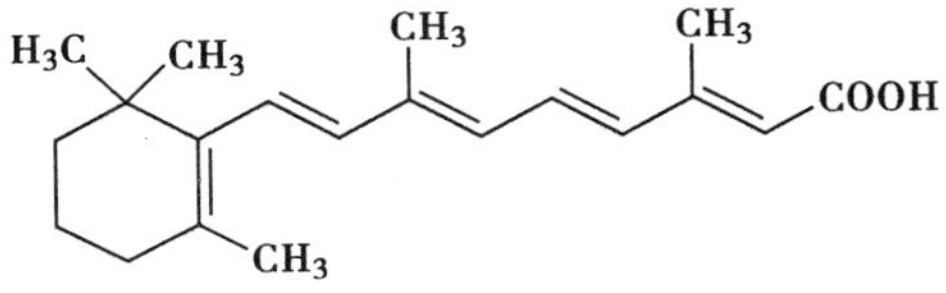   维生素A酸

维生素 A 还具有促进生长,维持上皮组织正常功能的作用。临床主要用于治疗因维生素 A 缺乏所引起的夜盲症、角膜软化、皮肤干裂、粗糙及黏膜抗感染能力低下等症。

二、维 生 素 D

维生素 D(vitamin D)是一类抗佝偻病维生素的总称。它们都是甾醇的衍生物,只是 17 位侧链不同,其中最为重要的是维生素 D_2 和维生素 D_3。1930 年从光照过的麦角甾醇(Ⅰ)中分离得到维生素 D_2(Ⅱ),并确定了其结构,因此麦角甾醇也称为维生素 D_2 原。

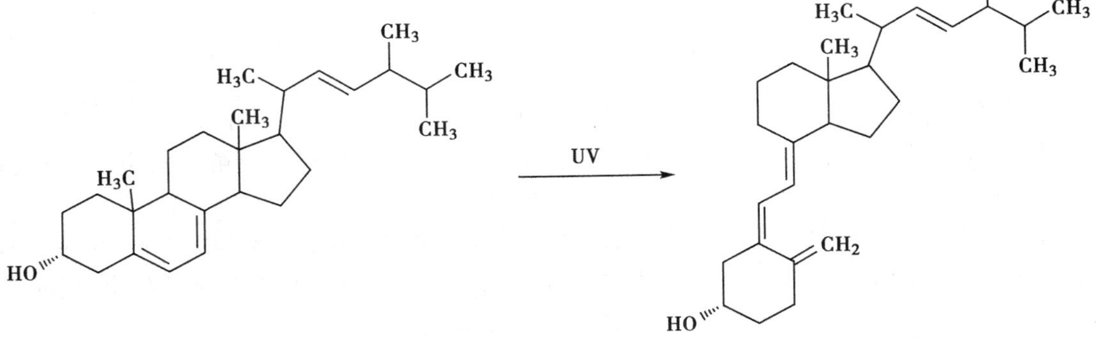

(Ⅰ)   (Ⅱ)

在此之前所得到的维生素 D_1 是维生素 D_2 与光甾醇的分子化合物。

天然存在于鱼肝油、肝脏、蛋黄和乳汁中的为维生素 D_3。1932 年分离得到维生素 D_3，并确定了其结构。人体内可由胆甾醇(胆固醇)(Ⅰ)转变成 7-脱氢胆甾醇(Ⅱ)，并贮存于皮下，经紫外线照射后，转变成维生素 D_3(Ⅲ)，一般情况下足够维持机体需要，因此常作日光浴及户外活动可预防佝偻病的发生。

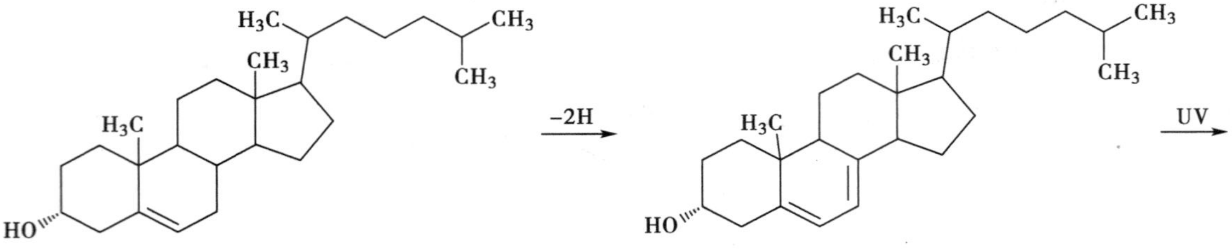

（Ⅰ） $\xrightarrow{-2H}$ （Ⅱ） $\xrightarrow{UV}$

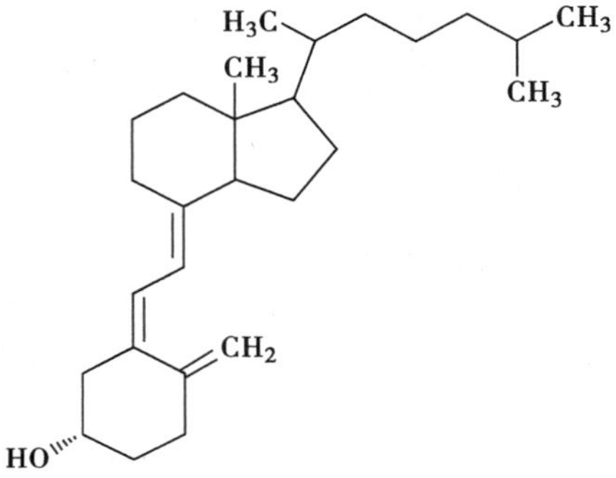

（Ⅲ）

维生素 D_2 vitamin D_2

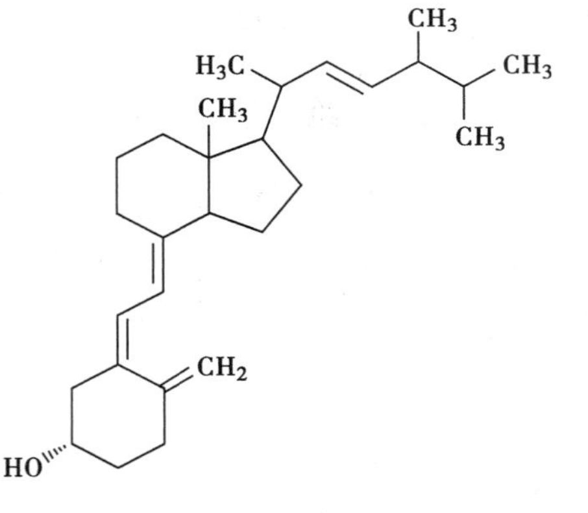

化学名为(5Z,7E,22E)-9,10-开环麦角甾-5,7,10(19),22-四烯-3β-醇，又名麦角骨化醇。

本品为无色针状结晶或结晶性粉末，无臭，无味，mp. 115 ~ 118℃(分解)，易溶于乙醇、氯仿，微溶于植物油，不溶于水。

本品遇氧或光照易氧化变质，使生物活性降低，毒性增加。遇酸也不稳定，如与维生素 C、叶酸等酸性物质配伍时，可发生异构化现象而失去活性。本品的氯仿溶液遇乙酸酐-硫酸，初显黄色，最终显绿色，这为甾类化合物共有的性质，可用于鉴别。

维生素 D_2(Ⅰ)在肝脏中被 25-羟化酶代谢为 25-羟基维生素 D_2(Ⅱ)，后者又在肾脏

1-羟化酶的作用下,生成 1,25-二羟基维生素 D_2(Ⅲ)后,才具有促钙、磷的吸收,帮助骨骼钙化的作用。因此将 1-羟基维生素 D_2 和 1,25-二羟基维生素 D_2 称为活性维生素 D_2。

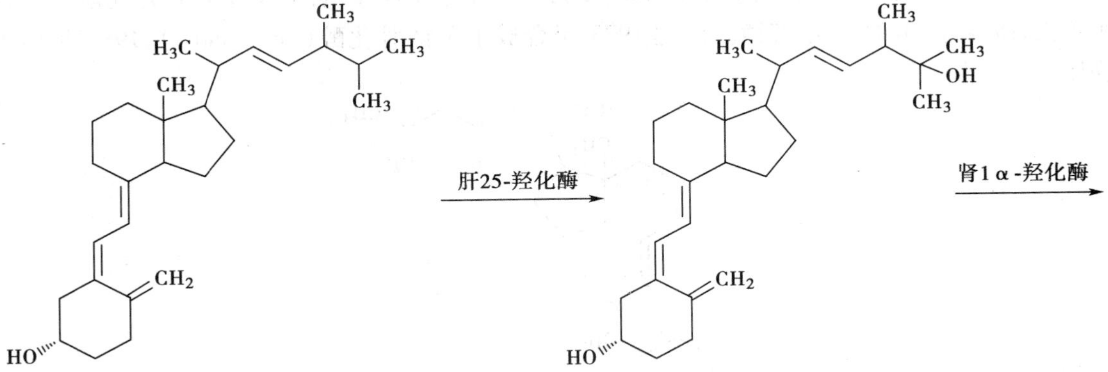

（Ⅰ） 肝25-羟化酶→ （Ⅱ） 肾1α-羟化酶→

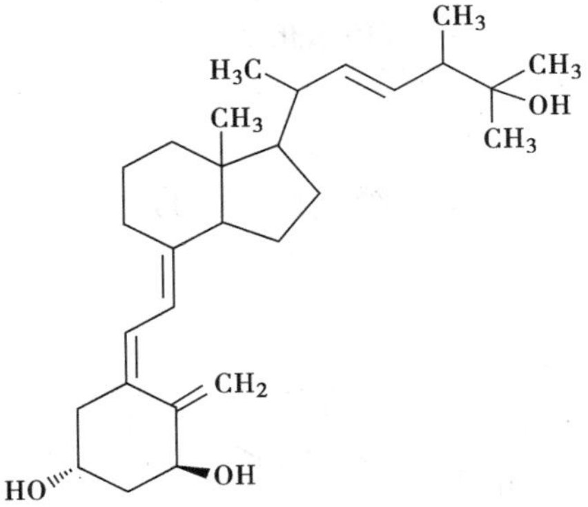

（Ⅲ）

本品主要用于预防和治疗小儿佝偻病及成人骨质软化症,长期大剂量使用维生素 D_2,可引起高血钙等症。

维生素D_3 vitamin D_3

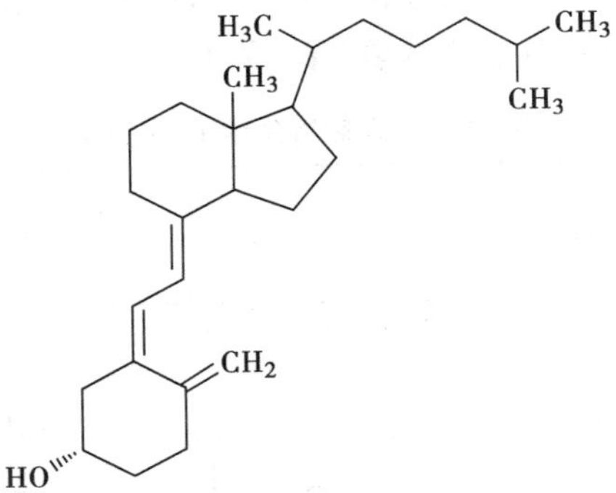

化学名为(5Z,7E)-9,10-开环胆甾-5,7,10(19)-三烯-3β-醇。

本品为无色针状结晶或结晶性粉末,无臭,无味,mp. 84～85℃(分解),易溶于乙醇、丙酮,微溶于植物油,不溶于水。

因侧链上无双键,故稳定性强于维生素 D$_2$,但遇空气和光仍可变质,应遮光、充氮保存。

维生素 D$_3$ 的代谢与维生素 D$_2$ 类似,在肝脏中被 25-羟化酶代谢为 25-羟基维生素 D$_3$,后者又在肾脏 1-羟化酶的作用下,生成 1,25-二羟基维生素 D$_3$。因老年人肾中 1-羟化酶活性几乎丧失,维生素 D$_3$ 的作用甚微。由此 1973 年合成了阿法骨化醇(alfacalcidol),1981 年用于临床。

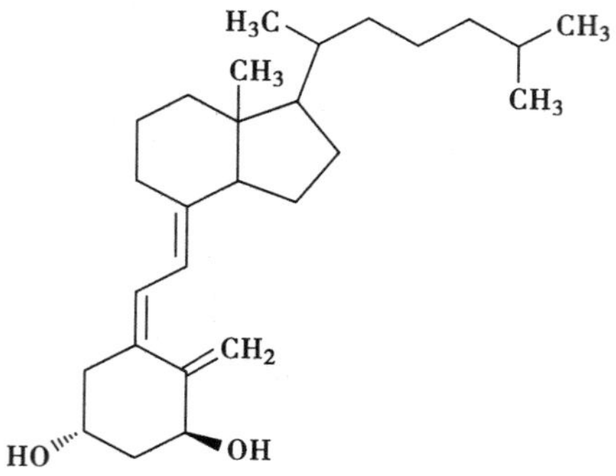

阿法骨化醇

维生素 D$_3$ 的作用同维生素 D$_2$。

三、维 生 素 E

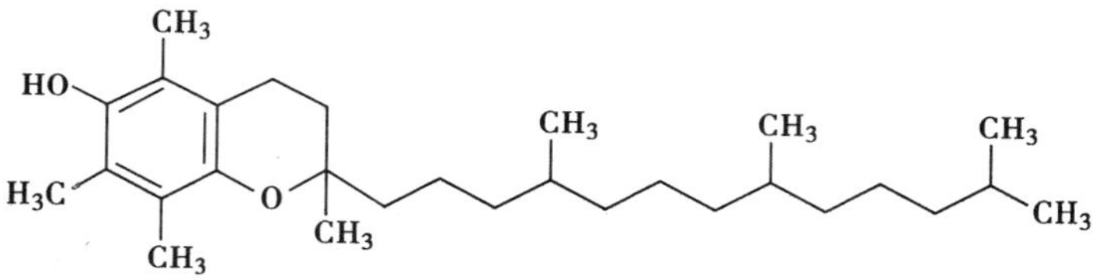

化学名为(±)3,4-二氢-2,5,7,8-四甲基-2-(4,8,12-三甲基十三烷基)-2H-1-苯并二氢吡喃 6-醇,又名 α-生育酚。

维生素 E(vitamin E)是与生殖功能有关的一类维生素的总称,其分子中含有苯并二氢吡喃结构,且在苯环上含有 1 个酚羟基,故称为生育酚。在自然界有 8 种,即为 α、β、γ、δ、ε、ξ$_1$、ξ$_2$ 和 η-生育酚,后 4 种为 α、β、γ、δ-生育酚相应的 3′,7′,11′-三烯化合物。其中以 α-生育酚活性最强,故维生素 E 一般都以 α-生育酚为代表(表 17-1)。

表 17-1　天然维生素 E 的种类

化学结构	取代基		化学名称
	R$_1$	R$_2$	
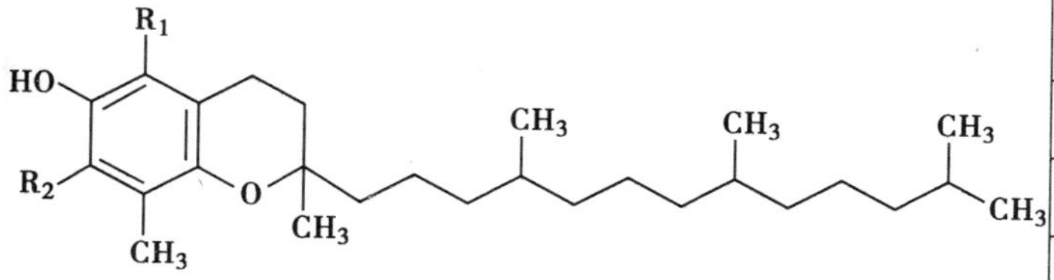	- CH$_3$	- CH$_3$	α-生育酚
	- CH$_3$	- H	β-生育酚
	- H	- CH$_3$	γ-生育酚
	- H	- H	δ-生育酚

续表

化学结构	取代基		化学名称
	R_1	R_2	
	$-CH_3$	$-CH_3$	ε-生育酚
	$-CH_3$	$-H$	ξ_1-生育酚
	$-H$	$-CH_3$	ξ_2-生育酚
	$-H$	$-H$	η-生育酚

天然的生育酚大都为右旋体,而人工合成品维生素 E 醋酸酯则为消旋体,生物活性为天然品的 40% 。

维生素 E 醋酸酯为微黄色或黄色透明的黏稠液体,几乎无臭,易溶于乙醇、丙酮,不溶于水。n_D^{20} 1.495 0 ~ 1.497 2。本品无氧时对热和碱稳定,但空气能将其氧化,遇光色渐变深,应避光、密封保存。

本品与氢氧化钾醇溶液共热水解,生成游离 α-生育酚,遇三氯化铁生成对生育醌(Ⅰ)及二价铁离子,后者与 2,2′-联吡啶生成深红色络离子(Ⅱ),可用于鉴别。

（Ⅰ）

（Ⅱ）

维生素 E 大部分在小肠上部吸收,然后以乳糜微粒的形式经淋巴进入血液。它的主要代谢途径为在体内氧化成 α-生育醌。后者还原为 α-生育氢醌后,在肝脏中与葡萄糖醛酸结合,随胆汁进入肠道并经粪便排出体外。

维生素 E 用于习惯性流产、不育症及更年期障碍,进行性肌营养不良、间歇性跛行、动脉粥样硬化等防治;此外,有很好的抗衰老作用。但长期过量服用维生素 E 可产生眩晕、视力模糊,并可能导致血小板聚集及血栓形成。

四、维 生 素 K

维生素 K(vitamin K)是一类具有凝血作用的维生素的总称。广泛存在于绿色植物界,多数微生物均能合成维生素 K。维生素 K_1、K_2 主要存在于绿色植物中,尤以苜蓿、菠菜中含量最为丰富。维生素 K_2 也可由人体肠道细菌产生,并被机体吸收利用,故长期服用抗菌药会使肠道细菌合成维生素 K_2 减少。维生素 K_3、K_4 为化学合成品。维生素 K_3 的生物活性最强。维生

素 K_1 作用同维生素 K_3,但作用迅速、持久。维生素 K_4 适于制成片剂供口服。

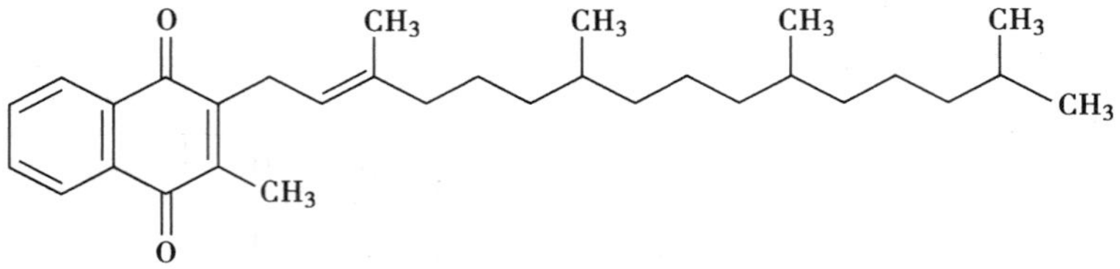

维生素 K_1

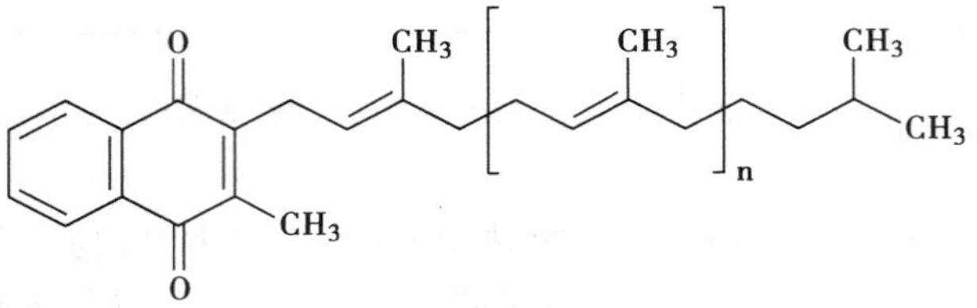

维生素 K_2 ($n=2\sim5$)

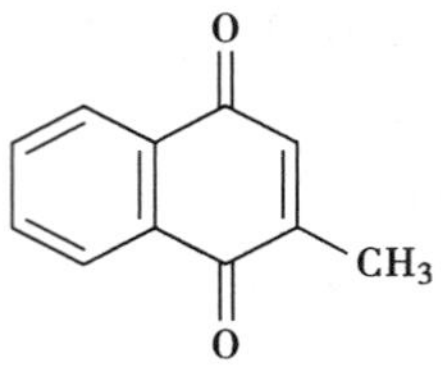

维生素 K_3

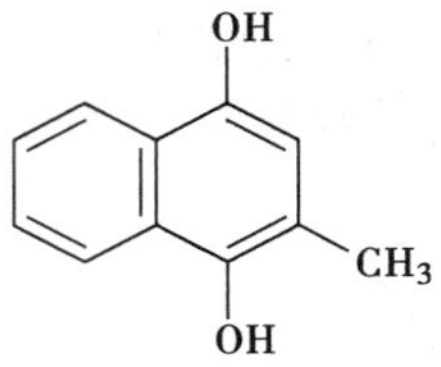

维生素 K_4

第二节　水溶性维生素

水溶性维生素主要有维生素 B 族和维生素 C,维生素 U,维生素 P 等。在体内贮存少,进入体内的多余部分和代谢产物均自尿中排出。

一、B 族维生素

维生素 B 族主要有维生素 B_1、B_2、B_6、B_{12}、烟酸、烟酰胺、生物素、叶酸、泛酸钙、肌醇等。

维生素 B_1 vitamin B_1

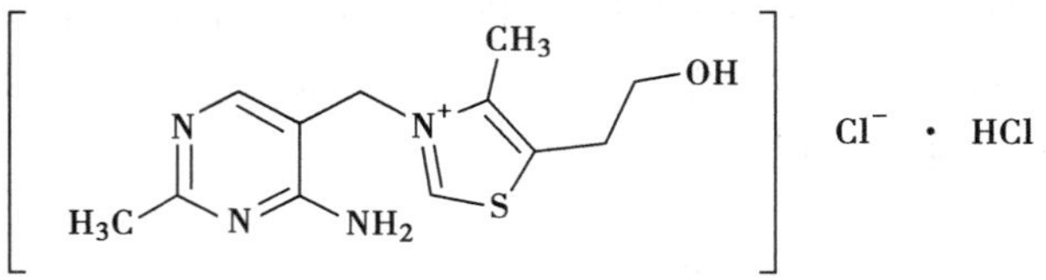

化学名为氯化-3-〔(4-氨基-2-甲基-5-嘧啶基)甲基〕-5-(2-羟乙基)-4-甲基噻唑盐酸盐。又名盐酸硫胺。

1926 年从米糠中分离出结晶,1936 年合成成功。

本品为白色结晶性粉末,气味芳香,味苦,mp. 245～250℃(分解),易溶于水,微溶于乙醇,不溶于乙醚,1%～1.5%水溶液的 pH 为 2.8～3.3。本品具有极强的吸湿性,所以应密闭保存。

本品在固体状态时性质稳定,其水溶液随 pH 升高而稳定性减小,在碱性溶液中很快分解。与空气长时间接触或在铁氰化钾碱性溶液中,可氧化生成具有荧光的硫色素(Ⅰ),其活性消失。光和重金属离子加速氧化反应。

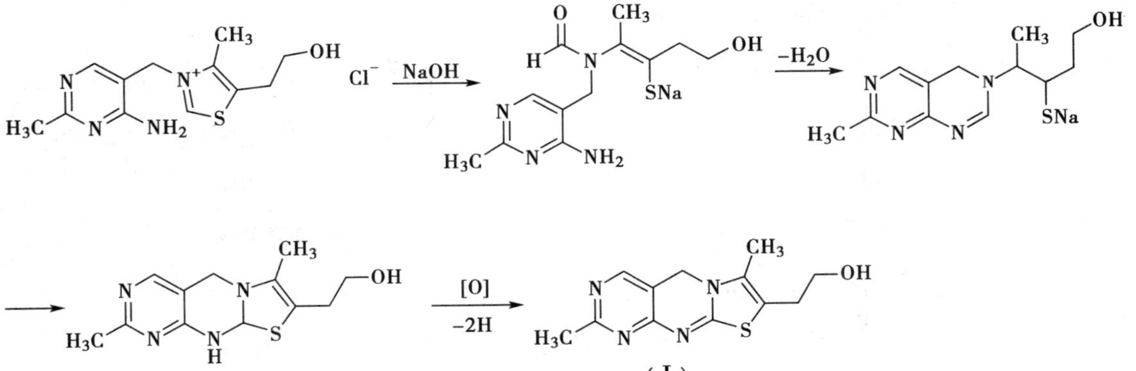

本品分子中存在的嘧啶亚甲基与噻唑氮间的 C-N 键,由于缺少电子,而易受 H_2CO_3 和 $NaHSO_3$ 等的攻击而断裂。例如,盐酸硫胺水溶液与亚硫酸氢钠作用,可发生分解反应。故本品注射液不能用亚硫酸氢钠为抗氧剂。

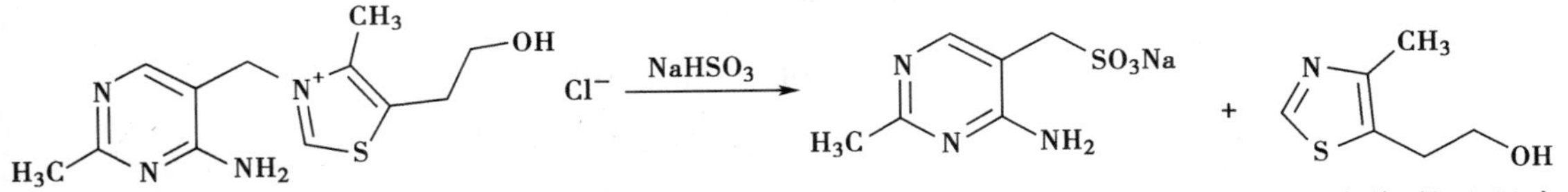

维生素 B_1 以硫胺焦磷酸酯(TPP)的形式参与体内代谢。硫胺焦磷酸酯是糖代谢过程中 α-酮酸氧化脱羧酶系中的辅酶,参与丙酮酸或 α-酮戊二酸的氧化脱羧反应和醛基的转移。

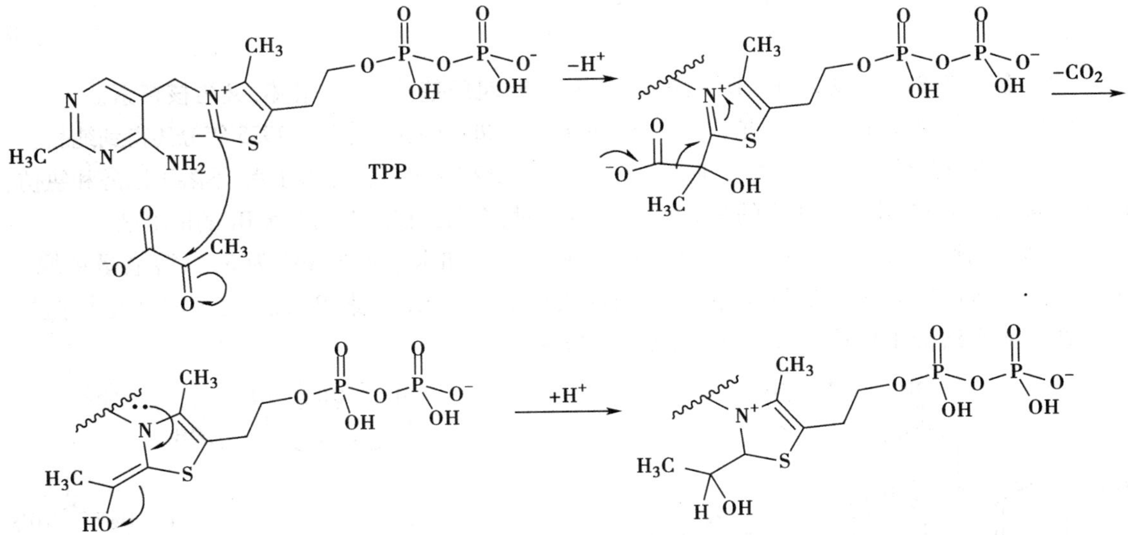

当维生素 B_1 缺乏时,糖代谢受阻,丙酮酸积累,使血液、尿和脑组织中丙酮酸含量增高,出现多发性神经炎、肌肉萎缩、下肢水肿等症状,临床上称为脚气病。维生素 B_1 还有维持正常的消化腺分泌和胃肠道蠕动的作用,从而促进消化功能。当缺乏维生素 B_1 时,会出现食欲缺乏、消化不良症状。

维生素 B_1 在体内吸收慢,且易被硫胺酶破坏而失效。针对这些缺点,相继合成一些硫胺的衍生物,现已用于临床。优硫胺(prosultiamine)作用和用途与维生素 B₁ 相同,但在体内吸收快,不易被硫胺酶破坏,作用迅速而持久。呋喃硫胺(fursultiamine)亦不易被硫胺酶破坏,药效较维生素 B₁ 迅速、持久,对神经炎有较好的疗效。辛硫胺(octotiamine)除可用于硫胺缺乏症外,尚可治疗神经痛,风湿痛和脑血管障碍。

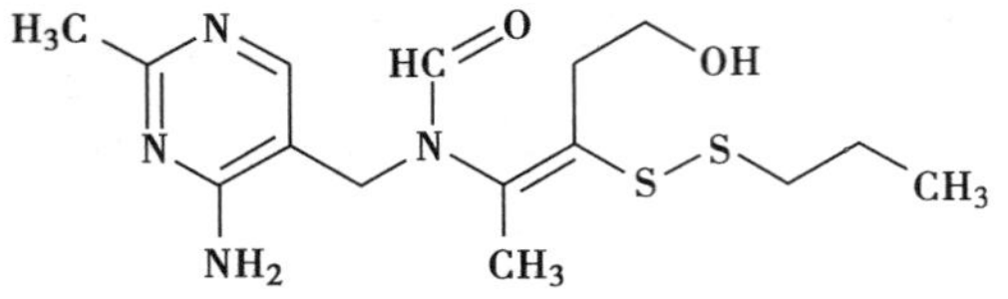

优硫胺

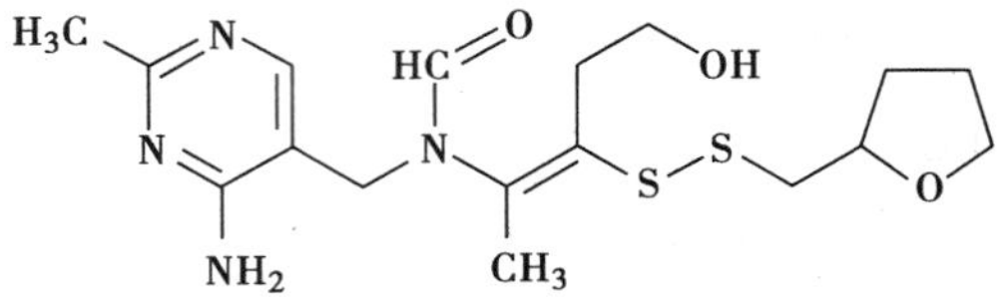

呋喃硫胺

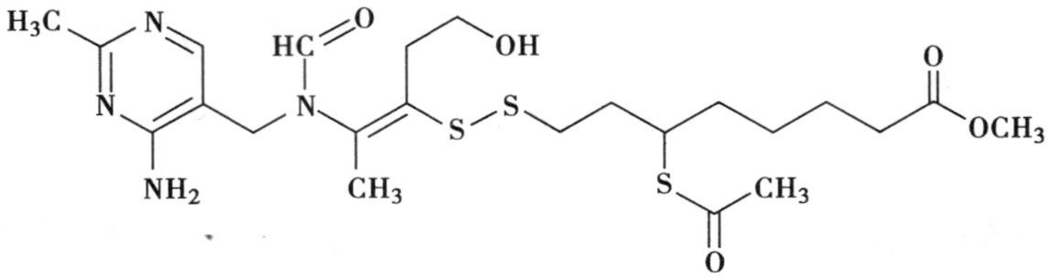

辛硫胺

维生素B₂ vitamin B₂

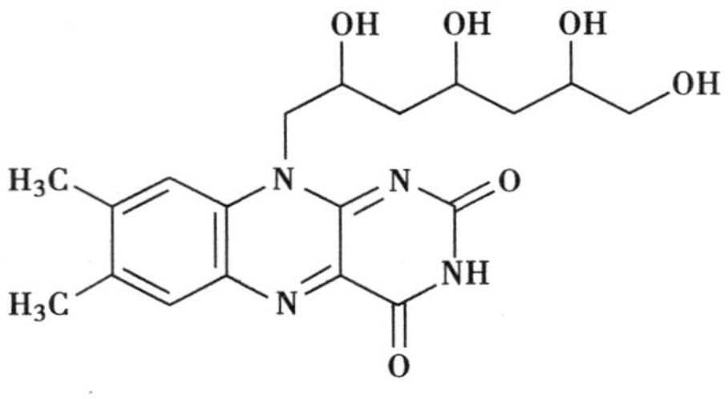

化学名为 7,8- 二甲基-10-(D- 核糖型-2,3,4,5- 四羟基戊基)异咯嗪,又名核黄素。

维生素 B₂ 广泛存在于动物、植物中,米糠、酵母、肝、蛋黄中含量丰富。1935 年分离得到纯品。

本品为橙黄色结晶性粉末,微臭,味微苦,mp. 278~282℃(分解),微溶于水,不溶于乙醇和氯仿。硼砂和烟酰胺可增加本品在水中的溶解度,故在制剂时,将烟酰胺作为维生素 B₂ 的助溶剂。

本品为两性化合物,表现为它可溶于酸和碱。其饱和水溶液的 pH 为 6,水溶液呈黄绿色荧光,在 pH 6~7 时,荧光最强;在酸性和碱性条件下,由于维生素 B₂ 发生了解离,荧光消失。本品在矿酸水溶液中较稳定,但在碱性溶液中极易分解。

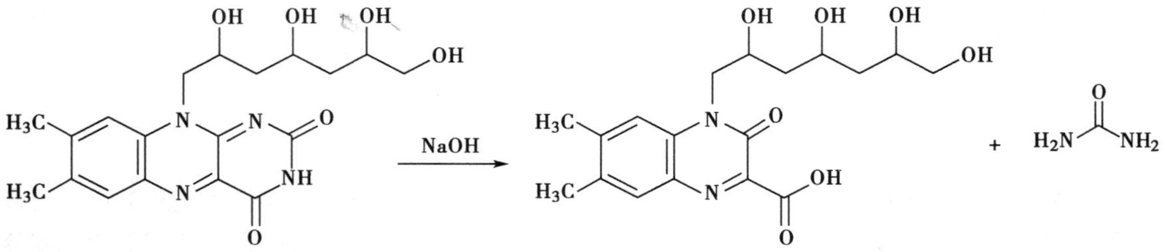

本品对光线极不稳定,其分解的速度随温度升高而加速;pH 也可改变其分解的方式,在酸性或中性溶液中可分解为光化色素,在碱性溶液中分解为感光黄素。

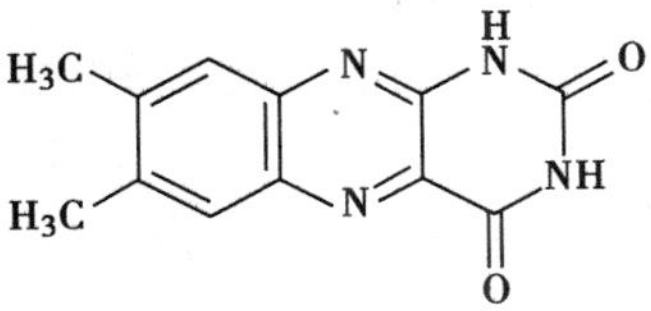

光化色素

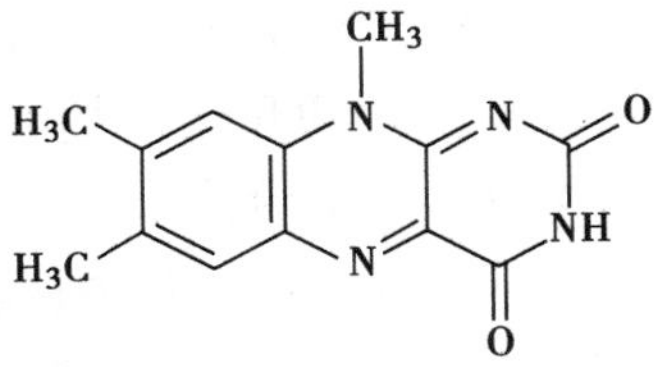

感光黄素

本品是由 7,8-二甲基异咯嗪及核糖醇两部分组成。在异咯嗪的 1 位和 5 位间构成共轭双键体系,易发生氧化还原反应,故有氧化型和还原型两种形式,在体内氧化还原过程中起传递氢作用,还原型的维生素 B_2 又称二氢核黄素。

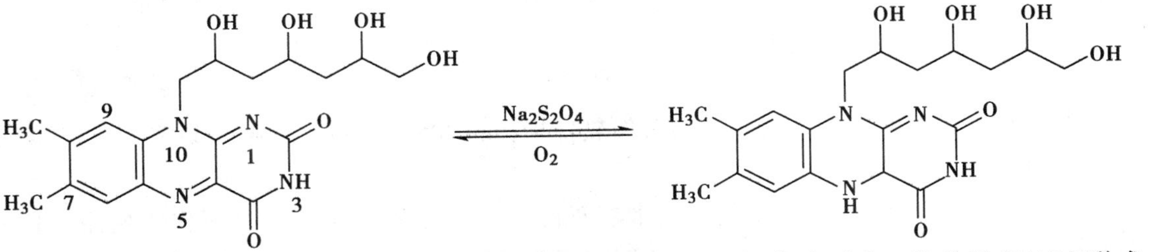

维生素 B_2 在体内必须磷酸化,以黄素单核苷酸(FMN)和黄素腺嘌呤二核苷酸(FAD)形式存在,才具有生物活性,在生物氧化中起传递氢的作用,为糖、脂肪、蛋白质体内代谢所必需。临床上主要用于治疗维生素 B_2 缺乏引起口角炎、舌炎等。

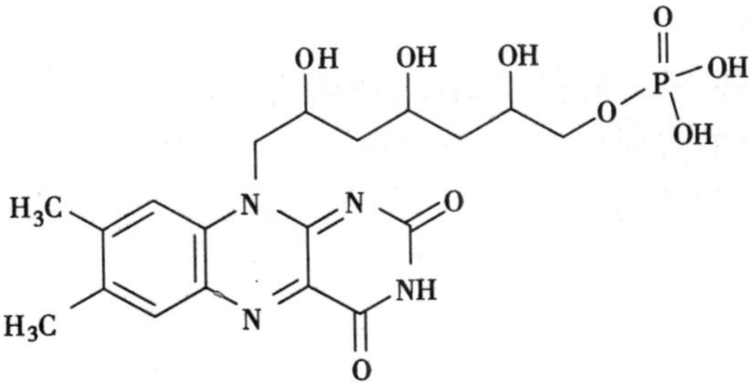

黄素单核苷酸

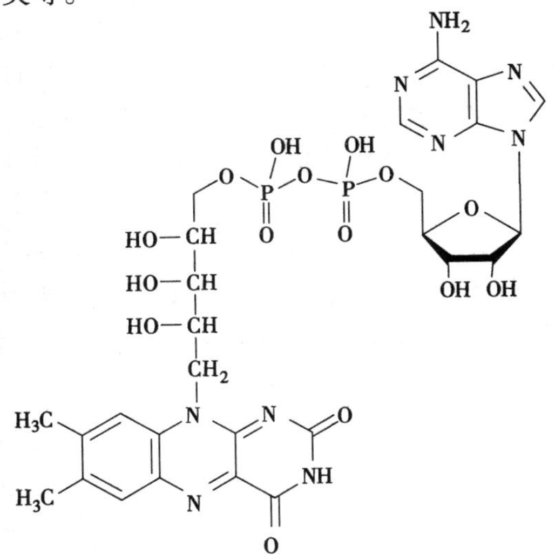

黄素腺嘌呤二核苷酸

维生素 B_6 vitamin B_6

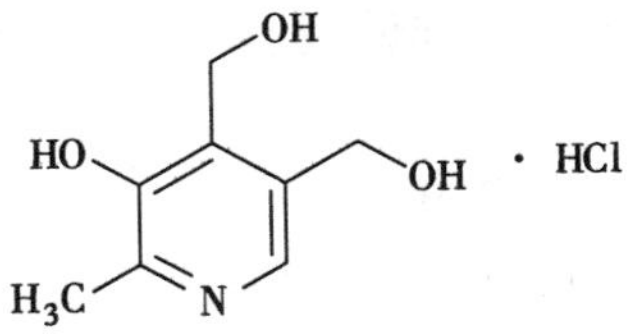

化学名为 5-羟基-6-甲基-3,4-吡啶二甲醇盐酸盐,又名盐酸吡哆辛。

维生素 B_6 在动物和植物中分布很广,谷类外皮含量尤为丰富。1938 年从米糠中分离出结晶,次年确定了结构并合成成功。

维生素 B_6 包括 3 种结构类似的化合物,即吡哆醇(吡哆辛)、吡哆醛和吡哆胺。由于最初分离出来的是吡哆醇,故一般以它作为维生素 B_6 的代表。

| 吡哆辛 | 吡哆醛 | 吡哆胺 |

本品为白色结晶粉末,无臭,味微苦,加热升华,mp. 205～209℃(分解),易溶于水,微溶于乙醇,其 10% 水溶液的 pH 为 3.2。

维生素 B_6 干燥品对空气和光稳定;水溶液在酸性时也稳定,遇空气被氧化变色,随 pH 升高氧化加速。本品对光不稳定,在中性或碱性溶液中遇光分解,应避光保存。在中性溶液中加热发生聚合而失去活性。本品 C_5 位酚羟基与三氯化铁作用呈红色,故制备本品注射剂时,不能用含微量铁盐的砂芯过滤。

维生素 B_6 在生物体内均以磷酸酯形式存在,参加代谢作用的主要是磷酸吡哆醛和磷酸吡哆胺。它们在氨基酸的转氨、脱羧和消旋过程中起辅酶的作用。

缺乏维生素 B_6 可产生呕吐、中枢神经兴奋等。临床用于治疗放射引起恶心、妊娠呕吐、异烟肼和肼屈嗪等药物引起周围神经炎、白细胞减少症及痤疮、脂溢性湿疹等。

维生素 B_{12}　vitamin B_{12}

维生素 B_{12} 又名氰钴胺(cyanocobalamin),1948 年分离得到结晶,1956 年确定结构,1973 年全合成成功。维生素 B_{12} 是以钴原子为中心离子的螯形化合物,其结构为苯并咪唑核苷酸与考啉环系的钴内络盐衍生物。临床主要作用为治疗恶性贫血。

生物素 biotin

生物素又称维生素 H,维生素 B_7 和辅酶 R,以微量的含量广泛地存在于动物及植物的组织中,在酵母菌、肝、肾中含量尤为丰富。1936 年首次从蛋黄中分离得到纯品,1947 年合成成功。

本品分子结构中含有 3 个手性碳,有 8 个立体异构体,只有全顺式 D(+)-生物素才具有生理活性,作为羧化、脱羧和脱氢反应酶系的辅助因子,参与糖、脂肪、蛋白质和核酸的代谢,是动物机体不可缺少的重要营养物质。

本品为针状结晶,mp. 232～233℃。溶于热水,不溶于乙醇、乙醚及氯仿。本品固体比较稳定,水溶液在中性或弱酸性时也较稳定,pH 9 以上时不稳定。

人体生物素缺乏症很少见。如果食用大量的生蛋清能引起生物素缺乏,因为生蛋清中有抗生物素蛋白(一种糖蛋白)能与生物素结合,使其不能在肠道中被吸收。

烟酸 nicotinic acid 和烟酰胺 nicotinamide

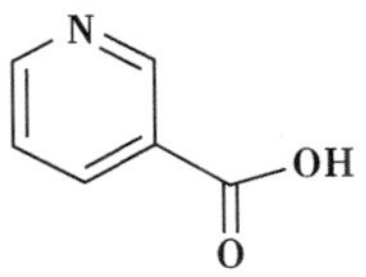

烟酸

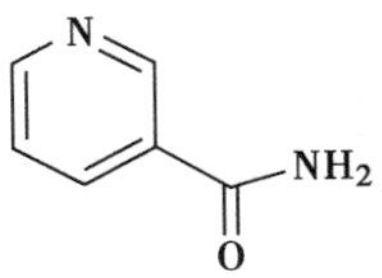

烟酰胺

烟酸和烟酰胺被统称为维生素 PP、维生素 B_3,也称尼克酸和尼克酰胺。在自然界中广泛存在,在体内色氨酸可以转化为烟酸,具有扩张血管、降血脂和预防血栓的作用。烟酸还可以转化为烟酰胺,人体一般不易缺乏。烟酰胺为脱氢酶的辅酶,主要为辅酶Ⅰ和辅酶Ⅱ的组成部分,在生物氧化中起传递氢的作用和促进组织呼吸。临床上主要用于治疗糙皮病。

叶酸 folic acid

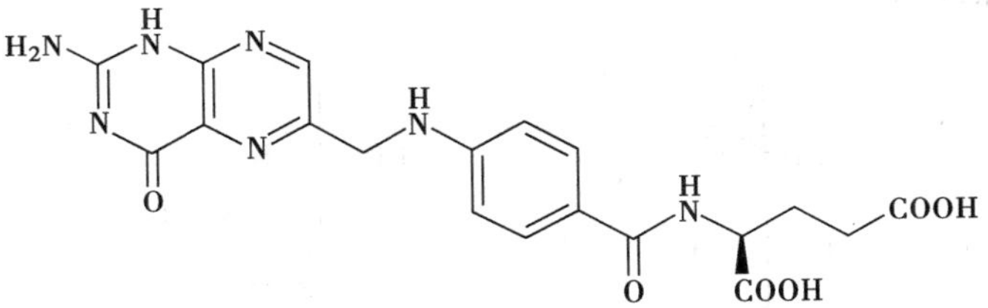

叶酸又称维生素 M 或维生素 Bc,存在于绿色植物、酵母、乳制品及动物肝脏中。其结构由蝶酸和谷氨酸组成。

叶酸为橙黄色结晶粉末物质,无味无臭,难溶于水,微溶于甲醇,不溶于丙酮、乙醚,可溶于碳酸氢钠溶液中。

叶酸在中性或偏碱性条件下较为稳定,对光敏感,故要避光保存。

叶酸进入体内,经维生素 C 和还原型辅酶的作用,转变成具有生理活性的四氢叶酸,四氢叶酸起转甲基作用,参与核苷酸的合成。叶酸缺乏会出现贫血、消化不良、灰头发、生长不佳等症状。临床主要用于治疗红细胞性贫血。

泛酸 pantothenic acid

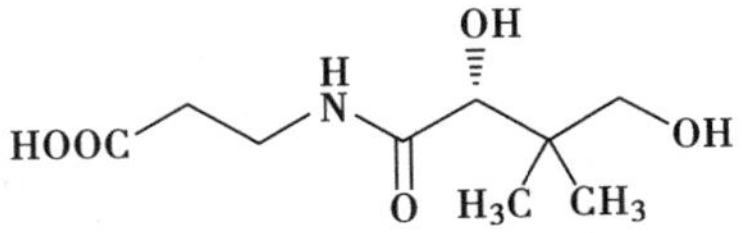

泛酸又被称为维生素 B_5,广泛存在于生物界,是辅酶 A 的组成部分。人的缺乏症未见报道,用于其他维生素 B 缺乏症的辅助治疗,可提高疗效。

二、维 生 素 C

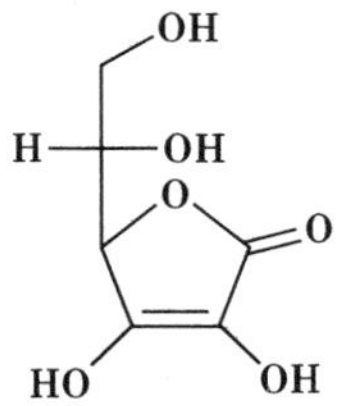

化学名为 L(+)-苏阿糖型-2,3,4,5,6-五羟基-2-己烯酸-4-内酯,又名抗坏血酸。

维生素 C(vitamin C) 广泛存在于水果、蔬菜中,尤其在柑、橘、鲜枣、番茄等的含量最为丰富。1928 年由牛的肾上腺皮质(以后由柠檬)分离得到,1933 年合成成功。

本品为白色结晶粉末,无臭,味酸。mp. 190 ~ 192℃(分解),易溶于水,微溶于乙醇,不溶于氯仿和乙醚,其 5% 水溶液的 pH 为 2。

本品分子中含有 2 个手性碳原子,有 4 个光学异构体。其中 L(+)-抗坏血酸活性最高,D (−)-异抗坏血酸活性仅为其 20% ,工业上将其作为食品抗氧剂。D(−)-抗坏血酸和 L(+)-异抗坏血酸几乎无活性。

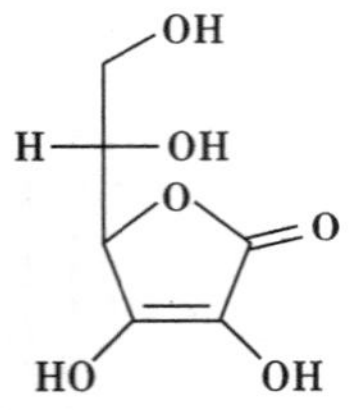

| L(+)-抗坏血酸 | D(−)-抗坏血酸 | D(−)-异抗坏血酸 | L(+)-异抗坏血酸 |

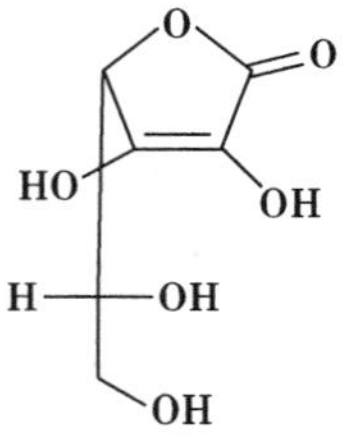

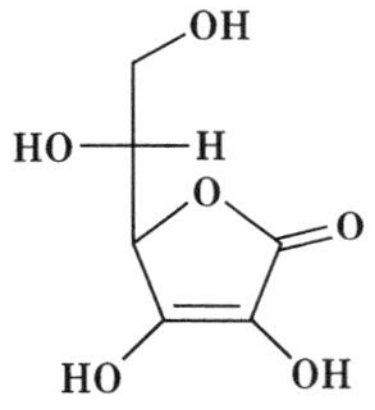

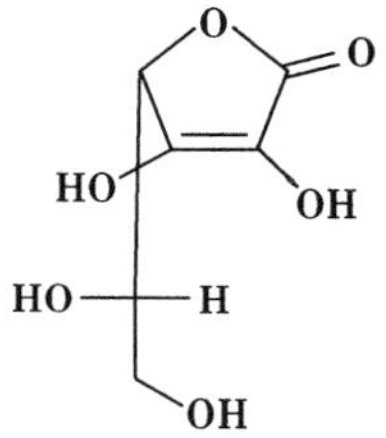

本品分子中由于存在连二烯醇结构,C_3 上的羟基与 C_1 位的羰基共轭而呈现较强酸性,pK_{a1} 为 4. 17,C_2 位上的羟基与羰基形成分子内氢键,故酸性弱,pK_{a2} 为 11. 57。本品与碳酸氢钠或稀氢氧化钠溶液作用,生成 3-烯醇钠(Ⅰ)。但遇强碱,则内酯水解,生成酮酸盐(Ⅱ)。

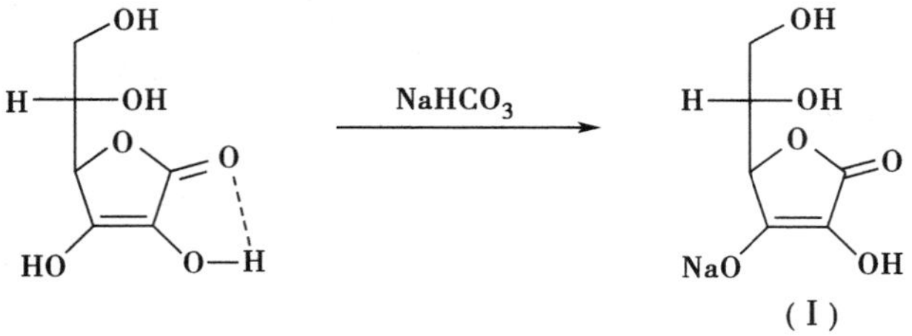

（Ⅰ）

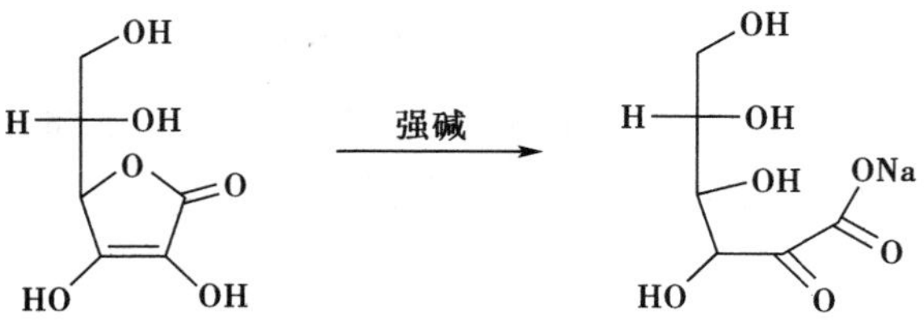

（Ⅱ）

连二烯醇结构的存在还使得维生素 C 分子具有很强的还原性,易被空气氧化生成去氢维生素 C(Ⅰ)。光、热、碱和金属离子可加速其氧化反应。去氢维生素 C 和维生素 C 在自然界共同存在,可相互转化,但由于去氢维生素 C 分子中的共轭系统被破坏,内酯环不稳定易水解,而使反应加速,进一步水解为 2,3-二酮古罗糖酸(Ⅱ),最终被氧化生成苏阿糖酸(Ⅲ)和草酸(Ⅳ),而使维生素 C 分解失效。

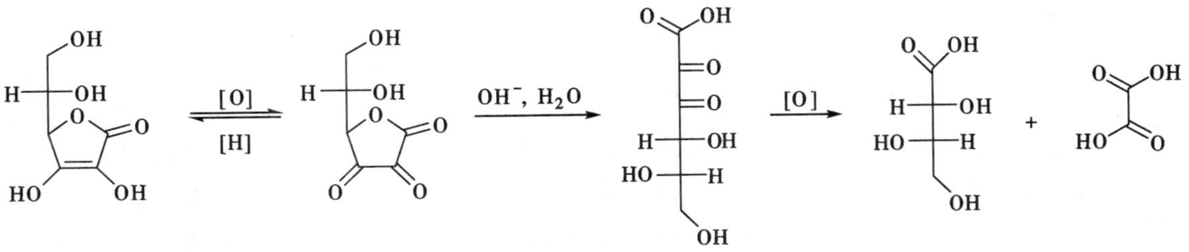

（Ⅰ）　　　　　　　（Ⅱ）　　　　　（Ⅲ）　　　　（Ⅳ）

维生素 C 受潮后,可局部形成酸性较高的浓溶液环境,分子中内酯环水解,并可进一步发生脱羧、脱水而生成糠醛,以至氧化聚合而呈色,这是维生素 C 在贮存中变色和压片过程中形成花斑的主要原因。空气、光、重金属离子对此反应有催化作用。

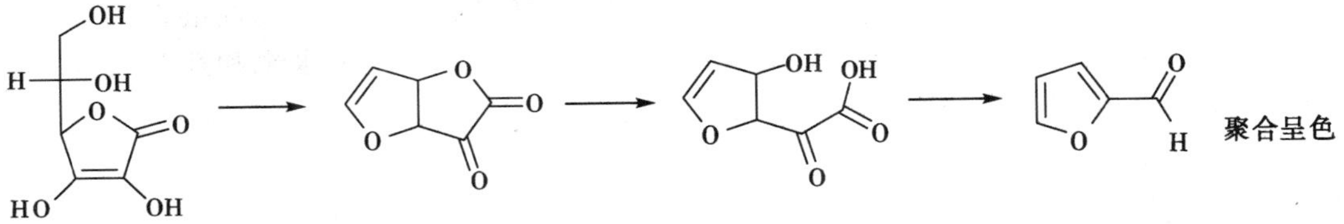

聚合呈色

维生素 C 在生物氧化还原反应和细胞呼吸中起重要作用,参与氨基酸代谢、神经递质的合成、胶原蛋白和组织间质的合成等。可降低毛细血管的通透性,降低血脂,增加机体抵御疾病的能力,并具有一定解毒功能及抗组胺作用。临床用于坏血病的预防及治疗,对肝硬化、急性肝炎及砷、汞、铅等慢性中毒时肝脏损伤的治疗。大剂量维生素 C 用于克山病患者发生心源性休克的治疗。维生素 C 尚用于贫血、过敏性皮肤病、高脂血症和感冒的治疗。

三、维 生 素 U

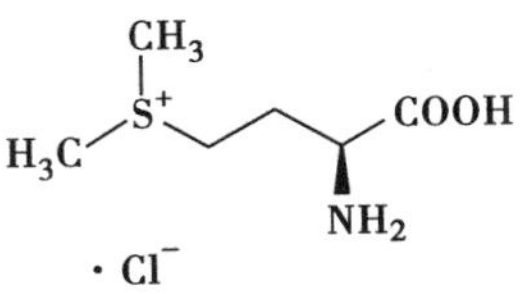

维生素 U(vitamin U)又称"抗溃疡因子",主要存在于包菜(甘蓝)、莴苣、苜蓿和其他绿叶蔬菜中。临床用的人工合成品是氯化甲基蛋氨酸或碘化甲基蛋氨酸。为白色结晶粉末,有特殊气味,味咸苦。易溶于水,不溶于乙醇和乙醚。水溶液呈酸性反应。受光照或长期露于空气中都不稳定。能促进黏膜的新生,保持黏膜的完整性,主要用于治疗胃溃疡和十二指肠溃疡。

四、维 生 素 P

维生素 P(vitamin P)是于 1936 年发现的,因其具有保持微血管壁正常的渗透性(permeability)而被命名为维生素 P。开始称橙皮苷与圣草苷的混合物为维生素 P,二者均为黄酮类化合物。后来因为芦丁(rutin)的作用相似,产量又较大(由槐米提取),即称芦丁为维生素 P。

芦丁又称芸香苷,是由槲皮素和芸香糖(葡萄糖-鼠李糖)形成的苷。为浅黄色针状结晶,mp. 176～178℃。1g 芦丁溶于 7ml 甲醇、8000ml 水、200ml 沸水中。它常与维生素 C 共存于柑橘、山楂、番茄等果蔬中,具有维持毛细血管弹性、降低其通透性、增强维生素 C 活性的作用。另外,它还有抗炎、抗过敏、利尿、解痉、降血脂及保护溃疡面的作用,可用于防治脑出血、视网膜出血、急性出血性肾炎、紫癜等疾病。常吃新鲜水果和蔬菜的人,不需要另外补充维生素 P。

学习小结

维生素按性质分为脂溶性和水溶性两大类。

脂溶性维生素包括维生素 A、D、E、K 等。维生素 A 具有共轭多烯结构,对紫外线不稳定,易被空气中氧所氧化,生成环氧化合物。维生素 A 在临床主要用于治疗因维生素 A 缺乏所引起的夜盲症、角膜软化等症。维生素 D 是一类抗佝偻病维生素的总称。其中维生素 D_2、D_3 遇氧或光照,易氧化变质,在体内可被代谢为活性较强的 25-羟基维生素 D,才具有促钙、磷的吸收,帮助骨骼钙化的作用。维生素 E 又名 α-生育酚,在空气中易氧化。用于防治习惯性流产、不育症及更年期障碍,有很好的抗衰老作用。维生素 K 具有凝血作用的一大类维生素。

水溶性维生素包括维生素 B 族、维生素 C、维生素 U 和维生素 P 等。维生素 B_1 又名盐酸硫胺。维生素 B_1 缺乏时,糖代谢受阻,出现脚气病症状。维生素 B_2 又名核黄素,对光线极不稳定,在体内必须磷酸化才具有生物活性。临床上主要用于治疗维生素 B_2 缺乏引起的口角炎、舌炎等。维生素 B_6 包括 3 种结构类似的化合物,即吡哆醇(吡哆辛)、吡哆醛和吡哆胺。在生物体内均以磷酸酯形式存在,参加代谢作用的主要是磷酸吡哆醛和磷酸吡哆胺,在氨基酸的转氨、脱羧和消旋过程中起辅酶的作用。维生素 B_{12} 又名氰钴胺,是以钴原子为中心离子的螯形化合物,临床主要作用为治疗恶性贫血。

生物素又称维生素 H,维生素 B_7 和辅酶 R。其结构中含有 3 个手性碳,只有全顺式 D(+)- 生物素才具有生理活性。烟酸和烟酰胺被统称为维生素 PP。主要为辅酶Ⅰ和辅酶Ⅱ的组成部分,在生物氧化中起传递氢的作用和促进组织呼吸。临床上主要用于治疗糙皮病。

维生素 C 又名抗坏血酸,分子中含有两个手性碳原子,其中 L(+)- 抗坏血酸活性最高。由于存在连二烯醇结构,C_3 上的羟基呈现较强酸性,与碳酸氢钠生成 3- 烯醇钠;连二烯醇结构具有很强的还原性,维生素 C 易被空气氧化生成去氢维生素 C。光、热、碱和金属离子可加速其氧化反应。维生素 C 目前在临床用途较多。

维生素 U 又称"抗溃疡因子",主要用于治疗胃溃疡和十二指肠溃疡。

维生素 P 即由槐米提取的芦丁,又称芸香苷,为黄酮类化合物。常与维生素 C 共存于柑橘、山楂、番茄等果蔬中,具有维持毛细血管弹性、降低其通透性、增强维生素 C 活性的作用。

复习题

1. 简述维生素 A 的化学结构与稳定性的关系。
2. 指出维生素 D_2 和 D_3 的结构特征、体内代谢方式及稳定性。
3. 试述维生素 E 的结构特征及化学稳定性。
4. 试述维生素 B_1、B_2 的结构与化学稳定性的关系。
5. 试述维生素 B_2、B_6 体内活性形式。
6. 写出维生素 C 的结构,从结构上分析其酸碱性和化学稳定性。

(方　浩)

第十八章

降 糖 药

学习目标 ◀◀◀

掌握:降糖药的主要类型和药理作用及磺酰脲类药物的构效关系;重点药物甲苯磺丁脲、格列本脲和马来酸罗格列酮的结构、性质、用途和合成路线。

熟悉:α-葡萄糖苷酶抑制剂、促胰岛素分泌剂和胰岛素增敏剂;降糖药胰岛素、盐酸二甲双胍、米格列醇和西格列汀的结构和用途。

了解:降糖药的发展趋势。

　　糖尿病(diabetes mellitus,DM)是以糖、蛋白和脂肪代谢紊乱为主要症状的内分泌疾病,是一种常见病,是血液中以持续高血糖为基本生化特征的慢性代谢性综合征;主要是由于遗传和环境等多种因素相互作用,引起体内胰岛素(insulin)分泌不足或胰岛素受体功能异常及胰高血糖素(glucagon)分泌过多,常常表现为高血糖、糖尿、多饮、多尿、多食、疲乏及消瘦等症状,持续高血糖会导致许多并发症,如动脉粥样硬化、肾脏、视网膜、心脑血管及神经等病变,严重时可发生酮症酸中毒和非酮症高渗性高血糖性昏迷,甚至发生脏器衰竭而危及生命。近年来,随着人们社会经济生活水平的提高,糖尿病的发病率有逐年增加的趋势,已成为继心血管、恶性肿瘤后第 3 位严重威胁人类健康和生命的疾病。

　　1991 年由世界卫生组织和国际糖尿病联盟共同发起,定于每年的 11 月 14 日为"世界糖尿病日(world diabetes day,WDD)",其宗旨是引起全球人们对糖尿病的警觉和醒悟。随着分子生物学技术的发展,人们对糖尿病的研究取得了突破性进展,对其分类、病因及发病机制有了新的认识。1997 年,美国糖尿病学会发布了新的分类方法,将糖尿病分为 1 型糖尿病、2 型糖尿病、其他特殊类型和妊娠糖尿病 4 种类型。目前对糖尿病尚无根治的方法,为终生性疾病;采用综合治疗的原则,即在控制饮食和体育锻炼的基础上应用降糖药物。在降糖药物中,胰岛素和口服降糖药是治疗糖尿病的主要药物,目的是使患者的血糖控制在正常或接近正常范围,纠正代谢紊乱,防止或减少并发症的发生。在糖尿病患者中,1 型糖尿病和 2 型糖尿病占绝大多数,因此本章以介绍抗 1 型糖尿病药和抗 2 型糖尿病药为主。

　　目前,临床常用的降糖药物从化学结构上可分为:肽类(peptides)、磺酰脲类(sulfonylureas)、双胍类(biquanides)、糖类似物(carbasugars)、胰岛素增敏剂(insulin sensitizers)和二肽基肽酶-Ⅳ抑制剂(dipeptidyl peptidase Ⅳ inhibitors)等。

第一节 抗 1 型糖尿病药

1 型糖尿病即胰岛素依赖型糖尿病,又称原发性糖尿病,多为胰岛 B 细胞发生细胞介导的自身免疫性损伤而引起,使内源性胰岛素分泌不足,发病率占糖尿病的 5% ~10%,多发生于青少年,大多数患者发病较快,症状明显,病情较重,呈酮症酸中毒倾向,必须用胰岛素及代用品的制剂进行治疗。

1926 年,加拿大学者 Banting 和 Best 首次从动物的胰腺中分离出胰岛素,是由胰岛细胞分泌含 51 个氨基酸的一种蛋白激素。它的结构极其复杂,直到 1954 年英国学者 Sanger 经过数年研究才确定胰岛素的分子结构,由此获得了 1958 年诺贝尔化学奖;我国的科学家于 1965 年首次人工合成了具有生物活性的结晶牛胰岛素而为全世界所注目,开辟了人工合成蛋白质的时代;1969 年,英国学者 Hodgkin 及其同事用 X-射线结晶学的方法阐明了胰岛素立体结构。随着基因克隆技术的发展,现在人们已成功地用 DNA 重组技术开发出了人胰岛素,临床用于治疗糖尿病。

一、胰岛素的结构和理化性质

胰岛素是一种含 51 个氨基酸的蛋白质激素,属于多肽类化合物,由胰岛 B 细胞合成分泌。胰岛素的发现挽救了无数糖尿病患者的生命,是医药发展史上的一个重要里程碑。

人胰岛素的化学结构是由 16 种 51 个氨基酸组成(图 18-1)的小分子蛋白质,分子量为 5808,可分成 A 和 B 两条多肽链:在一级结构中 A 链含有 11 种 21 个氨基酸,B 链含有 15 种 30 个氨基酸。两链的 A7 和 B7、A20 和 B19 以四个半胱氨酸中的巯基形成两个二硫键相连接。此外,A6 和 A11 也以两个半胱氨酸的巯基形成一个二硫键相连接。

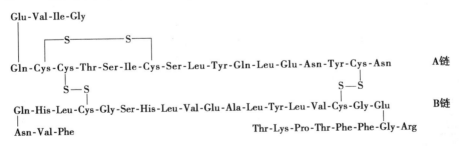

图 18-1 胰岛素的一级结构

在二级结构中,A 链中含有两个螺旋区,位于 A1-A8 及 A13-A19 之间,这两个螺旋区的轴是反向平行的。B 链中最主要的二级结构则为 B9-B19 之间的 a 螺旋,从 B19 后,肽链突然朝 B23 转向。此外,在晶体形式中,B1-B8 区域也有一级螺旋结构,这个结构与胰岛素六聚体的形成有关。A 链和 B 链在三级结构中相互折叠,形成致密的胰岛素原粒结构。原粒结构的内核由疏水氨基酸残基组成,对维持胰岛素的整体结构至关重要。

本品为白色或类白色的结晶粉末,直径通常在 10μm 以下,它与氯化锌共存时,可形成结晶胰岛素的金属蛋白复合物,结晶随 pH 变化得到不同的晶型;在水、乙醇、氯仿或乙醚中几乎不溶;在无机酸或氢氧化钠溶液中易溶,这是由于在其结构中有自由的羧基和碱基,可与碱或酸形成盐,另外自由的羧基能与鱼精蛋白或组蛋白等碱性蛋白生成分子量更大的复盐,而使其在水中的溶解度降低,作用持续时间延长,可制成长效制剂。

本品具有典型的蛋白质性质,为两性化合物。等电点 pH 5.1～5.3,在微酸性(pH 2.5～3.5)中稳定,在碱性溶液中及遇热不稳定。蛋白酶、强酸或强碱均能使其破坏,由于易被胃肠道消化酶破坏,故不能口服给药,临床用的注射胰岛素是偏酸性的水溶液,对热不稳定,在 5℃左右保存不易被破坏,但在冷冻下会有一定程度的变性,使生物活性有所下降,因此,其注射液应在 2～8℃贮存,且须防冻结。

通过对其结构和活性研究,发现将二硫键还原使 A、B 键分开,则生物活性完全消失。胰岛素 A 链上第 1 位的甘氨酸、第 5 位的谷氨酸、第 19 位的酪氨酸、第 21 位的天冬酰胺及 B 链上第 16 位的酪氨酸、第 22 位的精氨酸、第 23 位的甘氨酸、第 24 位的苯丙氨酸和第 26 位的酪氨酸均与活性有关。若 B 链的 C 端 8 肽用胰蛋白水解酶进行酶切,则其活性只有胰岛素的 1%。

二、胰岛素的制备和临床应用

胰岛素的发现是 20 世纪生物医学界最为重大的成就之一。胰岛 B 细胞首先分泌由 84 个氨基酸组成的长链多肽——胰岛素原(proinsulin,见图 18-2),在酶的作用下生成胰岛素而进入血液。

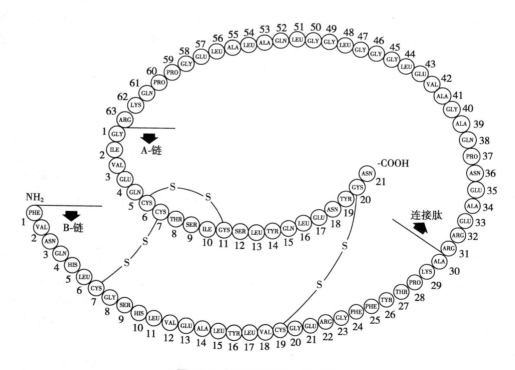

图 18-2　胰岛素原的一级结构

不同种动物(人、牛、羊、猪等)胰岛素分子中的氨基酸种类稍有差异,其中猪胰岛素与人胰岛素最为相似,仅 B 链 C 末端 1 个氨基酸的差别,猪的末端为 Ala,人的为 Thr。药用胰岛素可由猪、牛胰腺中提取,临床上常用的是从猪胰脏提取的猪胰岛素。这种胰岛素对某些病人会产生免疫反应及一系列不良反应,如自发性低血糖、耐药性、改变药动学的性质,加重糖尿病患者微血管病变、加速胰功能衰竭和引起过敏等。这是由于分离不完全,在产品中含有来自胰脏中的其他多肽成分如胰高血糖素、胰多肽、血管肠多肽及胰岛素原等不纯物质,导致了这些不良反应。因此,一些国家的药典已将上述多肽杂质列为检查项目,允许含量规定在相当低的限度内(如 10×10^{-6}),成为高纯度胰岛素,此时免疫反应已显著减少。另一方面,将猪胰岛素用酶化学和半合成法,使 B 链 C 末端的丙氨酸转变成苏氨酸成为人胰岛素的研究,已经实现了工业化生产并有商品上市。1982 年后,应用 DNA 重组技术,由大肠杆菌、酵母菌等生物合成了人胰岛素。

胰岛素可加速葡萄糖的无氧酵解和有氧氧化,促进糖原和肌糖原的合成和贮存,并能促进葡萄糖转变为脂肪,抑制糖原分解和糖异生而降低血糖。此外,还能促进脂肪合成并抑制其分解,使酮体生成减少,纠正酮症酸血症的各种症状;能促进蛋白质的合成,抑制蛋白质分解。因此,胰岛素至今仍是治疗 1 型糖尿病的唯一药物。

临床应用的各种胰岛素制剂根据其作用时间的长短,可分为短、中、长效 3 类:短效类包括普通胰岛素(又称正规胰岛素,regular insulin)、中性胰岛素(neutral insulin)等,前者是从家畜的胰脏内提取,具有酸性;后者是经层析法分离提纯的高纯度猪或牛胰岛素中性溶液,可更好地保持其活性,局部组织反应及其他不良反应较前者少。中效类包括低精蛋白胰岛素(isophane insulin)、珠蛋白锌胰岛素(globin zinc insulin)等,低精蛋白胰岛素由胰岛素和适量鱼精蛋白、氯化锌相结合而制成的中性灭菌白色混悬液,pH 为 7.1~7.4,每100 单位胰岛素的混悬液中含硫酸鱼精蛋白 0.3~0.6mg,含锌量折合氯化锌不超过0.04mg,适合于对血糖波动较大、不易控制的患者使用。长效类主要有精蛋白锌胰岛素(protamine zinc insulin),为含鱼精蛋白与氯化锌的胰岛素灭菌混悬液,吸收缓慢而均匀,皮下注射后持续时间达 24~36 小时。

此外,还有一些胰岛素类似物,即改变胰岛素的分子结构,使其作用方式更接近生理条件的起效方式,这一类由胰岛素改构所生成的分子统称胰岛素类似物(insulin analog)。临床使用的有门冬胰岛素、赖脯胰岛素、甘精胰岛素等。

开始胰岛素治疗后应继续坚持饮食控制和运动,并加强对患者的心理沟通,鼓励和指导患者进行自我血糖监测,以便于胰岛素剂量调整和预防低血糖的发生。胰岛素的治疗方案应模拟生理性胰岛素分泌的模式,包括基础胰岛素和餐时胰岛素两部分的补充;方案的选择应高度个体化,按照血糖达标为驱动的阶梯治疗方案,尽早控制血糖平稳达标。

第二节　抗 2 型糖尿病药

2 型糖尿病(type 2 diabetes)即非胰岛素依赖型糖尿病(non-insulin-dependent diabetes mellitus,NIDDM),又称继发性糖尿病,发病原因复杂,与遗传和生活方式等因素有关,90% 以上的糖尿病患者属于此类。血糖升高一般源于以下几种可能:①胰岛素分泌不足;②胰岛素释放延迟;③胰岛素外周组织损坏;④肝糖产生增多。患者有胰岛素抵抗和胰岛素分泌缺陷,发病较为缓慢。2 型糖尿病一般不需要胰岛素治疗,在控制饮食的情况下使用口服降糖药(oral hypoglycemic drugs)后可控制病情,少数无效者可用胰岛素治疗。因此,口服降糖药是治疗 2 型糖尿病的主要手段,按其化学结构可分为:磺酰脲类、双胍类、糖类似物、噻唑烷二酮类和二肽基肽酶- Ⅳ 抑制剂等。

一、磺　酰　脲　类

磺酰脲类降糖药是通过选择性地作用于胰岛 B 细胞而促进胰岛素的分泌,同时减少肝脏对胰岛素的清除,主要适用于胰岛 B 细胞尚有一定分泌功能的 2 型糖尿病患者。此类药物与受体结合的亲和力与降血糖作用直接相关,还具有增强外源性胰岛素的降糖作用。

(一)发展历史

20 世纪 40 年代,在用磺胺类抗菌药磺胺异丙基噻二唑(IPTD)治疗伤寒的过程中,人们发现有许多病人感到乏力和头晕,甚至有的死亡。Janbon 和同事通过动物实验研究发现该药物可刺激胰腺释放胰岛素产生副作用,从而引起病人急性或持续性的低血糖,当时并未引起人们对糖尿病治疗的重视。后来,发现具有抗菌活性的磺酰脲类药物氨苯磺丁脲(carbutamide)具有很强的降血糖作用,该药物就成为第一个应用于临床的磺酰脲类降糖药,由于其骨髓抑制及肝毒性等副作用而被停用,但它却促进了对磺酰脲类降糖药的研究,合成了约 12 000 个磺酰脲类化合物,其中发现了一些药效高而毒性小的药物。由于这类药物通过口服途径给药,故称为口服磺酰脲类降糖药。依据上市时间的先后顺序把其划分为 3 代。第一代是指 20 世纪 50 年代发现的降糖药,以甲苯磺丁脲(tolbutamide)、氯磺丙脲(chlorpropamide)、醋酸己脲(acetohexamide)等为代表;1969 年首先在欧洲上市的格列本脲(glibenclamide)为第二代磺酰脲类口服降糖药的第一个药物,随后上市的有格列齐特(gliclazide)和格列喹酮(gliquidone)等。第二代降糖药的活性较第一代高数十至数百倍,口服吸收快,作用强且用量小,引发低血糖、粒细胞减少以及心血管不良反应的概率也小。20 世纪 90 年代上市的格列美脲(glimepiride)为第三代磺酰脲类降糖药物,具有抑制肝葡萄糖合成、促进肌肉组织对外周葡萄糖的摄取及促进胰岛素分泌的作用,以及增加组织对胰岛素敏感性而发挥降血糖的作用,适用于对其他磺酰脲类无效的糖尿病病人。这类药物具有相似的化学结构,可用通式表示,差别在于取代基 R_1 和 R_2 的不同,临床常用的磺酰脲类降糖药的结构和作用特点见表 18-1。

磺胺异丙基噻二唑　　　　　　　　　　　氨苯磺丁脲

表 18-1 常见的磺酰脲类口服降糖药

药物名称	R_1	R_2	主要药理用途及特点
氯磺丙脲 chlorpropamide	Cl—	—C_3H_7	本品比甲苯磺丁脲药效强,苯环上引入氯原子替代甲基,使药物排泄减慢;主要用于中度 2 型糖尿病
醋酸己脲 acetohexamide			本品的降血糖作用同甲苯磺丁脲,还具有促进排泄尿酸的作用,适用于糖尿病伴有痛风的患者
格列本脲 glibenclamide			本品的降糖作用强,易产生低血糖,适用于中、重度 2 型糖尿病患者
格列美脲 glimepiride			本品为长效磺酰脲类降糖药物,适用于饮食控制和锻炼未能控制血糖的糖尿病患者
格列喹酮 gliquidone			本品作用温和,适用于饮食疗法不能满意控制的成年发病型糖尿病,特别适用于肾功能不全的糖尿病患者
格列齐特 gliclazide	CH_3—		本品的降血糖强度介于甲苯磺丁脲和格列本脲之间,主要用于成年后发病单用饮食控制无效的,且无酮症倾向的糖尿病患者。另外,还能改善患者眼底病变及代谢紊乱

　　把磺酰脲结构用其电子等排体取代可以得到新型的非磺酰脲类口服降糖药,如 20 世纪 90 年代末上市的瑞格列奈(repaglinide)和那格列奈(nateglinide)。它们属于非磺酰脲类降糖药,都是促胰岛素分泌剂,其作用机制主要为通过与胰岛 B 细胞上的磺酰脲受体相结合,阻滞胰岛细胞 ATP 敏感钾通道开放,导致细胞膜去极化,引起钙通道开放,促进胰岛素分泌,是一种新型的餐时血糖调节剂。

　　瑞格列奈属于苯甲酸类衍生物,分子结构中具有 1 个手性碳原子,$S(+)$构型是 $R(-)$构型活性的 100 倍,临床上使用 $S(+)$构型体;其降血糖作用为格列本脲的 3~5 倍,口服经胃肠道迅速吸收,15 分钟起效,30 分钟血药浓度达峰值,在肝脏被代谢成无活性的化合物,半衰期约为 1 小时,临床主要用于 2 型糖尿病患者,可餐前服用,能降低餐后血糖。

那格列奈属于 D-苯丙氨酸衍生物,关闭胰岛 B 细胞 K^+-ATP 通道所需的时间和格列苯脲相似,是瑞格列奈的 3 倍、格列美脲的 5 倍。此外,作用恢复时间亦快,是格列苯脲和格列美脲的 2 倍、瑞格列奈的 5 倍,这些特性导致快而短的胰岛素反应,形成餐时生理模式的胰岛素释放,故那格列奈有效控制餐后血糖水平,具有起效快、作用时间短,引起心血管副作用和低血糖发生率低等特点。

与磺脲类药物不同,瑞格列奈和那格列奈作为餐时血糖调节剂使用,改变了以往的使用模式(餐前给药),吸收快速、清除快,作用持续时间短而快速,使它们成为胰岛素分泌的增强剂。

瑞格列奈   那格列奈

(二)构效关系

在口服磺酰脲类降糖药的结构中,与磺酰基相连的苯环上需要有一个取代基(R_1)以利于和受体结合,R_1 在苯环的对位时降糖活性较强;不同的取代基可以影响药动学性质,如甲苯磺丁脲的 R_1 取代基为甲基,在肝内经代谢氧化成醇和羧酸而失活;氯磺丙脲中的取代基为氯原子,由于氯原子在体内不易被代谢失活,故半衰期延长为 35 小时,作用时间延长;醋酸己脲的乙酰基在肝脏内被还原为仲醇,其活性增强 2.5 倍。

苯磺酰脲的脲基上取代基(R_2)应该具有适宜的脂溶性和体积;若在磺酰脲苯环的对位引入 β-芳酰胺乙基,同时在脲基氢用脂环或氮脂环取代,可得到活性更高的第二代口服降糖药物,如格列本脲和格列波脲的降血糖作用是甲苯磺丁脲的 200 倍和 40 倍,这类药物在体内与血浆蛋白结合率高,作用时间长,毒性低,主要代谢方式是苯磺酰脲的脲基上取代基氧化生成羟基衍生物而失活(图 18-3)。

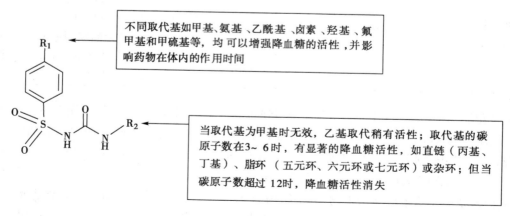

不同取代基如甲基、氨基、乙酰基、卤素、羟基、氟甲基和甲硫基等,均可以增强降血糖的活性,并影响药物在体内的作用时间

当取代基为甲基时无效,乙基取代稍有活性;取代基的碳原子数在 3~6 时,有显著的降血糖活性,如直链(丙基、丁基)、脂环(五元环、六元环或七元环)或杂环;但当碳原子数超过 12 时,降血糖活性消失

图 18-3　磺酰脲类降糖药的构效关系

（三）典型药物

甲苯磺丁脲 tolbutamide

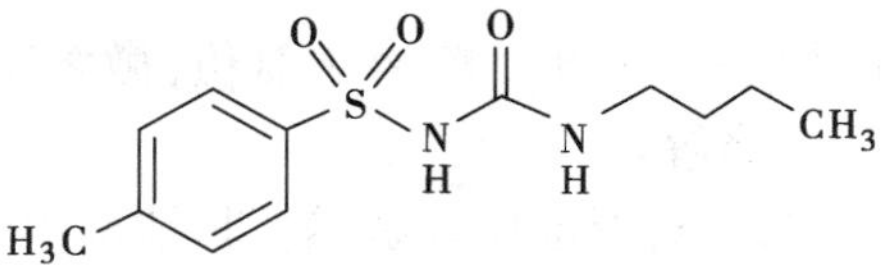

化学名为 4-甲基-N-[（丁氨基）羰基]苯磺酰胺。

本品为白色结晶或结晶性粉末；无臭、无味；易溶于丙酮或氯仿，可溶于乙醇，几乎不溶于水；在氢氧化钠溶液中可溶解；mp. 126～130℃。

本品含磺酰脲结构，具有酸性，可溶于氢氧化钠溶液。故可采用酸碱滴定法进行含量测定。用氢氧化钠溶液（0.1mol/L）滴定本品的中性乙醇溶液。

本品的分子结构中脲部分不稳定，在酸性溶液中受热易水解，此性质可用于鉴别试验。如在硫酸溶液中加热回流，发生水解析出对甲苯磺酰胺而产生白色沉淀，重结晶后 mp. 为138℃。滤液中的硫酸正丁胺用氢氧化钠溶液加热中和，可产生正丁胺的臭味。

以正丁醇（Ⅰ）为原料，经氯化、胺化、成盐反应后生成硫酸丁胺（Ⅱ），再与对甲苯磺酰脲（p-toluenesulfonylurea）缩合即可制得本品。

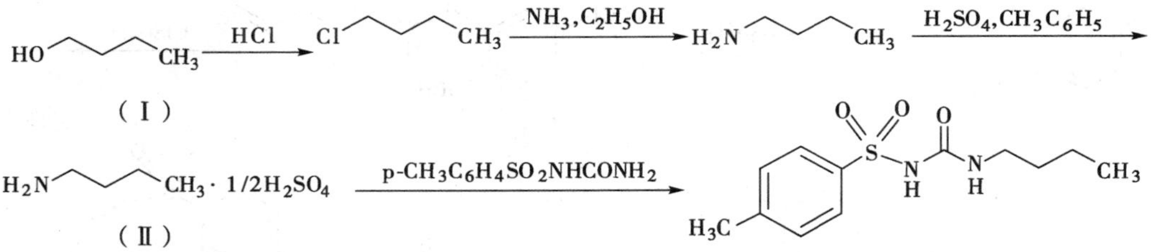

本品的降糖作用较弱，但安全有效，临床用于治疗轻至中度 2 型糖尿病，尤其是老年糖尿病患者；注射剂用于诊断胰岛素瘤；与 β 受体阻断剂合用，可增加低血糖危险，掩盖低血糖症状；与胰岛素合用，要注意调整剂量，否则易引起低血糖。

本品口服易吸收，30 分钟可在血液中检出，2～3 小时血药浓度达峰值，维持 6～12 小时，属于短效磺酰脲类降糖药。其苯环上磺酰基对位的甲基在肝脏被酶氧化为羧基或羟基衍生物而失活，主要由肾排出体外。

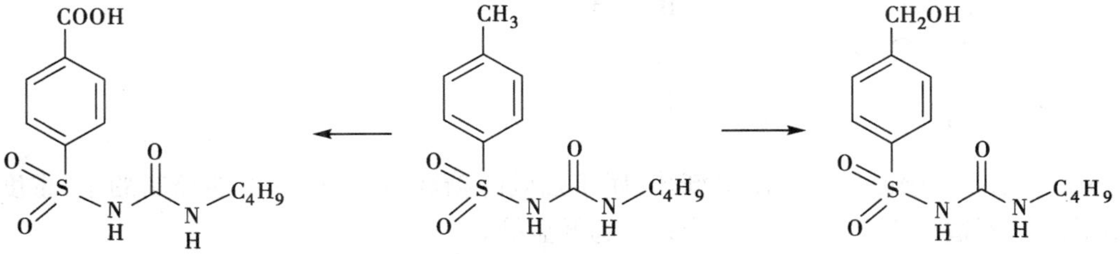

格列本脲 glibenclamide

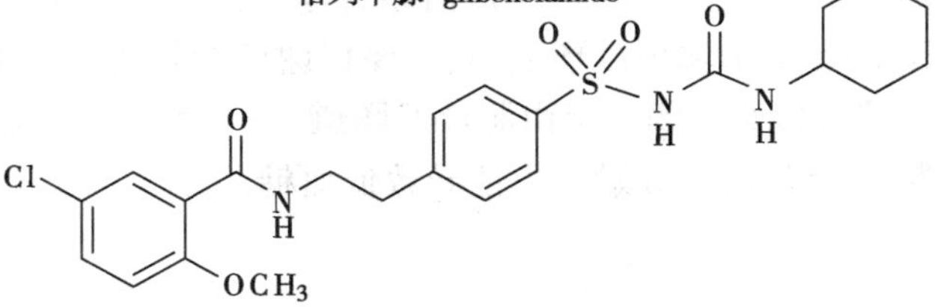

化学名为 N-[2-[4-[[[(环己氨基)羰基]氨基]磺酰基]苯基]乙基]-2-甲氧基-5-氯苯甲酰胺,又名优降糖。

本品为白色结晶粉末;几乎无臭,无味。略溶于氯仿,微溶于甲醇或乙醇,不溶于水或乙醚。mp. 170～174℃,熔融时同时降解。

本品在室温条件下比较稳定,但对湿度比较敏感。其结构中脲部分不稳定,在酸性溶液中受热易水解,水解过程与其他磺酰脲类相似。

本品以水杨酸(Ⅰ)为起始原料,经氯化、甲基化、酰氯化生成 2-甲氧基-5-氯苯甲酰氯(Ⅱ),然后与苯乙胺缩合,再经氯磺化、氨化生成 4-[2-(2-甲氧基-5-氯-苯甲酰氨)-乙基]-苯磺酰胺(Ⅲ),与环己基异氰酸酯缩合制得。

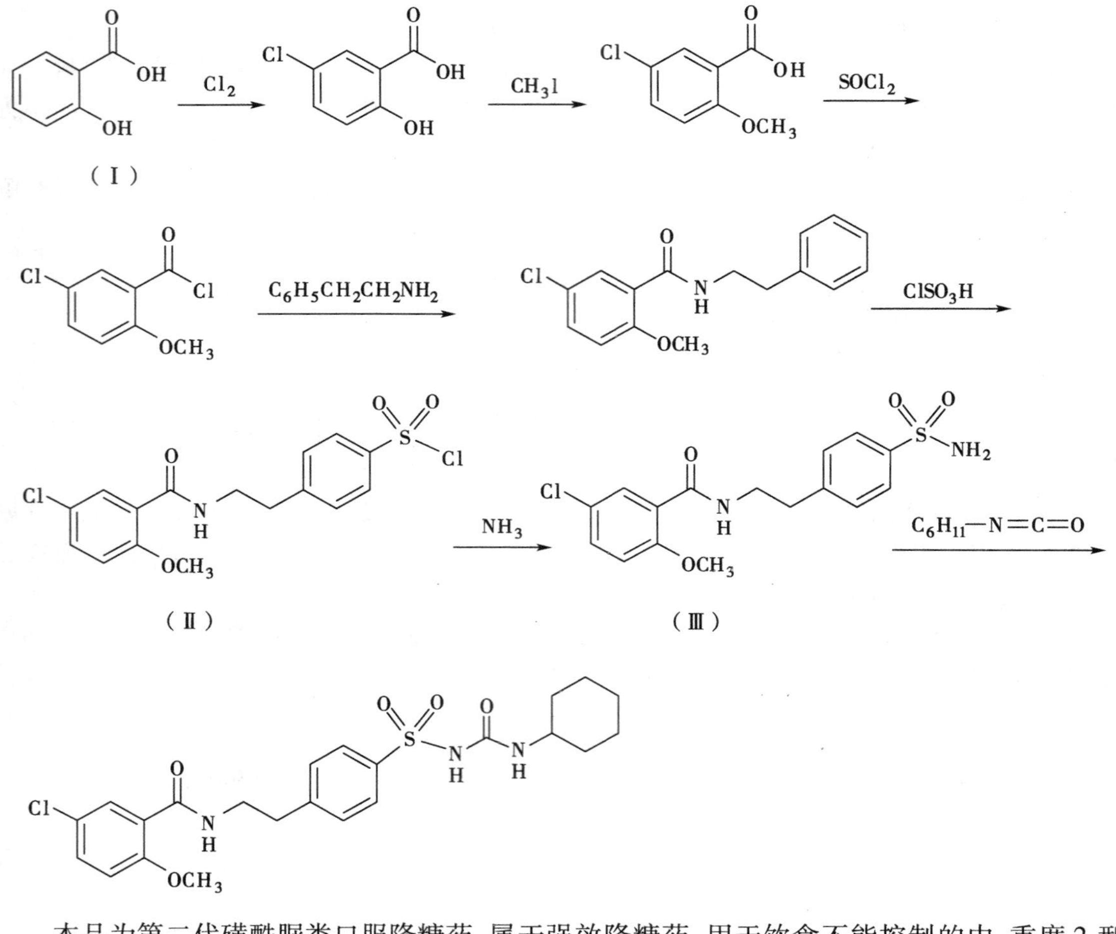

本品为第二代磺酰脲类口服降糖药,属于强效降糖药,用于饮食不能控制的中、重度 2 型糖尿病患者,不适用于老年患者,因为易引起低血糖。

本品服后 2～5 小时血药浓度达峰值,与蛋白结合率高达 95%,持续时间长,在肝脏代谢,代谢反应发生在磺酰脲的脲基末端环己环上,其主要代谢产物是仍具有 15% 活性的 4-羟基格列本脲和 3-羟基格列本脲,代谢产物一半由胆汁经肠道,一半由肾脏排泄。由于其代谢产物仍具有生物活性,肾功能不良者因排除减慢,可能导致低血糖。

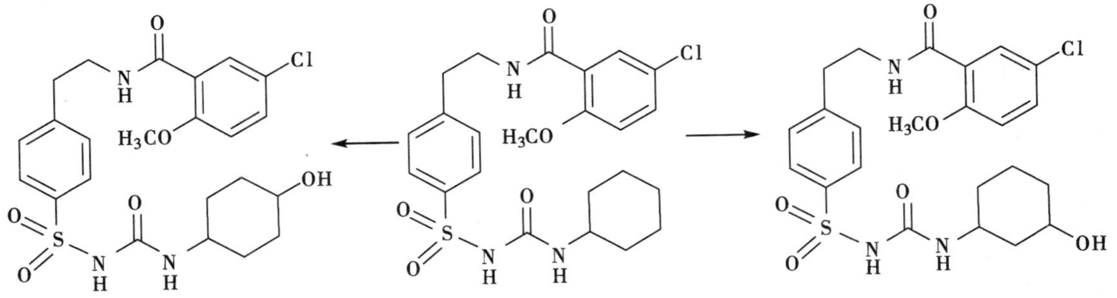

二、双 胍 类

在 20 世纪 20 年代,人们就已经发现胍类化合物能降低体内血糖水平,但因为肝、肾毒性较大而不适宜药用,直到 1957 年发现苯乙双胍(phenformin)具有降低血糖的作用,才使双胍类口服降糖药得以发展。

随后又陆续上市了二甲双胍(metformin)和丁福明(buformin),后者属于限制性药物;苯乙双胍和二甲双胍应用广泛,但后来发现苯乙双胍可引起乳酸增高,发生乳酸性酸中毒,很多国家已于 20 世纪 70 年代停止使用。二甲双胍的这种副作用发生率极少,已广泛应用于欧洲、中国和加拿大等国家;双胍类的化学结构均有 1 个双胍母核连接不同的侧链。

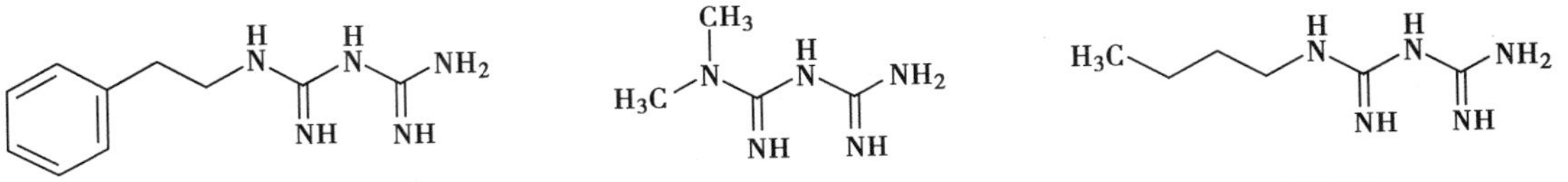

双胍类药物能明显降低糖尿病患者血糖水平,但对正常人血糖无影响。其作用机制与磺酰脲类不同,不是刺激胰岛 B 细胞分泌胰岛素,而是促进组织对葡萄糖的摄取、减少葡萄糖经肠道吸收、增加肌肉组织中糖的无氧酵解、减少肝内糖异生而使肝葡萄糖生成减少、增加胰岛素与其受体的结合能力、抑制胰高血糖素的释放。此外,双胍类还能降低高血脂患者的低密度脂蛋白、极低密度脂蛋白、甘油三酯和胆固醇,可能延缓糖尿病患者血管并发症的发生。

盐酸二甲双胍 metformin hydrochloride

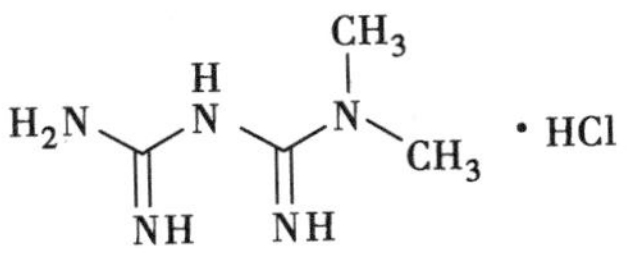

化学名为 1,1-二甲基双胍盐酸盐。

本品为白色结晶或结晶性粉末;无臭。mp. 220~225℃,易溶于水,溶于甲醇,微溶于乙醇,不溶于丙酮、乙醚和氯仿;其 1% 水溶液的 pH 为 6.68,呈近中性。

本品水溶液加 10% 亚硝基铁氰化钠溶液-铁氰化钾试液-10% 氢氧化钠溶液,3 分钟内呈现红色。

本品可用氯化二甲铵和双氰胺在 130~150℃加热缩合来制得。

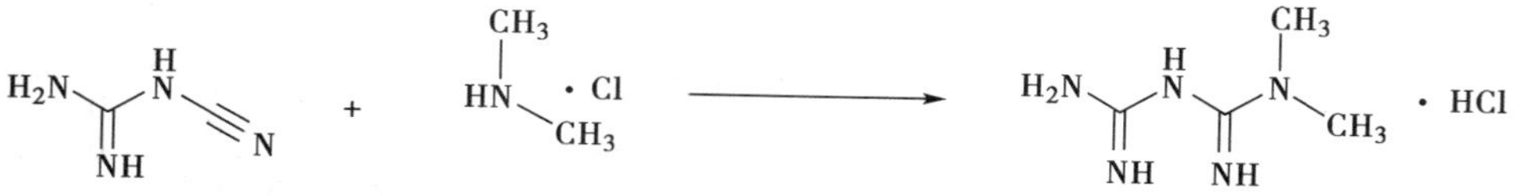

本品临床主要用于轻、中度 2 型糖尿病患者,尤其是有胰岛素耐受的肥胖患者,也可与胰岛素或磺酰脲类合用治疗中、重度患者,以增强疗效,减少胰岛素用量。

本品口服易吸收,不与血浆蛋白结合,不经肝脏代谢,几乎全部原形经肾排出,半衰期 2～3 小时,肾功能损害者及老年人慎用。

三、糖 类 似 物

20 世纪 90 年代开发成功的 α-葡萄糖苷酶抑制剂(α-glucosidase inhibitors)可有效控制磺酰脲类合并二甲双胍治疗无效的 2 型糖尿病患者的血糖和血脂,多用于餐后血糖明显升高患者,可单独使用,也可与磺酰脲类及双胍类药物合用;对 1 型糖尿病患者可与胰岛素配合使用,该类药物特别适用于老年糖尿病患者。

1990 年,由德国 Bayer 公司研制开发的阿卡波糖(acarbose)是第一个用于临床的 α-葡萄糖苷酶抑制剂,对肠道内蔗糖酶、麦芽糖酶、糊精酶和葡萄糖淀粉酶都有强烈的抑制作用,并具有良好的药动学性质,毒性也较低,用于控制糖尿病患者餐后血糖水平。

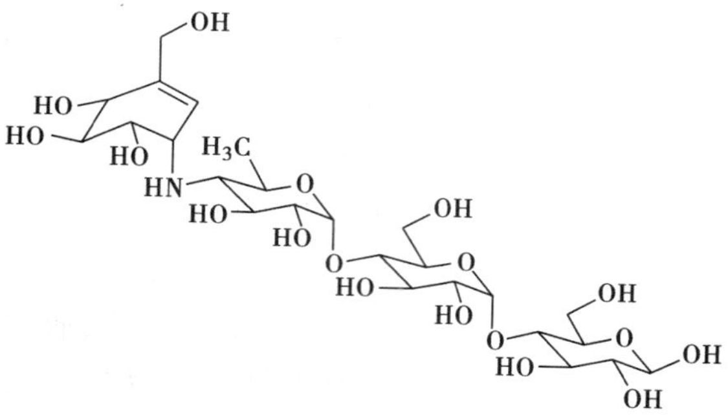

阿卡波糖

1994 年上市的伏格列波糖(voglibose)为日本武田药品工业株式会社开发,因其所用剂量小、不良反应少、疗效突出而被广泛使用。1997 年上市的米格列醇(miglitol)是由德国 Bayer 制药公司开发,其先导化合物是从芽孢杆菌次级代谢产物中分离得到的野尻霉素,起初被作为抗菌药物使用,后来发现具有较强的 α-葡萄糖苷酶抑制作用,继而对其进行结构改造开发成功。

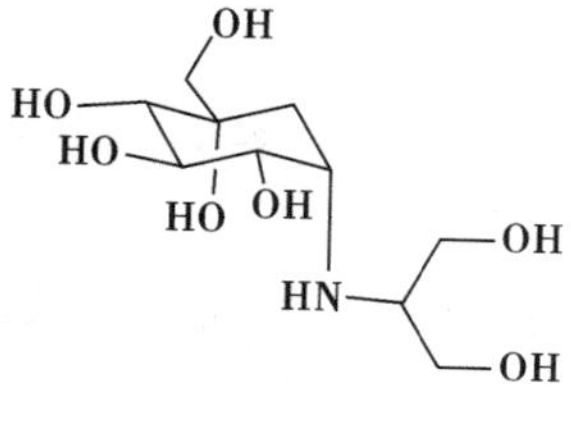

伏格列波糖

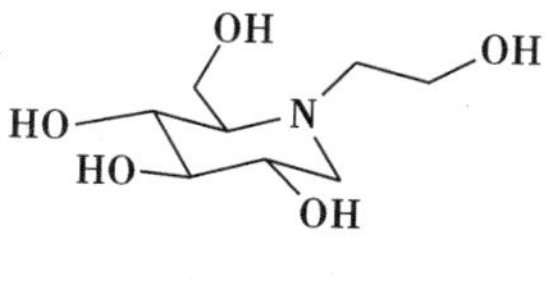

米格列醇

α-葡萄糖苷酶抑制剂通过抑制小肠刷状缘上各种 α-葡萄糖苷酶,减缓淀粉类分解为麦芽糖并进而分解为葡萄糖的速度,以及蔗糖分解为葡萄糖的速度,减缓对葡萄糖的吸收,降低餐后血糖,但并不增加胰岛素分泌。

目前在临床使用的糖类似物降糖药从结构上可分为两类,一类氮原子在糖环外,如阿卡糖和伏格列波糖;另一类氮原子在糖环内,如米格列醇。米格列醇与阿卡波糖和伏格列波糖相比,抑制作用更为广泛,可抑制海藻糖酶及乳糖酶,其原因可能是米格列醇和葡萄糖的分子结构更为相似,更易于接近乳糖酶的活性中心。

这些 α-葡萄糖苷酶抑制剂虽能克服传统降糖药的一些缺点,但种类较少,因此人们仍不断致力于开发新型的 α-葡萄糖苷酶抑制剂。尽管国外在其化学合成方面的研究较为成熟,但因其合成步骤烦琐、成本高、效率低,进展较为缓慢。

米格列醇 miglitol

化学名为(2R,3R,4R,5S)-1-(2-羟乙基)-2-羟甲基-3,4,5-哌啶三醇。

本品是白色晶体,可溶于水和二甲基甲酰胺。

以葡萄糖(I)为原料,与乙醇胺(2-aminoethanol)经还原胺化生成 N-羟乙基葡萄糖胺(II),用葡糖杆菌(Gluconobacter)生物氧化生成 6-脱氧-6-羟乙基氨基山梨糖(III),最后在 Pd/C 催化下,加氢闭环制得本品。

本品是高效的 α-葡萄糖苷酶抑制剂,已成为治疗单纯饮食控制无效的 2 型糖尿病患者的一线药物;可用于磺酰脲治疗血糖控制无效的患者,还可以配合胰岛素用于 1 型糖尿病的治疗。本品可通过口服或静脉注射途径给药,但在体内几乎不被代谢,主要通过肾排出体外。

四、胰岛素增敏剂

目前在胰岛素增敏剂(insulin sensitizers)领域开发了一批新型的口服降糖药,如格列酮类药物(glitazones)是以噻唑烷二酮(thiazolidinediones,TZD)结构为基础的一系列化合物。

格列酮类药物是通过激活过氧化物酶增殖体活化受体(peroxisome proliferator-activated receptor-γ，PPAR-γ），增加靶组织对胰岛素的反应性，纠正血糖和脂质异常；与磺酰脲类降糖的作用机制不同，是通过对胰岛素抵抗而增加胰岛素刺激葡萄糖的作用，抑制肝糖的输出。故该类药物与体内受体结合后被激活，从而改善 2 型糖尿病患者的胰岛素抵抗、高胰岛素血症和高血糖症代谢紊乱，实现对血糖的长期控制，延缓糖尿病并发症的发生。另外，该药物在降低血压、调节脂质代谢、抑制炎症反应及抗动脉粥样硬化等方面也显示了作用，故对噻唑烷二酮类化合物的开发已成为研究的热点。

曲格列酮（troglitazone）是第一个用于临床的格列酮类药物，1997 年在美国上市，其化学结构中含一个 α- 生育酚基团，除降低血糖外，还可以抑制脂类的过氧化作用，但因肝毒性于 2000 年被美国 FDA 宣布停止使用。罗格列酮（rosiglitazone）是葛兰素史克公司开发的品种，1999 年在美国上市，商品名为"Avandia"，2000 年进入我国。吡格列酮（pioglitazone）是武田公司和礼来公司联合开发的品种，1999 年上市，2005 年在我国获得注册。

曲格列酮　　　　　　　　　　　　　　　　　　　　　吡格列酮

马来酸罗格列酮 rosiglitazone maleate

化学名为（±）-5-［［4-［2-（甲基-2-吡啶氨基）乙氧基］苯基］甲基］-2,4-噻唑烷二酮-（Z）-2-丁烯二酸盐。

本品为白色或类白色结晶粉末，mp. 153～155℃，无臭、无味，易溶于 pH 2.3 的缓冲溶液，随着 pH 的升高溶解度下降；在稀硫酸中，本品可使高锰酸钾溶液退色，马来酸与高锰酸钾发生氧化还原反应；还具有叔胺的特性反应。

以 2- 氯吡啶（Ⅰ）为原料，和 2- 甲氨基乙醇（2- methylaminoethanol）发生缩合生成 2-（甲基-2- 吡啶氨基）乙醇（Ⅱ），与 4- 氟苯甲醛（4- fluorobenzaldehyde）经过 Williams 成醚反应生成 4-［2-（甲基-2- 吡啶氨基）乙氧基］苯甲醛（Ⅲ），再与 2,4- 噻唑烷二酮（2,4- thiazolidinedione）缩合生成 5-［4-［2-（甲基-2- 吡啶氨基）- 乙氧基］- 亚苄基］- 噻唑烷-2,4- 二酮（Ⅳ），然后加氢还原生成罗格列酮，与马来酸（maleate）成盐即制得本品。

本品适用于 2 型糖尿病患者，特别是胰岛素抵抗者可以单独使用，也可以与其他降糖药联合应用；本品与胰岛素或其他口服降糖药合用时，患者有发生低血糖的危险，必要时可减少合用药物的剂量。

本品主要以原形从尿排出，主要代谢途径为经 N- 去甲基和羟化作用与硫酸盐或葡萄糖醛酸结合。所有代谢产物均没有胰岛素增敏作用，其体内代谢不受年龄、种族和食物的影响。

五、二肽基肽酶-Ⅳ抑制剂

二肽基肽酶-Ⅳ（dipeptidyl peptidase-Ⅳ，DPP-Ⅳ）为一种膜糖蛋白，是以二聚体形式存在的高特异性丝氨酸蛋白酶，由766个氨基酸组成。1966年首次在大鼠肝脏中分离得到，参与胰高血糖素样肽（glucagons-like peptide，GLP）和抑胃肽（glucose-dependent insulinotropic polypeptide，GIP）的降解，这两种肠降血糖素在维持人体血糖稳定方面起着重要的作用。DPP-Ⅳ是治疗糖尿病药物的一个新靶标，二肽基肽酶-Ⅳ抑制剂（dipeptidyl peptidase Ⅳ inhibitors）也成为研究的热点，日益受到药物研究者的高度关注。

2003年，人们首次确定了DPP-Ⅳ蛋白质的三维结构，成为DPP-Ⅳ抑制剂研究的重要里程碑。DPP-Ⅳ抑制剂被证明可在24小时内可逆性地抑制大约90%的DPP-Ⅳ活性，增加血液中内源性GIP和GLP-1的浓度，从而促进胰岛素分泌和抑制胰高血糖素的异常分泌。另外，DPP-Ⅳ抑制剂还具有保护胰岛B细胞的功能。迄今为止的临床试验证实DPP-Ⅳ抑制剂安全性好、不会发生严重低血糖，不增加体重。

2006年，默克公司研制的西格列汀（sitagliptin）获得FDA批准，是第一个上市的DPP-Ⅳ抑制剂。诺华公司随后提交给FDA的维格列汀（vildagliptin）及其与二甲双胍复方制剂的申请，于2008年7月撤回，原因主要是尽管临床研究中未观察到动物实验时出现的皮肤坏死和肾损伤副作用，但是FDA希望诺华公司能够提供更多的临床数据，以充分证明该药的安全性。该药虽然未能在美国上市，但已于2007年9月获准在欧洲上市。复方制剂主要用于二甲双胍最大耐受剂量仍不能有效控制血糖或已经联合使用维格列汀与二甲双胍治疗的2型糖尿病患者。2009年，FDA批准了百时美施贵宝与阿斯利康公司联合开发的沙格列汀（saxagliptin），用于治疗成人2型糖尿病。以上3种药物都可以单独用药，或与其他降糖药二甲双胍等合并用药。目前，还有其他DPP-Ⅳ抑制剂已经进入临床研究。

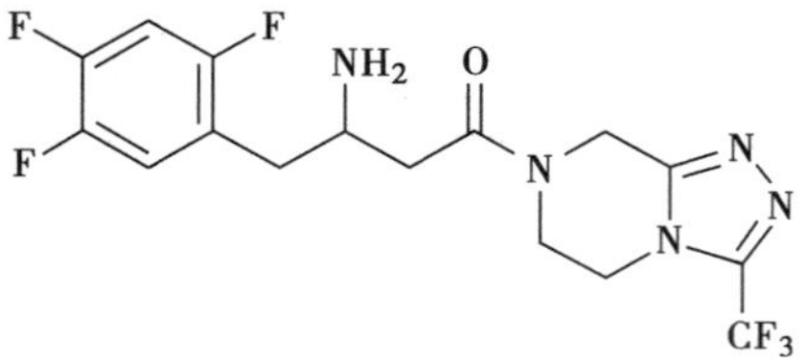

西格列汀 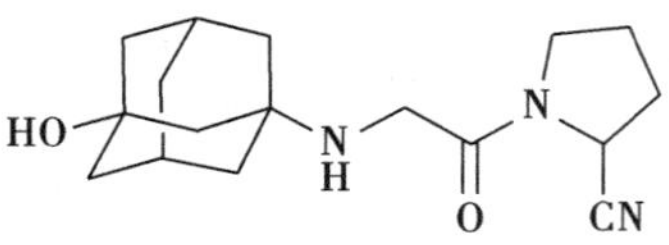　　　　　　　　　维格列汀 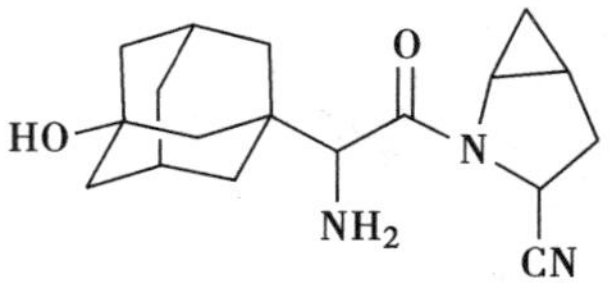　　　　　　　　　沙格列汀

学习小结

糖尿病(diabetes mellitus,DM)是以糖、蛋白质和脂肪代谢紊乱为主要症状的内分泌疾病,是血液中以持续高血糖为基本生化特征的慢性代谢性综合征。糖尿病分为 1 型糖尿病、2 型糖尿病、其他特殊类型和妊娠糖尿病 4 种类型。目前对糖尿病尚无根治的方法,采用综合治疗的原则,即在控制饮食和体育锻炼的基础上应用降糖药物。

对于 1 型糖尿病患者,用胰岛素及代用品的制剂进行治疗;胰岛素是由胰脏 B 细胞受内源或外源性物质如葡萄糖、乳糖、核糖、胰高血糖素等的刺激而分泌的一种蛋白质激素,在体内起调节糖、脂肪及蛋白质代谢作用,为治疗糖尿病的有效药物。人胰岛素由 21 个氨基酸的 A 肽链与 30 个氨基酸的 B 肽链通过两个二硫键连接而成。它具有典型的蛋白质性质,为两性化合物。

对于 2 型糖尿病患者,多数在严格控制饮食的情况下使用口服降糖药可控制病情,少数无效者可用胰岛素治疗。因此,口服降糖药是治疗 2 型糖尿病的主要手段,按其化学结构可分为:磺酰脲类、双胍类、糖类似物、胰岛素增敏剂和二肽基肽酶-Ⅳ抑制剂等降糖药。

口服降糖药有甲苯磺丁脲、格列本脲、盐酸二甲双胍、米格列醇和马来酸罗格列酮等代表药物,这些药物的化学结构、理化性质、合成路线及主要临床用途;磺酰脲类药物的通式和构效关系,以及临床使用二肽基肽酶-Ⅳ抑制剂的药物名称和用途。

复习题

1. 简述胰岛素的结构特点和理化性质及用途。
2. 比较第一代和第二代磺酰脲类口服降糖药在体内的代谢反应。
3. 简述磺酰脲类口服降糖药的构效关系。
4. 写出格列苯脲的合成路线。
5. 写出盐酸二甲双胍和米格列醇的化学结构式和用途。
6. 写出马来酸罗格列酮的合成路线。
7. 写出临床应用二肽基肽酶-Ⅳ抑制剂的药物名称和用途。

(张秋荣)

第十九章

新药设计与开发

学习目标

熟悉：药物小分子与生物大分子之间在分子水平的作用机制，新药开发的基本途径和与新药开发有关的某些新领域、新方法。

了解：计算机辅助药物设计的基本原理与常用软件。

半个多世纪之前，人们对细胞分子水平的生命活动知之甚少，因此寻找新药的方法多是基于经验、机遇和运气。其研发药物的手段主要是依靠随机筛选与偶然发现等传统方法。应用传统方法虽然也发现了许多有效的治疗药物，但这样的新药研究方法不可预见性和盲目性大，还易造成人力、物力和财力的巨大浪费。由于应用传统方法发现新药的成功率越来越低，迫使人们寻找更加合理的新药设计与开发的方法。定量构效关系、合理药物设计、计算机辅助药物设计、组合化学、高通量筛选等新技术、新方法就是在这样的背景下不断涌现，并由此应运而生了一门新学科，即药物设计学。近十年来，蓬勃发展的基因组学和蛋白质组学又为这门新学科注入了更多的内涵与活力。当前新药设计与开发已经完全摆脱过去主要依靠经验的落后方式，研究也更具有针对性。这种新的发展趋势最终将有利于医药企业节省新药研发费用，缩短研发周期，更快、更好地推出造福于人类的新药。

第一节　药物作用的分子药理学基础

结构特异性的药物发挥药效的本质是药物小分子与生物大分子的有效接触，这其中包括二者应在立体空间上的互补和电荷分布的匹配，进而引起生物大分子构象的改变，触发机体微环境产生与药效有关的一系列生物化学反应。

一、药物作用的大分子生物靶点

结构特异性的药物，通常在很小剂量就能产生强大的生物效应。从理论上讲，所有结构特异性药物在生物体内都应有其作用的靶点。目前绝大多数药物的作用靶点都已明确，只有少数药物的靶点未知。现在研发新药如果没有明确的作用机制和确切的生物靶点，相关的药物研究和开发将无法被认可。目前,已经公认的靶点主要包括受体、酶、离子通道和核酸。迄今已发现可作为疾病治疗的药物靶点总数已达 500 多个。其中受体,尤其是 G-蛋白偶联受体(GPCR)占绝大多数。就目前上市的药物来说,以受体为作用靶点的药物约占 52%;以酶为作用靶点的药物约占 22%;以离子通道为作用靶点的药物约占 6%;以核酸为作用靶点的药物约占 3%;其余 17% 药物的作用靶点尚不清楚。

1. 以受体为靶点　药物与受体结合才能产生药效,同时必须具有高度的选择性和特异性。选择性要求药物主要针对某种病理状态产生稳定的功效,而特异性是指药物对疾病的某一生理、生化过程有特定的作用。现已上市的几百种作用于受体的新药中,其中绝大多数都是 GPCR 的激动剂或拮抗剂。例如,治疗高血压的血管紧张素 II 受体拮抗剂氯沙坦、依普沙坦,中枢镇痛的阿片受体激动剂丁丙诺啡、布托啡诺,α_1 受体拮抗剂哌唑嗪,抗过敏性哮喘的白三烯 LT 受体拮抗剂普仑司特和扎鲁司特,以及抗胃溃疡的组胺 H_2 受体拮抗剂西咪替丁、雷尼替丁等。

近年来,受体的亚型不断被发现和克隆表达,有关它们的生化、生理、药理性质也相继被阐明。现已知道,肾上腺能受体有 α_1、α_2、β_1、β_2、β_3 亚型,多巴胺受体有 D_1、D_2、D_3、D_4、D_5 亚型,阿片受体有 μ、κ、σ、δ、ε 亚型,组胺受体有 H_1、H_2、H_3 亚型,5-羟色胺受体有 $5\text{-}HT_{1A\text{-}1F}$、$5\text{-}HT_{2A\text{-}2C}$、$5\text{-}HT_3$、$5\text{-}HT_4$、$5\text{-}HT_5$、$5\text{-}HT_6$、$5\text{-}HT_7$ 等亚型。解析这些不同亚型 GPCR 的信号通路和作用机制,将为研究选择性高、特异性好的药物提供重要的理论基础。美国科学家罗伯特·莱夫科维茨和布莱恩·科比尔卡因揭示了 GPCR 的内在工作机制,共同分享了 2012 年诺贝尔化学奖。由于 GPCR 属于膜受体,过去难以应用结构生物学方法解析其三维立体结构。近年来结构生物学研究已在这方面获得突破,β_2 肾上腺素能受体成为第一个三维结构明确的 GPCR。可以预见,随着结构生物学技术的不断发展,将有更多 GPCR 的结构被解析,从而有力推动相关靶点的新药设计与开发。

孤儿受体(orphan receptor)是近年来提出的一种新概念,它是指其编码基因与某一类受体家族成员的编码有同源性,但目前未在体内发现相应的内源性配基。孤儿受体的发现及应用逆向分子药理学(reverse molecular pharmacology)建立孤儿受体筛选新药的模型,为新药开发提供了更多的有效手段。

2. 以酶为靶点　由于酶参与一些疾病的发病过程,催化生成一些病理反应的介质和调控剂,因此,酶构成了一类重要的药物作用靶点。酶抑制剂通过抑制某些代谢过程,降低酶促反应产物的浓度而发挥其药理作用。一般要求酶抑制剂与靶酶具有高度亲和力和特异性。如果仅针对靶酶抑制而不与其他酶或受体作用,则该药物的剂量可降低,毒性也进一步减小。酶抑制剂必须具有较高的生物利用度,从而能够在有效浓度下到达其作用部位而发挥治疗作用。近年来,酶抑制剂发展较快,已在现有治疗药物中占有很重要的地位。据统计,目前世界上销售量最大的 20 个"重磅炸弹"级药物中有近一半是酶抑制剂。当前酶抑制剂研究比较活跃的领域有:降压药的血管紧张素转化酶(ACE)抑制剂、肾素抑制剂,调血脂药 HMG-CoA 还原酶抑制剂,非甾体抗炎药物中的环氧化酶-2(COX-2)抑制剂,抗肿瘤药物中的芳构化酶抑制剂,酪氨酸激酶抑制剂,以及抗前列腺增生治疗药中的 5α-还原酶抑制剂等。一氧化氮(NO)作为生物体内的重要信使分子和效应分子,在心血管、神经和免疫系统方面具有重要的生理功能,但过量产生或释放时能介导多种疾病的发生和发展。一氧化氮合成酶(NOS)抑制剂可阻止 NO 过量生成,因此,具有重要的治疗意义。NO 以及有关 NOS 抑制剂的研究已成为近年来生物医学和药学研究的前沿领域之一。

3. 以离子通道为靶点　细胞正常生理活动所需要的离子一般通过离子通道出入细胞,离子的不断运动和传输构成了生命过程的重要组成部分。离子通道类似于活化酶,可参与调节多种生理功能。病理条件下,离子通道导致离子流动异常,甚至可导致细胞死亡,因此需要应用药物进行调控。这方面的研究近年来进展较快。如生物碱藜芦碱 I 和一些具有脂溶性的动物毒素如海葵毒素等能引起 Na^+ 通道开启,而结构中具有胍基正离子的河豚毒素则阻滞 Na^+ 通道。I 类抗心律失常药为 Na^+ 通道阻滞剂,主要药物有奎尼丁、利多卡因、美西律、恩卡尼、普罗帕酮等。

作用于 Ca^{2+} 通道的药物主要有 1,4-二氢吡啶类、苯烷胺类和硫氮杂草类等。这些药物主要通过抑制细胞外 Ca^{2+} 跨膜内流而产生效应,药理作用各有特点。其中 1,4-二氢吡啶类钙拮抗剂的研究非常活跃,其代表药物硝苯地平、氨氯地平、尼卡地平、尼莫地平、阿罗地平、非洛地平等主要用于心血管疾病,如高血压、心律失常、心绞痛等的治疗。

作用于 K^+ 通道的药物较多,例如米诺地尔、尼可地尔和吡那地尔为钾通道开放剂,主要用于高血压的治疗;III 类抗心律失常药物多为钾通道阻滞剂,主要药物有胺碘酮、索他洛尔和多非利特等。

另外药理学研究表明,治疗 2 型糖尿病的磺酰脲类口服降糖药(如甲苯磺丁脲和格列本脲)与胰岛 B 细胞膜上的磺酰脲受体结合后,导致 ATP 敏感性 K^+ 通道关闭,引起去极化,从而使电压敏感型的 Ca^{2+} 通道开放,促进细胞内 Ca^{2+} 富集,最终增加内源性胰岛素的分泌。

4. 以核酸为靶点　关于肿瘤的癌变机制,人们普遍认为是由于基因突变导致的基因表达失调和细胞无限增殖所引起的。因此,可将癌基因作为药物设计的靶,利用反义技术(antisense technology)抑制癌细胞增殖。反义技术是指用人工合成的或天然存在的寡核苷酸,以碱基互补方式抑制或封闭靶基因的表达,从而抑制细胞的增殖。但这种反义寡核苷酸的脂溶性较差,不易跨膜转运至细胞内,且易受核酸酶水解。为克服上述缺点,人们致力于它的结构修饰,并已取得了一定进展。

由已知的抗肿瘤药物为先导,科学家们还开展了以 DNA 为靶点的新型抗癌药物研究。例如,小诺米星和多柔比星等抗癌药是以嵌入的方式与 DNA 分子相互作用,分子的体积不能太大。以此为依据,设计的新化合物将有利于插入 DNA 分子中,通过破坏 DNA 结构干扰其基因表达过程,达到抗肿瘤的目的。

二、药物作用的体内过程

药物在体内发挥治疗作用的关键与其在生物大分子靶点的浓度和与生物靶点相互作用的能力有关。为了恰当描述药物的作用,必须考虑影响药物疗效的两个基本因素,一个是药物到达作用部位的浓度,以药物作用的动力学时相(pharmacokinetic phase)来描述(图 19-1)。另一个重要因素是药物与生物靶点的特异性结合,以药物作用的药效学时相(pharmacodynamic phase)来描述(图 19-2)。

1. 药物作用的动力学时相　一个药物在离体组织中可发挥其药理作用,而在体内给药时无效,说明该药物与生物靶点相互作用时没有达到足够药物浓度。相反,一个药物在体外无效,但在体内给药时有效,说明它在体内经历了代谢活化过程。因此对于一个药物来说,不仅要考虑药物与靶点相互作用的强弱,还要考虑它在体内的吸收、分布、代谢和消除(ADME)。

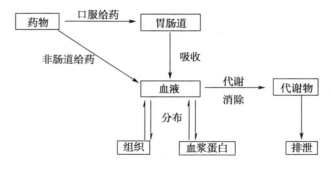

图 19-1　药物的动力学时相

　　药物的结构决定着其物理化学性质,其理化性质又决定着药物在体内的药动学过程。药物进入血液的途径包括静脉注射给药、口服给药和局部组织给药等方式。静脉给药可直接进入血液,口服给药需经胃肠道吸收进入血液,局部组织给药后药物经吸收也可进入血液。通过体内的血液循环可将药物输送至全身,然后药物通过血液向各组织间的扩散作用分布到各个组织部位。在这个过程中要穿过无数的细胞层和一系列脂质双层的膜相结构,要受到不同化学环境和各种酶系统的降解和代谢,最终通过尿液和粪便排出体外。一定剂量的药物经吸收进入血液中的数量和速率、该药在各个器官组织中分布的浓度、代谢转化量和速率以及排泄的方式、途径和速率,构成了机体对药物的作用和处置。通常以生物利用度和药动学参数来进行描述。药物结构的变化导致疗效的差异,很可能与体内药动学过程发生改变有关。

　　2. 药物作用的药效学时相　药效学时相的本质是药物分子经过吸收、分布到达其作用的靶器官,与生物靶点发生相互作用。该相互作用不仅包括二者在立体空间上类似锁匙的互补关系,而且还包括电荷分布上的相互匹配,即通过各种化学作用力使二者有效结合,进而引起靶点构象改变,触发机体微环境产生与药效有关的一系列药理效应。其过程见图 19-2。

　　一般而言,药物理化性质对药效的影响,主要是指药物的结构变化所引起的药物分子的极性、脂/水分配系数的改变而导致其在体内的吸收、分布、转运、代谢和排泄等药物动力学时相的变化,使药物在作用靶点的浓度不同,从而决定了药物疗效的差异。而药

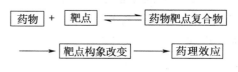

图 19-2　药物的药效学时相

物基本结构对药效的影响,是指药物分子不同的基本结构骨架在三维空间上与生物大分子靶点的互补性不同所表现出来的差异。因此,适合靶点空间互补要求的药物结构并不一定具有保持体内良好药动学过程的最适理化参数。同样,有些药物虽然易于转运到达作用靶点,但由于与靶点结合不好,同样疗效不佳。作为一个优良的治疗药物,既要保持良好的药物动力学时相,还要有良好的药物动态学时相。

　　3. 药物理化性质对药效的影响　药物呈现生物活性必须首先要到达其作用的生物靶点,药物到达靶点部位的能力主要依赖于药物的跨膜转运,即需要穿过无数脂质双层的生物膜相结构,这需要有一个适宜的脂/水分布系数,其对数值 log P(称为疏水参数)是一个很重要的物

化参数,它是由药物分子的化学结构所决定的,与药物的生物活性密切相关。药物分子一般都由调节脂/水分布系数的载体基团和与靶点特异性结合的功能基两部分组成,例如作用于中枢神经系统的药物需要通过血脑屏障,一般应具有较大的脂溶性。但药物必须有一定的溶解度才能被组织吸收,而溶解的速度又影响着吸收的速度和到达作用部位的浓度,因此药物的溶解度对生物活性很重要。

(1)溶解度对药效的影响:药物的溶解度取决于化学结构,药物在生物相中与水分子保持着两种作用方式,静电作用和氢键缔合。当药物分子中引入-COOH、C=O、-NH$_2$等极性基团时,一般会使水溶性增加。而烃基是亲脂性的,药物分子中引入较大的烃基往往使脂溶性增高。如分子中以-COOH取代-CH$_3$,脂/水分配系数下降2~170倍;引入1个氨基,脂/水分配系数下降2100倍。在同系物中,每增加一个-CH$_2$-,脂/水分配系数增大2~4倍;-COOH改为-COOCH$_3$,脂/水分配系数可增大2~4倍。一般来说,药物水溶性和脂溶性的大小取决于水溶性基团和脂溶性基团的比重以及分子中原子间相互影响等综合因素。

水是生物系统的基本溶剂,体液、血液和细胞浆液的实质都是水溶液。药物要转运扩散至血液或体液,需要溶解在水中,即要求一定的水溶性(又称亲水性)。而药物要通过脂质的生物膜(包括各种细胞膜、线粒体和细胞核的外膜等),需要一定的脂溶性(又称亲脂性)。以常用的口服药物剂型为例,吸收过程基本上包含两步,先在胃肠道水溶液内溶解,继而在水和脂质两相间分配,吸收进入血液(图19-3)。

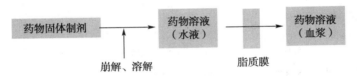

崩解、溶解　　　　脂质膜

图19-3　药物口服吸收的示意图

亲脂性高的药物经口给药后比亲脂性低的药物更容易吸收。同样,亲脂性药物也更容易透过血脑屏障,在脑组织中更好地分布。药物的脂溶性一般可以由下式表示:

$$\log P = \log\left[(药物)_{正辛醇}/(药物)_{水}\right] \qquad 式(19\text{-}1)$$

若以X代表药物分子中的任何取代基,π值具有可加和性(多数π值可在文献中查得)。因此,在一个化合物系列中,某一药物的脂溶性可以通过下式求得。

$$\pi_X = \log P_X - \log P_H \qquad 式(19\text{-}2)$$

式(19-2)中$\log P_X$为取代化合物脂/水分配系数的对数;$\log P_H$为母体化合物脂/水分配系数的对数。由上式可知,当π_X为正值时,化合物有较大的脂溶性,若为负值时,化合物有较大的水溶性。这一规律在QSAR的研究中有十分重要的意义。然而,药物实际通过生物膜与其脂溶性只能是一个比喻性的关系,因为生物膜的特性与正辛醇毕竟有很大的差别。实验证明,药物通过血脑屏障的最适脂溶性大约为$\log P = 2$。

(2)解离度对药效的影响:与药物相互作用的生物大分子靶点中,有游离的氨基与羧基。它们在不同的pH条件下可分别解离成阳离子、阴离子和两性离子。这些离子可与药物靶点结构中电性相反的离子发生部分相互吸引,形成药物-靶点复合物。已知大多数药物为弱酸或弱碱、其解离度pK_a可由下式计算。

酸性药物:　　　　　　　　　R—COOH→R—COO$^-$ + H$^+$

$$pK_a = pH + \log \frac{[R—COOH]}{[R—COO^-]} \qquad \text{式}(19-3)$$

碱性药物：

$$R—N^+H_3 \rightarrow R—NH_2 + H^+$$

$$pK_a = pH + \log \frac{[R—N^+H_3]}{[R—NH_2]} \qquad \text{式}(19-4)$$

一些酸性和碱性药物的生物活性与它们的解离度有关,口服后的吸收与其吸收部位的 pK_a 有关。因为胃肠道的 pH 从胃部的强酸性(pH 约 1)到十二指肠部位的近中性(pH = 5),然后持续增加。这样碱性药物在胃部的吸收量可忽略不计,而主要在肠道吸收,酸性药物则主要在胃部吸收(表 19-1)。

表 19-1　部分有机酸、碱性药物在不同 pH(大鼠肠中)的吸收百分率

药物	pK_a	吸收百分率(%)			
		pH = 4	pH = 5	pH = 7	pH = 8
有机酸类:					
5-硝基水杨酸	2.3	40	27	<2	<2
水杨酸	3.0	64	35	30	10
乙酰水杨酸	3.5	41	27	—	—
有机碱类:					
氨基比林	5.0	21	35	48	52
对甲苯胺	5.3	30	42	65	64
奎宁	8.4	9	11	41	54

解离度对药物活性的影响,主要表现为对药物吸收、转运和对药物靶点相互作用的影响。由于多数药物呈弱酸弱碱性,在体液中可部分解离,其分子型和离子型按一定比例达到平衡。通常药物吸收靠分子型,以分子形式通过生物膜,而与靶点的相互作用则靠离子型。药物解离成离子后,与靶点活性空腔的正、负电荷中心产生静电引力,从而表现出与靶点的亲和力。如果药物的生物活性主要是由离子型产生的,则活性将随着解离度的增加而增加。如果药物的生物活性主要是由非离子型所产生的,则随着药物解离度的增加,生物活性降低。此外,药物的解离度会增加其水溶性,降低脂溶性,从而影响药物吸收和通过生物膜的能力。

4. 药物立体异构对药效的影响　为了保证药物能与靶点有较高的亲和力,药物结构中必须存在与靶点活性空腔结构互补的区域。因此,药物分子的构象和立体化学因素对于药物能否起效起至关重要的作用。早在 1858 年,科学家就发现了(+)-酒石酸抑制青霉菌生长,而(−)-异构体则无活性。文献已报道了大量具有生物立体选择性的例子,表 19-2 列出了不同光学活性的 2-二丙胺基萘满立体异构体的药理学活性差异。

5. 药物与靶点的互补性　药物通常与生物大分子靶点结构中的某一个活性区域发生相互作用。该活性区域在三维空间上具有较强的特异性,只能与结构互补的结构特异性药物结合而发挥药效。此时生物大分子靶点的整体结构区域并不一定产生大的构象变化。

表 19-2　不同酚取代的 2-二丙胺基萘满的药理学特性

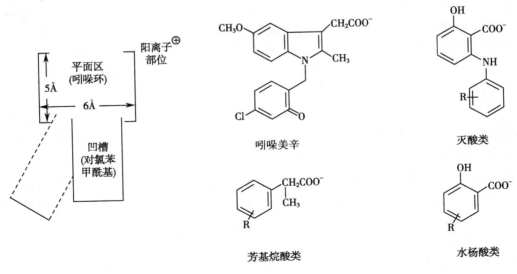

HO- 位置	绝对构型	药理学特性
5	(S)	强效 D₂ 受体激动剂
5	(R)	弱 D₂ 受体拮抗剂
6	(±)	弱 DA 样激动剂
7	(S)	无活性
7	(R)	强效 D₂ 受体激动剂
8	(S)	强效 5-HT₁ₐ受体激动剂

$$\text{(表头结构式: HO 位于 8 位, 编号 6、7、8 及 5, 含 } N(C_3H_7)_2 \text{ 取代)}$$

在结构特异性药物与靶点的相互作用中有两点是特别重要的,一是药物与靶点活性空腔的电荷匹配,二是药物构象与靶点活性空腔的结构互补。药物与靶点的互补性程度越大,则其特异性越高,作用越强,该互补性随着药物-靶点复合物的形成而增高。分子中取代基的改变,不对称中心的转换引起基团的空间排列或分子内偶极方向的改变,均能强烈地改变药物-靶点复合物的稳定性,进而影响药效的强弱。

例如,含有羧酸的非甾体抗炎药的共同结构特征是:①有一个可解离的酸性基团;②芳杂环平面结构;③与芳杂环非共平面的取代基。与其相适应的靶点模式如图 19-4 所示。上述共同结构特征也反映了该类非甾体抗炎药与靶点相互作用时需要具有的电性和立体结构特征。

图 19-4　酸性非甾体抗炎药的结构特征及其与相应靶点的互补关系

为了解释药物与靶点结合的立体选择性,通常应用图 19-5 所示的三点结合模型进行说明。在这个模型中,活性强的光学异构体与靶点活性空腔区域可形成的三点结合,而活性弱的立体异构体则只能形成两点结合。立体选择性并非仅限于药物与靶点的相互作用,也体现在选择性代谢或吸收,因此手性药物的研究已日益受到重视。

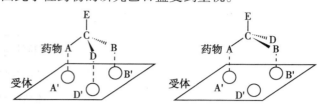

图 19-5 药物与受体立体选择性结合的简易模型

6. 功能基分布对药物-靶点相互作用的影响 与药物发生相互作用的活性区域多为生物大分子靶点蛋白的某一个部位,而蛋白质都是由氨基酸通过肽键相连构成,肽键之间具有规则的空间排列。例如:含有 α-螺旋的蛋白结构域中,两个连续螺圈之间的距离为 5.38Å;另外多肽链上相邻两个肽键间的距离约为 3.61Å(图 19-6)。

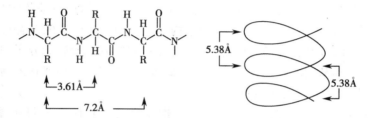

图 19-6 蛋白质官能团间距及二级空间结构示意图

有趣的是,许多药物分子中两个特定官能团之间的距离也恰好与这两个距离相近似,或为其倍数。例如局部麻醉药普鲁卡因(procaine),拟胆碱药乙酰胆碱(acetylcholine),解痉药解痉素(adiphenine)和抗组胺药苯海拉明(diphenhydramine)等的酯键或醚键氧原子与胺(铵)基氮原子之间的距离均为 5.5Å,接近于 5.38Å。肌肉松弛药十烃季铵的两个氮原子之间的距离是14.5Å,是两个肽键距离 3.61Å 的 4 倍。以上各类药物分子中特定原子间的距离,使其电子密度分布可适合于靶点蛋白部分,形成药物-靶点复合物而产生药效。

7. 药物-靶点相互作用的化学本质 药物和靶点间主要以弱相互作用为主,一般包括离子键,偶极键,氢键,疏水性键和范德华力键。该相互作用在体内产生的影响是可逆的,当药物在细胞外液中的浓度减少时,药物与靶点之间的弱相互作用也就消失了。

然而某些情况下,药物产生的效应必须持久,甚至不可逆。例如,某化疗药物与寄生虫体内的靶点结合后生成不可逆的复合物,以便使药物长时间发挥其毒性作用。这时药物与靶点间的相互作用必须以键能最强的键(即共价键)进行。因此下面探讨一下药物与靶点间可能产生的几种作用力类型。

(1)共价键结合:这是药物和靶点间形成的最强的结合键。它通常难以形成,但形成后也不易断裂。共价键是由有关原子间共用电子形成的,只有当使用加热和强烈化学试剂等条件时,共价键一般才能断裂。某些有机磷杀虫药、胆碱酯酶抑制剂和烷化剂类抗肿瘤药都是通过与其作用的生物靶点间形成共价键结合而发挥作用的(图 19-7)。

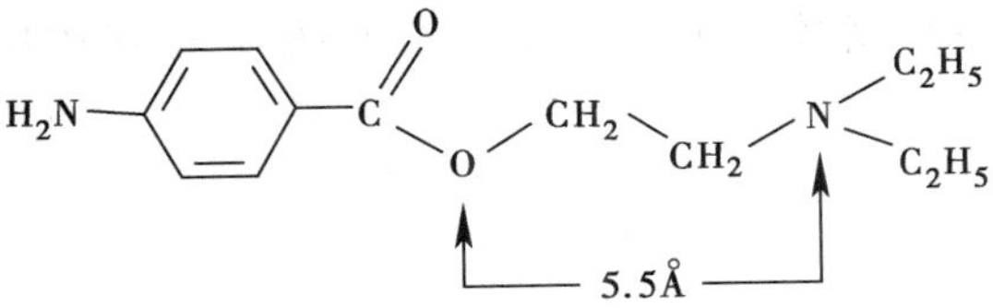

普鲁卡因
procaine

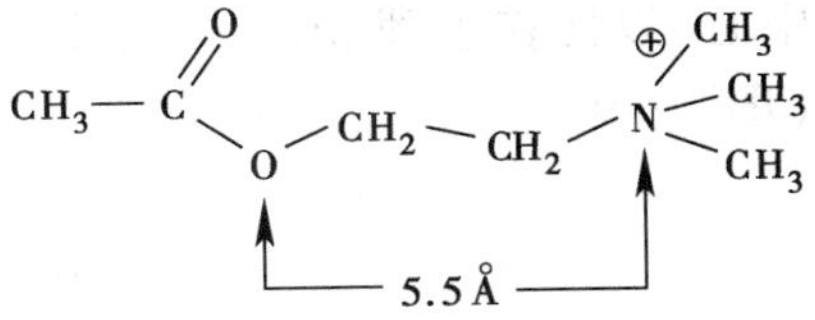

乙酰胆碱
acetylcholine

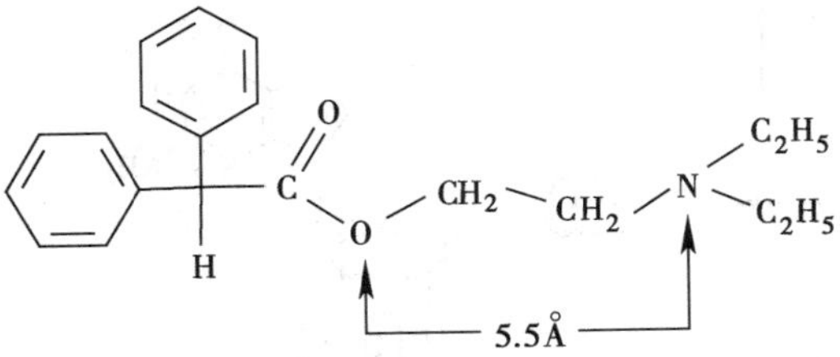

解痉素
adiphenine

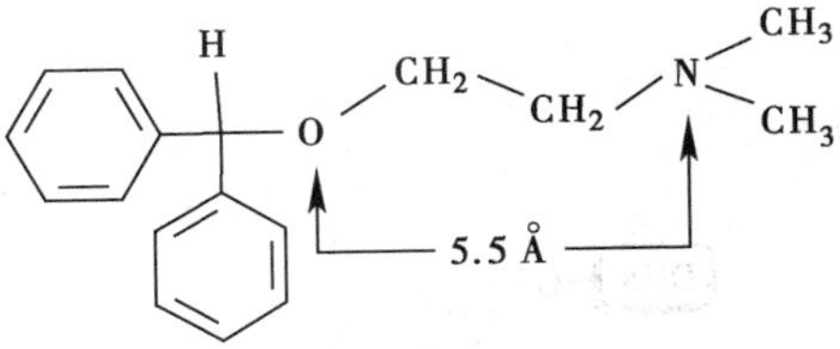

苯海拉明
diphenhydramine

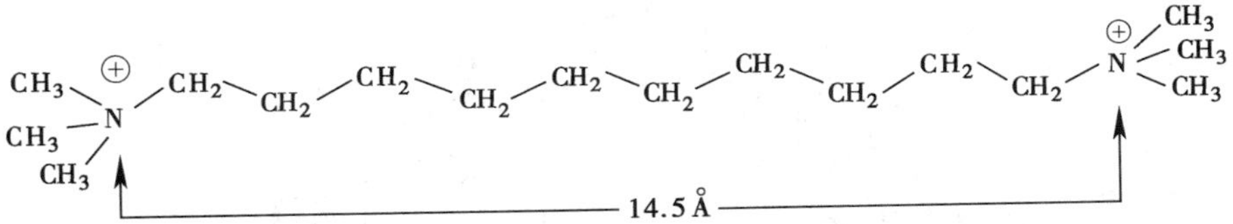

十烃季铵

（2）非共价键的相互作用：许多化疗药物和靶点之间生成的共价键牢固而且难以断裂，这一特性可用于杀灭寄生虫和肿瘤细胞。然而，对于多数作用于中枢神经系统、心血管系统和消化系统的药物而言，这种持久的共价结合作用非常有害，易导致靶点蛋白永久失活而产生癌变等毒副作用。这类药物最理想的情况应当是与靶点之间通过非共价键形成一种可逆的相互作用。

在生理 pH 条件时，存在于药物分子中的多种基团，如羧基、磺酰胺和脂肪族胺，均呈电离状态，季铵盐在任何 pH 时都呈电离状态。另一方面，主要药物的靶点主要由蛋白质构成，其分子表面也有许多可以电离的基团，如精氨酸和赖氨酸的碱性基团，在生理 pH 时全部质子化，生成带正电荷的阳离子基团。组氨酸的咪唑环，色氨酸的吲哚环也可以质子化，但程度较低，视环境条件而异。天冬氨酸和谷氨酸的酸性基团在生理 pH 时，通常完全电离，生成阴离子基团（图 19-8）。根据前面所述的药物与靶点互补性的有关原理，药物与生物大分子靶点结合不仅要求构象匹配，还要求药物与靶点蛋白活性区域的电荷互补。如果一个药物分子结构中的电荷分布正好与其特定靶点区域相适应，那么药物的正电荷（或部分正电荷）与靶点的负电荷（或部分负电荷）产生静电引力，使药物与靶点蛋白相互接近，反之亦然。当接近到一定程度时，药物分子的其他结构片段进一步与靶点蛋白产生非共价键相互作用，从而形成药物-靶点复合物。药物与生物大分子靶点之间形成的离子键，是非共价相互作用中最强的一种，也是药物-靶点复合物形成过程中的优先结合位置。例如在经典的镇痛药与阿片受体的结合模式中，镇痛药结构必须存在 1 个碱性中心,以便在生理 pH 条件下以阳离子形式与阿片受体的阴离子结合位点发生相互作用(图 19-9)。

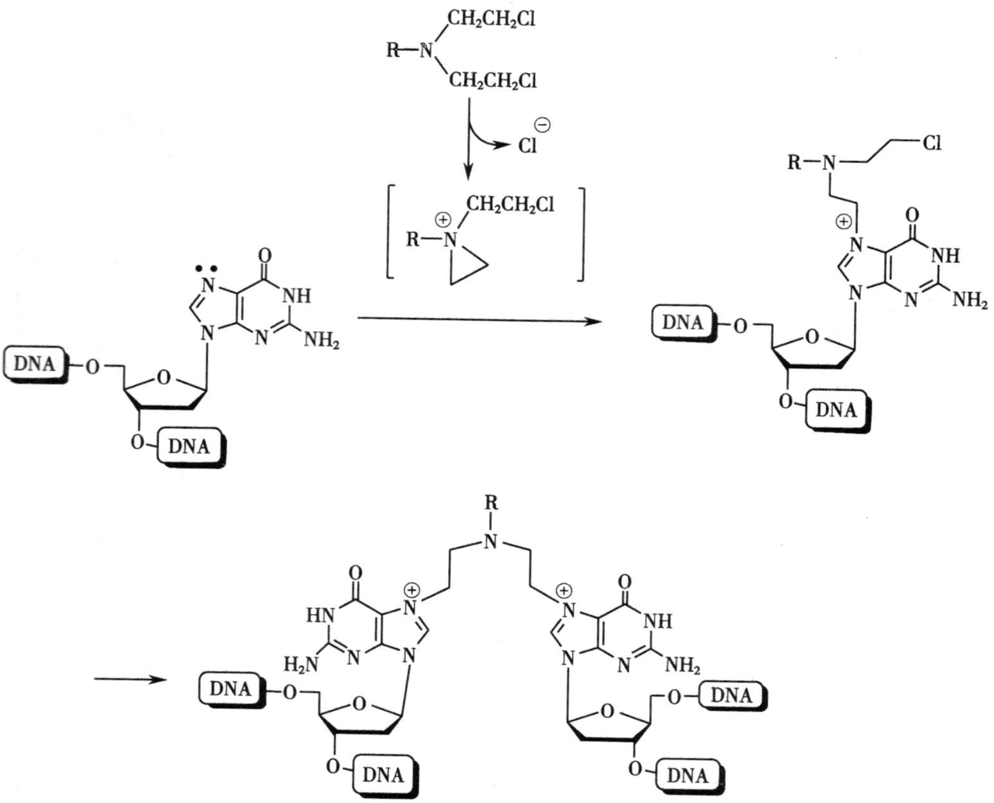

图 19-7　氮芥类烷化剂与 DNA 的共价键结合

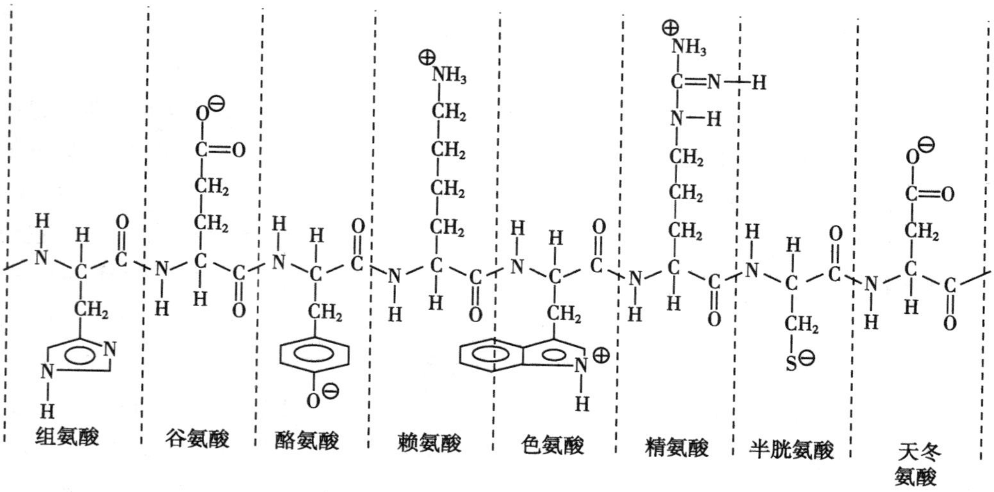

图 19-8　带有电荷的多肽链

组氨酸　谷氨酸　酪氨酸　赖氨酸　色氨酸　精氨酸　半胱氨酸　天冬氨酸

除离子键之外,药物-靶点相互作用还包括氢键、电荷转移、疏水性相互作用和范德华

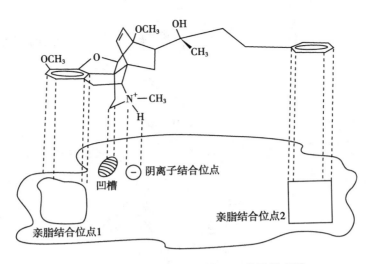

图 19-9　镇痛药与阿片受体相互作用模式图

相互作用等多种非共价相互作用的形式(表 19-3)。这些非共价相互作用在药物与靶点的结合过程中起重要作用。例如:肾上腺受体的天冬氨酸残基与儿茶酚胺类内源性配体的氨基首先发生离子键相互作用,其次再通过氢键、疏水相互作用和范德华相互作用而发生结合,详见图 19-10。

表 19-3　药物-靶点非共价键相互作用的种类

键型	相互作用能(kJ/mol)	实例
1. 加强的离子键	−41.8	
2. 离子键	−20.9	
3. 离子—偶极	−(4.18～29.3)	
4. 偶极—偶极	−(4.18～29.3)	
5. 氢键	−(4.18～29.3)	
6. 电荷转移	−(4.18～29.3)	
7. 疏水性相互作用	−4.18	
8. 范德华相互作用	−(2.09～4.18)	

359

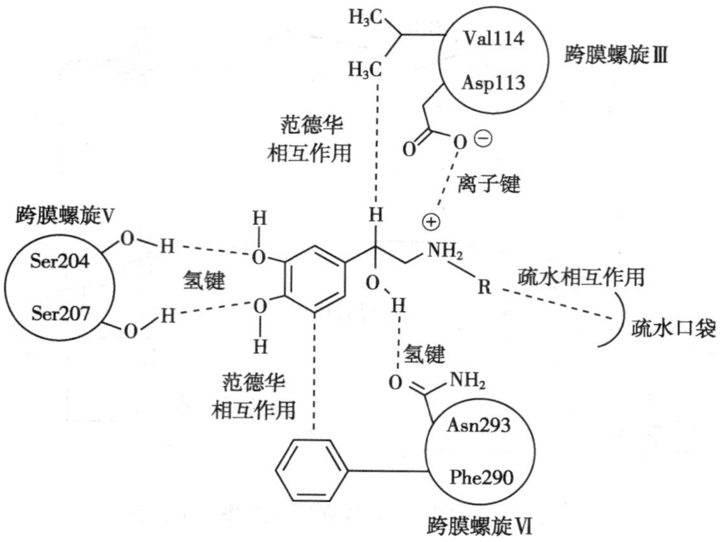

图 19-10　肾上腺素受体与其内源性配基的结合模型

第二节　新药开发的基本途径与方法

任何一类优良的治疗药物大致都要经过发现、发展和完善三个阶段。即先导化合物（lead compound）或模型化合物的发掘，随之从药效学和药动学方面对先导化合物进行结构修饰或改造，确定产生生物活性的基本结构，进而进行构效关系或定量构效关系研究，以获得最佳治疗药物。

一、新药先导化合物的发掘

（一）由天然资源获得先导化合物

长期以来，人们把天然资源作为发现新药先导化合物的主要来源，往往能意外地发现全新化学结构，用作新药的结构类型衍化。我国有丰富的动、植物资源，并有中医药资源宝库。沿着我国中医药传统经验，采用现代技术，必然会发掘出更多、更好的生物活性物质。例如我国研发的抗疟疾特效药物青蒿素是从中药青蒿中分离的有效成分。实验证明该药对耐氯喹疟原虫有极高的杀灭作用。后经结构修饰，发现了抗疟效果更好的蒿甲醚和青蒿素琥珀酸酯，疗效比青蒿素高 5 倍，且毒性比青蒿素低。

微生物资源的合理开发，也是获得新药和模型先导化合物的主要来源，在天然产物的开发中占有重要地位。例如多数抗生素都是从微生物发酵液提取得到的有效成分。为了解决 β-内酰胺类抗生素的耐药性问题，又发现了克拉维酸和舒巴坦等强效抑制 β-内酰胺酶活性的药物。

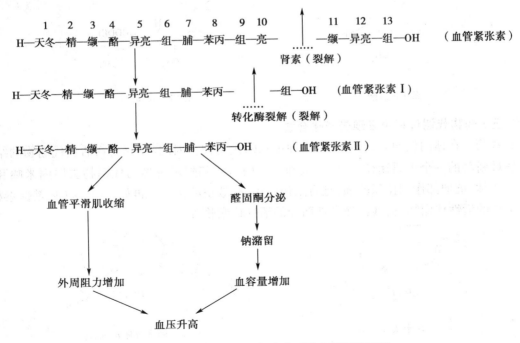

青蒿素

蒿甲醚R=-CH₃

青蒿素琥珀酸酯 R=-OCOCH₂CH₂COOH

克拉维酸

舒巴坦

（二）生命基础过程研究中发现先导化合物

肾素-血管紧张素系统对机体血压调节机制的阐明,为寻找高效特异性降压药奠定了基础。肾素是肾脏所分泌的一种特异性水解蛋白酶,它催化血管紧张素原的球蛋白水解,在其第10位的亮氨酸和第11位的缬氨酸之间裂解,产生由10个氨基酸所组成的血管紧张素Ⅰ（angiotensin Ⅰ）,后者经血管紧张素转化酶的催化,水解脱去C末端的两个氨基酸,成为由8个氨基酸组成的血管紧张素Ⅱ。后者有强烈的收缩血管和升高血压的作用,从而维持机体的正常血压。如果肾脏的功能失调,使血管紧张素Ⅱ产生过量,就会产生高血压(图19-11)。

图 19-11 肾素-血管紧张素系统血压调节机制

根据这一机制,通过以药物抑制肾素或血管紧张素转化酶的活性,干扰或阻断血管紧张素的产生,就会产生降压作用。肾素-血管紧张素转化酶与其抑制剂的结合模式见图 19-12。

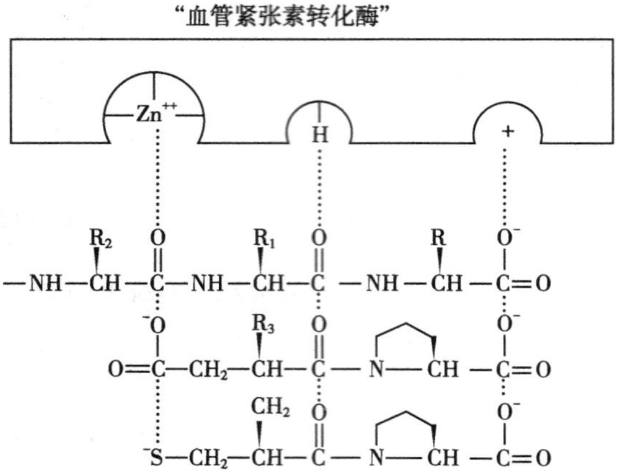

图 19-12　血管紧张素转化酶与底物或抑制剂的作用模式图

毒蛇九肽(替普罗肽)可抑制该酶,但不能口服,后对其结构改造得巯甲丙脯酸(卡托普利),为一优良的口服降压药。由于巯基可引起皮疹和不适臭味,故用羧基代替巯基与酶的 Zn^{2+} 结合,发现了苯丁酯丙脯酸(依那普利),具有降压作用持久,副作用小的优点。

Glu-Trp-Pro-Arg-Pro-Glu-Ile-Pro-Pro

毒蛇九肽

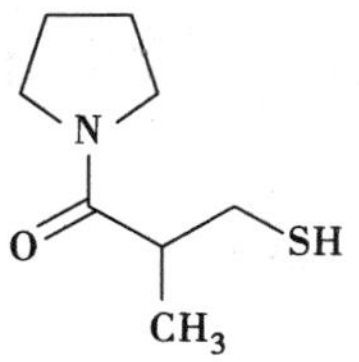

巯甲丙脯酸 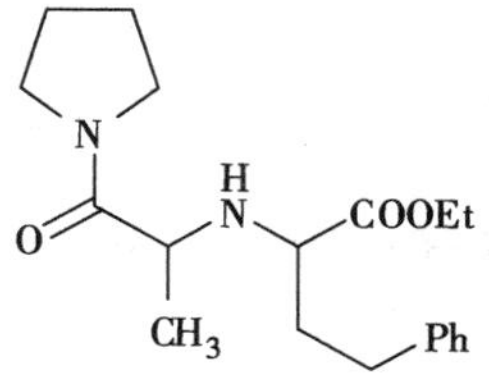　　　　　　　苯丁酯丙脯酸

（三）药物代谢过程中发现先导化合物

有些药物在体内代谢后,能转化为活性更强的代谢物。因此,研究药物活性代谢物的结构也是发现新药的一个重要途径。例如,抗抑郁药丙米嗪和阿米替林的代谢物去甲丙米嗪和去甲阿米替林,抗抑郁作用比原药强,且有副作用小、起效快的优点。再如,羟布宗(羟基保泰松)是保泰松的活性代谢物,奥沙西泮是地西泮的活性代谢物等。

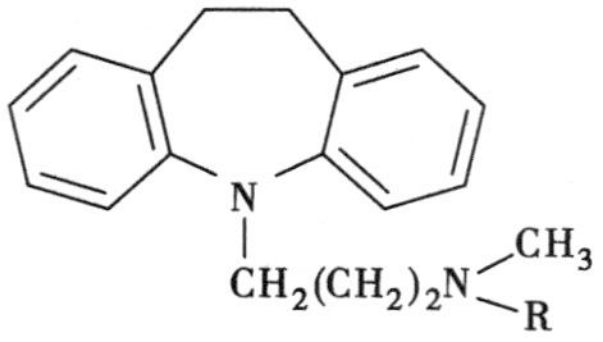

丙米嗪 R＝CH₃　　　　　　阿米替林 R＝CH₃
去甲丙米嗪 R＝H　　　　　　去甲阿米替林 R＝H

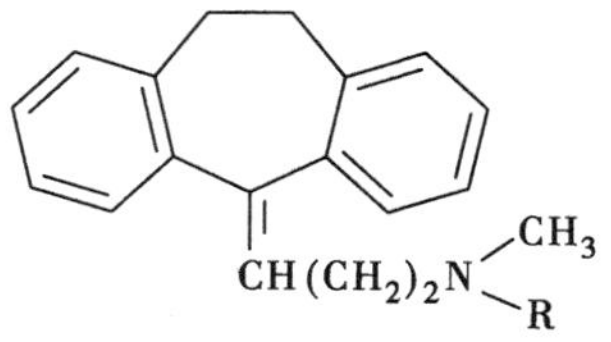

（四）由药物副作用发现先导化合物

在药物研究中,常可以从已知药物的毒副作用出发找到新药,或将毒副作用与治疗作用分开而获得新药。在某些情况下,某一药物的毒副作用可能对另一种疾病有治疗作用。当然,首先要了解药物的药效学基础,如毒副作用与治疗作用的药效学基础不同,就有可能将二者分开,否则就难以实现。例如吩噻嗪类安定药氯丙嗪及其类似物,是由结构类型相同的抗组胺药异丙嗪的镇静副作用发展而来的。

氯丙嗪　　　　　　　　　　　　　　　　　　异丙嗪

（五）基于靶点三维结构的虚拟筛选发现先导化合物

20 世纪 80 年代,Kuntz 等发展了分子对接(docking)方法,即一种模拟小分子与生物大分子三维结构及其结合强度的计算方法,并开发出了第一代分子对接程序 DOCK。此后,在 DOCK 的基础上发展了一系列分子对接方法,如 FLexX、AutoDock 和 GOLD 等。基于分子对接,人们发展了根据靶点三维结构的虚拟筛选方法,并将其程序化,可进行高通量虚拟筛选,大大加快了先导化合物发掘的速度和质量。

目前对于靶点与药物结合时的空间结构还难以完全阐明,但是可以用直接结合实验来培养靶点蛋白与其配体分子的共晶体,通过 X-射线晶体衍射等方法解析出靶点蛋白中与配体分子结合的活性区域的三维结构,用以指导新药先导化合物的合理药物设计与筛选。因此,随着结构生物学的发展,越来越多的重要靶标分子的三维结构将被测定。另一方面,由于计算机科学和计算方法的发展,计算机辅助药物设计(computer aided drug design,CADD)技术日益成熟和完善,目前分子对接方法每天可虚拟筛选上万个分子。因此,针对每一个特定的靶标结构,通过对不同化合物数据库搜索,可以在很短时间内获得活性化合物的线索,将研究目标从几百万个化合物集中到几百个化合物,大大提高了发掘活性先导化合物的速度和效率,缩短了新药研发的周期。基于靶点结构的虚拟筛选与活性先导物发现流程见图 19-13。

（六）由组合化学与高通量筛选发现先导化合物

传统的药物先导化合物的发掘主要有 3 种来源。第一,从动、植物及微生物中分离提纯的天然产物;第二,对现有的化合物数据库进行筛选;第三,在对结构和机制充分认识的基础上,合理地进行药物设计。高通量自动化药物筛选技术的出现,意味着大批量的化合物可以在很短时间内快速地进行筛选,传统的药物先导化合物的来源远远不能满足这一需求。在过去的十几年中,组合化学的兴起与快速发展,打破了这一"瓶颈梗阻"的被动局面。目前,国际上几乎所有的制药公司都已将药物先导物发掘的重点集中在组合化学方法的开发和组合化学库的构建上。

所谓组合化学(combinatorial chemistry),是将一些称之为构建模块的基本小分子(如氨基酸、核苷酸、单糖及各种各样的化学小分子)通过化学或生物合成的手段将这些构建模块系统地装配成不同的组合,由此得到大量具有结构多样性特征的分子,从而建立起化学分子库。这

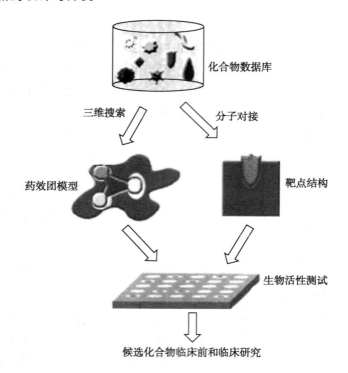

图 19-13　活性先导物发现流程

一思路实际上是来源于仿生学。多少世纪以来,自然界就利用各种构建模块分别进行组合,生成了寡聚核苷酸、碳水化合物、多肽/蛋白质等,从而构成了色彩斑斓的大自然。产生组合多样性的各种途径如图 19-14 所示。

　　通过对上述建立的化学分子库中的化合物进行高通量筛选(high throughput screening),最后寻找到具有生物活性的先导物,这样所获得的化合物数量是巨大的。据统计,20 世纪 90 年代后期用组合技术获得的各类化合物总和,已超过人类有史以来研究发现全部化合物的总和。这种快速获取多样性分子,并经大范围集约筛选,获得有苗头的化合物和结构与活性信息的方法,大大提高了研究新药的效率和水平。

二、先导化合物的结构优化

　　药物的药理作用主要依赖于分子整体性,一般将一个药物分子结构剖析为两部分:化学功能部分(通过各种力的键合作用,使药物与靶点结合的部分)与生物功能部分(与生物作用有关的部分)。生物功能部分可区分为主要和非主要两部分,前者要求高度结构特异性,才能与靶点结合形成复合物,产生药理作用。显然,不能将这部分化学结构进行较大改变。而非主要部分并不参与药物与靶点的复合作用,因此,可容许做较大的变化。在药物设计中,尤其是在药物的结构最佳化研究中,一般要注意保留产生药效的基本结构或药效基团。

　　将药物或先导化合物进行局部结构剖析和改造,确定产生药理活性的基本结构。将基本结构中的某些基团调换为电子等排体,有意识地进行修饰结构,以改变化合物的理化性质,从而改善药物在体内的吸收和分布;或增大位阻以阻滞代谢,延长疗效。通过结构改造,如保留

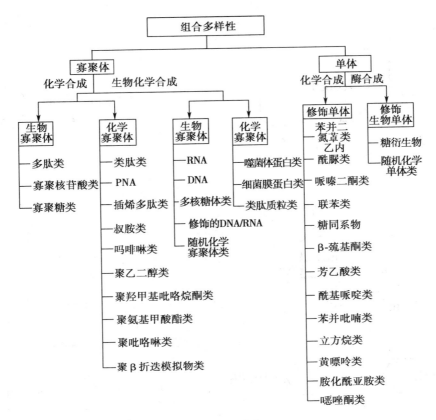

图 19-14　产生组合多样性的各种途径

药物与靶点结合的药效基团,则可仍然保持药效。抑制有关的酶,为近代许多新药设计的出发点。将两种药物的部分结构拼合于同一分子内,或将两者的药效基团兼容在同一结构内,可能使形成的药物兼有两者的特色。前药原理更是改变药物理化性质,以有利于给药和治疗的常用手段。

（一）药效团的确定

与产生药理效应有关的基团集合称为药效团(pharmacophore)或基本结构。它们分子结构的几何排列称药效基团模型(pharmacophoric pattern)。药物小分子对靶点大分子的识别作用,是它们具有一定的三维空间结构和电子密度分布的功能基之间相互作用的结果,通常以非共价键形成这些基团或功能基间的识别,而不是整个药物分子。由以上各种途径发掘的模型化合物,往往需要进行结构简化和修饰,拆除分子中与药理活性无关的结构部分,保留药效基团,从而确定药理活性的基本结构。在此基础上,通过在结构中引入不同载体基团,可以改善药物在体内的吸收、分布、转运和代谢等药动学过程,使药物达到最佳治疗目的。或者将结构中的某些基团用它的电子等排体替代,以发现新的治疗药物。例如可卡因是由天然植物古柯叶中分离到的一个具有局麻活性的模型化合物,通过结构剖析和简化证明,甲酰酯基和 *N*-甲基的去除,四氢吡咯环的打开对局麻作用均无影响,而苯甲酰酯基部分必须保留,从而确定了可卡因药效基团的结构。具有五元环大结构的吗啡分子,是由天然植物罂粟中分离出来的一个生物碱有效成分,通过结构剖析、简化,确定其药效基团是苯基乙胺的结构。百浪多息是从化工染料中间体中偶然发现的一个具有抗菌活性的先导化合物,它的药效基团是对氨基苯磺酰胺的结构。

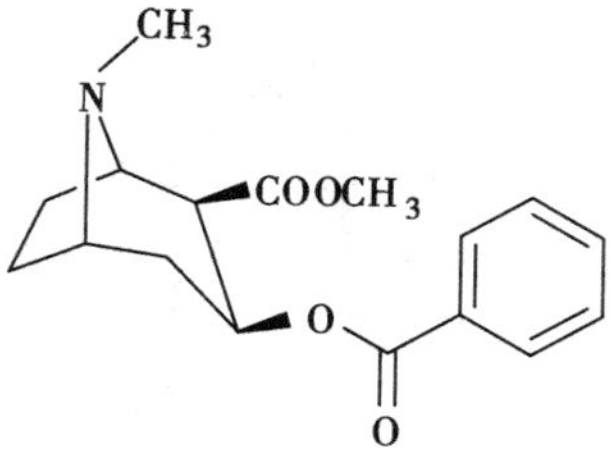

可卡因

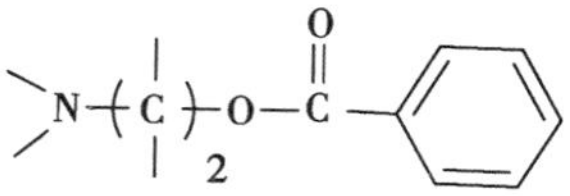

可卡因药效基团

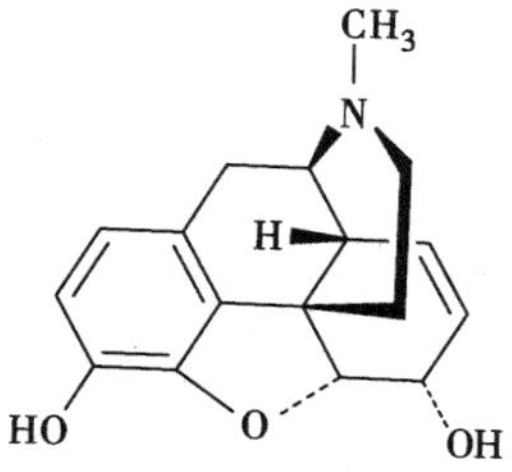

吗啡

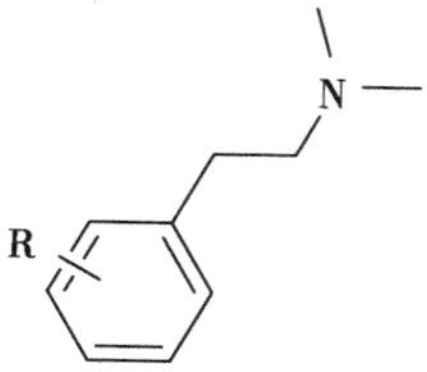

苯基乙胺

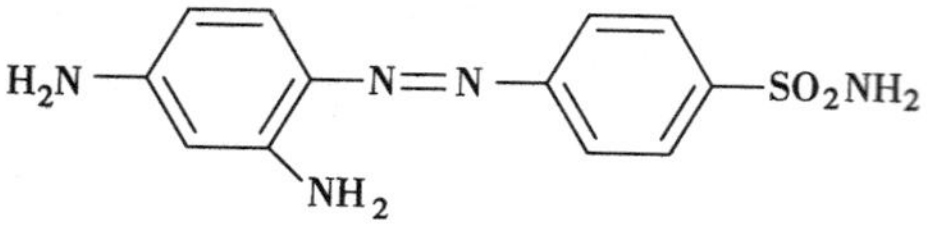

百浪多息

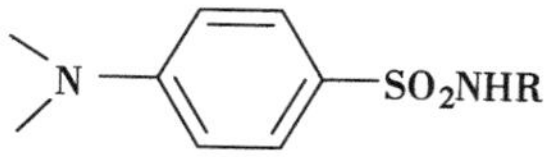

对氨基苯磺酰胺

（二）药效团的结构优化

药效团确定后,围绕该基本骨架,应用药物化学中的生物电子等排原理、前药原理、拼合原理和抗代谢原理等进行成药性结构优化。

1. 生物电子等排原理　电子等排体(isosterism),在生物领域里表现为生物电子等排体,已被广泛应用于药物结构优化研究中。Burger 将生物电子等排体总结为经典的和非经典的两大类。

（1）经典的生物电子等排体包括:①一价电子等排体,如卤素和 XH_n 基团,X = C、N、O、S。②二价电子等排体,如 R-O-R′、R-NH-R′、R-CH_2-R′、R-Si-R′。③三价电子等排体,如- N =、- CH =。④四价电子等排体,如 = C =、= N =、= P =。⑤环内电子等排体。

（2）非经典的生物电子等排体包括:①可替代性基团,如- CH = CH-、-S-、-O-、-NH-、-CH_2-。②环与非环结构的替代,如多巴胺分子中所含的扁平形氢键儿茶酚环可用苯骈咪唑环替代,而基本上保留了多巴胺激动活性。

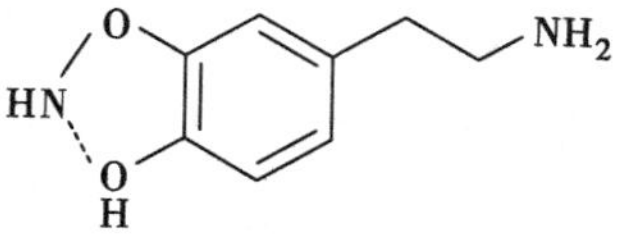

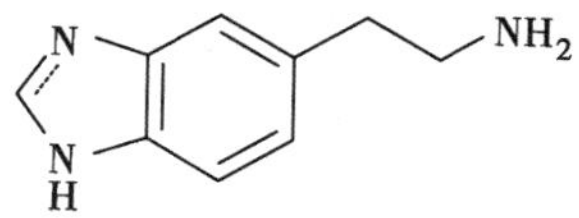

多巴胺

366

组胺 H_2 受体拮抗剂中,环内等价电子等排体的应用较为成功,例如以呋喃和噻唑置换咪唑环得雷尼替丁和硫替丁,它们的 H_2 受体拮抗作用均比西咪替丁强(见 H_2 受体拮抗剂类抗溃疡药)。在半合成抗生素中,环内等价电子等排体(噻吩环、噻唑环、四氮唑环)也应用得较多。

生物电子等排原理在药物设计中比较成功的例子还有局麻类药物,巴比妥类药物,抗代谢类抗肿瘤药物和精神病治疗药物。

2. 前药原理 保持药物的基本结构,仅在某些官能团上作一定的化学结构改变的方法,称为化学结构修饰。如果药物经过化学结构修饰后得到的化合物,在生物体或人体内又转化为原来的药物而发挥药效时,则称原来的药物为母体药物(parent drug),修饰后得到的化合物为前体药物,简称前药(prodrug)。

前药原理主要是运用体内药动学方面的知识,改变药物的特性,进而改善药物在体内的吸收、分布、转运、代谢和排泄。概括起来前药的目的主要有以下 4 方面:①增加或减少药物的代谢稳定性;②干扰转运特点,使药物定向靶细胞,提高作用选择性;③消除药物的副作用或毒性以及不适气味;④适应剂型的需要。

调节药物稳定性可应用前药原理增加活性化合物的体内代谢稳定性,延长其作用时间,或者能自动限制它的作用持续时间,防止潜在毒性。如羧苄西林口服时对胃酸不稳定,易被胃酸分解失效。将其侧链上的羧基酯化为茚满酯则对酸稳定,可供口服,吸收也得以改善。

羧苄西林　　　　　　　　　　　　　　　　　茚满酯

雌二醇等天然雌激素在体内迅速代谢分解,作用时间都相当短暂。与长链脂肪酸形成的酯类,因不溶于水而成为延效制剂。如雌二醇的二丙酸酯,庚酸酯,戊酸酯以及苯甲酸酯等都可在体内缓慢水解,释放出母体药物而延长疗效,作用时间可持续数周。

雌二醇	$R_1=R_2=H$
雌二醇二丙酸酯	$R_1=R_2=OCH_2CH_3$
雌二醇庚酸酯	$R_1=H \quad R_2=CO(CH_2)_5CH_3$
雌二醇戊酸酯	$R_1=H \quad R_2=CO(CH_2)_3CH_3$
雌二醇苯甲酸酯	$R_1=H \quad R_2=COC_6H_5$

如果化合物具有较高的毒性,但对病理组织细胞有良好治疗作用,则可以在药物分子上引入一个载体,使药物能转运到靶组织细胞部位,而后通过酶的作用或化学环境的差异使前药在该组织部位分解,释放出母体药物来,以达到治疗目的。许多有效的抗癌药物就是根据这种设想而设计的。例如氮芥是一个有效的抗癌药,但其选择性差,毒性大。由于发现肿瘤组织细胞中酰胺酶含量和活性高于正常组织,于是设想合成酰胺类氮芥,期望它进入机体后转运到肿瘤组织时被酰

胺酶水解,释放出氮芥而发挥抗癌作用,于是合成了一系列酰胺类化合物,其中环磷酰胺已证明是临床上最常用的毒性较低的细胞毒类抗癌药。它本身不具备细胞毒活性,而是通过在体内的代谢转化,经肝微粒体混合功能氧化酶活化才有烷基化活性。它对肿瘤细胞的选择性是基于正常组织和肿瘤组织代谢酶系的差异。另外某些易于参与体内代谢的物质或选择性基团与生物功能基团结合,有可能提高药物对靶细胞的选择性,降低毒副作用。氨基酸、糖类、甾体、嘌呤、嘧啶等,由于其主动转运而常用作氮芥、亚硝基脲等细胞毒类抗肿瘤药物的载体。

氮芥   环磷酰胺

许多药物由于味觉不良而限制了其应用,例如苦味是一化合物溶于口腔唾液中,与味觉感受器苦味受体产生相互作用之故。克服苦味的方法,除制剂上的糖衣法、胶囊之外,还可利用前体药物的方法来解决,即制成具有生物可逆性的结构衍生物。由于这些药物的水溶性很小,因此在唾液中几乎不能溶解,故就感觉无苦味了。例如抗疟药奎宁具有强烈的苦味,故小儿用药受到限制。将奎宁分子中的羟基引入碳酸乙酯得到无味的优奎宁,从而适合于小儿应用。因此,利用羟基的酰化就成为一种常用的方法。许多抗生素都有强烈的苦味,例如氯霉素、红霉素等,就是利用结构中的羟基酰化作用来遮蔽苦味的,常用的前体药物有氯霉素棕榈酸酯和琥珀酸酯等。不仅羟基酰化可以克服异味,胺基酰化,酸碱药物成盐也可达到同样目的。乌洛托品,水合氯醛,甘油三乙酯也都是遮蔽药物不适气味的几种前药形式。

优奎宁

氯霉素棕榈酸酯 R=COC$_{15}$H$_{31}$

氯霉素琥珀酸酯 R=COCH$_2$CH$_2$COOH

有的药物由于分子中缺少亲水基团而造成水溶性太小,解决的办法之一就是利用前药原理,在分子中引入一些必要的亲水性基团,增加水溶性,以利于注射给药。如甾类抗炎药倍他米松、地塞米松、氢化可的松等通过分子中的羟基与磷酸或有机二元酸成酯,制成有良好水溶性的盐类,可以制成针剂注射给药。在体内通过酶解而重新释放出母体化合物发挥作用。

3. 拼合原理   所谓拼合原理,是把一个或几个基本结构拼合在同一分子中,以求得几个基本结构的联合效应,满足于治疗上的多方面要求,利用这种方法以增加药物疗效的理论,称为药物化学中的拼合原理(hybridization principles)。实际上这也是前药原理的一种特殊形式。例如贝诺酯是利用拼合原理设计的一个较好的药物,它既保持了阿司匹林较强的镇痛、抗风湿作用,又有对乙酰氨基酚较强的解热作用,同时有协同作用。可使作用延长,疗效增加,降低了阿司匹林对胃的刺激性,用于风湿性关节炎及其他发热而引起的中等程度的疼痛。近年来,由于β-内酰胺酶而导致的青霉素类药物的耐药性,已成为严重的临床问题。后来发现了β-内酰胺酶抑制剂青霉烷砜酸,将氨苄西林与青霉烷砜酸利用拼合原理设计的协同前药舒他西林,保持了较高的抗菌活性,既能耐酶又能耐受胃酸,可以口服,吸收后在靶细胞同时释放出两种活性成分发挥作用。

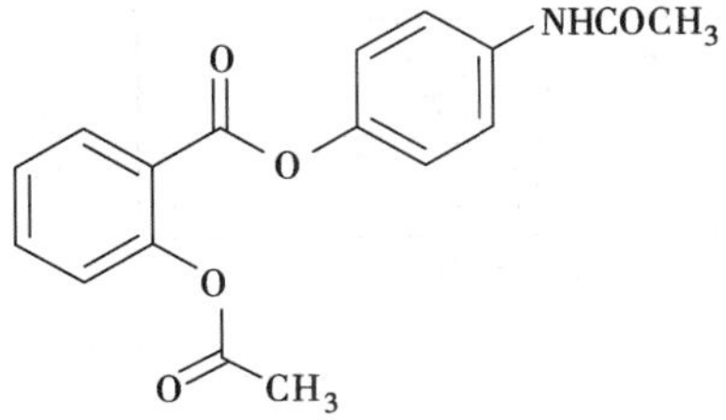

贝诺酯

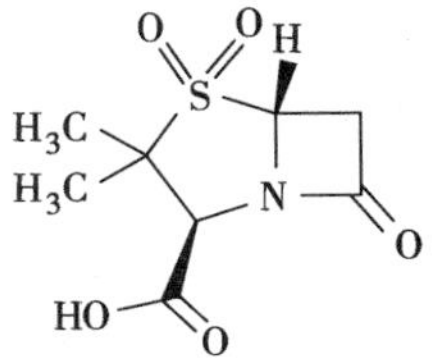

青霉烷砜酸

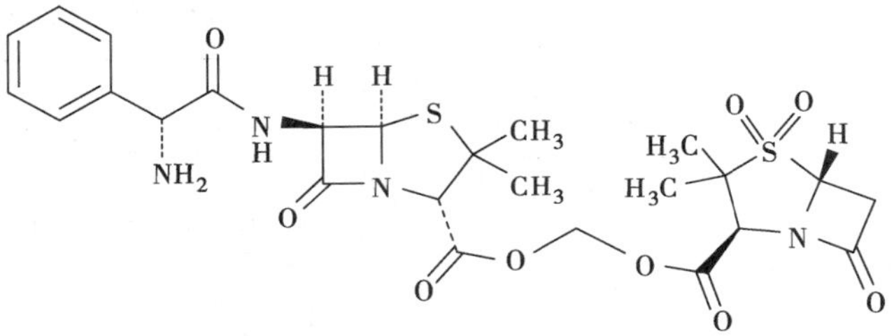

舒他西林

4. 抗代谢原理 自抗代谢学说出现以来,极大促进了抗代谢物的研究并发现了不少有临床价值的药物。抗代谢物可分为经典抗代谢物和非经典抗代谢物。经典抗代谢物与相应代谢物的结构极为相似,仅是一两个原子或基团不同。它们干扰与细胞功能有关的代谢途径,可与正常代谢物发生竞争性拮抗,或与酶结合形成复合物,阻断酶的催化反应,抑制酶的正常功能,因此可视为酶的抑制剂。另一方面,由于药物结构与代谢物或底物相似,能被误认为底物或代谢物参与生化反应,掺入到 DNA、RNA 或蛋白质结构中,形成假的非功能生物大分子,导致细胞死亡,称为致死合成。抗肿瘤药氟尿嘧啶的作用机制即是属于这种方式。它是生物体正常代谢物尿嘧啶的代谢拮抗剂。

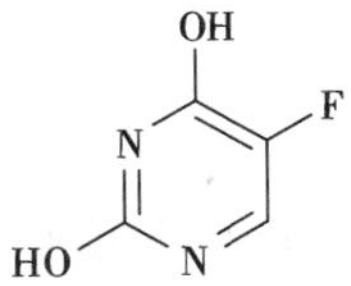

氟尿嘧啶

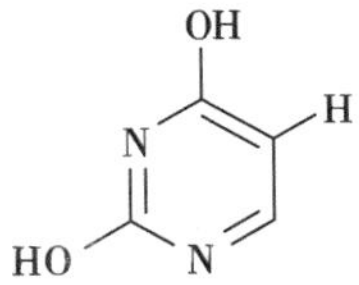

尿嘧啶

有机体细胞内的一切生化代谢过程,几乎都是在酶的催化下进行的。有目的地设计一些化合物,使之与酶的活性部位或辅助因子作用,生成不可逆的共价键结合产物,使酶失活,这些化合物称为酶抑制剂。但只有当一种酶对某一病理过程能起关键性的作用时,该酶的抑制才可能有治疗作用。

第三节 候选药物的研究与开发

新药从发现到上市的过程及所需要的大致时间如图 19-15 所示：

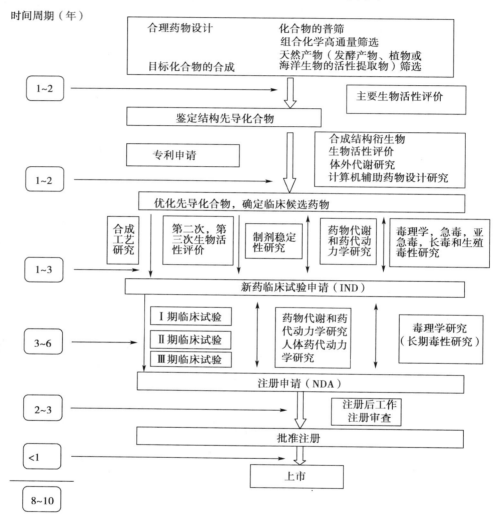

图 19-15 新药从发现到上市的过程

临床候选药物确定后,需要经过临床前药理、毒理试验对其有效性和安全性进行初步评价;通过药学研究确定其工艺路线、结构确证、质量稳定性和质量标准等;谨慎地进入临床试验,在人体内进行深入的有效性、安全性的研究,获得理想结果后,最终才能被批准上市应用。

一、临床前药效学评价

有效性是新药治病救人的首要条件,也是评价新药的基础。一个化合物首先必须有效才有可能成为药物。所以,药效学评价是新药评价中重要而且必须及早完成的工作。药效学评价应该在从生物实验到临床试验的所有阶段进行。药物是否有效最终是由临床试验决定的,但未经临床前药理学评价的物质不能直接用于临床,这不但存在着该物质是否有效的问题,还涉及安全性、伦理道德与人权的问题,因此,在动物实验研究进行精确的有效性的初步评价是不可缺少的阶段。

药效学实验也是新药药理研究的一部分。药理学通过定向筛选、普遍筛选、高通量筛选等药理筛选试验,可以筛选出有效而毒性小的药物,供药效学比较研究;也可能意外发现创新型药物,新的药物结构类型或新的作用机制。

(一)药效学研究的内容

新药的药效学研究是研究药物的生化、生理效应及机制以及剂量和效应之间的关系,主要评价拟用于临床预防、诊断、治疗作用有关的新药药理作用的观测和作用机制的探讨。

(二)药效学研究的目的

①确定新药的作用强度;②阐明新药的作用部位和机制;③发现预期用于临床以外的广泛药理作用。通过药效学研究,可为新药临床试用时选择合适的适应证和治疗人群以及有效安全剂量和给药途径,为新药申报提供可靠的试验依据及促进新药的开发。

(三)药效学评价实验设计

药效研究的基本要求如下:①方法应有两种以上,其中必须有整体实验或动物模型实验,所用方法和模型要能反映药理作用的本质;②指标应能反映主要药效作用的药理本质,应明确、客观、可定量;③剂量设计能反映量效关系,尽量求出 ED_{50} 或有效剂量范围;④实验应用不同形式的对照(如溶剂对照、阳性药对照);⑤给药途径应与临床用药途径一致。

1. 实验设计原则　药效实验评价首先要考察资料是否根据正确的实验设计方案而获得。各种实验所提供的资料是否具有科学性,实验应有合理的对照,并应有适宜的方法克服主观因素带来的误差。遵循试验设计的重复、随机、对照三大原则。

2. 实验方法和实验动物选择　药理作用的实验方法一般分为体内与体外试验两种类别。

(1)体外试验:指采用动物的离体组织、器官、细胞,以及病原体等在体外进行的,通过观察药物对组织形态、生理功能、生化代谢等指标的影响来判断药物药理作用的实验方法。

其特点是方法简便,敏感性高,比体内法用药量少,结果判断更直接,尤其适用于大样本筛选,可初步确定被研究对象能否产生某方面的药理作用。同时,体外试验也是药物作用机制探索的有效方法。体外试验最大的缺点是缺乏对机体整体性的调节,也往往不能反映药物代谢物可能产生的作用。

(2)体内试验:是采用清醒或麻醉的动物制造与临床相同或相似的疾病模型,如心律失常动物模型;高血压动物模型;肿瘤及感染动物模型等,以观察药物作用的实验方法。也可采用正常的动物,如观测新药对行为的影响。

体内试验反映的药效结果可靠性大,与临床实际治疗应用比较相近。药物体内试验结果往往是其药效学评价的主要指标。

在动物体内试验中,动物选择是否得当,直接关系着实验的成功和质量高低。根据实验目的,选择"专家"式动物,还应注意动物的性别、年龄和纯种。此外,动物和人种属差异很大,人与动物在药效学、毒理学及药动学方面都存在对药物质与量反应的差异。临床前药效学评价应根据药物作用的特点,尽可能选择与人药物反应差异小的种属、品质、性别的动物,用与人药效反应平行的实验模型进行药效学研究。

（四）药效学评价分析

药效学评价分析是通过药效试验,应用有关指标对药物的科学评价。通过评价证明某一药物具有何种药效作用,作用强度如何,是否比标准药物作用强,强多少倍;作用是否持续,强度变化是否随时间变化,剂量变化是否有明显的规律;有什么特点;受什么因素的影响。这些评价结论都要通过合理的实验设计、严格的实验条件、一定数量的实验例数和次数,应用合理的数理统计方法实现的。

药效评价的定量分析方法有许多种类,如量-效关系分析、时-效关系分析、构-效关系分析、时-量关系分析、药-靶关系分析等。

1. 量-效关系评价 剂量-效应关系被认为是确定药物有效性的重要资料,因此剂量-效应关系评价是药物研究开发的一个重要环节。若在药物研究开发过程中从实验设计到具体实施都能注意到剂量-效应关系的研究,不仅可以节省研究开发时间,也可以降低研究开发的成本。

量-效关系分析是药效评价的基本分析。根据药效反应的类型可分为量反应、质反应、时反应的量-效关系。药物作用的量-效关系是指药物作用的强弱与其剂量或浓度呈一定关系。在药效研究中,药物作用强度是一项表示药效作用的重要尺度。它一般随剂量增大而增大,即具有剂量依赖性。作用曲线多呈 S 形,达到最大值后再增加药物剂量,作用强度不再增大。

2. 时-效关系分析 药物作用时间包括起效时间和持续时间,也是药效比较的一方面。要了解药效作用的持续时间与剂量之间的关系,进行时-效关系分析和量-时关系分析。药效的上升和药效最大值是由药物被吸收及向靶器官分布的速度决定的,随着药物的消除,药效会逐渐降低。

在试验中,比较药物作用强度,用最大作用达到时的作用强度作指标;比较作用出现时间,用达到最大作用的时间作指标;比较作用持续时间,用作用消除速率或实际作用延续时间作指标;用作用-时间曲线下的面积作为综合评价指标,可同时考虑到作用最大值和作用持续时间。指标可根据药物的类型、作用特点等选择,使结果具可比性。

（五）新药作用机制的研究

药物作用机制是药效学研究的最重要部分,主要研究药物的初始反应和中间环节(where and how)。药物作用机制的研究不仅有助于阐明药物治疗作用和不良反应的本质,而且对于提高疗效、设计新药、了解生命现象具有重要意义。

虽然各国新药审批的规定对药理作用机制的研究都提得比较笼统,但是如果作用机制不清楚,仅仅一个新药疗效好,毒性小就可以临床应用,对新药研发可能是一大不足。新药,最可贵的是具有新的药理作用,所以一个新药发现后,要立即做药理作用,与老药的药理作用机制比较,来鉴别新化合物是否有新的药理作用机制。如果它的作用机制与老药相同,下一步就按老药的标准评选。如果发现它的作用机制与老药不同,下一步就应该按新药的特点专门设计一些标准进行评选。

当发现新药有新的作用机制时,一方面应尽快开展全面的药效学、安全性和临床评价,以期早日成功;另一方面,发现此新作用机制的苗头时,应该尽早收集类似化合物进行综合评选,以获得更优的候选化合物。甚至可能从已淘汰的候选药物中发现其新的疗效。

二、临床前安全性评价

安全、有效是一切药物具备的两大要素,在新药筛选、新药评价和临床评价过程中,很大程度也是围绕"安全"和"有效"进行的。因此安全性评价也是新药评价的主要项目之一。

安全性研究始终贯穿于新药开发的全过程,而一般把临床安全性研究纳入新药临床研究及药物不良反应监测的范畴。就非临床研究项目时间花费而言,急性毒性、长期毒性、生殖毒性、致突变试验、致癌试验等安全性评价研究约占整个临床前研究时间的90%。

安全性评价在新药研制和开发过程中占有重要的地位,又要耗费大量的财力和时间,其在新药发现过程中的作用也日益受到重视。现在不仅进行高通量药效筛选以寻找新的药物,还进行高通量的毒性筛选,以早日排除不适宜成为药物的结构,降低新药研制成本。

临床前安全性评价的质量主要是看是否认真实施非临床试验研究规范(good laboratory practice for non-clinical laboratory studies,简称GLP)。各国药政管理部门根据自身的经济、科技水平制定相应的药政管理法规,对新药安全性评价提出了不同的技术要求。目前,发达国家和部分发展中国家为保证用药安全,规定药物安全性评价研究试验条件必须符合GLP规定的基本条件,制定相应的标准操作规程(SOP),并要求实验人员严格按照SOP进行药物安全性评价研究,以确保新药申报材料中有关安全性评价研究工作的质量。

为了从源头上提高药物研究水平,保证药物研究质量,我国国家食品药品监督管理总局规定,自2007年1月1日起,新药临床前安全性评价研究必须在经过GLP认证的实验室进行。否则,其药品注册申请将不予受理。

(一)新药临床前安全性评价的目的

预测临床用药的安全性,为临床研究提供可靠的参考。

①确定新药毒性的强弱,找出毒性反应及毒性反应的剂量,为临床安全监测、可能发生的毒副反应及预防和解救措施提供依据;②确定新药安全剂量的范围,阐明在多大剂量范围有效且不产生毒副作用;③寻找毒性的靶器官,损伤的性质、程度及可逆性。

药物作用的靶器官不仅可以为药物毒性防治提供依据,还可为开发新药提供线索。

(二)新药临床前安全性评价的内容

根据我国非临床药物安全性评价的基本要求,在进行一个新药的临床安全性评价前,应先确定其"类别",以有针对性地进行实验,满足审评要求。不同类别的药品在安全性评价工作中只有实验项目的区别,而对所完成实验的质量要求都是完全相同的。

根据新药评审的基本要求,临床前安全性评价一般包括以下基本内容:单次给药毒性试验;多次给药毒性试验;生殖毒性试验(一般生殖试验,致畸试验,围生期试验及三代试验);遗传毒性试验;局部用药毒性试验;免疫原性试验;制剂的安全性试验;药物依赖性试验等。

1. 一般毒理学试验　可分为全身性用药毒性试验,局部用药毒性试验和过敏性试验。全身性用药毒性试验又分为以下两种。①单次给药毒性试验:一日内对动物单次或多次给药,连续观察给药后动物产生的毒性反应及死亡情况。急性毒性试验应进行定性和定量观察。定性观察就是观察服药后动物出现的中毒表现,如中毒反应的程度,反应出现的时间,消失的速度如何,涉及哪些组织和器官,作用的靶器官,损伤的性质、程度、可逆性,中毒死亡的过程有哪些特征,可能的死亡原因等。定量观察就是观察药物的毒性反应与给药剂量的关系。最主要的定量观察指标是半数致死量 LD_{50}（50% lethal dose）和近似致死量 ALD（approximate lethal dose）。药物的安全程度也可用药物的治疗指数（therapeutic index）反映，即药物有效剂量和致死量的比值（LD/ED）。该指数比例越大，安全程度越大。②多次给药毒性试验：亦称长期毒性试验，是反复多次给药毒性试验的总称。给药期限从数天到终生不等。其目的是观察长期重复给药对动物是否产生积蓄毒性，毒性反应的表现、性质和程度，剂量与毒性效应的关系如何，主要靶器官是什么，损害的程度、可逆性如何，是否产生迟发型毒性反应，在长期给药的情况下耐受量是多少，从而找出安全无毒的剂量，为临床试验提供依据。

当某一个化合物经过药效学研究和急性毒性试验，显示其具有进一步研究开发的价值时，才考虑进行长期毒性试验。长期毒性试验在临床前安全性评价中，研究周期最长，苦难最多，难以重复。其结果对评价新药的研制价值具有重要意义，因而对其试验质量的要求也是最高的，制药公司对某一新药长期毒性试验的开展也很谨慎。一个候选的新药最终能否成为新药，主要取决于临床试验的效果，但能否过渡到临床试用的主要依据之一则是长期毒性试验的结果，因此长期毒性试验在新药临床前安全性评价中占有重要地位。

局部用药毒性试验包括：某些药物因其具有本身的特点、适应证、作用部位等因素而需要采用局部给药，例如皮肤给药、黏膜给药、阴道给药等。对这类药物要进行局部给药的安全性评价，应包括以下内容：急性试验、长期毒性试验、刺激性试验、过敏性试验，皮肤用药要做光敏试验。

过敏性试验包括：对于源于天然产物的新药，其中往往含有一些多肽、多糖等大分子物质，抗原性很强，较易产生过敏反应，因而对海洋生物新药的过敏性试验，更显得有特殊意义。过敏性试验一般要进行全身主动性过敏试验和被动过敏试验。此外，根据药物给药途径及制剂特点须进行相应的制剂安全性试验。作用于中枢神经系统的新药，如镇痛药、抑制药、兴奋药以及人体对其化学结构具有依赖性倾向的新药，须做药物依赖性试验。

2. 新药特殊毒性试验　按照我国《新药审批办法》的要求，以及新药药理、毒性研究指南的技术要求，特殊毒性研究范围包括致突变试验、生殖毒性试验和致癌试验 3 方面的研究内容。只有一、二类新药要求进行特殊毒性试验，一般为致突变试验、生殖毒性的致畸敏感期试验和围生期毒性试验。一类新药的生殖毒性试验要增加一般生殖毒性试验和在围生期毒性试验中加入 F1 代的生殖行为试验。包括：①遗传毒理学试验：通常采用一组检测遗传毒性的体内和体外试验，这些试验相互补充。各国制定的遗传毒性的试验项目比较接近，但具体的组合方案有所不同。我国的遗传毒性评价方案由微生物回复突变试验、哺乳动物培养细胞染色体畸变试验和啮齿动物微核试验组成。②生殖毒性试验：按照我国《药理毒理指导原则》的要求，生殖毒性试验包括一般生殖毒性试验、致畸敏感期试验和围生期试验。一、二类新药应进行生殖毒性试验，另外计划生育用药，保胎药，催乳药，与生殖、妊娠有关的药物也应进行生殖试验。在长期毒性或急性毒性试验中发现药物对生殖系统有影响时，在致突变试验中显示阳性结果时，也应进行生殖毒性试验。生殖毒性试验是在动物生殖过程中的不同阶段给予受试物，三段生殖试验中有很多必然的联系，实验观察也有很多交叉，因此在分析试验结果时应综合评定，综合判断。③致癌试验：研究药物致癌性是用体外或整体动物的方法来预测药物在临床应用中诱导癌症的危险性。由于致癌试验周期长，耗费多，并不是所有药物都要做该试验。致癌试验一般是在致突变试验结果呈阳性、长期毒性试验发现有可疑肿瘤发生、某些器官组织细胞异常（指异常增生活跃、形态结构异常、生理功能异常等）、药物结构与已知致癌物有关或代谢产物与已知致癌物有关、作用机制为细胞毒类等情况下要求进行。我国的《药理独立指导原则》所要求的致癌试验包括叙利亚地鼠胚胎细胞体外恶性转化试验、大鼠或小鼠致癌试验。

近20年来,免疫毒性研究为临床药物的应用和新药在临床前研究阶段的安全评价提供了新的评价视角和检测方法。于是将这些免疫学的方法应用于药物的安全性评价,造就了免疫毒理学这一亚学科。它的主要任务是从分子细胞水平研究外来物与免疫系统的相互作用,鉴定这些外来物对机体的免疫毒性,对外来物提供出安全性评价依据,从而达到防治疾病的作用。

现有新药注册需要的系列安全性评价内容十分丰富,采用的实验方法经典,实验结果具有较好的预测性。但目前各国药政部门规定的安全性数据主要来自动物实验。随着不同特点新药的增多、对药物安全性要求的提高、市场竞争的加剧和新药研发投资的快速增长,目前常规的安全性评价方法和手段已不能满足需要。近年来,在新药非临床安全性评价中越来越多地采用新方法和新技术,包括生物标志物,以及毒理基因组学、毒理蛋白质组学、代谢组学和系统毒理学方面的新技术,以适应不同特点新药的开发,提高效率(时间短、动物数少、消耗样品少、提供信息多),并尽可能在临床前发现潜在的毒性和提高动物毒性试验结果预测性的需要。用体外筛选方法包括高通量筛选(HTS)整合吸收、分布、代谢、排泄和毒性(ADMET)的基本特征,将代替法定临床前动物实验以前的大量动物实验。细胞培养模型是主流技术。毒理基因组学和蛋白质组学寻找识别毒性的生物标志物正在增多。临床前试验的各种计算机预测技术也正在发展。

此外,人类细胞色素P450(CYP450s)在药理学、毒理学研究中也有着重要意义,尤其对阐明药物-药物的相互作用,指导临床合理用药有着非同寻常的意义。目前欧美各国已经把CYP450s及其同工酶测定用于新药的筛选及代谢安全性研究,并把它列为新药申报必须进行的一项实验。

三、临床前药学研究

药学评价主要工作应在临床前进行,全面开展原料药和制剂的实验室研究,完成新药临床试验所需要的药学方面的工作,为Ⅰ期临床评价做好准备。

(一)原料药研究

原料药药学研究的目的主要包括:①完成药物合成小试研究,进行实验室批量制备,积累充分实验数据,为过渡到中试生产准备资料;②提供临床前生物学评价、制剂和分析研究所需要的原料药;③从实验室批量制备的合格样品中,随机留样3~5批,进行稳定性试验,包括长期留样观察和加速试验;④新药系统分析研究,包括测定各种理化性质、鉴别试验、纯度分析、含量测定和杂质检查等,还有对主要杂质(包括可能影响毒性和制剂稳定性的杂质)进行分离、鉴定并测定其含量;⑤制订临床研究用新药质量标准草案,提供Ⅰ期临床评价用原料药。

原料药药学研究的具体内容应当包括:①化学原料药制备工艺研究。包括试制路线、反应条件、合成工艺和工艺流程图、化学原料来源和质量、中间体来源和质量、产品精制过程和工艺条件及质量控制标准等,都是制备工艺需要研究的问题。②化学结构确证。化学结构是新药研究最关键和最基本的条件,应采取多种途径和方法,获得充分的数据资料,进行综合分析证明评价的新药正是预想的化学结构。具有立体异构现象的新药(手性中心、顺反异构等)应该进行立体化学和构型研究,说明药物是单一异构体、消旋体或混合体。如果暂不能获得纯的单一异构体,应确定混合异构体的比例。具有多晶型的药物,应测定属何种晶型和晶型的稳定性,暂不能获得单一晶型的,要确定混合晶型的比例。③理化性质。性状、理化常数、油水分配系数、解离度、立体异构、晶型现象、原料药晶型研究,其他如药物溶解速率、粒子大小等与药物剂型设计的关系。④分析鉴别。鉴别是对新药的定性试验,以鉴别药物的真伪。根据新药的化学结构和理化性质,可以用化学的或物理的方法进行鉴别。试验方法要求专属性强、重现性好、灵敏度高、操作简单、快速。⑤质量控制。含量测定、药物纯度、杂质检查、有关物质检查、残余溶剂检查等。⑥药物稳定性研究。从实验室批量制备的合格样品中,随机留样 3～5 批,进行稳定性试验,包括长期留样观察和加速试验。原料药的稳定性研究是设计适当的制剂处方及对其制定必要的稳定性措施的基础,是处方前研究的重要组成部分。

（二）制剂研究

制剂研究的最终目的是根据药物的理化性质和临床应用的要求,研制出疗效好、毒副作用小、性能稳定和生产、使用方便的药物剂型。

1. 确定剂型 ①通过剂型评选和实验研究,确定剂型和处方组成;②进行实验室批量试制和制剂生产工艺研究,为中试生产准备资料;③提供临床前生物学评价用药物制剂。

2. 建立主药含量测定方法 如为复方制剂,全部有效成分均需分析。

3. 从实验室批量试制的样品中随机取样 3～5 批,进行稳定性试验,包括长期留样观察和加速试验。根据剂型特点和原料药理化性质,选好适宜包装材料,制成上市包装样品。

4. 开展制剂生物利用度或体外溶出度研究。

5. 制订临床研究用药制剂质量标准草案,提供合格人用制剂,供 I 期临床评价。

制剂研究的具体内容应当包括以下几方面。

1. 剂型设计 药物应用于临床必须设计处方,加工生产成为适宜于医疗或预防应用的形式,成为药物剂型。药物剂型与疗效的关系十分密切,理想的药物制剂应该是有效性、安全性、稳定性、均匀性和适用性的统一。在设计剂型时首先要根据医疗的需要,掌握主药的理化性质,如颗粒大小、形状、晶型、熔点、水分、溶解度、溶解速度等,特别要了解热、湿及光对原料药稳定性的影响。同时还要掌握所用辅料的理化特性,为处方设计与工艺研究提供科学依据。

2. 药物制剂的处方工艺设计 制剂在申报生产时,还应注意进行生产规模的放大研究,尤其是一些特殊的制剂。因为这些制剂在小规模或实验室中制备时,比较容易达到质量要求,但一扩大规模就会产生各种问题,质量及工艺的稳定性都很难保证。根据《药品管理法》第 10 条的有关规定:药品必须按国家药品监督管理部门批准的生产工艺进行生产。不论是从法规还是从技术上,都要求在制备工艺的研究中进行中试放大研究。中试规模不能简单地从每批产品的数量上理解,判断一个工艺是否达到中试的根本点应该有两点,一是该工艺所用的仪器设备及操作流程应与大生产一致,不同之处仅在于规模比大生产小;二是规模与大生产不能相差过大。如美国 FDA 对批量的变化幅度就严格规定:不能超过 10 倍,即申报资料中的批量与批产后的大生产批量应在 10 倍以内。

3. 质量标准研究 根据剂型的特点设置必要的检测项目,即基本性能评价,以真正控制产品的质量。例如,固体口服制剂的溶出度检查,缓控释制剂的释放度检查,脂质体的包封率、粒径分布等的检查,都是这些制剂的一些关键质控指标。

4. 稳定性研究 经过基本性能评价合格的药物制剂样品进行稳定性评价。一般要求选用两种以上的制剂进行影响因素的考察,考察项目包括含量测定、有关物质检查、外观变化检查,并根据稳定性试验要求进行制剂的稳定性研究,如在不同条件下,进行对光、热、湿的稳定性研究和对降解产物的分析研究。根据稳定性考察研究结果,对不同的制剂提出不同的工艺要求,包装要求和储存条件的要求。

FDA在药学研究中,要求对那些可能产生安全性问题的工艺过程、杂质和降解产物需提供详细的研究资料,提供对杂质的定性、定量分析方法,限度确定依据。这些依据不仅涉及质量标准的研究,而且与新药的生产工艺过程、稳定性情况、动物的安全性试验、人体临床研究结果等紧密结合,以确保进入临床研究的新药的安全性,同时对新药的有效性予以关注。这种新药审批思路值得在我国创新药的审评中借鉴、学习。

四、新药临床研究

在新药研究开发的最后阶段,药物的临床评价研究肩负着在健康受试者和病人评价新药的安全性和有效性的使命,对药物能否生产上市有重要的作用。一种新药从正式进入开发计划到完成研究上市,一般需要7～10年的时间,其中大部分时间花在临床评价上,临床费用数千万美元甚至上亿美元。时间和金钱足以反映临床研究的重要性和艰巨性。

(一)新药临床研究的基本原则

1. 法规原则 新药临床研究是一项在国家法规原则指导下进行的科学研究,申办单位提出的项目必须是国家药品管理部门批准的项目,而且要求在具有开展此类研究的、有资格的药品临床试验单位,按药品临床试验管理规范进行研究才具有合法性。试验单位接受任务后,要求按药品临床试验管理规范制定研究方案,组织研究队伍,执行医学伦理委员会批准的研究方案,完成任务后进行科学的数据统计和结果分析,及时提交研究报告供药品审评部门审查。

2. 医学伦理原则 在人体进行任何药物临床试验都要遵循赫尔辛基宣言的原则,医生有责任保护受试者的利益,试验方案要经伦理委员会审查同意后才能实施。最重要的是贯彻受试者自愿参加的原则。必须让受试者了解实验目的、研究程序、可能的受益和风险,参加是自愿的,在试验的任何阶段有权退出研究。受试者因参加试验一旦健康受损,有获得补偿和治疗的办法。上述对受试对象保护的原则必须以文字和口头形式在试验前让受试者获知,并签署"知情同情书"(inform consent)。

3. 试验设计原则 随机、对照、重复的三原则是新药临床研究的基本原则。一个完善的临床试验设计必须从以下方面遵循这三条基本原则:①对照试验(controlled clinical trials);②随机化(randomization);③盲法试验(blind trial technique);④安慰剂(placebo);⑤病例选择标准与淘汰标准(inclusion criteria and exclusion criteria);⑥剂量与给药方案(dosage and administration);⑦药效评价(assessment of response);⑧不良反应评价(evaluation of adverse drug reaction);⑨病人依从性(compliance);⑩病例数估计(assessment of trial size)。

4. 研究道德原则 只有通过严格科学的试验后才能对药物的安全性和有效性作出客观、科学、真实的评价结论。因此完成这些研究,除了研究者的科学研究水平、专业技术知识外,还要求实验者在临床研究的全过程中严格遵守科学研究的法则,认真设计试验方案,严格执行试验方案和计划,认真记录收集实验数据,进行数据统计分析,全面总结试验结果,作出科学的结论。

5. 统计分析原则 在药物临床研究中,临床试验设计、临床试验方案实施中都离不开对统计学的要求。各国的药品临床研究规范(GCP)均对此有不同的考虑,有的还专门制定了临床试验的统计学规范(good statistical practice,GSP)。

(二)新药临床研究主要内容

在大多数国家,新药临床试验分为四期,并对每期临床试验提出了基本的原则和技术要求。

Ⅰ期临床试验 又称临床药理和毒性作用试验期,是新药临床评价的最初阶段,主要在健康志愿者中进行。试验的目的主要是确定安全、有效的人用剂量和设计合理的治疗方案,为Ⅱ期临床试验做准备,实验内容包括人体对药物的耐受性、临床药动学以及治疗剂量时的药物疗效和可能发生的不良反应等。在健康受试者试验完成后,Ⅰ期临床试验也可在少数患者中进行初步试验。一般规定Ⅰ期临床试验所需的总例数为20~50例,必要时需要更多的受试者。

Ⅱ期临床试验 也称临床治疗效果的初步探索试验。本期临床试验在较小规模的病例上对药物的疗效和安全性进行临床研究。在此期,药物疗效和安全性必须在每一位患者进行严格观察。一般观察例数不超过100例,有时也需200例或更多病例。在这一期临床试验还需进行药动学和生物利用度的研究,观察病人和健康人的药动学差异。Ⅱ期临床试验主要为Ⅲ期临床研究做准备,以确定初步治疗适应证和治疗方案。

Ⅲ期临床试验 也称治疗的全面评价临床试验。在新药初步确定有较好的疗效以后,必须用相当数量的同种病例,与现有的标准药物(也称参比对照药物)进行大规模的对比研究,一般试验在300例以上,有的药物要超过千例。所选病例必须有严格的标准,合格者方可进入临床治疗,必须有明确的疗效标准和安全性评价标准,通过严格的对比试验研究,全面评价新药的疗效和安全性,以证实新药有无治疗学和安全性的特征,是否值得临床上市应用。

Ⅳ期临床试验 经过以上Ⅲ期临床试验后,新药得以批准销售。在上市以后,还要进行上市后的临床监视,即Ⅳ期临床试验,也称上市后临床监视期。通过临床调查,监视有无副作用,副作用发生率有多高。如果发现有明显的新药缺陷(如疗效不理想、副作用发生率高而严重),上市后仍可宣布淘汰。Ⅳ期临床试验的目的也是为了使更多的临床医生了解认识新药,所发表的临床结果也对制药公司起宣传作用。

在国外,临床试验四期之间有着有机的联系。每一期临床试验都要有妥善的设计、计划、方案及评价标准,以保证试验的科学性,真正使药物安全有效,达到预期目的。如前一期试验结果通过讨论论证,审议认为不值得进行下一期试验的则应宣布终止试验。国外新药研究淘汰率比国内高得多,大约有1/10进行临床试验的药物可以批准正式上市。

我国的新药审批办法结合我国国情,参考国外临床试验的法规,制定了新药临床试验的基本技术要求。规定新药的临床研究包括临床试验和生物等效性试验。新药的临床试验分为Ⅰ、Ⅱ、Ⅲ、Ⅳ期。新药临床研究的病例数应符合统计学要求。各类新药视类别不同进行Ⅰ、Ⅱ、Ⅲ、Ⅳ期临床试验。某些类别的新药可仅进行生物等效性试验。

第四节 计算机辅助药物设计概论

随着生命科学与计算机科学的相互交叉和渗透,药物研究进入了设计阶段。但在初期,研究新药的手段为广泛筛选,虽然该法具有一定的实用性,但工作量大、耗资多,且具有一定的盲目性,命中率不高,大约对一万个化合物进行合成和活性评价后才可能开发出一个用于临床的药物。因此,有必要发展一种更为先进的设计方法。

20世纪80年代初以来,由于生命科学、电子计算机技术和量子化学的高速发展,使得运用计算机技术辅助药物设计与开发越来越可行,并日渐合理化。这种方法称之为合理药物设计,即运用量子化学和计算机技术发现能与靶点结合的药物分子。借助计算机技术也常称为计算机辅助药物设计(computer aided drug design,CADD)。

一、计算机辅助药物设计的基本原理

计算机辅助药物设计发源于定量构效关系研究的Hansch分析法(quantitative structure activity relationship,2D-QSAR)。该法应用疏水常数(π)、电性常数(σ)、摩尔折射(MR)等分子或基团的理化参数来描述化合物的结构和生物活性之间的关系。其不足之处在于,2D-QSAR中所引用的参数都是基于化合物的二维结构得到的,而药物和靶点的相互作用是在三维空间实现的,并且靶点上的结合腔是个有一定三维结构要求的腔穴。因此,为了更准确地表达药物-靶点的相互作用,有必要进行三维定量构效关系(3D-QSAR)研究,建立更加合理的设计模型。目前,随着计算化学和分子图形学的发展,药物和靶点的三维结构模拟已经成为可能,结合晶体衍射和二维磁共振(2D-NMR)技术,计算机辅助药物设计已成为药物化学研究领域的热点。

计算机辅助药物设计是一个多学科互相渗透的新兴研究领域。它利用电子计算机技术,在分子水平上研究配体结构与生物活性之间的关系,以指导合成新的化合物分子或修饰已知药物的结构,从而提高活性。在研究过程中,首先利用结构生物学的X-衍射方法确定靶酶的活性部位以及药物和靶点之间的相互作用关系,再利用计算机图形学和分子模拟技术,分析这些相互关系的全过程,从而设计出符合上述要求的新化合物分子,而后利用各种合成技术合成这些化合物,供药理试验。其基本设计程序如图19-16所示。

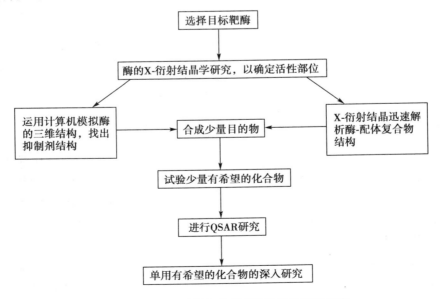

图19-16 运用计算机进行药物设计的基本程序

药物和靶点相互作用是呈现药效的分子基础,这种相互作用是在三维空间实现的。因此,在药物分子设计过程中,根据是否已知靶点的三维结构,可以分为直接设计和间接设计。

（一）直接设计法

直接设计又称基于靶点结构的药物设计,是指当靶酶或受体的三维结构通过 X-晶体衍射可得到时,或者可以通过对配体-生物大分子复合物运用交互式计算机图形技术对生物大分子的三维结构进行分析时,可以将候选配体导入结合区,根据靶点三维结构进行"量体裁衣",直接进行药物分子的设计,这种方法称之为基于靶点结构的设计。例如,二氢叶酸还原酶（DHFR）抑制剂的设计,作用于血红素抗镰刀状细胞素化合物的设计以及根据从布鲁克海文蛋白库及剑桥晶体结构库中得到的数据进行新的化合物分子设计,都属于此种直接设计法。

利用酶或受体的已知三维结构可以直接进行新配体的开发研究,但是存在很多不易解决的问题。例如,配体或生物大分子的构象变化对于最佳结合是必需的;另外,还必须考虑构象能、结合方式的多样化以及不同的溶剂效应。利用分子模拟技术进行最优构象的建立在这一方面存在一定的缺陷,它不能对生物大分子和大的配体分子的结构柔性加以考虑。然而,最近几年计算机辅助药物设计在这一领域取得了很大进展。一个有效策略是重复进行靶点匹配、化学合成、生物评价和对药物-生物大分子复合物的 X-晶体衍射研究,从而找到最佳的药物分子。已经有应用基于靶点结构的药物设计的成功范例报道。基于生物大分子靶点结构的合理药物设计技术已经日趋完善。

目前,基于生物大分子靶点结构的药物设计方法有两种,分别是全新药物设计和基于分子对接的数据库搜索,见图 19-17。

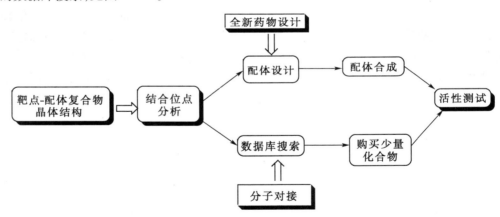

图 19-17 基于生物大分子靶点结构的药物设计方法

不论是全新药物设计还是数据库搜索法,它们都是基于靶点与配体之间相互作用的诱导-契合原理,将靶点的结构信息与计算机图形学结合起来进行药物设计的方法。因此前面提到的靶点-配体复合物的相互作用的计算模拟,是基于结构的药物设计方法的理论基础,也是进行靶点与配体结合时活性位点分析的基础。

（二）间接设计法

基于靶点结构的药物设计必须了解生物大分子的三维结构。然而,对于药物开发具有重要意义的靶酶或受体往往存在于细胞膜上,例如,神经递质受体。对这些生物大分子的结晶和结构确定尚未成功。在这种情况下,合理药物设计就要改用间接设计方法。

间接设计又称基于配体的药物设计(computer aided ligand design,CALD),是指当生物大分子的三维空间结构未知时,通过计算分析,对作用于相同靶点一系列已知相同作用机制的化合物进行比较,从而找出共同的三维结构药效构象,然后推导模型先导化合物,进行药物分子设计,即"量体裁衣"。

间接设计的基本假定前提是靶点-配体之间的立体效应和电性效应的互补性。三维药效团被用于描述配体分子中关键部分和生物大分子发生键合的原子或基团之间的空间关系。在此基础之上,比较活性化合物和无活性化合物的分子体积,可以了解结合腔的三维信息。具有高亲和性的配体应具有和靶点结合点相适应的构象。建立一个合理的三维药效团模型,不仅能够设计适合该模型的新配体,而且能够进行先导结构的优化和新型先导结构的建立。应该注意,三维药效团模型仅仅能用于评价候选配体的有效、无效,而不能进行定量预测,要想成功地进行 CALD,必须结合 3D-QSAR 研究。下面就定量构效关系研究及三维药效团研究进行介绍。

二、定量构效关系

(一) 2D-QSAR 的研究

化学结构与药理作用的关系,近二十年来逐步朝着定量的方向发展。定量构效关系(quantitative structure-activity relationship,QSAR)的研究,对新药设计和阐明药物在生物体系中的作用机制,都有一定的意义。目前研究定量构效关系最常用的是 Hansch 分析方法。其基本概念认为,一个药物经过结构改造转变成它的一个衍生物时,生物活性的改变取决于结构改变后引起的疏水性,电子效应以及空间效应的改变。Hansch 证实,当每一因素对生物活性具有独立的,加和性的贡献时,可通过统计学方法导出这些理化参数与生物活性的关系式,即 Hansch 方程。

$$Log1/C = -K_1(logP)^2 + K_2logP + K_3\delta + K_4Es + K_5,$$

当 logP 用 π 代替时可得:

$$Log1/C = -K_1(\pi)^2 + K_2\pi + K_3\delta + K_4Es + K_5$$

或

$$lg1/C = -a\pi^2 + b\pi + c\sigma + dEs + K \qquad 式(19-5)$$

式(19-5)中,C 为化合物产生某种特定生物活性(如 ED_{50},ID_{50} 或 MIC 等)的浓度,P 为脂水分配系数,π 为疏水参数,δ 为电子效应参数,即 Hammett 常数,Es 为 Taft 立体参数(空间效应参数)。方程式右边的各项并不都是必需的,可以根据具体情况进行取舍,这种灵活性是 Hansch 方法的优点。

应用 Hansch 分析方法研究定量构效关系时,首先要求出上述方程式。其过程是先设计合成一定数量的化合物,分别测出它们的生物活性;然后选定参数(疏水参数 π,电性参数 δ 和立体参数 E_s 等)。参数值大多可从文献中查得,有时可通过计算或实验求得。将实验得到的各衍生物生物活性的观测值与相应的参数值,通过统计学回归分析可以得到线性回归方程式。求得的方程式有无显著的统计学意义,即生物活性 Y 与新选的参数间有无明显的线性关系,可利用相关系数 r 来判断,r 值越接近于 1,说明观测值与由方程式计算求得的值越接近。因此,可利用此方程式预测新结构衍生物的生物活性,指导化合物的进一步设计,导致新药的发现。常用的化学结构参数如表 19-4 所示。

表 19-4　常用化学结构参数

类	参数名称	定义及测定或计算方法	物理意义
电性参数	Hammett 常数（σ）	$\sigma = \log(K_X/K_H)/P$ K_X 和 K_H 分别为取代苯甲酸和苯甲酸的解离常数。P 为常数，在标准条件(25℃,丙酮水溶液)下,定义 P = 1	表示芳香族化合物上的取代基的诱导效应和共轭效应
	Taft 常数（σ*）	$\sigma* = 2.48^{-1}[\log(K_X/K_H)_B - \log(K_X/K_H)_A]$ K_X/K_H 分别表示取代乙酸乙酯和乙酸乙酯的水解常数,下标 A、B 分别表示在酸性和碱性条件下水解	表示脂肪族化合物上的取代基的诱导效应和共轭效应
	解离常数（pK_a）		表示整个分子的电性效应
疏水性参数	分配系数（P）	$P = C_O/C_W$ C_O 和 C_W 分别表示处于平衡状态下,化合物在有机相和水中的浓度	表示化合物向作用部位的转运和与靶点的疏水结合情况
	疏水性常数（π）	$\rho\pi X = \log(P_X/P_H)$ P_X 和 P_H 分别为同源的取代化合物和无取代化合物的分配系数。不同源化合物的 π 值。当用正辛醇/水系统测定时 ρ = 1	表示各取代基的相对疏水性,可用加和性计算同源化合物的疏水性
	高效液相色谱、薄层色谱或纸色谱的保留值或 R_f 值		表示化合物的疏水特性,可代替 logP 使用
立体参数	Verloop 多维立体参数（Sterimol parameter）	L 为沿着与母体相连的第一个取代基总长度。使 L 垂直于纸面,然后自 L 点向两边作两上垂直线将两边分为四份(四个宽度参数,从小到大依次为 B1-B4);Verloop 多维立体参数 L、B1-B4 可以从原子的 Van Der Waals 半径及键长键角计算	表示基团大小
	分子折射率（MR）	$MR = [(n^2-1)/(n^2+2)]*(MW/d)$ n 为化合物的折射率,MW 为分子量,d 为密度	作为分子的近似立体参数使用
	Taft 立体参数（Es）	$Es = \log(K_X/K_H)_A$ K_X/K_H 分别表示取代乙酸乙酯和乙酸乙酯的水解常数,下标 A 表示在酸性条件下水解	表示取代基的立体因素对分子内或分子间的反应性的影响

利用定量构效关系式进行新药研究的一般做法如图 19-18 所示:

虽然 2D-QSAR 取得了许多成就,但仍有诸多不足之处。例如,各种理化参数只能近似地表示结构特征,而不是真正描述分子三维结构的客观指标;药物在体内的复杂过程也还不能用数学模型全面概括。近年来,随着药物设计这门新学科的发展,计算机图形学与 QSAR 的结合,出现了 3D-QSAR。

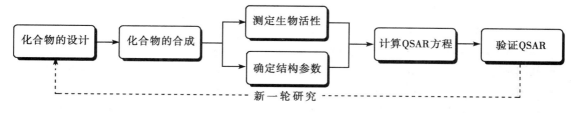

图 19-18　定量构效关系的流程图

（二）3D-QSAR 的研究

20 世纪 80 年代,计算化学的发展和计算机图形工作站(如 SGI,SUN 等)的出现,为人们处理三维定量构效关系研究提供了现实的平台。随后陆续出现的多种考虑药物分子与靶点结合时三维结构性质的定量构效关系研究方法,统称为 3D-QSAR。3D-QSAR 与传统的 Hansch 方法的最大不同之处在于考虑了药物的三维结构信息,从而能够准确地反映出药物分子与靶点作用时的真实图像,更加深刻地揭示出生物活性分子与靶点的结合机制,因此引起了药物化学家的重视。

在建立 3D-QSAR 模型时,一般遵循以下步骤:①选择一组对特定靶点具有生物活性的化合物;②确定药效构象并按一定方式将分子叠加;③计算空间参数;④将分子的空间参数与对应的生物活性进行回归分析,得到 3D-QSAR;⑤检验 3D-QSAR 模型的预测能力。

最经典的 3D-QSAR 方法有 3 种,分别是:分子形状分析法(molecular shape analysis, MSA)、距离几何法(distance geometry, DG)和比较分子力场分析法(comparative molecular field analysis, CoMFA)。其中 Cramer 于 1988 年提出的比较分子场分析法仍然是目前应用最多的方法。随后还发展了其他几种方法,如比较分子相似因子分析(comparative molecular similarity indices analysis, CoMSIA)、SOMFA、虚拟受体(phesudo receptor)等,近年也开始应用于科研工作之中。

1. 分子形状分析法(molecular shape analysis, MSA)　分子形状分析法是 Hopfinger 教授于 1980 年提出的一种 3D-QSAR 方法,属于分子构象分析与 Hansch 方法结合的产物。分子形状分析法认为柔性分子可以有多种构象,而靶点所能接受的形状是有限的。因此,分子的活性就应该与该分子形状对靶点腔的适应能力有关。MSA 使用一些可以表达分子形状的参数,如与参照分子之间重叠体积、共同重叠体积比例、非共同重叠体积比例和分子势场积分差异等作为变量,经统计分析求出 QSAR 关系式。MSA 法将经典的 QSAR 分析进一步扩展到包含三维结构信息的分子形状参数,目的是进一步寻找药物分子空间形状的相似性与活性的关系。这样既可以得到更好的 QSAR 关系式,也为深入研究药物-靶点的作用机制提供有益的参考。

进行构效关系分析之前,MSA 法首先要确定药物分子体系的活性构象,并将其作为分子体系的参照构象。然后将药物分子相应构象与参照构象进行合理重叠,进而求算它们的分子形状参数。因此,MSA 法的成败与参照构象的选择有很大的关系。为确保参照构象选取的可靠性,MSA 法一般选取 m 个高活性化合物的 n 个低能构象,分别作为系统的参照构象进行定量构效关系研究。根据拟合实验数据的好坏最终确定体系的参照构象,这样能保证找到正确的参照构象,从而提高 MSA 的成功率。

Hopfinger 应用该方法对二氢叶酸还原酶抑制剂(DHFR)进行研究,取得了很好的结果。

目前该方法已作为中 MSA 模块实现了商业化。但总的来说,MSA 给出的分子参数还是较为简单,常常不能细致区分药物分子形状上的差别;引入的重叠体积等变量物理意义比较模糊,属于初级的 3D- QSAR,因此使用上还是受到很大的限制。

2. 距离几何法(distance geometry,DG)　该方法认为,药物- 靶点的相互作用是通过药物的活性基团和靶点结合部位相应的结合点直接作用而实现的。因此,药物的活性高低可通过其活性基团和靶点结合位点的结合能来衡量,这一结合能与药物活性基团的性质和靶点结合点的类型有关。通过选择合理的靶点结合点分布模型和药物分子的结合模式,建立药物分子结合能力与活性之间的关系,就可得到一套与药物活性基团和靶点结合点类型相关的能量参数。确定新化合物结合模式后,使用这些能量参数,可定量预测其结合能,进而推知其药效程度。

距离几何法的基本步骤如下:①定义药物分子中可能的作用位点,这些作用位点可能是与靶点直接作用的部位;②计算配体分子的距离矩阵,从原子的距离矩阵得到配体分子中作用位点的距离矩阵;③定义靶点结合位点的分布,靶点结合位点能直接和配体作用位点产生相互作用,这些结合位点间的相对位置也采用距离矩阵表示;④确定靶点结合位点的分布,通过配体分子结合位点以及靶点分子活性位点的距离矩阵,确定最佳结合模式以及靶点活性位点的空间分布。计算过程中只有配体分子的结合位点进入到靶点活性位点周围半径 r 的球形范围之内,才认为结合位点与活性位点产生了结合。通过计算,不断地调整结合模式以达到最好的拟合程度为止。若调整结合模式仍然结果很差,需返回第一步重新定义结合位点,直到取得最佳结果为止。

与传统的 2D- QSAR 相比,距离几何法除了提供活性预测模型外,还能够得到靶点与配体之间可能的结合信息。但计算操作烦琐,定义配体作用位点有很大的主观性,因此二十多年来一直应用较少。

3. 比较分子力场分析法(comparative molecular field analysis,CoMFA)　比较分子力场分析法是由 Cramer 等人于 1988 年创立的三维定量构效关系(3D- QSAR)研究方法。该方法彻底摆脱了传统 2D- QSAR 研究方法的束缚,是 QSAR 研究领域的重大突破。CoMFA 提出后不久,就作为 SYBYL 中的一个模块实现了商业化,并很快被公认为应用最广泛的 3D- QSAR 方法。

CoMFA 认为在分子水平上,影响生物活性的相互作用主要是非共价键作用的立体和静电等相互作用。作用于同一靶点且结合模式相同的一系列药物分子,它们与靶点之间的上述 3 种作用力场应该有一定的相似性。这样,在不了解靶点三维结构的情况下,研究这些药物分子周围 3 种作用力场的分布,把它们与药物分子的生物活性定量地联系起来,既可以推测靶点的某些性质,又可依次建立一个模型来设计新的化合物,并定量地预测新化合物分子的药效强度。

CoMFA 的计算可分为以下几个步骤。①确定化合物的活性构象:刚性化合物的构象固定,因此活性构象易于确定。但对于柔性化合物来说,由于药物与靶点结合时构象会发生一定变化,因此在实际操作中,如何确定化合物中柔性键较多的活性构象有很多困难。②分子叠加:即按照一定规则将药物分子构象进行叠合。分子重叠方式及重叠程度对 CoMFA 影响很大,在计算过程中必须保证所有在三维网格中取向一致。通常以活性最大的化合物的最优构象做模板,其余分子都和模板分子骨架上的相应原子相重叠。叠加过程中,如果已知该类化合物药效团,可直接把这些基团在空间上重叠起来即可;如果不知道其药效团,就需要分析该类化合物中哪些官能团或原子对生物活性影响较大,从而重叠其相应的基团和主要共同结构特征。

③建立网格,计算场效应:将重叠好的分子放置在一个足够大的三维网格中,该网格按照一定步长均匀划分产生格点;每个格点上用一个探针原子(一般用 sp^3 杂化、带 $+1$ 价电荷的碳原子)在网格中以一定的步长移动(通常为2Å),计算格点上探针与化合物相互作用能(主要是立体场和静电场,现在又加入疏水场和氢键场),以此确定化合物周围各种作用力场的空间分布。
④偏最小二乘法分析:将上步计算得到的分子场数值作为自变量,将分子的活性作为因变量,由于此时自变量数目远大于因变量,故采用偏最小二乘法进行回归。首先用交叉验证方法检验所得模型的预测能力,并确定最佳主成分数,再以得出的最佳主成分对变量进行回归分析,拟合 QSAR 模型(图 19-19)。⑤用三维等势线系数图(contour maps)显示 QSAR 方程,体现结构和活性的关系。在三维立体图中,化合物各取代基性质及方位变化对活性的影响用不同的颜色表示,直观、形象。用户可进一步设计新的化合物,并预测其活性。

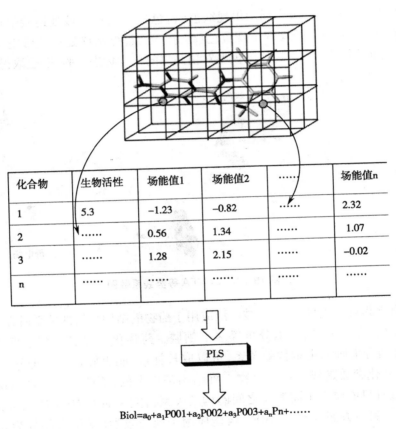

图 19-19　CoMFA 流程图

　　应用 CoMFA 对 30 个具有人皮质激素球蛋白亲和力的甾体化合物进行了 3D-QSAR 研究。选择其中 21 个化合物做训练集,另外 9 个化合物做预测集。按照前面所述的基本步骤,首先将 21 个化合物通过分子建模,然后进行叠加(21 个化合物叠加后分子模型见图 19-20)。
　　然后构建网格,格点的距离为 1.5Å;计算静电场和立体场,用 PLS 分析,经"抽一法"交叉验证得到最佳主成分数为 6, $R_{cv}^2 = 0.65$;下一步选定最佳主成分数后对变量进行回归分析,得到 QSAR 模型,见图 19-21。图 19-21 中,立体场对活性影响以绿色和黄色表示,静电场对活性

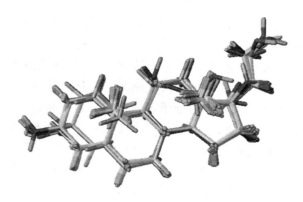

图 19-20 甾体化合物叠加图

的影响以蓝色和红色表示。分子周围出现红色(蓝色)区域,提示该处连接带负电性基团有可能提高(降低)分子活性;分子周围出现黄色(绿色)区域,提示该处连接带空间体积较小基团有可能提高(降低)分子活性。应用该模型对预测集的化合物进行验证,也取得很好的结果。

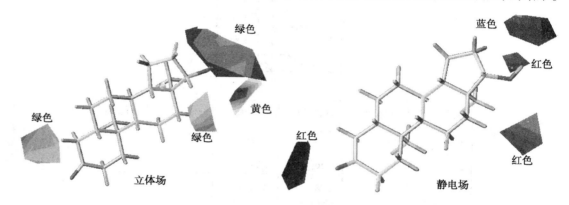

图 19-21 CoMFA 等势线系数图

CoMFA 由于其自身优势,除了已被广泛应用于药物的结构与活性关系研究之外,还可用于分析化合物结构-毒性关系、环境分析等多个领域。药物化学界有许多学者认为 CoMFA 与 Hansch 方法相结合来研究定量构效关系,可以取长补短,能更好地进行 QSAR 研究。Hansch 方法所使用的物化参数是建立在化合物二维结构基础上的,不能反映立体情况,缺乏描述构型、构象的参数且只能应用于同源物之间的构效关系研究。而 CoMFA 法正可弥补 Hansch 方法的这些不足。另一方面,由于 CoMFA 仅能应用于纯药效学(或绝大部分为药效学)的数据(如以酶、受体或细胞测定的体外数据),而对包含药动学成分的活性数据(如测定整体动物的体内数据)则不宜应用。CoMFA 方法存在的不足恰好是 Hansch 方法的长处,因为 Hansch 方法含有药动学有关的物化参数,适用于药动学和体内的活性数据。

三、三维药效团研究

(一)药效团的概念及应用

药效团(pharmacophore)又称药效基团,其概念源于化合物的一部分结构发生变化时,生物活性也发生相应改变,而其余部分结构发生变化时其生物活性发生却很小。这些活性化合物所共有的,对化合物的活性有重要影响的一组原子或基团,被称为药效团元素。药效团是药效团元素的集合。当进一步考虑相关药效团元素的空间位置时,就属于三维药效团概念范畴。因而,三维药效团包括药效团元素及其特殊的空间排列组合。

药效团和定量构效关系研究一样,都是以间接药物设计原理的基本假设为前提,即具有同类活性的一系列化合物与靶点相互作用的活性部位是一致的。但二者又有明显的不同。定量构效关系研究的是基于同一母核(或骨架)的系列化合物,侧重于对先导化合物的优化过程;药效团模型则高度概括了不同结构类型的多种先导化合物的构效关系,更能体现活性配体分子的抽象特征。一个成功的三维药效团模型,涵盖了设计新配体分子所需的三维结构信息,只要符合药效团模型要求的就可能有活性,因而为我们提供了一种发现先导化合物新结构类型的有效途径。

1. 药效团元素　早期的药效团元素往往是经验性的,即通过实验观察找出对活性有贡献的共同原子或功能基。用于建立三维药效团模型的药效团元素则更强调与靶点能发生弱相互作用的原子或基团,如这些原子或基团通过氢键、静电力或范德华力与靶点的键合点发生作用。通常,一些杂原子或极性官能团常被选为药效团元素,例如,氧原子、氮原子、羧基、氨基和羟基。药物分子中的芳杂环系统能够和靶点的芳香环侧链发生强烈的 π-π 相互作用,因而,芳香环也常被选为药效团元素。除此之外,还有一些假原子如氢键的给体、氢键受体和疏水中心等。

在药效团模型中,药效团特征元素一般以抽象的点(如疏水中心、电荷中心)、线(如氢键)、面(如芳环平面)的形式出现。有的药效团元素(如氢键给体)具有方向性(或矢量性),不同的软件在这方面的表现方式并不相同。图 19-22 是 CATALYST 处理药效团元素的表现形式。

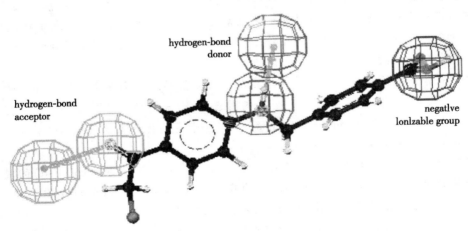

图 19-22　CATALYST 处理药效团元素示意图

2. 几何约束　一个药效团模型中除了包含药效团元素之外,还包括药效特征元素之间的空间约束,这些约束一般是通过特征元素之间的距离、角度、二面角来定义的,其中距离限制是最为常见的约束形式。这些特征元素或它们之间几何关系的约束可以采用多种形式。如:位置约束可以是点的空间活动范围;距离限制可以是点点间的距离,或点到线的距离,角度限制可以是三点的角度,直线与平面的角度,或者是平面与平面的角度(图 19-23)。

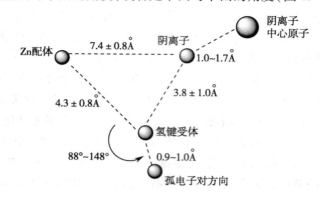

图 19-23　ACEI 药效团模型

(二)基于药效团的三维结构搜索

构建药效团模型之后,可以进一步通过数据库搜索以寻找符合药效团要求的化合物,这已成为发现先导化合物的有效方法。现在已有很多商用数据库系统可支持基于药效团结构特征的结构搜索。比较常用的有早期的 3D-SEARCH,MDL 信息系统公司的 ISIS/Base,化学设计公司的 Chem-X,Tripos 公司的 Unity 和 MSI 公司(现为 Accerlry 公司)的 CATALYST 等软件。我国自行设计的三维结构搜索软件 3DFS 近年在科研工作中也得到一定应用。

学习小结

特异性结构的药物发挥药效的本质是药物小分子与生物大分子的有效接触,这其中包括二者应在立体空间上的互补和电荷分布的匹配,进而引起生物大分子构象的改变,触发机体微环境产生与药效有关的一系列生物化学反应。药物作用的这些靶点生物大分子的种类主要包括受体、酶、离子通道和核酸。药物-靶点相互作用的化学本质即非共价键的类型有:离子键,偶极键,氢键,疏水力和范德华力。

药物在体内发挥治疗作用的关键与其在作用部位的浓度和与生物靶点相互作用(阻断或刺激)的能力有关。主要考虑两个基本因素,一个是药物到达作用部位的浓度,即药物作用的药动学时相(pharmacokinetic phase);另一个是药物与生物靶点的特异性结合,即药物作用的药效学时相(pharmacodynamic phase)。

新药研发的过程大致都要经过三个阶段。即先导化合物(lead compound)的发掘,先导化合物的结构优化,确定产生生物活性的基本结构(药效团;pharmacophore),进而进行构效关系或定量构效关系(QSAR)的研究,以获得最佳治疗药物。

先导化合物的发掘途径包括:从天然产物中发掘;生命基础过程研究中发现;药物代谢过程中发现;由药物副作用发现;基于靶点三维结构的虚拟筛选发现先导化合物;由组合化学与高通量筛选发现先导化合物。通过结构优化确定药效团,涉及生物电子等排体原理、前药原理、拼合原理和抗代谢原理等方法和手段。

计算机辅助药物设计起始于 20 世纪 60 年代的 Hansch 方程进行 QSAR 的研究,一般研究过程如下:

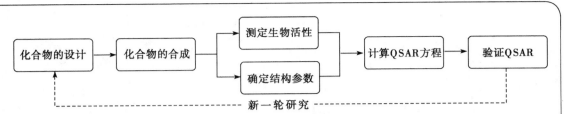

计算机图形学与 QSAR 的结合,建立了 3D-QSAR,展开了计算机辅助药物设计新的一页。总体内容是:通过 X-衍射或分子力场的计算,将靶点或酶的结构与药物相互作用的三维彩色图形描绘出来。确定疏水结合区,空间嵌入情况,电荷分布状态等,根据计算机处理出来的信息,有可能设计出优选化合物。

 复习题

1. 药物作用的生物大分子靶点主要分为哪几种类型?
2. 药物与靶点相互作用的化学本质是什么? 有哪些类型?
3. 决定药物在体内发挥药效的是哪两个关键时相?
4. 试述新药开发的基本过程。
5. 先导化合物发掘的主要途径有哪些?
6. 试述 QSAR 研究的一般方法与过程。
7. 试述计算机辅助药物设计的一般方法与过程。
8. 试述 2D-QSAR 与 3D-QSAR 的基本定义与异同点。

(徐文方　方　浩)

参 考 文 献

1. 陈新谦,金有豫,汤光.新编药物学.第 16 版.北京:人民卫生出版社,2007.

2. 尤启冬.药物化学.第 7 版.北京:人民卫生出版社,2011.

3. 徐文方.药物化学.第 2 版.北京:高等教育出版社,2012.

4. 徐文方.药物设计学.第 2 版.北京:人民卫生出版社,2011.

5. 彭司勋.药物化学进展(3).北京:化学工业出版社,2004.

6. 彭司勋.药物化学进展(4).北京:化学工业出版社,2005.

7. 彭司勋.药物化学进展(5).北京:化学工业出版社,2007.

8. 彭司勋.药物化学进展(6).北京:化学工业出版社,2009.

9. 陈凯先,蒋华良,嵇汝运.计算机辅助药物分子设计——原理、方法及应用.上海:上海科学技术出版社,2000.

10. 国家药典委员会.中华人民共和国药典.2010 年版(二部).北京:化学工业出版社,2010.

11. O'Neil, Maryadele J. The Merck Index. 14th ed. Merck Sharp & Dohme Corp., a subsidiary of Merck & Co., Inc., 2006.

12. Thomas LL, Williams DA. Foye's Principles of Medicinal Chemistry. 6th ed. Philadelphia: Lippincott Williams & Wilkins, 2007.

13. Silverman RB. The Organic Chemistry of Drug Design and Drug Action. Elsevier Academic Press, 2004.

14. Alfred Burger, Donald J. Burger's Medicinal Chemistry and Drug Discovery. 6th ed. Volume 1-6. Hoboken: John Wiley & Sons, Inc. 2003.

中文名词索引

α-生育酚　322
G-蛋白偶联受体　350
H₁受体拮抗剂　135
Hansch 分析方法　381
M 胆碱受体拮抗剂　104
N 受体拮抗剂　104

A

阿苯达唑　192,194
阿德福韦酯　266,269
阿伐斯汀　137
阿法骨化醇　322
阿卡波糖　344
阿霉素　290
阿米卡星　253
阿米三嗪甲烷磺酸盐　89
阿米替林　38,42
阿莫西林　228,232
阿扑吗啡　76
阿奇霉素　248,250
阿司咪唑　139
阿司匹林　54,57,185
阿司匹林赖氨酸盐　55
阿司匹林铝　55
阿糖胞苷　264,285
阿托伐他汀　180
阿托品　104,105
阿昔洛韦　265,268
埃索美拉唑　148
埃托啡　71
艾地苯醌　90
艾司洛尔　131
艾司唑仑　34

安乃近　57,59
安替匹林　56
氨苯蝶啶　97
氨苄西林　228
氨基比林　57
氨基醚类　16
氨基酮类　16
氨力农　154
氨氯地平　160,161
氨曲南　243
氨溴索　82
胺碘酮　168,169
奥拉西坦　88
奥美拉唑　147,148
奥那司酮　309
奥沙利铂　281
奥沙西泮　33
奥司他韦　270,276
奥硝唑　203
奥扎格雷　185

B

巴米茶碱　86
靶点　349
白消安　280
保泰松　60
贝美格　87
贝诺酯　56
苯巴比妥　24,27
苯丙酸诺龙　306
苯并二氮䓬　28
苯丁酸氮芥　279
苯海拉明　136,141

苯海索　107

苯磺酸阿曲库铵　112

苯妥英　166

苯妥英钠　28

苯溴马隆　68

苯佐卡因　14

苯佐那酯　81

苯唑西林　228

比卡鲁胺　305

比索洛尔　131

吡哆醇　328

吡格列酮　346

吡喹酮　200

吡拉西坦　88

吡硫醇　90

吡罗昔康　62,66

吡那地尔　178

吡哌酸　206,208

苄氟噻嗪　94

表柔比星　290

别嘌醇　67

丙泊酚　13

丙磺舒　67

丙米嗪　37

丙萘洛尔　129

丙酸睾酮　305

丙戊茶碱　87

丙戊酸　46

丙戊酸钠　47

伯氨喹　196

布比卡因　16,21

布桂嗪　75

布洛芬　62,65

布替萘芬　223

布托啡诺　73

C

茶碱　84

长春地辛　291

长春碱　290

长春新碱　290

雌二醇　297,300

醋酸甲地孕酮　307

醋酸氯地孕酮　307

醋硝香豆素　187

D

达可罗宁　16,21

傣肌松　110

氮甲　279

氮䓬斯汀　140

登布茶碱　87

地尔硫䓬　162

地高辛　152,153

地红霉素　248

地塞米松　311,315

地昔帕明　37

地佐辛　74

碘苷　264

碘解磷定　102

电子等排体　4,366

丁丙诺啡　71

丁卡因　15

东莨菪碱　104

毒扁豆碱　102,103

度他雄胺　304

对氨基苯甲酸　212

对氨基水杨酸钠　217

对乙酰氨基酚　55,58

多巴胺　117

多巴酚丁胺　121,154

多非利特　168

多匹可明　74

多柔比星　290

多塞平　38

多沙普仑　88

多沙唑嗪　127

多西环素　258

多西拉敏　136

多西他赛　292

E

厄贝沙坦　176

恩氟烷　10

儿茶酚胺　117

二氟尼柳　55
二甲双胍　343
二氯特诺　129
二羟丙茶碱　86
二氢埃托啡　71

F

伐地昔布　63,64
伐昔洛韦　266
法莫替丁　144,145,147
反义技术　351
泛酸　329
泛昔洛韦　265
放线菌素D　289
非洛地平　160
非那西丁　55
非那雄胺　304
非诺贝特　183
非甾体抗炎药　53
分子对接　363
分子药理学　4
芬太尼　72
酚苄明　126
酚妥拉明　126
粉肌松　110
奋乃静　36,41
呋喃丙胺　201
呋塞米　97
伏格列波糖　344
氟比洛芬　62
氟奋乃静　36
氟桂利嗪　164
氟康唑　221,222
氟尿嘧啶　284,287
氟哌啶醇　44
氟他胺　305
氟烷　10
氟西汀　50
福美司坦　304
福辛普利　175

G

甘露醇　93

高通量筛选　364
格列本脲　338,341
格列喹酮　338
格列美脲　338
格列齐特　338
更昔洛韦　265
孤儿受体　350
桂利嗪　164

H

海洛因　70
海索比妥钠　11
蒿甲醚　197
合理药物设计　6
核苷类逆转录酶抑制剂　267
鹤草酚　193
红霉素　246,249
琥乙红霉素　246
华法林钠　188
化学治疗　4
环丙沙星　206,209
环磷酰胺　279,282
环戊噻嗪　94
黄体酮　306
磺胺甲噁唑　211,214
磺胺嘧啶　211,213
茴拉西坦　88

J

基于配体的药物设计　381
吉非贝齐　183
吉非替尼　293
吉西他滨　286
己酮可可碱　87
己烯雌酚　301
计算机辅助药物设计　3,363,379
加巴喷丁　46
加替沙星　206
甲氨蝶呤　287,288
甲苯达唑　192
甲苯磺丁脲　338,341
甲丙氨酯　47

甲地孕酮　309
甲芬那酸　60
甲砜霉素　255
甲睾酮　302
甲基多巴　170
甲氯芬那酸钠　60
甲氯芬酯　89
甲硝唑　203
甲氧苄啶　211,215
甲氧明　125
甲氧西林　228
间羟胺　125
解热镇痛药　53
金刚烷胺　263
金刚烷乙胺　263
金霉素　257
肼屈嗪　178
局部麻醉药　9,13

K

卡比沙明　136
卡铂　281
卡马西平　34
卡莫司汀　281
卡那霉素　253
卡托普利　173,175
咖啡因　84,91
咖麻黄碱　86
坎地沙坦　176
抗代谢物　369
抗代谢药　284
抗胆碱药　101
抗癫痫药　23
抗精神失常药　23
抗溃疡药　143
抗凝血药　187
抗生素　225
抗血栓药　185
可待因　70,81
可可碱　84
可乐定　170
克拉霉素　247
克拉维酸　242

克拉维酸钾　244
克仑特罗　124
奎尼丁　165,166,195
奎宁　195
喹硫平　49

L

拉贝洛尔　129
拉米夫定　267
拉莫三嗪　49
兰索拉唑　147
雷贝拉唑　147
雷洛昔芬　300
雷尼替丁　144,145,146
利巴韦林　269,274
利多卡因　16,20,166
利福霉素　216
利福平　217
利尿药　93
利培酮　49
利血平　171
链霉素　252
两性霉素B　220
膦甲酸钠　270
硫卡因　18
硫利达嗪　49
硫喷妥　24
硫喷妥钠　11
柳氮磺吡啶　214
氯胺酮　12
氯贝胆碱　101
氯贝丁酯　181,182
氯苯那敏　137
氯吡格雷　185,186
氯丙嗪　36,39
氯氮平　35,38
氯芬那酸　60
氯化琥珀胆碱　115
氯化乙酰胆碱　101
氯甲左筒箭毒　110
氯喹　196,199
氯雷他定　138,142
氯霉素　255

氯米芬　300
氯普鲁卡因　15
氯普噻吨　37,41,138
氯噻酮　96
氯沙坦　176,177
氯硝柳胺　193
氯唑沙宗　114
罗非昔布　63
罗格列酮　346
罗红霉素　247
罗库溴铵　111
罗哌卡因　16,18
罗沙替丁　146
螺内酯　96,98
洛贝林　91
洛伐他汀　180,181
洛莫司汀　281

M

麻黄碱　119,122
麻醉药　9
马来酸氯苯那敏　141
吗多明　156
吗啡　70
吗氯贝胺　49
酶的自杀性底物　6
美法仑　279
美罗培南　241
美沙酮　72,78
美索比妥钠　11
美他环素　258
美西律　166
咪康唑　220
咪唑斯汀　140
米非司酮　308
米格列醇　344,345
米力农　154
米诺地尔　178
米诺环素　258
米托蒽醌　290
莫索尼定　170

N

那格列奈　339
纳洛酮　71
奈非那韦 nelfinavir　272
奈福泮　74
奈替米星　254
奈韦拉平（nevirapine）　271
萘丁美酮　64
萘普生　62
脑啡肽　80
尼尔雌醇　298
尼可刹米　87
尼莫地平　160
尼群地平　160
尼扎替丁　145
拟胆碱药　101
逆转录酶　266
诺氟沙星　206,209

P

哌拉西林　229
哌嗪　191
哌替啶　71,76
哌唑嗪　127
泮库溴铵　111
泮托拉唑　147
喷他佐辛　73,78
喷昔洛韦　265
匹莫苯　156
拼合原理　368
泼尼松　311
扑热息痛　55
葡萄糖　93
普拉西坦　89
普鲁卡因　14,18,19
普鲁卡因胺　18,165
普罗帕酮　166
普洛加胺　46
普萘洛尔　133
普尼拉明　165

Q

齐多夫定　267

前药　6,367

强心苷　151

羟布宗　60

羟丁酸钠　12

羟普鲁卡因　15

羟喜树碱　291

青蒿琥酯　197

青蒿素　197,200,229,230

青霉素 G　227

青霉素 V　227

氢化可的松　310,313

氢氯噻嗪　94,98

庆大霉素　254

秋水仙碱　68

巯嘌呤　286,288

曲马多　74

曲普利啶　137

去甲肾上腺素　117

去氧氟尿苷　284

去氧肾上腺素　125

全身麻醉药　9

炔雌醇　298

炔雌醚　298

炔诺酮　307,310

R

柔红霉素　290

软药　6

瑞格列奈　339

瑞莫必利　45

瑞舒伐他汀　180

S

塞来昔布　63,67

塞替派　280

噻氯匹定　185

噻吗洛尔　131

噻托溴铵　107

赛庚啶　138,142

赛克力嗪　139

赛克洛斯　73

三氟拉嗪　36

三甲曲沙　287

三维定量构效关系　6

沙丁胺醇　122

沙格列汀　347

沙奎那韦　272

沙利度胺　6

沙纳霉素　241

山莨菪碱　104

山梨醇　93

舍曲林　48

肾上腺素　117

肾上腺素能拮抗剂　126

生物素　328

生物烷化剂　278

受体　5

舒巴坦　242

舒巴坦钠　244

舒巴坦匹酯　242

舒必利　45,46

舒芬他尼　72

舒林酸　61

舒托必利　45

双氯芬酸钠　62,66

双吗啡　75

双氢青蒿素　197

双香豆素　187

水杨酸钠　54

顺铂　281,284

司可巴比妥　24

司帕沙星　206

司坦唑醇　303

丝裂霉素 C　289

四环素　257

羧甲司坦　82

索拉非尼　293

索他洛尔　129,168

T

他莫昔芬　300

他唑巴坦　243

泰利霉素　249
特比萘芬　223
特布他林　124
特非那定　139
特拉唑嗪　127
替罗非班　185
替米沙坦　176
替尼泊苷　292
替硝唑　203
酮康唑　220
酮洛芬　62
酮替芬　138
头孢氨苄　235
头孢呋辛酯　237
头孢克洛　235
头孢克肟　237
头孢哌酮　236
头孢匹罗　237
头孢羟氨苄　235
头孢曲松　236
头孢噻吩　234
头孢噻肟　236
头孢噻肟钠　241
土霉素　257
托吡酯　49
托萘酯　223
妥拉唑啉　126
拓扑替康　291

W

维格列汀　347
维拉帕米　164
维生素 A　318
维生素 A 醋酸酯　318
维生素 A 酸　319
维生素 B_{12}　328
维生素 B_1　324
维生素 B_2　326
维生素 B_6　327
维生素 C　330
维生素 D_2　320
维生素 D　319

维生素 D_3　321
维生素 E　322
维生素 K　323
维生素 P　332
维生素 U　331
伪吗啡　75
文拉法辛　48
戊酸睾酮　303

X

西格列汀　347
西洛他唑　185
西咪替丁　144,146
西司他丁　241
西酞普兰　49
西替利嗪　139
烯丙吗啡　70
喜树碱　291
先导化合物　360
酰胺类　16
硝苯地平　159,160
硝普钠　156
硝酸甘油　157
硝酸异山梨酯　157,158
缬沙坦　176
辛伐他汀　180
雄性激素　296
溴丙胺太林　107,109
溴丁东莨菪碱　106
溴甲阿托品　106
溴甲东莨菪碱　106
溴新斯的明　102,103
血管紧张素转化酶　172

Y

亚胺培南　241
亚叶酸钙　288
烟酸　184,329
烟酰胺　329
炎痛喜康　62
盐酸氮芥　279
盐酸帕罗西汀　48

洋地黄毒苷　152
氧氟沙星　206,210
药物化学　1
药效团　4,365,386
叶酸　287,329
伊立替康　291
伊马替尼　293
伊曲康唑　221
依法韦仑　271
依那普利　174
依他尼酸　97
依替米星　254
依托泊苷　292
依托度酸　61
依托咪酯　12,13
依昔苯酮　91
胰岛素　335
乙胺丁醇　218
乙胺硫脲　90
乙胺嘧啶　197
乙胺嗪　202
乙酰半胱氨酸　83
乙酰苯胺　55
乙酰胆碱　100
乙酰胆碱酯酶抑制剂　102
乙酰水杨酸　54
乙酰唑胺　93
异丙肾上腺素　121

异丙托溴铵　107
异环磷酰胺　279
异戊巴比妥　24
异烟肼　218
益康唑　220
益康唑　222
吲达帕胺　96
吲哚美辛　61,64
茚地那韦　272
右美沙芬　81
右旋氯筒箭毒碱　110

Z

甾体激素　295
扎来普隆　48
扎西他滨　267
镇静催眠药　23
镇痛药　69
制菌霉素　220
质子泵抑制剂　147
紫杉醇　292
组合化学　363
左炔诺孕酮　307
左旋咪唑　192
左旋咪唑　193
佐匹克隆　48
唑吡坦　50

10栏